ÉTUDES

DE

MÉDECINE HOMOEOPATHIQUE.

Ouvrages du docteur Hahnemann.

Études de médecine homœopathique, par le docteur S. HAHNEMANN, 2e série. Paris, 1855, in-8 de 516 pages. 7 fr.

Les ouvrages qui composent la *deuxième série* sont : Du choix du médecin. — Essai sur un nouveau principe pour découvrir la vertu curative des substances médicinales. — Antidotes de quelques substances végétales héroïques. — Des fièvres continues et rémittentes. — Des maladies périodiques à types hebdomadaires. — De la préparation et de la dispensation des médicaments par les médecins homœopathes. — Essai historique et médical sur l'ellébore et l'elléborisme. — Un cas de folie. — Traitement du choléra. — Une chambre d'enfants. — De la satisfaction de nos besoins matériels. — Lettres et discours. — Études cliniques, par le docteur Hartung, recueil de 166 observations fruit de vingt-cinq ans d'une grande pratique.

Exposition de la doctrine médicale homœopathique, ou Organon de l'art de guérir, par S. HAHNEMANN, traduit de l'allemand, sur la dernière édition, par le docteur A.-J.-L. JOURDAN. *Quatrième édition*, revue, augmentée de Commentaires, par le docteur LÉON SIMON, et précédée d'une Notice sur la vie, les travaux et la doctrine de l'auteur. Accompagnée du portrait de HAHNEMANN, gravé sur acier. Paris, 1855, in-8. 7 fr.

Doctrine et traitement homœopathique des maladies chroniques, par le docteur S. HAHNEMANN ; traduit de l'allemand, sur la dernière édition, par A.-J.-L. JOURDAN, membre de l'Académie impériale de médecine. *Seconde édition* entièrement refondue et considérablement augmentée. Paris, 1846, 3 vol. in-8, de chacun 600 pages. 23 fr.

Traité de matière médicale ou de l'action pure des médicaments homœopathiques, par le docteur S. HAHNEMANN ; traduit de l'allemand par A.-J.-L. JOURDAN. Paris, 1834, 3 forts vol. in-8.

Portrait de Hahnemann, fondateur de la doctrine homœopathique ; très belle gravure sur acier, in-4, papier de Chine, 1844. 2 fr. 50 c.

Paris. — Imprimerie de L. MARTINET, rue Mignon, 2.

ÉTUDES

DE

MÉDECINE HOMŒOPATHIQUE

PAR LE DOCTEUR

SAMUEL HAHNEMANN.

Première série :

TRAITÉ DE LA MALADIE VÉNÉRIENNE ;
ESPRIT DE LA DOCTRINE HOMŒOPATHIQUE ;
LA MÉDECINE DE L'EXPÉRIENCE ; L'OBSERVATEUR EN MÉDECINE ;
ESCULAPE DANS LA BALANCE ;
LETTRE A UN MÉDECIN DE HAUT RANG SUR L'URGENCE D'UNE RÉFORME EN MÉDECINE ;
VALEUR DES SYSTÈMES EN MÉDECINE
CONSIDÉRÉS SURTOUT EU ÉGARD A LA PRATIQUE QUI EN DÉCOULE ;
CONSEILS A UN ASPIRANT AU DOCTORAT ;
L'ALLOPATHIE, UN MOT D'AVERTISSEMENT AUX MALADES DE TOUTES LES CLASSES ;
RÉFLEXIONS SUR LES TROIS MÉTHODES ACCRÉDITÉES DE TRAITER LES MALADIES ;
OBSTACLES A LA CERTITUDE ET A LA SIMPLICITÉ DE LA MÉDECINE PRATIQUE ;
EXAMEN DES SOURCES DE LA MATIÈRE MÉDICALE ORDINAIRE ;
DES FORMULES EN MÉDECINE ;
DES FAIBLES DOSES DES MÉDICAMENTS ;
RÉPÉTITION D'UN MÉDICAMENT HOMŒOPATHIQUE ;
EXEMPLES DE TRAITEMENT HOMŒOPATHIQUE ;
LA BELLADONE PRÉSERVATIF DE LA SCARLATINE ;
DES EFFETS DU CAFÉ.

A PARIS,

CHEZ J.-B. BAILLIÈRE,

LIBRAIRE DE L'ACADÉMIE IMPÉRIALE DE MÉDECINE,

RUE HAUTEFEUILLE, 19.

Londres, H. BAILLIÈRE, 219, REGENT-STREET,

New-York, H. BAILLIÈRE, 290, BROADWAY.

MADRID, C. BAILLY-BAILLIÈRE, CALLE DEL PRINCIPE, 11.

1855.

AVERTISSEMENT.

S. Hahnemann, l'illustre fondateur de la doctrine médicale homœopathique, l'auteur de l'*Organon*, du *Traité des maladies chroniques* et du *Traité de matière médicale*, a en outre laissé divers opuscules réunis par les soins du docteur Stapf (1). Plusieurs ont été traduits et publiés à la suite des dernières éditions françaises de l'*Organon*. D'autres furent réunis par nous en 1850, sous le titre d'*Études de médecine homœopathique*. Quelques-uns paraissent ici pour la première fois en français. Nous entrerons dans quelques détails sur la distribution de cette nouvelle édition des Opuscules de S. Hahnemann, bien plus complète que celle du docteur Stapf.

La *première série* commence par : 1° le *Traité de la maladie vénérienne*, un des premiers écrits de Hahnemann. Bien qu'il porte une date antérieure à la découverte de la doctrine médicale homœopathique, nous avons pensé qu'il serait lu avec intérêt comme pouvant présenter le germe de la doctrine de la psore. Ce traité de la maladie vénérienne paraît ici pour la première fois en français; nous en devons la traduction à M. le docteur Léon Simon fils. Nous donnons ensuite : 2° Esprit de la doctrine homœopathique ; 3° la Médecine de l'expérience ; 4° l'Observateur en médecine ; 5° Esculape dans la balance ; 6° Lettre à un médecin de haut rang sur l'urgence d'une réforme en médecine ; 7° Valeur des systèmes en médecine considérés surtout eu égard à la pratique qui en découle ; 8° Conseils à un aspirant au doctorat ; 9° l'Allopathie, un mot d'avertissement aux malades de toutes les classes ; 10° Réflexions sur les trois méthodes accréditées de traiter les maladies ; 11° Examen des sources de la matière

(1) *Kleine medicinische Schriften von S. Hahnemann*, gesammelt und herausgegeben von Dr Ernst Stapf. Dresden und Leipzig, 1829, 2 vol. in-8.

médicale ordinaire ; 12° Des effets du café, etc. Plusieurs de ces mémoires avaient été publiés par Hahnemann comme prolégomènes du *Traité de matière médicale*. Nos lecteurs seront sans doute satisfaits de les retrouver ici.

La *seconde série* est la reproduction des Études de médecine homœopathique publiées en 1850, et traduites par le docteur Schlesinger-Rahier. Elle renferme les travaux suivants : 1° Du Choix d'un médecin ; 2° Essai sur un nouveau principe pour découvrir les vertus curatives des substances médicinales ; 3° Antidotes de quelques substances végétales héroïques ; 4° De quelques espèces de fièvres continues et rémittentes ; 5° Histoires de quelques maladies périodiques à type hebdomadaire ; 6° De la préparation et de la distribution des médicaments par les médecins homœopathes ; 7° Dissertation historique et médicale sur l'elléborisme ; 8° Un cas de folie ; 9° Traitement du choléra ; 10° Une chambre d'enfants ; 11° De la satisfaction de nos besoins matériels ; 12° Lettres et discours ; 13° Études cliniques par le docteur Hartung. Ce dernier ouvrage, fruit d'une longue pratique, embrasse une série de cent soixante-six observations. Le manuscrit a été soumis par l'auteur au jugement de Hahnemann, et il a reçu l'approbation du maître (1).

Pour ne pas obliger les possesseurs de ce volume à en faire de nouveau l'acquisition, nous leur laissons la faculté de se procurer séparément chaque Série de la nouvelle édition des Études.

Nous avons pensé rendre service aux amis de la doctrine homœopathique en formant de cet ensemble de travaux un corps d'ouvrage qui sera le complément indispensable des œuvres de Hahnemann.

Le public, qui a toujours accueilli avec faveur les œuvres du grand réformateur de la médecine, accordera, nous l'espérons, ses suffrages au livre que nous publions aujourd'hui.

Paris, juin 1855.

(1) Tome II, p. 315.

TABLE DES MATIÈRES.

FIN DE LA TABLE DES MATIÈRES.

ÉTUDES

DE

MÉDECINE HOMOEOPATHIQUE.

I.

TRAITÉ DES MALADIES VÉNÉRIENNES.

PRÉFACE.

Le but que je me propose en publiant cet ouvrage, est d'offrir aux médecins praticiens une bonne théorie de la syphilis et de fixer le traitement de cette maladie.

Hunter, Swediaur, Hecker, Andrée, Simmons, Peyrilhe, Falk et beaucoup d'autres auteurs, les uns très célèbres, les autres moins connus, m'ont fourni les renseignements qui me manquaient, ou m'ont aidé à mettre en ordre ceux que j'avais déjà. J'indiquerai avec soin ceux de leurs ouvrages auxquels j'ai puisé.

La théorie de la syphilis est, je le sais, un édifice que l'on croit achevé dans tous ses détails. J'espère, malgré cela, que mon travail ne paraîtra pas superflu; surtout si je puis, comme je l'espère, le conduire à bonne fin.

C'est toujours une entreprise périlleuse de recommander un nouveau médicament, de rappeler un agent peu connu ou entièrement abandonné dans la pratique.

Il faut que l'auteur d'une semblable tentative jouisse lui-même d'une bien grande réputation, et qu'il soit à l'abri de tout soupçon d'intérêt personnel.

Si la première condition me manque, je crois au moins satisfaire complétement à la seconde. Je vais donc donner ici une description complète d'un médicament nouveau et important. Quiconque est un peu familier avec les préparations chimiques pourra exécuter celle-ci avec la certitude d'obtenir un plein succès, car je ne cache le nom d'aucun des éléments nécessaires; je ne fais mystère d'aucune manipulation. La nature de ce composé répond déjà de son excellence, et les expériences auxquelles mes amis et moi nous nous sommes livrés prouvent en faveur de mon assertion. Celui qui en découvrirait un meilleur pourra toujours le faire connaître et lui donner la préférence sur le mien.

En disant le mien, j'entends que j'ai donné une manière plus claire et plus sûre de le préparer que mes devanciers, et que j'ai posé avec plus de soin et d'exactitude les règles de son emploi ainsi que son mode d'action. Je le dis d'autant mieux, que personne jusqu'ici n'avait songé à rien de semblable.

Gervais Ucay est le premier qui ait donné dès 1673, à l'intérieur, dans le traitement de la syphilis, un composé analogue à celui du mercure soluble, composé qu'il indiquait de la manière suivante : « *Præcipitatum mercurii carnei coloris, qui ex solutione mercurii vivi in aqua forti paratur, affuso volatili urinæ spiritu.* » Ce composé était administré en pilules, mêlé avec parties égales de mercure vif et un peu de miel, et donné à la dose de deux à trois grains par jour (1). On voit dans le *Traité de la maladie vénérienne*, publié à Tou-

(1) Chap. IX.

louse, en 1693, par ce même auteur (1), que ce composé n'était pas seulement un mélange de turbith et de précipité blanc.

Cet agent curatif tomba néanmoins dans un oubli complet, et les progrès que la chimie a faits dans ces derniers temps pour la préparation des composés mercuriels ont eu lieu sans qu'on puisse dire qu'ils ont donné de l'importance à l'emploi de cet agent, lequel est bien peu répandu, si l'on en excepte le *Pulvis cinereus* du docteur Black. La prédilection que les praticiens professent pour les préparations anciennes (1), qui sont le plus souvent nuisibles ou impuissantes; les préjugés qu'ils montrent vis-à-vis de tous les antisyphilitiques nouveaux, qu'il s'agisse de préparation mercurielle ou d'autre, font qu'ils ne jugent pas de leur dignité de se livrer à de nouvelles recherches, et qu'ils préfèrent s'en tenir au calomel, au sublimé et à l'onguent napolitain.

Les pharmacopées les plus récentes indiquent cependant un certain nombre de préparations analogues à celle que je propose, et dont on a fait usage en plusieurs circonstances.

Je citerai, par exemple, le Pulvis mercurii cinereus, nommé aussi Turpethum album, Mercurius præcipitatus dulcis, qui s'obtient en faisant réagir du carbonate d'ammoniaque sur un sel de mercure précipité par l'acide nitrique; ou bien en versant de l'esprit de sel

(1) Les nombreuses et vaines espérances que l'on avait conçues à l'égard de certains remèdes antisyphilitiques nouveaux vantés à son de trompe par ceux qui les vendaient au profit de leur bourse, et les déceptions qui les ont suivies, expliquent la défiance des praticiens. L'action si vantée de ces arcanes leur ayant fait défaut, leurs inconvénients s'étant souvent montrés, on les fit analyser, et l'on découvrit qu'ils étaient, pour la plupart, des préparations mercurielles déjà connues.

ammoniac sur le Mercurius præcipitatus niger, résultat de l'action d'un acide sur le Mercurius præcipitatus dulcis. J'ai longtemps préparé de cette dernière manière le composé dont je parle, avant de reconnaître ce que ce procédé avait de défectueux, et avant de lui avoir fait subir des modifications.

Le docteur Black, qui avait passé pour l'inventeur du Pulvis mercurii cinereus (1), avait donné pour sa préparation la formule suivante : « Prendre parties égales d'acide nitrique affaibli et de mercure, les laisser réagir jusqu'à dissolution complète du métal, étendre ce mélange avec de l'eau distillée, puis ajouter de l'esprit de sel ammoniac jusqu'à précipitation complète du mercure; laver le précipité à l'eau distillée, le laisser sécher ensuite. »

Je rappellerai ici le Mercurius præcipitatus fuscus Wurzii, obtenu en précipitant un nitrate de mercure avec un sel de potasse et d'ammoniaque, parce qu'il a quelque analogie avec mon précipité.

Tous les préparateurs ont essayé de s'affranchir des inconvénients que présentent le précipité blanc et le turbith obtenus par les procédés ordinaires; ils ont traité le sublimé corrosif par du sulfate ou du nitrate de chaux. Voyons s'ils ont pu réellement atteindre leur but.

L'acide nitrique ne vient jamais d'un sel de nitre parfaitement pur ; ce qui l'altère est généralement un nitrate terreux ou un sel neutre. Le nitre le plus pur n'est jamais complétement exempt de ce mélange. Or, c'est dans cette dissolution (qu'on appelle eau-forte) que l'on fait dissoudre le mercure ; et pour hâter la dissolution, on place le mélange sur un bain de sable chaud. Dès le commencement, la transparence et la blancheur

(1) Gervais Ucay l'avait préparé longtemps avant lui, comme je l'ai indiqué plus haut.

du liquide se troublent, mais la liqueur redevient bientôt claire ; c'est-à-dire qu'il se forme d'abord du précipité blanc qui se dissout bientôt dans l'acide nitrique, de sorte qu'il est impossible d'obtenir un nouveau précipité en ajoutant seulement de l'eau à la dissolution, mais qu'il faut faire intervenir l'ammoniaque. Si l'on précipite alors le mercure avec un sel ammoniacal, le précipité blanc reparaît en même temps, et ce précipité contient un corps très vénéneux qui s'y trouve même en forte proportion.

Si l'on prend une certaine quantité de cette préparation, qu'on la mette dans un verre à expérience, placé lui-même dans une capsule remplie de sable, de façon qu'il soit entouré et qu'il se trouve placé obliquement, afin que la poudre ne couvre qu'un côté du verre ; si l'on s'arrange de façon que la partie rétrécie du verre et celle où se trouve la poudre soient complétement enfoncées dans le sable chaud, qu'on augmente ensuite le feu successivement, on verra une croûte blanche se former sur la partie supérieure du verre, le sublimé corrosif et le mercure doux s'étant séparés, parce que, par la sublimation, le précipité blanc se sépare toujours en sublimé corrosif et en protochlorure de mercure. Le poids de ces deux corps, pesés séparément, devra représenter celui du composé, ce qui justifiera complétement mon opinion. En vain voudrait-on employer un excès d'eau-forte, on serait plus sûr, par ce moyen, de dissoudre tout le mercure, mais ce serait plus cher. En outre, on ne serait pas assuré d'être à l'abri de l'acide sulfurique.

L'acide nitrique ordinaire, que l'on prépare en versant de l'acide sulfurique sur du nitre, est très souvent mélangé avec le premier de ces corps. Il faudrait donc le rectifier d'abord sur du salpêtre pur, avant qu'on essayât de le purifier encore par des rectifications répétées ; mais alors cet agent deviendrait très cher. Qui pourra, après cette description circonstanciée, se fier pour sa préparation aux pharmaciens, toujours intéressés?

Je ne m'occuperai pas des corps dont on se sert pour opérer la précipitation du mercure. On choisit ordinairement un sel ammoniacal ou un autre alcali capable de saturer l'acide. Il importe peu que ce corps ait une grande pureté.

La craie ordinaire, le marbre, les écailles d'huîtres, la chaux éteinte et dissoute dans l'eau, sont de très bons agents de précipitation. Il faut seulement remarquer que ce sont tous des corps que l'on trouve dans la mer, et qui sont mêlés, comme l'expérience le prouve, à une certaine quantité d'acide muriatique.

Le sel volatil fixe se prépare en grande partie avec de la potasse, laquelle renferme le plus souvent une certaine quantité d'acide sulfurique (qu'on y ajoute même volontairement pour la falsifier) ; ce sel renferme plus souvent encore du sel digestif ou du sel de cuisine. L'eau dont on se sert ordinairement pour purifier ce sel contribue encore à augmenter son impureté.

Le sel volatil préparé avec le tartre carbonisé est de beaucoup préférable aux autres, si l'on a employé pour sa préparation du tartre bien pur, et si l'on a extrait le sel avec de l'eau distillée ; mais il a l'inconvénient de contenir trop d'oxygène, de sorte qu'au moment où on le dissout dans l'eau, l'oxyde de mercure qui devrait être précipité par l'acide sulfurique se dissout en grande partie.

Le sel ammoniac solide et l'ammoniaque ordinaire ont souvent le même inconvénient lorsqu'ils contiennent un excès d'acide carbonique. Mais l'ammoniaque caustique et celle qui est mêlée à un excès d'esprit-de-vin n'ont pas cet inconvénient. Elles contiennent seulement quelques parties d'acide muriatique, ce qui arrive aussi à l'ammoniaque gazeuse et desséchée, et à l'ammoniaque aqueuse ordinaire, ce dont il est facile de s'assurer en les traitant par l'acide acétique, le nitrate ou le sulfate d'argent, parce qu'il se forme un précipité de chlorure d'argent.

L'eau dont on se sert pour opérer la dissolution n'est pas indifférente. L'eau de puits ne convient pas, parce qu'elle renferme souvent des carbonates dont l'eau de source n'est pas toujours exempte.

Il faut purifier le mercure avec beaucoup de soin, pour éviter qu'il ne reste allié à du plomb ou à du bismuth. La simple expression du métal n'est pas suffisante, parce qu'une grande quantité d'alliage peut passer en même temps que lui. Faire passer le mercure à travers une peau est moins satisfaisant encore, parce qu'un excès de bismuth rend l'incorporation du plomb et du mercure tellement exacte, que tous ces métaux passent à la fois. Le mieux est de revivifier le cinabre; et, à cet effet, de faire des pains de ce sulfure mêlé à de la potasse, de la chaux ou de la limaille de fer. On obtient par ce procédé du mercure très pur.

Il y a un autre moyen de se procurer le mercure tout aussi pur que par le procédé précédent : c'est de faire une dissolution de mercure du commerce dans l'eau-forte, d'y ajouter un poids égal d'eau et deux fois autant du mercure soupçonné d'impureté qu'il y a de premier métal dans la dissolution. Il suffit de laisser ce mélange en repos pendant une demi-heure pour que le mercure se sépare de toute trace de métal étranger.

PRÉPARATION DU MERCURE SOLUBLE.

Je mets dans une cave profonde (1) du mercure purifié par le dernier procédé que je viens de décrire, après y avoir ajouté une assez grande quantité d'eau-forte très pure pour le dissoudre ; le tout est dans un vase d'argile. On agite le mélange plusieurs fois par jour ; sans cette précaution, la partie du liquide qui s'est chargée la première de mercure, parce qu'elle touche la surface de ce métal, devenant la plus lourde, resterait en contact avec lui, empêcherait les autres portions du liquide d'y venir, et retarderait la dissolution.

On peut être assuré, au bout de huit jours, que l'acide est saturé ; de sorte que le mercure qui reste au fond du vase est en excès.

On décante alors le liquide, on le fait cristalliser par évaporation, et on laisse bien égoutter les cristaux. Ceux-ci sont ensuite desséchés sur une feuille de papier, puis dissous dans une aussi petite quantité d'esprit-de-vin que possible. Par ce moyen, on sépare les dernières traces de turbith et de précipité blanc que le mercure pouvait encore contenir. On filtre la liqueur, et on la soumet aux manipulations suivantes :

Le corps dont on se servira pour opérer la précipitation devra être préparé de la manière suivante : On calcine au rouge, pendant un quart d'heure, des coquilles d'œufs lavées ; on traite le résidu par l'eau distillée, comme la chaux vive, et l'on conserve la poudre dans des flacons bien bouchés.

Pour obtenir le mercure soluble, on prend une livre

(1) S'il faut un froid plus vif, on peut, l'hiver, opérer à 40° Fahrenheit.

de cette poudre finememt broyée; on y ajoute 600 fois son poids d'eau, que l'on chauffe de 100 à 150 degrés Fahrenheit pendant quelques minutes, c'est-à-dire jusqu'à ce que la dissolution soit aussi complète que possible. On se sert à cet effet d'un vase neuf.

Après un quart d'heure de repos, on décante l'eau de chaux pure et claire qu'on a ainsi obtenue ; on la verse dans un vase semblable au précédent, lequel doit être neuf, ou n'avoir jamais servi à d'autre usage. On peut, pour plus de précaution, filtrer cette liqueur à travers un morceau de toile. Le vase qui la renferme alors doit être lisse et poli intérieurement.

On verse dans cette eau de chaux clarifiée une dissolution mercurielle, en ayant soin de remuer constamment le mélange. Il faut que la dissolution métallique renferme deux livres de mercure.

La liqueur devient noire, et se dépose bientôt. On décante la partie du liquide qui est restée transparente; on lave le précipité noir avec de l'eau distillée, dans un verre consacré à cet effet; on laisse le liquide en repos pendant une nuit et un jour, afin que le dépôt soit complet ; on enlève alors l'eau qui surnage, et l'on répète cette opération, en agitant le mélange, jusqu'à ce que l'eau reste incolore. On laisse alors le précipité se former complétement, et l'on place le vase qui le renferme dans une terrine remplie de cendre ou de sable. On porte la température à 200 degrés, et on la maintient à ce degré jusqu'à ce que ce dépôt soit complétement sec. Pour aller plus vite, on peut étendre le précipité sur une feuille de papier blanc, reposant elle-même sur une plaque de tôle, et le faire sécher sur un feu assez doux pour que le papier ne soit pas roussi.

La poudre d'un noir foncé que l'on obtient de la sorte

est le *mercure soluble*. Je lui ai donné ce nom, parce qu'il se dissout très bien dans les acides végétaux et animaux, lorsqu'il est au contact de l'air, et pourvu qu'il soit bien préparé. Cette dissolution s'opère aussi très vite dans les liquides de l'estomac, comme le prouve la rapidité d'action de ce médicament, que tous les praticiens pourront reconnaître par l'apparition des symptômes de la fièvre mercurielle.

Luckowis, près de Dresde, le 19 septembre 1788.

Je reprends la plume, et j'interromps l'impression de mon livre; car je viens de recevoir l'ouvrage de Girtanner (1), ouvrage dont la publication m'a rendu fort heureux. Le plan et les idées de ce livre ont été longuement médités. J'ai vu avec plaisir que l'auteur avait adopté, comme une réforme importante, les idées d'Hamilton sur le traitement de la gonorrhée, et qu'il a mis en lumière le peu de sens de celui qu'on a prescrit jusqu'à présent : la crainte des engorgements, qui empêchait de chercher à obtenir une guérison rapide de la gonorrhée ; le transport de la matière blennorrhagique dans le cas de chémosis sympathique. J'ai admiré aussi la distinction des accidents secondaires de la gonorrhée ; la différence qu'il établit entre les écoulements muqueux et les écoulements vénériens ; entre l'engorgement glandulaire scrofuleux et celui qui est l'effet de la syphilis, et les efforts qu'il conseille de faire pour empêcher ces derniers d'abcéder. Je l'ai vu avec plaisir reconnaître que le mercure ne détruit pas le virus vénérien, sans avoir été modifié par la force de la digestion et de l'assimilation ; c'est-à-dire sans avoir subi dans l'organisme quelque transfor-

(1) *Abhandlung über die venerische Krankheiten*. Gœttingue, 1788, 3 vol. in-8.

mation chimique ou seulement quelque action de contact. J'ai eu aussi grand plaisir à voir cet auteur s'élever contre l'emploi si nuisible du sublimé corrosif, ce poison si injustement vanté, et recommander avec instance un régime alimentaire fortifiant pendant qu'on suit un traitement mercuriel et après sa cessation, tandis qu'on prescrit en France le traitement affaiblissant; et aussi qu'il ait montré combien les évacuants étaient nuisibles dans un traitement mercuriel. Je suis heureux qu'il ait montré le non-sens de la syphilis larvée, et l'impuissance des moyens recommandés comme préservatifs de l'infection vénérienne. Je l'ai vu soutenir avec succès l'opinion de la transmission de la syphilis au fœtus par le sperme, et son infection possible pendant la gestation, comme aussi celle de l'enfant par le lait de la nourrice, ce qui fait qu'il exige un traitement mercuriel, même pour les nouveau-nés; opinions qui ont toutes une très grande importance relativement au bien de l'humanité. Souvent déjà j'avais désiré avoir sur ce point l'assentiment d'un médecin instruit; car je devais espérer que toutes les recherches tentées avec un esprit pratique arriveraient à une vérité générale, de même que tous les rayons d'un cercle aboutissent au centre, quelle que soit la distance qui les sépare.

J'ai mis en note toutes les remarques qu'il m'avait été donné de faire sur l'ouvrage de Girtanner, n'ayant pu leur donner place dans le texte de mon livre.

14 octobre 1788.

INTRODUCTION.

1. — La nature du virus vénérien est, sous bien des rapports, obscure et énigmatique.

2. — Son caractère le plus exact est de se répandre dans l'organisme entier, une fois qu'il a pénétré dans quelque partie du corps, et de ne rencontrer dans les forces vitales de l'homme aucune puissance capable d'arrêter ses envahissements, et de triompher par elle-même de ses attaques, comme il arrive pour la plupart des autres maladies, même pour la gonorrhée. La lymphe paraît être le siége de cette maladie.

3. — On admet que ni l'haleine, ni la sueur, ni la transpiration insensible, ni l'urine des personnes infectées par la syphilis, ne peuvent transmettre aucun des symptômes généraux ou des lésions locales de cette maladie. De l'aveu même des hommes les plus expérimentés, le sperme d'un vénérien n'engendrait pas un enfant porteur de la syphilis. Une mère atteinte de la syphilis ne pourrait infecter l'enfant qu'elle porte ; une nourrice syphilitique ne pourrait transmettre le virus à l'enfant, au moyen de son lait.

4. — En général, la maladie vénérienne est une maladie locale ; une infection générale de l'économie n'est qu'accidentelle.

5. — Ce qu'il y a de plus remarquable dans cette maladie est la différence qu'il convient d'établir entre ses symptômes primitifs et ses symptômes secondaires.

6. — Les premiers se composent d'accidents locaux et idiopathiques, des chancres ou d'une gonorrhée. Les bubons et les végétations appartiennent à cet ordre par leur nature, tandis qu'ils se rapprochent des accidents

secondaires par le moment de leur apparition. A cette époque, l'absorption du virus de la gonorrhée, du chancre ou des bubons, leur passage dans les liquides de l'économie, engendrent une autre disposition organique qui se traduit par d'autres accidents locaux que l'on pourrait appeler *syphilis symptomatique*, et qu'en raison de ses manifestations isolées ou multiples, on a coutume d'appeler *maladie vénérienne générale, cachexie syphilitique*.

7. — Des recherches variées montrent que le pus de la blennorrhagie peut engendrer des chancres, et que celui qu'on recueille à la surface de ces derniers peut engendrer une gonorrhée ; de sorte que ces deux affections, qui semblent si différentes, dépendent d'un seul et même virus, lequel, porté sur des surfaces différentes, engendre des symptômes différents aussi quant à leur forme.

8. — J. Hunter (1) a montré qu'en portant ce virus sur une surface naturellement sécrétante et dépourvue d'épiderme, on provoque une hypersécrétion de mucus et la formation d'une matière purulente, sans perte de substance ; c'est ce qu'on nomme la *gonorrhée*. Cette même matière portée sur une région recouverte d'un épiderme et inoculée engendre un ulcère spécifique, lequel a toujours de la tendance à s'étendre, et que, pour cette raison, on appelle *chancre* (ulcère chancreux). Ces chancres engendrent des bubons dans les glandes qui sont en rapport anatomique avec eux.

9. — Tant que le virus reste à l'état de mal local, au point d'infection ou dans le voisinage, comme il arrive

(1) Le *Traité de la maladie vénérienne* de J. Hunter a été publié à Londres en 1786. (Voyez la dernière édition traduite par G. Richelot, avec des notes et additions par Ph. Ricord. Paris, 1852.)

pour les bubons, il ne change pas de nature, et conserve la faculté de produire un ulcère vénérien idiopathique partout où on le porte, c'est-à-dire par l'inoculation. Du moment que le symptôme local disparaît sans traitement, et qu'une portion du virus pénètre dans le torrent circulatoire (syphilis secondaire), ce poison est modifié : la cachexie générale se développe; d'autres accidents locaux apparaissent, de nouveaux ulcères se forment, et le pus qu'ils fournissent est, d'après les recherches de Hunter, tout à fait incapable de produire la gonorrhée, quand on le porte sur une surface sécrétante; non plus qu'un chancre, quand on le porte sur une surface non sécrétante.

10. — Le pus des chancres absorbé par les vaisseaux lymphatiques engendre les bubons, mais non la syphilis secondaire. De même le virus de la cachexie syphilitique ne peut engendrer ni chancre des parties génitales, ni blennorrhagie. Quand on le porte sur une surface privée d'épiderme, dans les narines par exemple, il donne lieu à des ulcères vénériens ordinaires, tandis que le pus d'un chancre primitif porté sur les mêmes régions produirait une gonorrhée.

11. — Le pus du chancre et celui de la gonorrhée portés sur la surface d'ulcères secondaires ou dans un bubon suppuré ne les aggravent pas. De même le pus d'un chancre n'aggrave pas une gonorrhée ; celui d'une gonorrhée ne rend pas un chancre plus dangereux.

PREMIÈRE PARTIE.

SYMPTÔMES LOCAUX DE LA SYPHILIS.

—

PREMIER ORDRE.

SYMPTÔMES LOCAUX VÉNÉRIENS AYANT POUR SIÉGE UNE SURFACE SÉCRÉTANTE DÉPOURVUE DE SON ÉPIDERME.

PREMIÈRE SECTION.

De la blennorrhagie primitive.

CHAPITRE I. — DE LA BLENNORRHAGIE CHEZ L'HOMME (1).

12. — Peu de temps après s'être livré au coït avec une femme atteinte d'une leucorrhée vénérienne, quelquefois même aussitôt après, l'homme qui s'est trouvé en contact avec la matière virulente amassée dans le vagin, ressent un prurit (2) notable et pénible à l'entrée du canal de l'urètre. Cette douleur se borne souvent à une espèce de piqûre accompagnée d'une sensation douloureuse de chaleur, symptômes dont les organes génitaux sont toujours le siége. Le malade éprouve une espèce de chatouillement dans les bourses; les bords du méat urinaire se gonflent. Toutes les gonorrhées commencent par ces symptômes qui caractérisent leur *première période*.

13. — Le passage de la première à la seconde période s'annonce par une tension plus ou moins forte du membre viril, une sensation de constriction dans le

(1) Le nom de cette maladie est emprunté à son symptôme dominant, l'écoulement urétral.

(2) Cette sensation s'étend quelquefois à tout le gland, amène l'érection, l'éjaculation, et cause un priapisme contre nature. Souvent aussi il est bien moins pénible.

canal de l'urètre, et une reptation fourmillante dans les testicules. Lorsqu'on presse sur le point qui est le siége de la gonorrhée spécifique, une goutte de mucus se montre à l'orifice de la verge.

14. — Dans la *seconde période*, la sensation de prurit se transforme, au bout de deux jours à peu près, en un picotement douloureux et une sensation de brûlure insupportable, surtout pendant l'émission des urines. Cette douleur se fait sentir principalement au niveau du frein et dans la fosse naviculaire, qui est le siége ordinaire de la blennorrhagie virulente (1).

15. — Tant que la gonorrhée reste limitée à ce siége qui lui est spécifique, le malade ne ressent des douleurs qu'au moment où l'urine arrive à un pouce ou à un demi-pouce de l'orifice de la verge.

16. — Un mucus blanc, visqueux, coule par goutte hors du canal; les bords du méat sont congestionnés; le gland est brillant, rouge comme une cerise et transparent. Toute la verge, ou au moins le gland paraît plus volumineux et plus épais que dans l'état ordinaire de relâchement; la verge est dans un état de demi-érection. L'urine (2) est d'un jaune foncé. La

(1) Cockburn (1717) est, je crois, le premier qui ait assigné ce siége à la gonorrhée, et qui ait ainsi jeté un jour véritable sur la nature de la matière sécrétée. Sous ce rapport, il a été beaucoup plus précis que ses devanciers et que plusieurs de ses successeurs, lesquels regardaient les vésicules séminales et la prostate comme le siége du mal, et croyaient que l'écoulement (qui peut s'élever, en quantité, jusqu'à 4 onces en vingt-quatre heures) était composé de liqueur prostatique. Cockburn a donc donné de la maladie une explication beaucoup plus physiologique.

(2) Le gonflement de la verge, peut-être aussi le rétrécissement résultant de l'inflammation du canal, la crainte que cause au malade la douleur qui accompagne l'émission des urines, et le spasme qui en est la conséquence, font que le jet est mince et petit; souvent même il s'éparpille aussitôt après sa sortie, sans doute à cause des inégalités qui se forment à l'intérieur du canal.

nuit, le malade éprouve des érections (1) fréquentes et douloureuses, souvent accompagnées d'éjaculation.

17. — Ordinairement, peu de temps après l'apparition de la brûlure (2) en urinant, il commence à couler (3), par goutte, du canal de l'urètre, une matière semblable à de l'eau mêlée avec du lait.

18. — Le malade rapporte le siége de la douleur qu'il éprouve pendant l'érection à la partie postérieure du gland (4), dans le canal de l'urètre ; et l'on remarque que celui-ci paraît écorché intérieurement, un peu en arrière de son ouverture.

(1) Les érections douloureuses et la douleur de brûlure en urinant sont les deux symptômes qui distinguent la gonorrhée primitive des écoulements secondaires et des autres suintements urétraux.

(2) Cette douleur et les symptômes qui l'accompagnent peuvent durer pendant quelques jours et même pendant plusieurs semaines, jusqu'à ce que le virus, cause de l'irritation, ait été entraîné par l'écoulement. Il arrive même quelquefois que ce symptôme incommode, et même dangereux, dure pendant quelque temps sans que l'écoulement persiste. C'est à cette variété qu'on a donné improprement le nom de *blennorrhagie sèche*.

(3) A l'état sain, la surface interne du canal de l'urètre est lubrifiée par un liquide transparent, visqueux, ténu, qui est excrété par les orifices des vaisseaux sudoripares et des glandes muqueuses. Ce mucus a pour effet d'empêcher les parties irritantes de l'urine d'agir sur les tissus qu'elle touche pendant son émission. La nature irritante du virus vénérien fait que celui-ci augmente la sécrétion de ces glandules, ce qui est un effet de la prévoyance de la nature, puisque, par ce moyen, le virus se trouve atténué et entraîné. En même temps la force constrictive du canal de l'urètre fait que ce liquide ne coule que par gouttes.

(4) Le siége ordinaire de la gonorrhée se trouve à un pouce et demi ou deux pouces de l'orifice de l'urètre ; mais dans les cas les plus graves l'inflammation s'étend à toute la longueur de ce canal, dont la face interne est d'un rouge érysipélateux. Il n'est pas aisé de dire pourquoi la matière gonorrhéique arrive exactement à cette place. Peut-être agit-elle d'abord sur l'ouverture même du méat, pour arriver peu à peu au point qui est le plus sensible à son action, et d'où l'urine a le plus de peine à l'enlever.

19. — Tant que dure l'écoulement, la douleur de brûlure (1) diminue peu à peu. Avec le temps, souvent par intermittence, le liquide excrété qui était d'abord aqueux et laiteux, s'épaissit, prend l'aspect du suif fondu, puis devient jaune et purulent (2), répandant une odeur désagréable, tout à fait spécifique.

20. — Lorsque les douleurs et les accidents inflammatoires sont abandonnés à eux-mêmes, la maladie passe à la *troisième période*. La blennorrhagie simple tend alors d'elle-même à la guérison, sans le secours de l'art. Les érections cessent d'être douloureuses ; le malade retient ses urines plus facilement, et le jet est

(1) Il y a des blennorrhagies dans lesquelles la douleur de brûlure est presque nulle, tandis que l'écoulement est très abondant, et d'autres où la douleur précède l'écoulement de plusieurs semaines. Il y a aussi quelques cas assez rares dans lesquels le mal semble rester toujours à la seconde période : c'est la gonorrhée sèche, où il existe de la brûlure et de la dysurie sans aucune apparence d'écoulement. Cette espèce peut se guérir sans que ce dernier symptôme paraisse jamais. Cette soi-disant gonorrhée sèche est dangereuse, parce que le tissu propre de la verge s'enflamme souvent, ce qui amène fréquemment des fistules.

(2) L'écoulement purulent pourrait paraître le signe de l'existence d'un ulcère dans le canal. Ce serait une erreur ; car dans la gonorrhée simple cette lésion n'existe jamais. Il y a, en effet, des cas où une matière purulente peut être sécrétée sans qu'il existe de perte de substance, c'est-à-dire d'ulcère. On a trouvé la surface extérieure des poumons, les intestins couverts de pus, sans la moindre trace d'exulcération. On voit dans l'ophthalmie scrofuleuse ou autres, dans un coryza violent, un véritable écoulement de pus, sans qu'on puisse découvrir la présence d'aucun ulcère. Si la matière jaune de la gonorrhée provenait d'un ulcère, on ne pourrait expliquer comment, en supposant même que toute l'étendue du canal soit ulcérée, cette surface pourrait fournir l'énorme quantité de pus qui s'écoule pendant le cours d'une gonorrhée ; et comme la gonorrhée reconnaît pour cause le virus vénérien, on ne pourrait expliquer, dans l'hypothèse d'une ulcération, comment elle guérit sans mercure, puisque tout ulcère syphilitique ne peut être cicatrisé sans l'intervention de cet agent. Cependant la gonorrhée simple peut guérir par les seuls efforts de la nature, ou du moins après un traitement simple, dans lequel le

plus large et plus fort. L'écoulement, qui était d'abord épais et coloré, prend peu à peu une teinte blanchâtre et finit par devenir incolore (rarement reste-t-il coloré jusqu'à la fin) : il devient semblable à du blanc d'œuf, visqueux, formant des fils quand on l'a écrasé entre les doigts, transparent et d'une nature (1) moins irritante.

21. — Cet écoulement diminue chaque jour davantage, en même temps que le malade éprouve au gland et dans le canal une sensation pruriteuse, accompagnée d'une tendance non désagréable aux érections. Enfin, il ne se forme plus que des flocons filamenteux qui nagent dans l'urine, et qui ne tardent pas à disparaître

mercure ne tient aucune place. Chez les personnes qui ont été guéries d'une gonorrhée, il arrive souvent qu'une goutte de mucus jaune et purulent reparaît à l'entrée du canal après que le malade s'est échauffé, qu'il a fait abus de boissons spiritueuses ou du coït, etc. Cependant c'est principalement pendant la période inflammatoire que l'écoulement gonorrhéique est purulent, tandis que, dans l'hypothèse d'un ulcère, ce devrait être aussitôt après que l'inflammation commence à diminuer. Du reste, l'ouverture des cadavres donne de nombreux exemples qui viennent à l'appui de cette opinion, soit qu'on examine le canal de l'urètre d'hommes qui ont succombé pendant qu'ils étaient atteints d'une blennorrhagie, soit qu'il s'agisse de sujets qui avaient eu cette maladie longtemps avant leur mort. On ne trouvait chez ces derniers aucune cicatrice, excepté dans des cas très rares ; et, chez les autres, on ne remarquait aucune trace d'ulcère sur les points atteints par la maladie. Ceux-ci étaient seulement rouges et comme excoriés ; la matière colorée pouvait être exprimée de la membrane interne du canal, tandis que le pus était libre et réuni dans les lacunes qui séparent l'orifice des canaux excréteurs des glandules muqueuses ; mais sans qu'il y eût d'ulcération. Les vaisseaux lymphatiques étaient comme distendus et injectés par une matière blanche. Pott, Morgagni, Hunter, Stoll professaient cette opinion.

(1) La matière qui s'écoule dans une gonorrhée paraît être de la lymphe coagulable. On reconnaît qu'elle devient d'une bonne nature, lorsque (les autres symptômes ayant diminué) elle forme sur le linge une tache qui ne traverse pas l'épaisseur entière des tissus, tache que l'on peut enlever par le frottement, sans qu'il en reste aucune trace. Tant que cette matière est virulente, elle colore fortement le linge et l'imbibe entièrement,

avec les dernières traces de chatouillement. La blennorrhagie guérit ordinairement de la sorte en quatre ou cinq semaines.

22. — Telle est la marche ordinaire de la blennorrhagie, mais les variétés en sont innombrables.

23. — Lorsque l'irritation causée par la matière blennorrhagique se rapproche davantage de l'inflammation, les sensations douloureuses ressenties par le malade ne sont plus bornées au siége primitif du mal.

24. — Une sensation de pesanteur étendue à tout le bassin, une sensibilité extrême des bourses, des testicules, du périnée, du sacrum et des hanches, des élancements dans le gland, une atroce brûlure pendant l'émission des urines, la rougeur de celles-ci, des érections fréquentes et douloureuses, des garde-robes pénibles, sont les symptômes qu'on observe généralement en pareil cas. Les glandes de l'aine s'engorgent aussi assez souvent.

25. — Si l'inflammation est encore plus forte, tout le canal de l'urètre devient d'un rouge érysipélateux; il semble raccourci, des érections non interrompues (priapisme) amènent le renversement de la verge (cordée), qui est accompagné des plus vives douleurs et de l'écoulement d'un peu de sang (1). L'émission fréquente du sperme cause une véritable torture. L'urine est d'un rouge foncé, âcre, brûlante; le malade est obligé de la rendre à chaque instant, encore n'obtient-il chaque fois que la valeur d'une cuillerée à thé de ce liquide. Quelquefois même l'urine ne coule que goutte à goutte, et encore au milieu des contractions involontaires des

(1) Celui-ci est fourni par de petits vaisseaux, qui se trouvent ainsi rompus pendant que les érections congestionnent la membrane muqueuse de l'urètre.

muscles du visage, surtout au moment où paraissent les dernières gouttes. Souvent le malade ne peut rester tranquille pendant plus d'un quart d'heure, et il arrive fréquemment que la rétention devient complète. Le membre viril est très douloureux extérieurement, les lèvres du méat se collent. On observe aussi le gonflement de quelques glandules le long du canal de l'urètre, et un gonflement douloureux du périnée, souvent accompagnés d'envies d'aller à la selle. L'écoulement est clair, âcre, d'une mauvaise couleur verdâtre ou grisâtre (1), souvent strié de sang; il imbibe le linge et forme des taches de la même nuance que lui. La douleur est violente, elle accélère le pouls; il y a des frissons et de la chaleur tout à la fois, surtout vers le soir; le sang que l'on retire de la veine est souvent couenneux.

26. — Cette marche de la maladie n'est jamais naturelle; il faut ou que le sujet porte avec lui quelque mauvaise disposition organique, ou, ce qui est plus fréquent, qu'il commette quelque faute de régime, ou qu'il lui survienne quelque accident, comme un accès de fièvre, un refroidissement, un accès de colère, une violente frayeur, qu'il se livre à la danse et à l'équitation, qu'il s'abandonne au coït, à l'usage des boissons irritantes, qu'il prenne des purgatifs, qu'il fasse des injections irritantes, etc., pour que la maladie arrive à un tel degré d'intensité. Lorsque de semblables complications se présentent, la maladie marche d'un pas rapide, si on ne lui oppose pas un traitement convenable, et l'on peut voir surgir les symptômes les plus graves.

(1) Cette teinte dépend presque toujours de la présence d'un peu de sang.

27. — Le priapisme amène facilement la gangrène ; l'inflammation des glandules du canal de l'urètre cause des abcès qui s'ouvrent soit à l'intérieur de ce canal, soit à l'extérieur. Le gonflement du périnée et probablement celui des glandes de Cowper forment aussi des abcès, qui donnent naissance plus tard à une fistule périnéale entretenue par le passage anormal de l'urine. La prostate s'enflamme et s'indure, elle suppure rarement. Le prépuce s'enflamme, surtout par le contact de la matière gonorrhéique qui s'insinue entre lui et le gland ; de là résulte, comme conséquence, des chancres du prépuce ou une balanite. Ou bien le prépuce se gonfle, et il se fait un phimosis ou un paraphimosis. Quelquefois l'écoulement cesse brusquement, et alors il survient une orchite sympathique ou un engorgement des glandes de l'aine.

28. — Après que le malade s'est plaint d'une sorte de colique dans le bas-ventre, d'une sensation de faiblesse dans les lombes et le bassin, de douleurs dans les os du coccyx et dans toute l'étendue de l'urètre, d'envies de vomir, on voit le cordon testiculaire s'engorger, puis l'épididyme et enfin le corps même du testicule participer à cet état. Il est rare que la maladie paraisse des deux côtés à la fois ; elle est généralement limitée à un seul. Cette orchite s'accompagne d'une fièvre symptomatique : le pouls est vite, plein et dur. Le testicule malade forme une tumeur molle (chaudepisse tombée dans les bourses), qui durcit peu à peu ; mais l'épididyme reste toujours plus dur, sensible ; il est le siége d'une douleur pressive sourde, accompagnée d'élancements. Ces souffrances paraissent insupportables au malade.

29. — Le cordon spermatique se gonfle souvent, et

la veine devient variqueuse; les vaisseaux éjaculateurs sont durs et douloureux.

30. — Lorsque l'écoulement a diminué, ou, ce qui est beaucoup plus rare, lorsqu'il a tout à fait cessé, la douleur de brûlure en urinant disparaît aussi. Quand elle persiste, c'est que le col vésical a été atteint par la maladie; il y a alors de fréquentes envies d'uriner, et une strangurie véritable. L'inflammation, qui avait été jusque-là superficielle, gagne en même temps en profondeur et envahit l'épaisseur de la membrane muqueuse de l'urètre. Le gonflement testiculaire passe quelquefois alternativement d'un côté à l'autre.

31. — Les autres viscères éprouvent des symptômes sympathiques, comme je l'ai dit déjà. L'anorexie, la production de flatuosités abondantes, les coliques, les vomissements, sont les symptômes les plus ordinaires en pareil cas (1).

32. — La résolution est la terminaison la plus com-

(1) La surexcitation du système nerveux par les passions, l'irritation de tout l'organisme et surtout des organes génitaux, les injections astringentes, l'emploi répété des bougies, des purgatifs et principalement une disposition organique qui n'a pas encore été complétement appréciée, engendrent ces tumeurs testiculaires et ces engorgements des ganglions inguinaux, lesquels n'ont alors rien de vénérien, ce qui est fort rare. L'irritation sympathique des vaisseaux lymphatiques qui se rendent au canal de l'urètre et au *caput gallinagenis* semble causer ce gonflement éloigné. Je donnerai pour preuve le retour et la disparition alternatives de ces tumeurs, et leur curabilité par les antiphlogistiques sans l'intervention de préparations mercurielles, ce qui n'arrive jamais pour les bubons véritables et pour le testicule vénérien. Il est très rare, quand on prend quelques précautions, de voir ces tumeurs suppurer; et alors, comme le remarque Hunter, ces ulcères n'ont rien de syphilitique; ils n'amènent aucun accident vénérien secondaire, et guérissent sans mercure. Le véritable bubon et le testicule vénérien, qui sont tous deux l'effet de l'absorption directe du virus, sont beaucoup plus gros et plus douloureux que ceux qui sont le résultat sympathique d'une gonorrhée supprimée.

mune de ces tumeurs ; leur passage à l'induration (1) est la plus rare. La gangrène et l'ulcération sont plus rares encore (2).

33. — De même, lorsque cessent les brûlures en urinant, et que commence la strangurie, ainsi que la plupart des autres symptômes, les glandes de l'aine commencent à se gonfler ; mais cette tumeur, produite par une irritation sympathique, n'a qu'une ressemblance très éloignée avec les bubons vénériens. L'existence de petites tumeurs ganglionnaires inguinales est souvent aussi un symptôme évident de la gonorrhée, lequel peut exister sans que l'écoulement ait cessé ; elles disparaissent d'ordinaire avec l'irritation urétrale sans aller plus loin.

34. — La résolution et l'induration sont les terminaisons les plus fréquentes de ces sortes de tumeurs ; l'ulcération est la plus rare.

35. — Une des complications les plus dangereuses, et qui résulte de circonstances analogues, est l'ophthalmie (3) blennorrhagique. Après la diminution de l'écoulement ou sa cessation complète et subite (généralement au bout de deux ou trois jours), à la suite d'un refroi-

(1) L'induration arrive surtout lorsque l'écoulement ne se rétablit pas tout à fait, et que le gonflement testiculaire ne se résout pas.

(2) Girtanner dit qu'elles ne s'ulcèrent jamais, contrairement aux observations de Hunter.

(3) Il existe bien une espèce de sympathie entre l'organe de la vue et celui de la génération, mais je ne voudrais pas l'invoquer pour expliquer ce phénomène. On considère généralement cette ophthalmie comme l'effet du transport de la matière blennorrhagique, bien que cette opinion doive être regardée comme invraisemblable tant qu'on n'aura pas prouvé par l'inoculation que la matière sécrétée par les conjonctives est capable de produire un chancre. Il est donc douteux qu'on doive donner à cette ophthalmie le titre de blennorrhagique. Girtanner est tout à fait de cet avis.

dissement de tout le corps, ou seulement des parties génitales, pour s'être trop vêtu dans un temps inopportun, ou s'être placé dans un courant d'air, on voit une violente inflammation envahir l'œil, acquérir en très peu de jours une intensité extrême qu'on ne peut maîtriser, et causer bientôt une cécité incurable. La conjonctive s'enflamme d'abord, se gonfle, et forme un bourrelet rouge comme carnifié; elle sécrète en grande quantité un liquide purulent, qui enflamme à son tour la face interne des paupières. Le moindre rayon de lumière est insupportable. La sclérotique s'enflamme à son tour, se tuméfie, et forme autour de la cornée une saillie qui fait paraître cette dernière comme enfoncée. On remarque alors qu'il se fait du pus derrière la cornée elle-même, laquelle devient blanchâtre et opaque, se déforme sous l'influence de l'augmentation de volume du globe oculaire, fait une saillie, et enfin éclate. Les tumeurs de l'œil s'écoulent alors, et la vue est perdue pour toujours (1).

36. — Les ulcères du canal de l'urètre paraissent être très rares; au moins sont-ils tout à fait exceptionnels dans la gonorrhée ordinaire, abandonnée à elle-même. Mais la pointe de la canule d'une seringue à injection, la sonde, une bougie dure peuvent, entre des mains inhabiles, blesser le canal de l'urètre; un ulcère chancreux vient comme conséquence de cette lésion. La rupture d'un vaisseau sanguin dans le priapisme, par l'onanisme ou pendant le coït, peut amener un semblable résultat. Un abcès venu dans l'intérieur du canal, autour d'une glandule muqueuse, et qui s'ouvrirait de ce côté, produirait aussi cette lésion.

(1) Souvent au bout de quatre ou cinq jours, comme Girtanner l'a remarqué.

37. — Une vive douleur en urinant, circonscrite à une très petite place, douleur que l'introduction du cathéter ou d'une bougie renouvelle au point même où elle s'était fait sentir, et que l'on peut exciter en pressant sur ce point, prouvent l'existence de cet ulcère. Ordinairement il s'est écoulé un peu de sang avant que l'ulcère se soit formé (1).

38. — Les symptômes inflammatoires se calment toujours en pareil cas, mais la douleur persiste en un point précis, et dure même pendant la gonorrhée secondaire qui ne reconnaît pas d'autre cause. Celle-ci ne cesse entièrement qu'après que le mercure, donné à l'intérieur, est venu faire disparaître sa cause, c'est-à-dire l'ulcère urétral. Si l'on veut remplacer ce spécifique antivénérien par des injections astringentes, la syphilis constitutionnelle ne tarde pas à se montrer.

39. — Il arrive souvent qu'après un coït impur, il se développe une sorte de blennorrhagie extérieure. Toutefois on l'observe assez rarement, et presque jamais chez les hommes qui ont le prépuce naturellement court, ou chez lesquels il a été coupé. Le malade éprouve d'abord un prurit brûlant; puis il s'établit une sécrétion de matière âcre, visqueuse, au point d'union du prépuce et du gland, à la couronne de ce dernier, et surtout à la face interne de sa partie inférieure, sans que l'épithélium soit enlevé, et sans qu'il existe aucune ulcération. Quand on examine ces parties avec une loupe grossissante, on les trouve comme recouvertes de petites végétations. On donne à cette sécrétion hors nature le nom de *balanite* (2).

40. — La maladie envahit parfois toute l'étendue de

(1) Girtanner prétend que l'écoulement est toujours dans ce cas mêlé à un peu de sang.

(2) Sydenham est celui qui paraît l'avoir observée le premier.

la face interne du prépuce et tout le pourtour du gland ; je l'ai observée même au sommet (1) de celui-ci (2).

41. — Des expériences certaines prouvent que, dans des cas rares, la matière blennorrhagique peut être absorbée, et produire la syphilis constitutionnelle. Mais on n'a pas nettement déterminé les circonstances où ces accidents arrivent. Que cela tienne à la présence d'ulcères dans le canal, ulcères qui doivent presque toujours leur existence à des blessures causées par des

(1) Cette dernière place est peut-être celle où la gonorrhée elle-même commence souvent. Le fait suivant vient déposer en faveur de cette opinion. Un homme, qui n'avait jamais eu de gonorrhée, vit apparaître, après un coït impur et difficile, une tache d'un rouge foncé, presque excoriée, d'une étendue de trois lignes environ, et située à deux lignes du méat urinaire. Cette tache suintait très peu et ne causait pas beaucoup de douleur; du reste, il n'y avait aucun symptôme vénérien. Dans cet état, cet homme eut commerce avec une femme qui était bien portante sous tous les rapports. Celle-ci contracta une gonorrhée très violente avec des bubons consensuels dans l'aine droite, puis un abcès dans le pli qui sépare, de ce côté, la grande lèvre de la cuisse. L'homme s'abstint alors de tout rapport sexuel, et il commença à bassiner la partie malade avec du lait tiède. Le mal changea peu à peu de place, et envahit en quelques jours l'orifice du canal de l'urètre, dont les lèvres s'enflammèrent. Une légère humidité se montra à l'orifice du canal ; le malade s'assujettit alors à un traitement régulier ; il prit pendant six jours *seulement* du mercure soluble à doses rapidement croissantes, et il fut au bout de ce temps guéri sans récidives. Il n'infecta plus sa femme qui jouissait d'une santé parfaite plus de deux ans après la cure. Des antiphlogistiques employés à l'intérieur et à l'extérieur avaient suffi à la guérir de son écoulement : le mercure avait fait cicatriser l'abcès.

(2) La balanite paraît dépendre d'une trop grande finesse de l'épiderme préputial; au moins ne s'observe-t-elle pas chez les hommes dont le prépuce est court, chez ceux qui ont été circoncis et qui ont toujours le gland découvert. Le gland semble alors recouvert d'un épiderme plus dur, que le chancre seul peut entamer. Peut-être ces petites végétations qu'on observe dans la balanite, sur la surface du gland, ne sont-elles que de petits chancres. Plusieurs observateurs, entre autres Gardane, ont vu la gonorrhée et la balanite alterner, l'une apparaissant lorsque l'autre cessait.

corps étrangers, personne n'en doutera, et il n'est besoin ici d'aucune autre preuve. Mais ce qui est beaucoup plus douteux, ce sont les circonstances dans lesquelles le virus est absorbé par la membrane muqueuse de l'urètre, et porté dans le torrent circulatoire, sans qu'il existe aucune solution de continuité. Cela tient-il à ce que le traitement est trop irritant, ou, au contraire, à ce qu'on a fait usage d'un trop grand nombre d'évacuations sanguines ou de purgatifs, en général d'un régime débilitant? Serait-ce, au contraire, l'effet de médicaments hyposthénisants internes ou externes, ou l'application extérieure d'emplâtre et d'onguent mercuriels? Peut-être encore faut-il attribuer cet effet à une disposition morbide étrangère à la maladie, à une fièvre accidentelle (1), ou à un état maladif ordinaire? Tout cela est douteux, et il est très peu vraisemblable que la matière gonorrhéique puisse être absorbée, quand il n'y a pas d'ulcérations dans l'urètre.

42. — Il est certain que c'est bien plus la disposition (2) individuelle du sujet qui s'expose à l'infection, que la bénignité ou la malignité de la matière infectante qui rend la gonorrhée simple ou grave; mais ce serait aller trop loin (3) que de nier avec Hunter l'action de toutes ces influences modificatrices sur les différents degrés du virus, et de soutenir la même indifférence pour les autres miasmes (4).

(1) J. Foot dit avoir vu disparaître une blennorrhagie à la suite de l'apparition d'une variole, et une syphilis constitutionnelle complète en être la conséquence. Mais qui sait s'il n'y avait pas quelque ulcération dans l'urètre?

(2) On sait, par exemple, qu'une fille publique peut communiquer des blennorrhagies d'intensité diverse aux hommes avec lesquels elle a des rapports, sans infecter celui qui la fréquente habituellement.

(3) Girtanner partage cet avis.

(4) Serait-il donc indifférent d'emprunter pour l'inoculation le pus

43. — La première blennorrhagie dont un homme est atteint paraît être la plus violente qu'il puisse avoir, surtout s'il a un tempérament sensible et irritable.

44. — Des blennorrhagies répétées semblent rendre le canal de l'urètre de moins en moins sensible à une nouvelle irritation. Il semble que le temps qui s'écoule entre deux infections soit de plus en plus long.

45. — Les sujets dont la peau est aussi susceptible ne sont pas les plus difficiles à guérir de la gonorrhée; ceux, au contraire, dont l'épiderme résiste aux irritations extérieures présentent les blennorrhagies les plus tenaces.

46. — Une longue durée de la douleur de brûlure en urinant indique une blennorrhagie de mauvais caractère, laquelle a, pour avant-coureur, une agitation inquiétante. Cependant une violente douleur de brûlure n'indique pas toujours un écoulement d'une grande intensité; de même qu'une douleur légère ne prédit pas toujours un écoulement modéré.

47.—Avant l'apparition de l'écoulement, la blennorrhagie est rarement communiquée par l'homme, tandis qu'elle l'est plus souvent par la femme. Cependant le virus ne reste pas inactif entre le moment de la contagion et celui où l'écoulement apparaît; car le malade éprouve toujours alors quelque sensation douloureuse dans le canal de l'urètre.

48. — Le virus blennorrhagique engendre des écou-

d'une variole bénigne ou celui des pustules d'un enfant qui aurait succombé? J'ai vu dans une épidémie de fièvre nerveuse grave dix personnes atteintes d'accidents presque identiques, toutes habitant une même pièce; tandis que dans une autre famille les domestiques, qui se trouvaient séparés, présentèrent presque sans exception des symptômes divers.

lements semblables à ceux de l'urètre sur toutes les membranes qui ne sont pas recouvertes d'un épiderme, et qui sont sécrétantes de leur nature. Il faut donc éviter que la matière gonorrhéique touche l'anus (1), la bouche, le nez (2), l'œil (3); toutefois ce virus ne peut pas être absorbé plus facilement par ces surfaces qui sont toujours lubrifiées que par la muqueuse urétrale; aussi cause-t-il rarement la syphilis constitutionnelle, et résiste-t-il au mercure.

49. — Si, cependant, il est mis en contact avec une surface dénudée, il agit sur l'organisme comme le virus des chancres, et produit la diathèse syphilitique que le mercure seul peut guérir. J. Hunter, ayant inoculé sur le gland d'un homme bien portant le pus de la gonorrhée, vit paraître un chancre, puis un bubon, enfin une syphilis complète (4).

50. — Qui sait combien on pourrait éviter de chancres sur le gland et le prépuce, si l'on avait soin d'enlever la matière gonorrhéique de ces parties?

51. — Bien que la gonorrhée ordinaire soit vénérienne, ce que personne ne peut nier, il y a cependant encore d'autres blennorrhagies également contagieuses, et qui sont de nature goutteuse, scrofuleuse ou autres. Ces dernières guérissent souvent avec beaucoup de facilité; de là vient que les médecins inexpérimentés re-

(1) J'ai vu la matière blennorrhagique, introduite dans le rectum par des actes contre nature, y amener une blennorrhagie très rebelle.

(2) Duncan, lui, a vu produire dans ce cas une violente inflammation de la membrane de Schneider.

(3) Van-Swieten a vu une véritable blennorrhagie de l'œil se montrer souvent chez de nouveau-nés qui avaient été contaminés lors de leur passage à travers les organes génitaux de leurs mères.

(4) *Traité de la maladie vénérienne*, nouv. édit., avec notes, par Ph. Ricord. Paris, 1852, p. 621.

gardent comme spécifique de la gonorrhée les médicaments qui leur ont réussi, et ils conservent cette opinion jusqu'à ce que l'impuissance de ces agents échoue contre une gonorrhée réellement vénérienne, ou que leurs mauvais effets leur apprennent le contraire.

52. — Ceux qui voudront connaître les symptômes qui distinguent une blennorrhagie vénérienne de celle qui ne l'est pas, trouveront les meilleures indications dans l'ouvrage de Hecker.

53. — Le caractère contagieux d'une blennorrhagie qui tire à sa fin ne disparaît jamais avant que le suintement ait complétement cessé, que les érections et l'éjaculation soient absolument sans douleur, et que la brûlure et l'irritation contre nature aient disparu.

CHAPITRE II. — TRAITEMENT DE LA BLENNORRHAGIE CHEZ L'HOMME.

54. — L'espèce de gonorrhée la plus simple (mais aussi la plus rare) guérit d'elle-même lentement par un bon régime hygiénique, sans l'intervention de l'art.

55. — Les plus violentes (et aussi les plus fréquentes) se calment la plupart du temps par les seuls efforts de la nature ; mais leur guérison est plus heureuse, plus prompte et plus facile, lorsqu'on emploie les moyens de traitement convenables. Celui-ci est fixé sur les indications curatives suivantes : Calmer l'inflammation et la douleur ; arrêter les suites de l'irritation morbide ; aider l'action de la nature ; expulser le virus, et, dans quelques cas, exciter la fièvre. Nous n'aurions pas besoin de ces indications multiples, si le spécifique de la gonorrhée nous était connu.

56. — On pourrait éviter bien des gonorrhées si l'on avait soin de laver la verge, et de faire des injections de

lait(1) tiède aussitôt après l'infection, ou dans la première période de la maladie ; ce que j'ai vu souvent réussir.

57. — Mais ordinairement on ne vient réclamer nos conseils qu'au moment où les douleurs y contraignent les malades, c'est-à-dire quand la maladie est arrivée à sa deuxième période.

58. — On ordonne alors habituellement un régime doux et végétal ; on proscrit les aliments salés, les boissons spiritueuses, les épices (surtout le poivre, l'eau-de-vie, les viandes marinées, les poissons conservés dans la saumure et de haut goût), la viande de cochon, la graisse, et tous les aliments d'une digestion difficile. On recommande aussi de ne pas trop manger au repas. Le médecin recommande de baigner fréquemment le membre viril, et de se laver avec du lait tiède.

59. — Quant au traitement spécial de la gonorrhée, il consiste à diminuer l'inflammation superficielle du canal de l'urètre, et à rendre celui-ci insensible à l'irritation vénérienne (ce qui est l'indication capitale dans la seconde période). Dans cette intention, on injecte dans le canal des liquides ayant cette double vertu, en ayant soin de les faire pénétrer jusqu'au siége de la gonorrhée. On peut employer une injection composée de trois grains d'opium dissous dans trente gouttes d'esprit de nitre dulcifié, et mêlés à une once d'eau, dans laquelle on a fait fondre trois grains de sucre de Saturne. On introduit avec précaution dans le canal un petit siphon d'étain long de un pouce et demi, et dont l'extrémité

(1) Ou mieux encore, suivant le conseil de Girtanner, en faisant des injections d'eau de chaux, lesquelles, selon lui, étouffent le mal dans son germe. L'action de ce moyen indiquerait-elle que le virus vénérien est acide de sa nature ? Au lieu d'eau de chaux, on peut prendre encore une solution affaiblie de nitrate d'argent.

est très mince, la verge étant pendante; on saisit la partie supérieure de cet instrument, laquelle a la forme d'un entonnoir, entre le pouce et l'index de la main gauche, et l'on verse dans cette partie le liquide dont j'ai donné la formule, en ayant soin de l'employer tiède. Cette opération doit être renouvelée dix ou douze fois par jour, et durer une minute, même quelquefois plus longtemps. Le liquide coule vers la partie amincie de l'instrument qui se trouve placée au niveau du siége de la maladie, et il retombe ensuite entre le canal et la canule jusqu'à l'orifice de l'urètre par lequel il s'écoule. Par ce moyen, les parties malades sont seules atteintes par le médicament. Le malade peut faire lui-même cette petite opération; elle réussit mieux quand il se tient debout. Il ne peut se tromper en rien; tous les inconvénients des injections ordinaires sont évités; il faut seulement qu'il urine avant de faire son injection. Cette opération est très praticable avec l'instrument que j'indique, même dans les cas où la sensibilité du canal est très développée, et où le malade n'ose pas se servir d'une seringue ordinaire. On peut, pour plus de précaution, enduire l'extrémité de l'instrument avec du lait ou de la crème. On doit injecter, chaque fois, cinq grains d'opium et autant d'extrait de Saturne dissous dans une once d'eau.

60. — Il faut donner en même temps des boissons délayantes : une émulsion composée de trois à six livres d'eau et de trois à huit onces de graine de lin, avec deux onces de sirop de pavot et une once de sirop de citron; toute cette quantité de liquide doit être bue chaque jour. Cette boisson peut remplacer tous les autres médicaments internes durant la période inflammatoire.

61. — Quand il existe de la constipation, on donne

seulement des lavements de miel et d'eau; on peut même les éviter parfois en faisant manger des fruits au malade.

62. — Pour diminuer les érections nocturnes, il faut donner au malade un bain de pieds d'une demi-heure, et lui faire prendre quelques gouttes de teinture d'opium avant qu'il aille se coucher ; le faire dormir sur le côté, sur un matelas élastique, lui conseiller d'être peu couvert, et d'habiter une chambre fraîche.

63. — Dans les cas ordinaires, le malade doit continuer ce traitement, jusqu'à ce que la douleur de brûlure en urinant soit changée en un prurit léger, et que le gland ait perdu sa couleur rouge et sa transparence; enfin que l'écoulement ait changé sa couleur spéciale, et qu'il soit peu abondant, visqueux et incolore.

64. — Ce résultat peut être obtenu dans l'espace de six à huit jours, si le traitement est bien conduit.

65. — Mais ce traitement n'est pas généralement employé; on a même soin dans la blennorrhagie simple de le remplacer par une foule de moyens qui sont beaucoup trop nombreux pour être efficaces, et par une multitude de manœuvres, qui font souvent d'une gonorrhée très simple une maladie de mauvaise nature, et parfois interminable.

66. — Partant de cette opinion que le virus vénérien est la cause fondamentale de la gonorrhée, on a de temps à autre recommandé le mercure, comme l'antidote spécial de cette maladie.

67. — En cela on ne consultait pas assez l'expérience, et l'on ne réfléchissait pas qu'il n'y a aucun spécifique de la gonorrhée, et que le mercure ne saurait agir comme tel, parce que le virus porté sur une surface naturellement sécrétante, comme est la membrane mu-

queuse de l'urètre, l'irrite d'une manière pour ainsi dire mécanique ; et qu'ainsi le spécifique antivénérien ne peut agir sur une membrane qui se trouve tout à fait en dehors de sa sphère d'action. La blennorrhagie est une affection purement locale.

68. —Plusieurs faits prouvent surabondamment cette vérité. Ainsi un homme qui venait d'être guéri d'un chancre et d'un bubon par le mercure contracta une gonorrhée en s'exposant à une nouvelle infection. Or ceci n'aurait pas eu lieu si l'irritation blennorrhagique avait pu être atteinte par ce médicament ; car, tant que les liquides de l'économie auraient été imprégnés de ce métal, l'infection n'aurait pas été plus possible dans ce cas qu'elle ne l'est avec le pus vénérien d'un chancre. On a vu aussi des gonorrhées reparaître pendant un traitement mercuriel, et passer à l'état d'écoulement secondaire.

69. — On n'a jamais retiré aucun avantage du mercure dans le traitement de la gonorrhée simple ; aussi est-il tout à fait inconsidéré d'affaiblir le malade avec ce métal, qui est souvent très nuisible. On a vu, par exemple, après l'administration de fortes doses de mercure doux, comme après celle d'autres purgatifs drastiques, l'irritation des parties génitales augmenter beaucoup, amener une inflammation violente, le gonflement du testicule et des glandes de l'aine, etc.

70. —Peyrilhe a recommandé son sel ammoniac aussi bien contre la maladie vénérienne que contre la gonorrhée, et il en a fait un spécifique de ces maladies. Il est nécessaire que l'observation vienne confirmer cette donnée. Cependant, Murray a vu ce sel donné à l'intérieur produire l'arthrite blennorrhagique, la strangurie et l'hématurie.

71. — Nous ne connaissons donc aucun spécifique (1) véritable de la gonorrhée ; c'est ordinairement la nature qui fait les frais de la guérison, mais elle ne triomphe que lentement et avec peine ; c'est elle qui éloigne tous les obstacles, aussi devons-nous mettre tous nos soins à seconder ses efforts.

72. — Elle amène ordinairement une abondante évacuation de mucosité, sans doute dans le but d'expulser peu à peu le virus blennorrhagique qui s'y trouve adhérent, et aussi pour l'étendre de manière à le rendre inactif.

73. — Mais cet effort de la nature est souvent insuffisant et pénible, dégoûtant et ennuyeux ; car en même temps que la sécrétion urétrale est augmentée, le virus continue à irriter spécifiquement la membrane muqueuse, jusqu'à ce que le siége naturel de la maladie s'habitue à cette sorte d'excitation et y devienne insensible, ce qui fait que le virus montre moins sa puissance, faute d'une excitation objective de caractère spécial, et qu'il cesse d'agir alors que la sensibilité de l'urètre s'émousse et que l'écoulement cesse ou diminue.

74. — On ne peut s'étonner de voir la marche de cette action de la nature être très lente, et s'accompagner d'une foule de douleurs, de gonflement, d'inflammation, de spasme, accidents qui réclament tous les secours de l'art. On regrette alors de n'avoir pas toujours choisi la meilleure route, d'avoir manqué à la première de toutes les indications, qui consiste à épuiser

(1) On pourrait cependant considérer comme tel le liquide dont j'ai donné plus haut (§ 59) la composition, ou un autre analogue, lequel, porté sur la partie antérieure du canal de l'urètre, produit les résultats les plus rapides et les plus heureux.

sur place l'inflammation et l'irritation locale. Autrefois on s'attaquait, à tort, au virus et à l'inflammation que l'on cherchait dans la masse du sang, dans les premières voies, dans tout l'appareil urinaire, etc.

75. — Il ne serait pas utile de passer en revue tous les moyens qu'on a employés de ce point de vue, moyens qui furent inutiles ou dangereux.

76. — Les laxatifs, les salpêtres, les bains, les saignées, paraissent à première vue devoir être recommandés de préférence, et cependant leur usage, loin d'être général, ne peut être que très rare et renfermé dans de très étroites limites.

77. — C'est seulement dans la période franchement inflammatoire d'une gonorrhée, et encore très rarement, que la masse du système circulatoire participe à cette maladie; d'où il suit que c'est seulement dans des cas très rares qu'il peut être utile d'ouvrir la veine. Un maître de l'art peut seul déterminer d'une manière précise l'utilité de ce moyen.

78. — Je ne sais pas ce qu'il faut dire des saignées répétées dans le traitement de la blennorrhagie ordinaire ; mais je sais bien que dans la gonorrhée ordinaire et bénigne, les émissions sanguines, en affaiblissant l'organisme, le prédisposent aux écoulements secondaires les plus tenaces, et que dans les gonorrhées malignes, dans lesquelles l'irritabilité et la faiblesse causent les symptômes les plus dangereux, les saignées, surtout les saignées répétées, augmentent les accidents jusqu'au degré de gravité la plus grande. Les émissions sanguines locales peuvent être employées avec des avantages nombreux et certains, comme je le dirai plus tard.

79. — Il ne faut pas, dans la blennorrhagie simple, prodiguer inutilement les bains entiers et tièdes, parce

qu'ils enlèvent beaucoup de force au malade. Ils sont, au contraire, très importants dans les accidents inflammatoires et quand il existe une grande excitation morbide.

80. — Le nitre est un moyen très recommandé par les syphiliographes français. Du moment que l'on traite une gonorrhée, il faut, d'après eux, recourir au rafraîchissant général, le salpêtre. Sans rechercher ce qu'il peut y avoir de vrai ou d'erroné dans les vertus rafraîchissantes de ce sel, l'expérience enseigne que s'il est pris en masse pendant la période inflammatoire, il cause toujours quelque lésion, en raison de la grande irritation qu'il engendre dans les voies urinaires. On ne peut nier qu'il n'affaiblisse le corps d'une façon en quelque sorte spécifique, et qu'il n'amène les accidents consécutifs de cette faiblesse. J'ai vu des indigestions, une fièvre locale, un écoulement secondaire tenace, être la suite de l'administration intempestive de cet agent.

81. — On peut émettre une opinion semblable relativement à l'emploi des autres composés salins. L'usage des sels purgatifs doit, en raison même de l'irritation et de la faiblesse qu'ils peuvent causer, être limité aux cas dans lesquels les lavements d'eau et de miel ne produisent aucun effet. Le sel de Glauber, donné par doses fractionnées, remplit le même but. L'embarras gastrique est combattu avec le meilleur résultat par des vomitifs doux qui enlèvent l'irritation des organes génitaux, tandis que les sels laxatifs l'excitent.

82. — Les purgatifs que l'on emploie très fréquemment dans la gonorrhée sont beaucoup plus dangereux encore. L'augmentation des symptômes inflammatoires dont les organes génitaux sont le siège, l'interruption

de l'écoulement avec tous les dangers qui l'accompagnent, l'orchite, l'inflammation du périnée, le priapisme, etc., sont les suites ordinaires de leur emploi. La racine et la résine de jalap, la gomme-gutte, la scammonée, l'agaric femelle, la coloquinte, les extraits purgatifs (extr. parenchym. cathol.), surtout l'aloès et ses composés, sont dans ce cas.

83. — Il y a encore un autre ordre de médicaments empiriques, qui arrêtent brusquement les écoulements. De ce nombre sont l'os de sèche, l'huile d'olive mêlée au jus de citron, l'alun, l'extrait de Saturne, etc., donné à l'intérieur. Ces remèdes, d'une part, sont nuisibles pour l'organisme entier, et de l'autre ne sont souvent d'aucun secours.

84. — Il faut éviter aussi, dans la seconde période, les balsamiques de toute espèce, et toutes les injections astringentes et très irritantes, lesquelles sont très nuisibles et très dangereuses.

85. — Mais ce qu'il y a de plus dangereux encore, c'est l'horrible conseil qu'a donné l'immoralité la plus obscène, et qui consiste à dire : que si un homme atteint d'une blennorrhagie peut avoir commerce avec une jeune fille vierge, il sera débarrassé de sa maladie. Car, d'une part, la pauvre créature serait nécessairement infectée par le pus déposé dans ses organes génitaux, et de l'autre, le coupable verrait sa maladie aggravée et renouvelée, en même temps qu'il aurait le remords d'avoir aidé à sa transmission.

86. — Dans la troisième période d'une blennorrhagie ordinaire, c'est-à-dire aussitôt après la disparition complète de la douleur de brûlure en urinant, et de toutes les autres lésions de sensibilité, des érections douloureuses, lorsque l'écoulement a diminué, qu'il est

presque incolore, filant et sans âcreté, on peut encore venir en aide à la nature de la manière suivante.

87. — Je veux parler ici seulement des blennorrhagies qui ont été négligées dans leur traitement, et pour lesquelles il est nécessaire d'agir ; car, pour celles qu'on a combattues activement dès le début, par un traitement local convenable, l'écoulement ne dure jamais ensuite plus d'une semaine, et s'apaise de lui-même au bout de ce temps.

88. — Les baumes, surtout ceux de copahu, de Tolu et du Canada (1), ainsi que les autres espèces de térébenthines, sont, dans ces cas, très utiles, en raison de leurs propriétés échauffantes, irritantes, et en même temps diurétiques et fortifiantes. On peut les donner mêlées simplement avec du sucre, ou tenues en suspension dans l'eau à l'aide d'un jaune d'œuf, ou sous forme de pilules. La dose varie de cinquante à cent grains par jour (2). Il faut bien se garder de les ordonner tant qu'il reste encore chez le malade des traces d'irritabilité.

89. — C'est au moment où l'émulsion de graine de lin, la teinture thébaïque et les fomentations dirigées sur les parties génitales, ont fait cesser cette irritabilité, qu'on doit recourir aux baumes. Mais il faut, en même temps, rendre le régime plus fortifiant et plus nutritif.

90. — Si le traitement qu'on a employé a été très affaiblissant, ou si le malade se trouvait déjà avoir peu de forces, la troisième période de la gonorrhée traîne en longueur. On voit alors, après la disparition de toutes

(1) Jah. Vierzigman avait déjà fait l'éloge de ce traitement dès 1695.

(2) Le signe le plus certain auquel on puisse reconnaître que les balsamiques ont été donnés trop tôt sont : l'apparition d'une rétention d'urine et le renouvellement de la douleur de brûlure pendant l'émission des urines. Il faut cesser l'emploi de ces médicaments aussitôt que ces nouveaux symptômes apparaissent.

les sensations douloureuses de l'urètre, l'écoulement rester abondant, jaune, peu consistant. Il est alors très important d'abréger cette période, si l'on ne veut pas voir arriver une gonorrhée secondaire.

91. — Après l'usage interne des médicaments fortifiants et des balsamiques, il faut combattre (1) l'atonie de la membrane muqueuse de l'urètre avec des injections légèrement irritantes, agissant ainsi comme on le fait pour les dartres que l'on guérit avec des vésicatoires, le coryza chronique avec des sternutatoires, et une transpiration habituelle avec un gilet de laine.

92. — Un, deux ou quatre grains d'alcali caustique ou de sublimé, mêlés à huit onces d'eau, forment la meilleure de toutes les injections, celle qui répond à tout. Il est souvent nécessaire de fixer à l'avance le degré d'irritation que l'injection doit produire sur les parties souffrantes (2); s'il est faible, on les répétera plus souvent.

93. — Il est possible de cette manière de guérir chez tous les sujets la gonorrhée chronique, et cela dans un temps assez court; cinq à sept jours d'injection étant

(1) Ces injections irritantes ont beaucoup de rapport avec les fortifiants généraux; parce qu'elles déterminent l'action des fibres relâchées, et mettent ces fibres antagonistes au même ton que celles dont toute la force a été conservée. Ces fibres tonifiées agissent alors de nouveau, comme celles qui ont leur activité normale. On peut donc mettre ces irritants artificiels au même rang que les autres toniques, que le cardamone et le gingembre, que l'on regarde comme de puissants stomachiques, que les acides et les astringents végétaux.

(2) Il faut s'assurer aussi auparavant que le malade n'a pas une grande tendance à une irritabilité morbide, laquelle consiste dans un état de faiblesse nerveuse générale et une grande disposition aux inflammations érysipélateuses, ce que l'on peut reconnaître aux caractères propres à chaque constitution, et aussi à ce que les lésions de sensation sont restées limitées au siége spécifique de la gonorrhée.

suffisants en général. Il faut toutefois avoir la précaution de ne pas déterminer d'inflammation avec l'instrument (1), et de maintenir le degré d'irritation dans une limite convenable, en l'augmentant ou la diminuant suivant le cas. Mais c'est là un véritable chef-d'œuvre, auquel un homme inexpérimenté ne peut prétendre.

94. — Ces injections irritantes, convenablement appliquées, sont aussi un très bon préservatif de la gonorrhée secondaire, qui dépend presque toujours en grande partie de la faiblesse et de l'atonie des fibres du canal de l'urètre et des vaisseaux excréteurs des glandes mucipares.

95. — Il faut, au contraire, s'abstenir de ces moyens chez les sujets dont les symptômes inflammatoires de la blennorrhagie sont très aigus ; chez ceux dont l'irritabilité s'excite facilement. On doit aussi les éviter quand la période de sécheresse des muqueuses se prolonge, que l'écoulement tarde à s'établir ; qu'il y a des menaces de strangurie, de gonflement sympathique des testicules et des glandes de l'aine, une disposition aux abcès du périnée. Elles sont aussi contre-indiquées tant que l'écoulement reste clair et aqueux.

96. — En même temps que l'on fait ces injections irritantes et que l'on donne les balsamiques à l'intérieur, on fait tremper souvent le membre viril dans l'eau froide, et l'on donne l'écorce de quinquina pour fortifier complétement l'organisme.

(1) On fait très bien, lorsqu'on n'emploie pas l'instrument que j'ai décrit (59), et qu'on se sert de la seringue ordinaire, d'en choisir une dont la canule soit bien arrondie à son extrémité, large de deux lignes, conique et très évasée, de manière qu'elle ne puisse être enfoncée à plus d'un demi-pouce. Par ce moyen, il est impossible sans une grande incurie, de blesser les parties internes.

97. — Avec ce traitement, la gonorrhée ordinaire a une durée assez courte, et guérit sans accidents ultérieurs.

98. — Mais un résultat aussi heureux ne s'obtient pas toujours. Une disposition constitutionnelle, des circonstances secondaires, engendrent souvent des symptômes graves, dont le traitement doit maintenant nous occuper.

99. — Les sujets dont la constitution est faible, qui sont sujets à des maladies nerveuses, à des spasmes, à des inflammations violentes, sont exposés aux blennorrhagies les plus graves.

100. — La maladie ne se tient pas chez eux dans les limites de son siége spécifique ordinaire. L'inflammation s'étend dans le canal de l'urètre, à la manière des érysipèles, envahit une grande surface, pénètre profondément, et amène les accidents graves que j'ai décrits plus haut (§ 23, 25) en parlant des blennorrhagies malignes. On voit apparaître alors toute la cohorte des symptômes des gonorrhées graves, sans que le virus se soit trouvé pour cela d'une plus mauvaise nature, comme quelques-uns le croient. Une mauvaise constitution, et bien plus encore une irritabilité nerveuse maladive, en est la cause. Je caractériserai bientôt ces divers états.

101. — Les autres symptômes, qui sont bien plus fréquents que ceux dont je viens de parler : le priapisme, la cordée, les douleurs de tout le membre viril en urinant et au toucher, la rougeur de la verge, du périnée et de toutes les parties voisines, la strangurie, l'écoulement d'un ichor verdâtre ou gris, et tous les autres accidents évidemment inflammatoires, tiennent à cette disposition organique ; aussi ne faut-il jamais les combattre par des remèdes affaiblissants et antiphlogistiques, lesquels les aggravent toujours.

102. — Les saignées répétées, les purgatifs, le nitre et tous les autres remèdes empiriques de cet ordre, nuisent constamment, même quand les accidents sont essentiellement phlegmasiques; les sels alcalins, les bains et les boissons débilitantes, ne doivent non plus jamais être employés.

103. — Les dérivations produites par des irritants et des toniques donnés à l'intérieur, et appliqués à l'extérieur, rendent seuls des services ici.

104. — On peut aussi dans la même intention, lorsque ces symptômes inflammatoires locaux prennent une grande intensité, mettre un vésicatoire ou une pommade irritante sur la région sacrée. On fait en même temps laver les parties malades avec une décoction préparée avec une partie de poudre d'écorce de chêne dans trente parties d'eau, décoction qu'on laisse bouillir pendant trois heures, et à laquelle on ajoute ensuite une demi-partie de fleurs de sureau qu'on laisse infuser loin du feu, puis un tiers d'opium dissous dans l'eau chaude. Le malade doit boire en même temps une infusion de fleurs de sureau, à laquelle on ajoute de quinze à trente gouttes de teinture thébaïque. On fait pratiquer en même temps des injections avec le liquide dont j'ai donné la formule (§ 59), en ayant soin de varier la dose de sucre de Saturne suivant les circonstances.

105. — Le repos horizontal, le coucher sur un matelas dur, des couvertures légères au lit; l'habitation dans une chambre bien aérée, pas trop chaude; un régime (1)

(1) Quant au régime, il faut s'abstenir de tout aliment qui peut avoir une vertu diurétique quelconque : du cresson de fontaine, du persil, des pousses de houblon, des légumes flatulents, comme sont les lentilles sèches, des haricots, des pois, surtout quand ils sont assaisonnés avec du vinaigre. En général, le vinaigre et les boissons fermentées doivent être défendus, comme portant leur action sur les organes urinaires.

nourrissant, légèrement végétal, composé de crème d'orge, de gruau, de sagou, de riz, de bouillie, sont aussi d'un grand secours. Des lavements composés d'assa fœtida en émulsion doivent tenir le ventre libre.

106. — Mais s'il existe une grande irritabilité morbide, que le défaut de force et une disposition idiopathique aient porté l'inflammation à un degré extrême(1), et que les accidents, sans être augmentés, ne soient cependant pas diminués, il faut donner une autre direction au traitement.

107. — Il faut voir si la cause de cette aggravation (qui est souvent accompagnée de fièvre) ne se trouve pas dans un embarras bilieux des premières voies ; car il faudrait donner tout d'abord, et avant toute chose, plusieurs vomitifs.

108. — Les demi-bains froids et les pédiluves peuvent être également utiles; il faut les répéter une ou deux fois par jour, et les prolonger pendant deux ou trois minutes. On place aussi sur les parties malades des compresses imbibées d'eau froide (suivant en cela le procédé que j'ai indiqué pour les fomentations d'eau tiède); en même temps, on donne à l'intérieur du vin de quinquina, et quelquefois, la nuit, on le mêle à de la teinture d'opium. On recourt également à l'élixir acide de Müller, dont on donne quarante gouttes par jour; ce médicament fait le plus grand bien à la fin d'un traitement. Le malade ne doit se coucher que sur le côté, jamais sur le dos. En même temps, il faut faire des injections avec un liquide qui ne soit pas trop astringent, mais qui puisse calmer rapidement l'irritation de l'urètre ; cinq à dix grains d'opium, maintenus en sus-

(1) En pareille circonstance le pouls s'accélère; il y a redoublement de douleur, et un écoulement clair et abondant.

pension dans une once d'eau avec la même quantité de gomme arabique pulvérisée, forment la meilleure injection à mon avis, et comme l'ont reconnu d'autres auteurs. Swédiaur donne le conseil de faire prendre des lavements composés comme l'injection dont il vient d'être question, en ayant soin d'en donner, avant, un autre qui ait vidé l'intestin.

109. — Tous les accidents graves cessent d'ordinaire, lorsque l'irritation blennorrhagique revient à ses limites naturelles, c'est-à-dire à la partie de l'urètre qu'elle occupe d'une manière en quelque sorte spécifique. La maladie se trouve ramenée alors à l'état de gonorrhée simple, facilement curable par les efforts de la nature ou par un traitement bien conduit. Il faut seulement, pendant le reste du traitement, que le malade garde le lit ou au moins la chambre, qu'il porte un suspensoir, et qu'il observe un régime convenable; autrement le mal peut s'aggraver.

110. — Comme il est très important alors d'avoir une connaissance complète de la nature du mal et de la constitution du malade, comme aussi des remèdes employés, il est très nécessaire qu'un médecin vienne s'adjoindre au chirurgien chargé du traitement. C'est à lui, en effet, qu'il appartiendra de fixer la mesure dans laquelle l'opium, les vésicatoires, etc., devront être joints au traitement fortifiant.

111. — Les sujets forts, robustes, ayant la fibre roide et tendue, le visage brun, un tempérament vif et alerte, un caractère enjoué, une grande vivacité dans leurs mouvements, et qui sont accoutumés à une vie agitée, sont aussi ceux qui sont le plus exposés aux gonorrhées franchement inflammatoires.

112. — Une grande fatigue longtemps soutenue, sur-

tout quand le temps est très chaud ou très froid; la danse, l'équitation; l'usage d'aliments forts et épicés (surtout quand ils contiennent du poivre), des boissons irritantes ou spiritueuses; la colère, l'habitation dans une chambre trop chaude; l'usage d'un lit trop mou, de purgatifs, d'injections irritantes; l'emploi des bougies fait mal à propos, l'onanisme, le coït, etc., peuvent très facilement, surtout chez les sujets d'une constitution irritable, transformer une gonorrhée bénigne en une blennorrhagie des plus graves, et d'un caractère franchement inflammatoire.

113. — Une violente douleur en urinant, l'écoulement de quelques gouttes de sang après la miction, une vive douleur excitée par le toucher dans toute l'étendue de l'urètre, surtout au siége propre de la gonorrhée, c'est-à-dire à un pouce ou à un demi-pouce du méat (1), l'écoulement d'un ichor gris ou verdâtre, des érections fréquentes allant jusqu'à la cordée, un mouvement fébrile, sont, dans l'hypothèse du tempérament dont j'ai parlé, les signes d'accidents inflammatoires que l'on devra combattre avec des antiphlogistiques.

114. — Je placerai ici une autre espèce de gonorrhée qu'on a appelée *sèche*, qui se déclare après un coït impur, et peut exister pendant plusieurs semaines avant qu'il paraisse une goutte d'écoulement urétral, gonorrhée qui peut même guérir sans qu'il existe aucun symptôme de suintement pendant toute sa durée. Les in-

(1) Le signe véritablement pathognomonique auquel on puisse reconnaître que les accidents sont devenus inflammatoires, et ne dépendent pas de la faiblesse ou d'une disposition aux affections érysipélateuses, serait, d'après Hunter, l'extension de la douleur de brûlure et de toutes celles de l'urètre au delà du siége qui leur est particulier. Aussi faut-il toujours prendre ce symptôme en grande considération.

jections d'une solution aqueuse d'opium sont celles qui réussissent le mieux en pareil cas.

115. — En général, on se trouve bien d'employer contre toutes ces douleurs des bains de pieds chauds, qu'il faut donner le soir de préférence, des cataplasmes résolutifs de farine de graine de lin, de mie de pain cuite dans du lait avec un peu de safran, de bouillie de blé étendue d'eau chaude. Comme injection (1), on peut se servir avec avantage de lait chaud, dans lequel on a fait dissoudre du safran ou de l'opium. Un régime rafraîchissant, de l'eau de graine de lin, le repos le plus complet, l'usage d'un lit dur et frais, complètent la série des moyens accessoires qu'il faut employer. La saignée est rarement utile.

116. — Le priapisme, la cordée douloureuse, l'hématurie, le phimosis et le paraphimosis, nécessitent l'application de sangsues sur les parties malades; puis d'un cataplasme largement laudanisé (dans lequel on peut mettre jusqu'à cinquante gouttes d'opium), des fumigations de plantes aromatiques, et aussi l'emploi de l'opium à l'intérieur : celui-ci doit être pris le soir.

117. — Les mêmes moyens s'appliquent à la douleur de l'urètre en urinant, aux inflammations du périnée et à la gonorrhée sèche. On se sert souvent aussi pour in-

(1) On peut se servir, pour cette opération, du petit siphon dont j'ai parlé (§ 59), ou, si l'on a quelque préjugé contre lui, de la seringue ordinaire (§ 92). Toutefois il faut avoir la précaution dans ce cas d'aplatir le canal entre le pouce et l'index gauches, du côté des testicules, pendant qu'on pratique l'injection avec la main droite. On empêche ainsi le virus blennorrhagique d'être repoussé par l'injection au delà du point où il est sécrété, et d'aller engendrer une nouvelle inflammation du côté de la vessie, ce qui est toujours plus dangereux. Il y a cependant des auteurs qui doutent qu'il soit possible à ce virus d'aller enflammer des parties situées au delà de ce point.

jection de parties égales d'opium et d'ichthyocolle, ou de gomme arabique dissoute dans seize parties d'eau à 80 degrés Fahrenheit.

118. — Le mouvement fébrile cesse de lui-même, quand les douleurs sont apaisées; de sorte qu'il n'y a rien de spécial à diriger contre lui.

119. — Si, au moment où l'écoulement diminue, ou, malgré sa persistance (§§ 28, 59), on voit les testicules se gonfler, il faut les soutenir doucement, mais assez haut, avec un suspensoir. Toutes les demi heures ou toutes les heures, on enlève le suspensoir, et l'on plonge les bourses dans l'eau froide (1) pendant quelques minutes; on enveloppe en même temps la verge dans un cataplasme de farine délayée dans de l'eau tiède (§ 116). Les mêmes cataplasmes froids peuvent être utiles sur le périnée ou sur les régions inguinales, lorsque, dans des circonstances analogues, les glandes de l'aine (§ 33) viennent à se tuméfier.

120. — En pareil cas, des injections de lait chaud, dans lequel on a fait infuser du safran ou une dissolution aqueuse d'opium, rendent les plus grands services pour ramener l'écoulement, ce qui fait que le gonflement des testicules cesse ensuite de lui-même (2). On peut dans le même but donner des lavements composés d'une drachme d'opium dissous dans une livre d'eau; lavements qui sont aussi fort utiles contre la strangurie.

121. — Un vomitif doux, plusieurs fois répété, quand même l'estomac ne paraîtrait pas rempli de bile ou de

(1) On évite les cataplasmes chauds à cause du gonflement lymphatique des glandes.

(2) C'est six jours environ après leur apparition que le gonflement des testicules commence à se résoudre.

saburres, est d'un bon effet pour rappeler l'écoulement, surtout si on le donne aussitôt après avoir fait usage des topiques indiqués et des opiacés pris le soir. Enfin, lorsque rien n'a réussi, quelques doses de mercure soluble ramènent l'écoulement, comme je l'ai souvent observé. L'introduction de bougies enduites d'esprit de sel ammoniacal (1) est rarement nécessaire pour ramener l'écoulement.

122. — Tant qu'on n'a pas obtenu ce résultat, on peut voir survenir tout à coup une rétention d'urine complète qui réclame les plus prompts secours. Il faut alors joindre aux moyens indiqués (§ 120) un demi-bain tiède composé de camomille et de savon, des sangsues sur le périnée, ou un vésicatoire sur le sacrum. On évite les diurétiques aussi bien en boissons (2) qu'en aliments.

123. — S'il arrivait, ce qui est rare, que le gonflement des testicules ou celui des glandes de l'aine persistât après le retour de l'écoulement, il faudrait remplacer l'eau froide par des embrocations de vinaigre et d'esprit de sel ammoniac, ou bien faire des frictions sur les bourses ou sur la tumeur inguinale avec de l'onguent napolitain, cherchant ainsi à obtenir la résolution de ces engorgements, aussitôt que les symptômes inflam-

(1) Il serait vraiment difficile (lorsque l'introduction de corps irritants, voire même d'une bougie ordinaire, peut amener le gonflement des testicules) de conseiller de rappeler l'écoulement par l'introduction de bougies trempées dans du pus blennorrhagique recueilli pendant la période inflammatoire de la maladie.

(2) Si la rétention d'urine résiste malgré tout avec ses dangers parfois mortels, il faut pratiquer le cathétérisme, en choisissant de préférence une sonde de gomme élastique. Mais si le gonflement de la prostate ne permet pas de pratiquer cette opération, il faut faire la ponction de la vessie avec un trocart, ou par le rectum, afin d'éviter de léser les vésicules séminales par la ponction latérale.

matoires sont apaisés. Mais il ne faudrait pas recourir d'abord à ces moyens, parce que la moindre irritation portée sur les glandes inguinales pourrait se transmettre au testicule, et que l'inflammation pourrait passer d'un testicule à l'autre, changements d'où il résulterait des accidents regrettables.

124. — Il est très rare que ces engorgements sympathiques survenus dans les conditions que je suppose passent à la suppuration ; mais si cela arrive, on n'a jamais affaire qu'à un abcès simple qui n'a rien de syphilitique. S'il n'était pas de bonne nature, il le deviendrait sous l'influence de l'écorce de chêne ordonnée à l'intérieur et à l'extérieur. Les abcès du périnée arrivent souvent, mais non toujours, à suppuration quand on les bassine souvent avec une décoction froide d'écorce de chêne (95, 50) et de teinture thébaïque. Dans ce cas, l'abcès ne communique pas avec le canal de l'urètre (1), et l'urine ne coule jamais par la fistule. Le traitement doit toujours alors être simple ; il n'admet pas les mercuriaux.

125. — Je dois parler encore du traitement de l'ophthalmie blennorrhagique, maladie qui est une conséquence heureusement assez rare de la brusque cessation d'une gonorrhée, et qui peut amener subitement une cécité incurable (§ 24). Le signe le meilleur et le plus important est le retour de l'écoulement. Il

(1) Pour éviter qu'il en soit autrement, il faut ouvrir ces abcès aussitôt que possible, c'est-à-dire dès que la tumeur est devenue brillante, proéminente, et qu'on y sent la fluctuation. Si l'on néglige cette précaution, l'abcès peut s'ouvrir dans le canal, amener une fistule urinaire, toujours difficile à guérir, et qui exige l'usage interne et longtemps continué du mercure, et l'emploi des moyens chirurgicaux, surtout du cathétérisme pratiqué avec des sondes de gomme élastique. Le malade ne doit jamais uriner sans elles, tant qu'il n'est pas cicatrisé.

faut à cet effet mettre en œuvre tous les moyens que j'ai indiqués (§ 119, 121), excepté les fomentations froides ; il faut agir avec promptitude et énergie ; prescrire les injections narcotiques tièdes, l'emploi de l'opium à l'intérieur et à haute dose ; enfin, quand tout a fait défaut, l'introduction dans l'urètre d'une bougie trempée dans l'esprit de sel ammoniac. Il faut en même temps bassiner l'œil avec de l'eau contenant 1/1000ᵉ de sucre de Saturne, et que l'on a refroidie en y mettant des morceaux de glace. Des pédiluves et des demi-bains tièdes, des saignées, des vésicatoires posés sur le sacrum, la scarification de la conjonctive, les sangsues aux tempes ne doivent pas être oubliés, non plus que l'incision de la cornée, lorsqu'il s'est formé du pus entre ses lamelles. Il vaut mieux cependant tâcher d'éviter cette opération en faisant des fumigations de cinabre (1), ou en appliquant sur l'œil des cataplasmes de racine de mandragore. Quelques auteurs recommandent aussi la ciguë et l'aconit.

126. — La balanite (§ 39) est un symptôme très peu grave ; elle cause souvent un léger phimosis avec une sensation de léger prurit à la base du gland et au prépuce. Des lotions fréquemment répétées, faites avec une dissolution de gomme arabique, suffisent souvent à la faire disparaître assez vite. Mais si elle se montre plus profonde et plus tenace, il faut arriver à l'administration interne du mercure, comme pour les autres symptômes syphilitiques. Il faut employer en même temps des lotions froides et astringentes.

(1) Gabriel Fallope avait déjà signalé cette maladie et son traitement par le cinabre : « *Lippitudinem rebellem quæ adnatam inflammat membranam et corneam excoriat.* » (*De morbo gallico.* Patav., 1564, vol. IV, cap. LXIX.)

CHAPITRE III. — DE LA BLENNORRHAGIE CHEZ LA FEMME.

127. — Les organes génitaux de la femme étant composés de tissus moins étroits, moins sensibles et plus lâches que ceux de l'homme, la blennorrhagie est chez elle moins compliquée, moins intense, et plusieurs de ses symptômes ne paraissent jamais.

128. — La simple leucorrhée vénérienne, lorsque les parties sont légèrement atteintes, est si peu douloureuse, les fonctions et l'aspect des organes sont si conformes à l'état sain, que la distinction à établir entre cet écoulement et une leucorrhée produite par la faiblesse ou entretenue par les scrofules ou la chlorose (1) est impossible, si la constitution de la malade ne vient lever quelques doutes, et si l'on ne sait qu'elle peut avoir eu commerce avec un ou plusieurs hommes infectés de syphilis. Je crois que la découverte d'un spécifique à employer contre la gonorrhée serait plus facile, si l'on pouvait reconnaître plus facilement la nature syphilitique d'une leucorrhée (2). Il serait au moins possible d'empêcher alors l'extension de cette maladie.

129. — Mais il en est tout autrement lorsque la gonorrhée est complétement déclarée. La malade éprouve

(1) La gonorrhée produite par l'onanisme est aussi tenace que la gonorrhée vénérienne.

(2) Girtanner a indiqué plusieurs signes auxquels on peut distinguer la leucorrhée syphilitique de celle qui ne l'est pas. Celle-ci ne paraît que quelques jours avant les règles et quelques jours après, et aussi chaque mois, pendant huit à quatorze jours. A mesure que le flux menstruel diminue, la leucorrhée reparaît. Les douleurs dans les lombes et le bas-ventre, les tiraillements dans les cuisses, la douleur des jambes, la pâleur du visage, la dyspepsie, l'hystérie, enfin la stérilité, sont autant de signes qui appartiennent exclusivement à la leucorrhée simple.

alors une sensation de chaleur incommode dans les parties génitales; elle est sans cesse portée au coït, il y a des érections fréquentes du clitoris. Puis, les douleurs cessent et se trouvent remplacées par l'écoulement d'une petite quantité de mucus.

130. — Les femmes éprouvent au bout de quelques jours un sentiment de plénitude, de roideur et de brûlure dans le vagin et aux grandes lèvres, lesquelles sont chaudes, gonflées et très sensibles au toucher. Le canal de l'urètre est enflammé au niveau du méat; dans les cas graves, cette inflammation s'étend à toute sa longueur. La brûlure, en urinant, est aussi douloureuse que chez les hommes. Le clitoris est très douloureux; le coït est impossible; marcher, rester assise, uriner, sont insupportables.

131. — Un écoulement âcre, quelquefois sanieux, de couleur variée, est sécrété sur toute l'étendue de la surface interne du vagin et au niveau de ses muscles constricteurs, des caroncules myrtiformes et du canal de l'urètre où le mal est le plus violent.

132. — Lorsque la malade ne peut éviter la fatigue ou toute occupation capable d'échauffer le corps ou d'irriter les parties génitales, ou bien quand on a donné à l'intérieur des médicaments irritants, on voit paraître, comme chez l'homme, des engorgements ganglionnaires sympathiques dans les aines, des inflammations du périnée, tandis que l'écoulement diminue. Quand les conditions sont plus défavorables encore, on voit survenir la rétention d'urine, qui est aussi un effet de l'irritation consensuelle.

133. — Quand la maladie devient plus intense, les glandes muqueuses qui se trouvent dans l'épaisseur des grandes lèvres s'enflamment à leur tour. Elles se gonflent,

deviennent douloureuses, et il se fait des abcès (1) sur leur face interne, abcès qui s'ouvrent d'eux-mêmes.

134. — L'écoulement s'épaissit peu à peu et devient purulent ; la douleur de brûlure en urinant diminue, et cesse enfin avec toutes les autres sensations douloureuses et les autres symptômes, après une durée plus ou moins longue.

135. — Lorsque la gonorrhée approche de sa terminaison (ce qui arrive naturellement après plusieurs mois de traitement), l'écoulement devient incolore, comme chez l'homme, sans âcreté et visqueux, transformations qui s'opèrent avant la cessation complète de la leucorrhée.

CHAPITRE IV. — TRAITEMENT DE LA GONORRHÉE CHEZ LA FEMME.

136. — En général, la guérison de cette maladie s'obtient à moins de frais chez la femme que chez l'homme, mais elle se fait attendre plus longtemps.

137. — On n'a presque rien à faire quand la gonorrhée est bénigne, si ce n'est de calmer l'irritation des organes génitaux quand elle existe, ou de les tonifier quand ils sont affaiblis.

138. — Le traitement simple répond alors à toutes les nécessités. Aussi faut-il, huit à dix fois par jour, faire des injections vaginales avec une solution de 15 grains de sucre de Saturne et 8 grains d'opium, dans 1 once d'eau (§ 59).

(1) De Horne a souvent remarqué à la face interne des grandes lèvres et des petites, aussi dans le vagin, de petits points d'où suintait une humeur aqueuse très abondante, qui pouvait faire croire à l'existence d'une gonorrhée secondaire. Il guérissait ses malades en ouvrant ces petits conduits fistuleux, qui n'étaient autre chose que l'accroissement de glandules muqueuses suppurées.

139. — Si cette injection n'est pas assez énergique, on peut remplacer le sel de plomb par 15 ou 17 grains de vitriol blanc dont on ne contestera pas les bons effets. Quatorze jours de ce traitement suffisent pour guérir une blennorrhagie (1).

140. — En général, il faut oublier cette crainte ridicule de la suppression brusque d'une gonorrhée, quand elle n'est suivie ni de brûlure en urinant, ni de strangurie, non plus que d'aucun autre symptôme. Tout moyen capable de détruire l'irritation locale et de modifier la disposition spécifique qui l'accompagne guérit la blennorrhagie. Mais, dira-t-on, faut-il donc un traitement purement local? Je répondrai oui, car le mal est lui-même tout à fait local.

141. — On doit se rappeler que ce traitement n'a pas été trouvé trop énergique pour la gonorrhée de l'homme, et qu'il le sera bien moins encore pour celle de la femme, dont les organes génitaux sont incomparablement plus lâches, plus mous et moins irritables.

142. — La forme la plus violente de gonorrhée chez la femme nécessite l'emploi d'un traitement affaiblissant; elle se trouvera bien alors du traitement que j'ai indiqué pour celle de l'homme, à l'exception de l'émulsion de graine de lin opiacée, et des applications locales calmantes et antiphlogistiques; les douleurs insupportables dont les parties enflammées sont le siége ne permettent aucune espèce d'injection.

143. — Je rappellerai d'abord les cataplasmes de

(1) Girtanner affirme avoir guéri la blennorrhagie chez les femmes, en faisant faire six à huit fois par jour des injections vaginales avec de l'eau de chaux fraîchement préparée, ou une dissolution, aussi concentrée que possible, de pierre infernale. Si l'expérience venait confirmer cette assertion, la brièveté du traitement montrerait dans ces médicaments une action véritablement spécifique contre la gonorrhée.

graine de lin et de safran tièdes, placés sur les parties génitales externes. Ces cataplasmes doivent être continués et renouvelés tant que l'inflammation et le gonflement de la vulve n'ont pas assez diminué pour permettre des injections tièdes, puis froides, composées d'une infusion de safran. Ces injections doivent être continuées jusqu'à ce que la brûlure en urinant et toutes les autres sensations douloureuses dont les organes génitaux sont le siége aient disparu. Des injections composées de 10 grains d'opium tenus en suspension dans 1 once d'eau avec de la gomme arabique sont alors les plus promptement efficaces.

144. — Quand il a la forme des abcès glanduleux à la face interne des grandes lèvres, il n'y a rien de remarquable à observer. Les fomentations pratiquées sur le point malade amènent la résolution ou la rupture de la tumeur. Une fois ouvert, cet abcès doit être traité avec soin, car il est toujours profond. Quand la blennorrhagie a perdu son caractère inflammatoire, il faut donner le mercure soluble jusqu'à produire une légère fièvre mercurielle. On agit ainsi à la fin pour empêcher l'infection des liquides par la résorption du pus virulent, et pour guérir l'ulcère le plus promptement possible ; l'expérience m'ayant montré que cette préparation était la plus sûre et la plus prompte dans son action.

145. — Il faut, pendant la période inflammatoire de la maladie, recommander, comme chez l'homme, un régime doux et végétal, de ne pas se tenir trop chaudement et de garder un repos absolu. Des lavements d'eau miellée, pour entretenir le ventre libre, de légers opiacés pour le soir, et, pendant la période aiguë, des bains de pieds tièdes, composent tout le trai-

tement qu'on puisse recommander. La saignée est rarement nécessaire.

146. — Les injections opiacées (§ 143) conviennent dans la période de violente irritation. Quand une fois les douleurs et les symptômes phlegmasiques sont tombés, il faut les remplacer par des injections à la fois narcotiques et astringentes (1) (§§ 138, 139).

147. — Les seringues à injection ordinaires qui ont une canule large de quatre à cinq lignes, terminée par une extrémité demi-sphérique percée de plusieurs trous, mais dont le canal intérieur est assez étroit, sont celles qui conviennent le mieux pour ces opérations. On est plus sûr avec elles de ne pas blesser les parties internes, de porter profondément le liquide et de le maintenir aussi longtemps que possible en contact avec les tissus. L'épaisseur de l'extrémité de la canule permet d'écarter les caroncules myrtiformes, de sorte que le liquide peut les baigner et enlever le virus blennorrhagique. La malade peut très bien faire les injections elle-même. Il faut seulement qu'elle se place sur le dos, les cuisses élevées, les genoux ployés, élevés et rapprochés ; par ce moyen, l'injection reste dans le vagin et agit plus longtemps et d'une manière plus active sur les parties malades qu'il continue à baigner (2).

(1) On peut aussi se servir des injections de chaux recommandées par Girtanner.

(2) L'instrument de Girtanner, dont l'extrémité est renflée et faite de gomme élastique, est aussi très commode.

DEUXIÈME SECTION.

Suites de la blennorrhagie.

CHAPITRE I. — DE LA STRANGURIE CHRONIQUE ET DE SON TRAITEMENT.

148. — Lorsque dans les blennorrhagies tenaces, surtout chez l'homme, la vessie et les parties qui l'environnent ont été atteintes par l'inflammation et que ces accidents ont été mal traités, il reste souvent au malade de fréquents et pénibles besoins d'uriner (1), une douleur brûlante ou lancinante dans le canal de l'urètre, se faisant sentir jusqu'au gland, une pression sur la vessie après l'émission des urines et une sensation désagréable au périnée. Cette maladie déplorable peut être le point de départ d'accidents très graves, amener l'induration des tissus ou leur ulcération, la gravelle, la dilatation ou le rétrécissement des uretères.

149. — Si l'on a reconnu par le cathétérisme qu'il n'y a pas de pierre dans la vessie, ni de rétrécissement dans l'urètre, et que le doigt porté dans le rectum ait prouvé qu'il n'y a pas de gonflement de la prostate, la cause des accidents se trouve être celle que j'ai signalée plus haut. Il ne faut pas cependant que le malade reste dans une sécurité complète, parce que les douleurs qu'il

(1) Ces douleurs sont en général l'effet d'un état de spasme et de faiblesse entretenu par des irritations répétées, et celui de la réaction désordonnée de la vessie sur le canal de l'urètre ; les fonctions de ces organes se trouvant troublées dans l'ordre qui leur appartient à l'état normal. On sait qu'avant l'émission des urines, le col de la vessie et l'urètre sont dans un état de constriction, tandis que le corps de la vessie est dans le relâchement. Pendant l'émission, la constriction du col de la vessie, puis celle du canal cessent, tandis que le corps de l'organe se contracte ; après l'émission, les deux premières parties entrent en contraction, et la dernière se relâche de nouveau. C'est le contraire dans l'état morbide dont je parle.

éprouve montrent qu'il y a encore dans son organisme des traces du virus vénérien qui cause toutes ces souffrances.

150. — On fait cesser ces douleurs aiguës en pratiquant de fréquentes lotions sur les parties génitales avec de l'eau froide, très froide même (ce qui donne de la force aux parties affaiblies et calme aussi celles qui sont irritées); puis on fait faire des injections (108) avec une dissolution d'opium.

151. — Si ces moyens énergiques, employés sans interruption pendant plusieurs semaines, n'ont amené aucun résultat (ce qui est rare), il faut employer l'opium à l'intérieur et à l'extérieur, sous forme de lavements et d'applications externes. L'expérience m'a prouvé que ce moyen était très utile.

152. — Enfin, si la guérison restait incomplète, il faudrait poser un vésicatoire au niveau du sacrum, ou un séton au périnée. Ce dernier moyen ne manque jamais son effet.

CHAPITRE II. — CORDÉE CHRONIQUE.

153. — La cordée persiste quelquefois après que l'écoulement et tous les symptômes qui l'accompagnent ont disparu. Cet état rend le coït douloureux, souvent impossible et infructueux.

154. — Il tient d'ordinaire à un épaississement de la membrane interne de l'urètre, ou à l'induration d'une partie des corps caverneux.

155. — On recourt habituellement à la saignée et aux purgatifs répétés, moyens qui n'ont pas ici le moindre succès, et ont même une très fâcheuse influence sur la santé générale.

156. — On dit avoir retiré de bons effets de la ciguë;

on pourrait employer de l'extrait de cette plante comme topique, pendant qu'on la donnerait à l'intérieur. Si elle ne fait rien, il faut recourir aux frictions mercurielles pratiquées sur les parties malades, et donner en même temps le quinquina à l'intérieur, comme le conseille Swédiaur. On peut attendre aussi beaucoup de bien de l'électricité.

157. — Ces agents peuvent être utiles tant que la cordée ne dépend que d'une induration trop profonde des corps caverneux ou de la substance de l'urètre. Dans les cas plus graves où les moyens ordinaires sont impuissants, de la Peyronie dit s'être bien trouvé des bains de Baréges, et des eaux minérales alcalines et sulfureuses de Aachen, de Baden, de Tœplitz, d'Hirschberg, de Wolkenstein, etc. Ma pensée est qu'il faut les employer en douches locales dirigées sur les parties malades, si l'on veut en retirer plus de profit que des autres moyens.

158. — Peyrilhe dit avoir résolu de semblables indurations en donnant à l'intérieur du sel ammoniac volatil, et en mettant sur la partie malade un emplâtre de savon fondu.

CHAPITRE III. — INDURATION DU TESTICULE.

159. — C'est seulement dans le cas où le traitement de la gonorrhée a été mal conduit que l'on voit persister le gonflement sympathique des organes glanduleux. Quand il s'agit du testicule, la maladie est d'autant plus grave que le cordon spermatique est épaissi, contracté et squirrheux. Si l'épididyme est seul induré, il n'y a pas d'inquiétude à concevoir, la génération n'est pas entravée.

160. — Lorsque l'induration du testicule n'existe

pas depuis trop longtemps, je me suis bien trouvé de l'application de compresses trempées dans une forte décoction d'écorce de chêne. D'autres auteurs ont recommandé l'usage de la ciguë à l'intérieur, l'application d'emplâtres de cinabre et l'administration de vomitifs répétés, mais j'ai toujours trouvé tous ces moyens parfaitement impuissants.

161. — On a conseillé aussi de faire des frictions avec l'onguent mercuriel napolitain (1) sur les bourses et le périnée, et de donner en même temps le mercure à l'intérieur. Mais comme il n'y a pas de vaisseau lymphatique allant de la peau du scrotum au testicule, le mercure ne fait rien, quand on l'emploie seulement en frictions. On a aussi employé l'infusion de garou à la fois à l'intérieur et à l'extérieur ; les cataplasmes de feuilles de belladone ont été aussi très vantés : l'électricité a réussi là où tout avait échoué ; on a recommandé de préférence de placer la partie malade dans une sorte de bain de courants électriques ; la simple étincelle ou de très petites décharges dirigées sur les parties souffrantes ont été aussi fort efficaces. Acrel a reconnu que la décoction aqueuse d'ononis spinosa avait une action salutaire.

162. — Quelques auteurs mettent en première ligne l'inoculation d'une blennorrhagie artificielle ou le rappel de l'ancien écoulement. Le premier résultat s'obtient en introduisant dans le canal une bougie trempée dans du pus virulent (2) ; le second en employant une bougie

(1) Girtanner recommande de faire plusieurs fois par jour sur le périnée et les bourses des frictions avec de l'onguent de mercure soluble. J'ai retiré de grands profits de ce moyen dans d'autres engorgements glanduleux.

(2) Girtanner employait dans le même but une bougie simple.

enduite d'esprit de sel ammoniac. D'autres auteurs proscrivent absolument de semblables tentatives.

163. — Swédiaur recommande d'appliquer sur les testicules un cataplasme chaud de racine de mandragore. Van Swiéten a recommandé l'usage d'un médicament composé d'une once de pierres d'écrevisses que l'on fait digérer dans un litre de vin d'absinthe, composé dont le malade doit prendre quatre cuillerées à soupe le matin et le soir. Aepli (de Diessenhofen) prétend avoir guéri un paysan porteur d'un testicule squirrheux et ulcéré, en lui faisant avaler quinze ou seize lézards crus, coupés en petits morceaux. Il faut toujours modifier l'état général avant de traiter le symptôme local.

164. — Quand l'amélioration arrive, la dureté de l'épididyme disparaît la dernière. Avant que le corps du testicule se résolve, il se ramollit (1), devient même plus mou qu'il n'est à l'état normal, comme Hunter et moi l'avons observé.

165. — Lorsque toutes les tentatives ont été infructueuses, que le testicule est très douloureux au toucher, ou traversé par des élancements violents, etc., il reste encore la castration, que l'on peut pratiquer sans lier en masse le cordon spermatique. Mais si ce dernier est dur, noueux et épaissi au delà de son passage dans le canal inguinal, l'opération ne peut être pratiquée. Je dois dire toutefois que la dégénérescence cancéreuse est rare en pareil cas.

(1) Il devient mou presque comme de la bouillie.

CHAPITRE IV. — DE LA BLENNORRHAGIE SECONDAIRE CHEZ L'HOMME ET DE SON TRAITEMENT.

166. — On appelle blennorrhagie secondaire la persistance ou le retour d'un écoulement muqueux (1) urétral, alors que la douleur de brûlure en urinant et les érections douloureuses ont disparu depuis longtemps.

167. — Des passions énergiques auxquelles on s'est abandonné, un exercice corporel trop violent, l'usage de boissons et d'aliments excitants, le retour trop prompt au coït (2), peuvent ramener l'écoulement. Toutes ces causes peuvent aussi transformer l'écoulement muqueux incolore de la gonorrhée secondaire en un écoulement purulent.

168. — Il n'y a pas de traitement absolu de la gonorrhée secondaire. Tel moyen qui avait été utile chez un malade est nuisible pour un autre : cela tient à ce que le mal ne relève pas d'une cause unique.

169. — Il est suffisant pour la pratique de reconnaître une *gonorrhée due à l'irritation*, une autre *produite par la faiblesse générale ou locale*, une troisième due à l'*irritation habituelle du canal*, une autre *entretenue par les ulcères urétraux*, enfin une *gonorrhée se-*

(1) Il semble qu'il faudrait ajouter « et qui n'est point vénérien. » Mais la transmissibilité de la gonorrhée primitive et de la gonorrhée secondaire a été encore trop mal limitée par les auteurs, surtout quant à la gonorrhée secondaire, pour qu'il soit possible d'en tirer quelque conclusion pratique. Je dirai même que la durée de la blennorrhagie secondaire dépend de sa nature vénérienne, je crois que l'écoulement est dû alors à la présence d'ulcères dans le canal de l'urètre.

(2) On reconnaît que le retour de l'écoulement est dû à l'abus du coït, et non à une nouvelle infection, à ce qu'il reparaît aussitôt après les rapports sexuels et ne s'accompagne d'aucune douleur.

condaire produite par des rétrécissements du canal. Il y a aussi une blennorrhagie scrofuleuse et une blennorrhagie goutteuse.

170. — Le traitement de ces diverses espèces de gonorrhées ne serait pas aussi difficile si l'on pouvait rapporter sûrement chacune d'elles à la cause (1) qui la produit. Les signes différentiels suivants suffiront, je crois, en général.

171. — *La gonorrhée secondaire due à l'irritabilité* survient chez les personnes qui ont un système nerveux très excité et qui sont maladives, surtout lorsque, pendant la gonorrhée primitive, l'inflammation s'est étendue au delà de ses limites spécifiques, a envahi les parties voisines où elle a causé des accidents graves.

172. — Il existe presque toujours, dans ces gonorrhées, une sensation insupportable qui n'a pas de siége fixe, et se trouve dans le canal de l'urètre. Les signes diagnostiques des autres écoulements secondaires ne se trouvent plus ici, le traitement habituel ne convient pas davantage, il cause même toujours de l'aggravation (2).

173. — Cette espèce de gonorrhée a ceci de spécial qu'elle s'aggrave, lorsque étant en voie de guérison, le malade fait usage de mercure, de lavements irritants ou de purgatifs; lorsqu'il boit souvent du thé, qu'il s'abandonne à la colère ou à d'autres passions, surtout aux plaisirs de l'amour. Ces mêmes circonstances peu-

(1) Il est aussi difficile d'expliquer comment des écoulements qui avaient résisté à tous les moyens viennent ensuite à se tarir d'eux-mêmes.

(2) Il ne faut jamais, dans cette espèce d'écoulement, faire usage d'injections irritantes ou styptiques, si l'on ne veut pas aggraver le mal et amener une inflammation érysipélateuse.

vent aussi rappeler l'écoulement alors qu'il avait disparu depuis un certain temps.

174. — Parvient-on à soustraire l'organisme ou seulement les parties génitales à ces funestes influences, la gonorrhée cesse d'elle-même. On peut, du reste, se servir de la méthode de traitement que j'ai décrite (§ 150-152) pour les gonorrhées secondaires dues à une irritation du col de la vessie, et accompagnées de douleurs dans l'urètre.

175. — Il faut baigner les parties génitales dans un liquide astringent froid, dans une forte décoction d'écorce de chêne, une dissolution d'acide sulfurique ordinaire ou d'alun, aussi à froid, etc. Enfin, quand on peut le faire sans causer trop d'irritation, il faut faire des injections(1) avec une dissolution aqueuse d'opium, où ce corps entre dans la proportion de 1 partie sur 60.

176. — Quand on n'a point le moyen de se procurer ces liquides, il est encore possible de remplir toutes les indications en faisant plonger les parties génitales dans l'eau froide, surtout si le malade ajoute à ce moyen des promenades quotidiennes au grand air, et, chaque jour, l'usage d'un bain de pieds froid, prolongé pendant quelques minutes.

177. — Un traitement fortifiant général aide beaucoup à la guérison de cette gonorrhée, surtout dans les cas les plus tenaces. De même un traitement mal dirigé, dans lequel on fait abus d'onguent napolitain, de saignées, de purgatifs, d'injections irritantes pratiquées pendant la période inflammatoire, cause le plus grand nombre de gonorrhées secondaires de cette espèce.

178. — *Blennorrhagie secondaire due à une sécrétion*

(1) Il faut se servir du petit siphon décrit § 59.

continue. — Le coït pratiqué trop tôt, l'usage des bougies pendant la troisième période de la gonorrhée, des injections répétées, et d'autres causes, peuvent entretenir les conduits excréteurs des glandes muqueuses, dans un état de plénitude, et faire que leurs parois s'épaississent peu à peu. Par là, ces vaisseaux perdent à la fois la fonction de se dilater et celle de se contracter. Ces vaisseaux laissent alors le mucus qu'ils contiennent s'écouler par leur orifice devenu calleux, et ce produit de sécrétion n'étant pas repris par les vaisseaux absorbants, s'écoule au dehors. Cette sécrétion devient une sorte d'habitude pour la membrane muqueuse de l'urètre, comme celles des paupières dans l'ophthalmie chronique, ou encore celle d'un vésicatoire.

179. — Les injections astringentes (1) et stupéfiantes n'ont ici aucun bon effet.

180. — L'écoulement n'est ni aussi abondant ni aussi aqueux que celui de la gonorrhée secondaire atonique; le canal de l'urètre est insensible et supporte facilement les bougies. La gonorrhée atonique peut dégénérer en cette seconde espèce avec le temps, lorsqu'elle a été traitée par des médicaments stupéfiants, ou lorsqu'on l'a abandonnée à elle-même.

181. — Cette blennorrhagie ne peut être traitée que par des injections irritantes, au moins au début. Ainsi une dissolution composée de 1 grain de sublimé pour 4 onces d'eau, répond à toutes les indications. Il faut les faire deux fois le premier jour, puis trois et quatre fois en vingt-quatre heures.

(1) Si cette espèce de gonorrhée, après s'être longtemps prolongée, dépendait d'une sorte de faiblesse, les styptiques seraient en état d'enflammer le canal de l'urètre et d'amener le gonflement sympathique des testicules.

Puis, lorsque le canal supporte cette injection sans douleur, on diminue la quantité d'eau, afin de concentrer davantage le médicament.

182. —Si l'on craint que l'injection ne puisse pénétrer jusqu'au point malade (une injection ne pénètre guère au delà de 4 à 5 pouces), il faut introduire dans l'urètre une bougie enduite de suc d'oignon et trempée ensuite dans une dissolution aqueuse de sublimé. Dans les cas rebelles, on roule la bougie dans du précipité rouge bien pulvérisé, et on ne la laisse qu'un moment dans le canal.

183. — Si l'écoulement augmente sous l'influence de ces premiers moyens, ce qui doit être, on les suspend jusqu'à ce qu'il soit revenu à sa quantité primitive; alors on a recours à l'usage de la térébenthine tenue en suspension dans l'eau à l'aide d'un jaune d'œuf; on augmente peu à peu la dose du médicament, et l'on continue jusqu'à ce que la guérison soit complète. Si elle tarde, il faut recourir à des injections très astringentes (168).

184. — Ceci arrive lorsque la maladie est rebelle, que l'on a employé la teinture de cantharide à l'intérieur (1), et que celle-ci a produit beaucoup d'irritation. On peut faire usage de ce dernier moyen dans les cas les plus difficiles. L'équitation est aussi alors d'un grand secours.

185. — *Blennorrhagie atonique.* — Quelques auteurs (2) ont rejeté cette espèce, disant que les idées de *faiblesse* et d'*hypersécrétion* ne pouvaient se trouver réunies sur un même objet. Cependant, ces glandes et

(1) Dès 1698, Martin Lister (*Exercit.*, obs. 12) les recommandait dans la gonorrhée, alors même qu'elles avaient causé des symptômes graves au début.

(2) Surtout Hunter.

ces vaisseaux sécréteurs ne préparent pas une plus grande quantité de liquide parce que leur activité propre se trouve augmentée, mais parce qu'étant affaiblis, ils plient sous l'impression des vaisseaux sanguins qui, amenant aux glandes une grande quantité de sang, les obligent à sécréter plus de liquide. Ces glandes, n'ayant pas toute leur puissance de réaction, laissent excréter un liquide mal élaboré, mais plus abondant, que leurs conduits excréteurs rejettent, faute de force de contractilité pour le retenir. On peut donc dire que dans cette opération le système glanduleux est plutôt passif qu'actif, ce que montre surabondamment l'action que déploient, en pareille circonstance, les moyens fortifiants.

186. — En général, on observe cette espèce de blennorrhagie chez des sujets d'un tempérament lymphatique, qui se sont affaiblis par un coït trop fréquent, par l'onanisme (1), ou par l'usage des boissons affaiblissantes, ou bien chez lesquels la gonorrhée primitive a engendré peu d'irritation et de douleur, mais un écoulement abondant. L'emploi des stupéfiants prolongé jusqu'à la troisième période de la maladie, l'usage d'une trop grande quantité de sel ammoniac et de nitre, des saignées répétées, l'emploi d'injections émollientes après que les douleurs de brûlure en urinant ont disparu, sont des causes probables de la persistance de cet écoulement.

187. — Cette gonorrhée secondaire a pour signe par-

(1) Le prurit qui se fait sentir dans les parties génitales à la fin du traitement d'une gonorrhée cause de fréquentes érections. Si le malade n'est pas prévenu, et qu'au lieu de vivre dans la continence, de prendre du mouvement, il considère ce fait comme un droit naturel, et qu'il essaie d'y satisfaire par le coït ou l'onanisme, cette espèce de gonorrhée secondaire paraît souvent. Il faut donc mettre le patient en garde contre de semblables erreurs.

ticulier de ne pas être accompagnée de douleurs; mais seulement d'une sensation de faiblesse dans les lombes et les bourses qui sont molles et pendantes. L'écoulement se compose d'un liquide clair qui coule par gouttes; il est plus abondant que pour les autres espèces. Il augmente et diminue presque sans cause; cependant l'augmentation est souvent produite par la fatigue; la diminution par l'usage modéré du vin, etc.

188. — Il est bien aussi de baigner souvent, pendant une minute, les parties génitales dans de l'eau tout à fait froide, à laquelle on a ajouté de l'acide sulfurique. Un pédiluve composé de la même manière, et prolongé pendant quelques minutes, est un bon auxiliaire. Des injections d'une dissolution d'écorce de chêne de plus en plus concentrée seront ajoutées ici avec avantage. Enfin, lorsque ces moyens ne réussissent pas complétement, on peut recourir à des injections composées d'une partie de vitriol blanc et de trois parties d'eau.

189. — L'usage du quinquina à l'intérieur, l'équitation, l'exercice au grand air, un régime fortifiant, duquel le vin n'est pas exclu, aident beaucoup à la guérison. Enfin, l'électricité, c'est-à-dire de petites étincelles dirigées sur les parties génitales, sont d'un grand secours.

190. — *Blennorrhagie syphilitique.* — On est peut-être allé trop loin, dans ces derniers temps, en soutenant que les ulcérations du canal de l'urètre sont très rares dans la gonorrhée (ce qui est vrai), et qu'elles ne sont pas indispensables dans la gonorrhée syphilitique (1), où elles peuvent manquer souvent.

(1) On s'appuie ici sur ce qu'on rencontre très rarement des cicatrices dans le canal de l'urètre après la mort; mais il ne faut pas oublier que les chancres du gland et du prépuce ne laissent presque aucune trace,

191. — La rupture d'un vaisseau sanguin pendant une érection spasmodique, et pendant le coït ; un coup, ou quelque autre violence extérieure, quelque blessure causée par l'extrémité de la seringue à injection, les sondes, les bougies, etc., peuvent donner lieu à ces ulcérations. La matière blennorrhagique transforme, en effet, ces petits ulcères en de véritables chancres. Enfin, les glandules de l'urètre peuvent s'enflammer, donner lieu à des abcès qui s'ouvrent dans ce canal et forment des ulcères vénériens.

192.—Il est facile de voir que telle est la cause d'une blennorrhagie secondaire, lorsque dans le cours d'une gonorrhée il s'écoule du sang pur par l'urètre, ou bien lorsqu'une des causes extérieures dont j'ai parlé, a manifestement agi. Il y a toute probabilité pour cette hypothèse lorsque, pendant la période inflammatoire d'une blennorrhagie, on a employé des bougies et qu'on a lésé le canal, ce qui se reconnaît à la douleur qui se fait sentir en pareil cas, et que l'on renouvelle par le toucher au point même où la solution de continuité existe. Il arrive alors qu'après un traitement convenable de la gonorrhée primitive, il reste un suintement moins abondant que l'écoulement lui-même, mais continu ; et que si l'on fait usage d'injections astringentes, la syphilis constitutionnelle se développe.

193. — Il tombe sous le sens que ces derniers moyens ne seront jamais employés contre la gonorrhée secondaire, quand on aura reconnu son caractère syphilitique. L'usage interne des balsamiques serait même déplacé ici.

lorsqu'ils ont été petits, peu profonds, et qu'on les a traités exclusivement par le mercure, sans le concours des caustiques. Ce qui s'observe dans ce cas peut très bien arriver pour les ulcérations de l'urètre.

194. — Le seul bon moyen qu'on puisse recommander est une préparation mercurielle, surtout le mercure soluble, qu'il faut donner à doses croissantes jusqu'à ce qu'il produise une fièvre mercurielle (§ 90). Une seule injection suffira ensuite pour guérir cette espèce de gonorrhée secondaire, sans laisser aucune trace de syphilis constitutionnelle, sorte de traitement qui aurait pour effet d'aggraver toute autre espèce de gonorrhée.

195. — *Gonorrhée produite par le rétrécissement du canal de l'urètre.* — Cette espèce d'écoulement arrive rarement à la suite d'une gonorrhée; c'est presque toujours vingt ou trente ans après qu'elle se montre. Il s'établit alors un suintement muqueux, peu abondant, presque incolore; l'expulsion des urines est plus lente et leur jet diminue.

196. — Les bougies sont seules capables de faire reconnaître l'obstacle et le point où il existe.

197.—Cet écoulement disparaît de lui-même lorsque le rétrécissement a été effacé. Je renverrai donc aux paragraphes 207-245, dans lesquels j'indique le traitement de ces lésions (1).

198. — Lorsque le sujet est porteur de quelque disposition aux scrofules ou à la goutte, ces causes générales peuvent très bien engendrer la gonorrhée.

199. — Dans le premier cas, il faut recourir à l'usage interne de l'antimoine, de l'æthiops végétal, de la digitale pourprée, des bains de mer; dans le second, les moyens les meilleurs seront : l'extrait d'aconit, les bains froids et l'électricité.

(1) Les calculs urétraux pourraient seuls ensuite produire la gonorrhée, après avoir rappelé le rétrécissement; le traitement ne serait plus alors aussi simple.

CHAPITRE V. — DE LA BLENNORRHAGIE SECONDAIRE CHEZ LA FEMME, ET DE SON TRAITEMENT.

200. — Cet écoulement a presque toujours pour siége le vagin ; rarement le col de la matrice, plus rarement encore le canal de l'urètre. Il ne diffère pas de la leucorrhée ordinaire, dont il peut prendre tous les aspects; aussi est-il impossible de reconnaître son origine quand il ne succède pas immédiatement à une gonorrhée vénérienne. Les espèces en sont bien moins nombreuses que chez l'homme.

201. — Si l'écoulement dure depuis longtemps, il faut le ranger parmi les gonorrhées dues à une hypersécrétion habituelle, et le traiter par des injections de plus en plus irritantes (§ 81).

202. — Au bout de dix à douze jours on cesse l'emploi de ces injections pendant quarante-huit heures, afin de voir si l'écoulement a diminué ; dans cette hypothèse il faut recourir aux injections froides et astringentes, surtout à la décoction concentrée d'écorce de chêne mêlée à de l'alun, injections que j'ai recommandées pour le traitement de la gonorrhée primitive chez les femmes. On les emploie jusqu'à ce que l'écoulement ait cessé, et encore pendant une couple de semaines après.

203. — Chez les femmes, il n'est pas toujours facile de distinguer si la gonorrhée tient à une sécrétion muqueuse devenue habituelle ou à la faiblesse, erreur qui est du reste bien moins préjudiciable que chez l'homme à cause de la texture plus lâche et de la moins grande sensibilité des parties. On fait bien alors de combattre ce mal avec des injections à la fois irritantes et toniques. Une injection composée d'une demi-once de vitriol blanc

pour une livre d'eau, ou d'une once, une once et demie ou deux onces de vitriol blanc dans la même quantité de véhicule, sont les meilleures qu'on puisse employer.

204. — Si l'on observe de la douleur et des accidents inflammatoires à la suite des premières injections, c'est que la gonorrhée secondaire tient à l'irritabilité des tissus. On laisse alors de côté les moyens que j'ai indiqués, et l'on n'emploie que les injections d'eau froide; enfin, celles d'eau glacée. On peut, en dernier lieu, se servir de l'infusion d'écorce de chêne. Si l'irritation augmente, ce que l'on reconnaît à l'accélération du pouls, à la réapparition des symptômes de la blennorrhagie primitive, etc., on prescrit les injections faites avec de la teinture d'opium.

205. — Si la blennorrhagie est entretenue par quelque vice goutteux ou scrofuleux, ou par un état de faiblesse générale, il faut combattre cette disposition générale avec des moyens convenables, avant d'arriver au traitement local.

206. — Si l'on remarque, en pratiquant le toucher, ou en introduisant le canon de la seringue à injection, qu'il existe un point douloureux, sans qu'il y ait aucun des autres signes qui caractérisent l'induration ou le cancer de la matrice (l'écoulement d'un ichor de mauvaise couleur, d'une odeur spécifique et causant de la cuisson, des élancements qui vont des hanches au bas-ventre, etc.), on peut affirmer qu'il existe un chancre dans le vagin. Le mercure donné exclusivement à l'intérieur, est le seul moyen curatif en pareil cas. Tout traitement local doit être abandonné.

CHAPITRE VI. — DES RÉTRÉCISSEMENTS DU CANAL DE L'URÈTRE, ET DE LEUR TRAITEMENT.

207.—Quand l'émission des urines se fait avec peine, sans qu'il y ait de pierre dans la vessie, on peut assurer qu'il existe des cicatrices ou des végétations dans le canal de l'urètre, ce qu'on nomme habituellement des caroncules et des carnosités. Ces lésions sont regardées comme le résultat de la cicatrice vicieuse d'ulcères urétraux, lesquels supposent toujours l'existence antérieure de quelque gonorrhée.

208. — Cette opinion fut admise jusqu'à ce que de nombreuses autopsies aient montré que les cicatrices et les végétations charnues étaient très rares dans le canal de l'urètre, et que toutes les douleurs qui accompagnent les rétrécissements et les constrictions de l'urètre n'entraînaient pas nécessairement l'épaississement de la substance de cet organe.

209. — Bien que l'on ne veuille pas rapporter en général ces rétrécissements aux suites d'une blennorrhagie, il est certain cependant qu'ils existent en grande partie chez les hommes qui ont été atteints de cette maladie. Une disposition goutteuse (1) peut très bien concourir au développement de cette affection, d'autant plus que la goutte paraît souvent à l'âge moyen de la vie, de vingt à trente ans, époque à laquelle on a souvent eu

(1) Un homme de cinquante-huit ans avait depuis longtemps une névralgie sciatique, laquelle augmentait chaque fois qu'il buvait du vin. Tout à coup il fut pris de tous les symptômes d'un rétrécissement de l'urètre, qui amena une rétention d'urine des plus graves. Tant que dura cette maladie, dont j'essayai de le délivrer, il n'eut pas le moindre accès de goutte, même les jours où il buvait du vin; seulement le rétrécissement paraissait s'aggraver sous cette dernière influence.

la gonorrhée. Mais quelle énorme distance sépare cette prétendue cause de ses effets ! Il est bon de remarquer que les rétrécissements n'existant presque jamais au siége spécifique de la blennorrhagie, ils se trouvent ou au delà ou en deçà ; d'où l'on est obligé de conclure qu'ils ne sont pas l'effet d'une gonorrhée simple. De plus, on a observé des rétrécissements sur des sujets qui n'avaient eu que des écoulements légers, ou même qui n'en avaient jamais été atteints, tandis que d'autres malades qui avaient eu des gonorrhées très graves étaient exempts de ces lésions. Il n'est pas possible non plus de rapporter l'origine des rétrécissements à l'emploi des bougies ou des injections, puisque, selon Hunter, on en a observé chez des hommes qui n'avaient jamais été soumis à cette espèce de traitement. La véritable cause efficiente des rétrécissements reste donc encore presque inconnue ; cependant la majorité des médecins les rapporte à d'anciennes blennorrhagies. Je me vois forcé, d'après cela, de borner mes études à ce qu'il y a de véritablement utile à connaître dans cette affection.

210. — Peut-être que toute irritation violente portée sur l'urètre (celle d'un calcul par exemple) ou une inflammation aiguë de la surface de ce canal sont des causes capables d'amener son rétrécissement.

211. — Cet accident s'observe du reste dans la forme des autres ouvertures de notre corps. Les rétrécissements de l'œsophage et des intestins, surtout de l'intestin grêle, peuvent être cités comme exemples. Dernièrement j'ai eu occasion d'observer un rétrécissement qui occupait la partie moyenne de l'estomac. Les rétrécissements spasmodiques du canal lacrymal, du gosier et des intestins sont trop communs pour n'être pas cités.

212. — Les rétrécissements du canal de l'urètre sont

circulaires; ils paraissent être quelquefois l'effet d'une ligature pratiquée avec un fil. Ils sont plus fréquents au niveau du bulbe que partout ailleurs; ils se rencontrent fréquemment en avant de cette partie (à une distance de 3 à 5 pouces du méat), rarement en arrière. Tantôt ce rétrécissement forme un cercle régulier dont tous les points sont également éloignés du centre; tantôt le gonflement est plus marqué d'un côté que de l'autre.

213. — Le rétrécissement du canal excréteur de l'urine réagit nécessairement sur la vessie, laquelle ne peut plus se vider aussi librement; de là résulte des envies d'uriner fréquentes et douloureuses. On voit alors la membrane muqueuse de la vessie s'épaissir, la partie de l'urètre qui est en arrière du rétrécissement se dilater peu à peu (les uretères, les bassinets eux-mêmes (1) augmentent aussi de largeur). La dilatation est en rapport avec le degré du rétrécissement. La membrane muqueuse de cette partie de l'urètre étant irritée par l'urine qui y stagne continuellement, produit un écoulement muqueux secondaire. Ou bien, l'urine causant une inflammation plus profonde, quand le rétrécissement n'est pas détruit, il se forme un abcès qui s'ouvre au-dessous et forme ordinairement une fistule périnéale. Celle-ci est en quelque sorte un chemin artificiel que la nature est forcée d'ouvrir à l'urine.

(1) Cette extension de la maladie est indiquée par une douleur sourde qui se fait sentir dans la région occupée par ces organes; elle est souvent plus forte d'un côté que de l'autre; il se fait une tumeur vers le point douloureux; les urines deviennent blanches et troubles, et forment même un dépôt purulent lorsque la tumeur diminue. On peut conclure alors qu'il s'était formé un abcès dans les bassinets, abcès qui laisse après lui un rétrécissement marqué, cause d'accidents généraux nombreux, comme j'ai eu de nombreuses occasions de l'observer.

214. — Il est rare que le malade fasse attention à sa maladie et consente à la traiter tant qu'elle n'est pas parvenue à un degré très avancé. Le jet d'urine était cependant devenu de plus en plus mince, les besoins d'uriner beaucoup plus fréquents, et le patient n'entrevoyait encore aucun danger. L'inflammation vient-elle à se déclarer, se fait-il un abcès, on dit que ce mal est tout à fait local, que les souffrances primitives vont s'améliorer d'elles-mêmes, et l'on ne convient pas que la diminution du calibre de l'urètre (que l'on essaie de compter pour rien) cause des accidents qui s'aggravent sourdement et qui amèneraient bientôt l'ulcération de ce canal. C'est seulement quand l'urine ne coule plus que goutte à goutte ou lorsqu'une ischurie complète se déclare au milieu d'atroces souffrances, que le malade songe à réclamer les secours de l'art. Mais à cette époque, l'inflammation, la gangrène et la mort sont bien près d'arriver.

215. — Les *rétrécissements* qui augmentent ainsi d'une manière continue, sans laisser jamais passer l'urine plus facilement à un moment qu'à un autre, méritent le nom de *permanents*. Ils offrent toujours une égale résistance au passage des urines. L'obstacle reste le même, quelles que soient les circonstances où se trouve le malade, quel que soit son régime ; seulement il augmente toujours jusqu'au moment où il devient impossible de faire pénétrer la bougie la plus fine. Les médicaments antispasmodiques n'améliorent pas cet état plus que ne le font les irritants.

216. — Extérieurement, le point malade paraît plus pâle que les autres, il paraît souvent contracté. Il est rare que la partie rétrécie s'étende beaucoup en longueur ; elle n'a presque jamais plus d'une ligne dans

cette étendue. Il existe rarement plusieurs rétrécissements chez un même malade.

217. — Cette espèce de rétrécissement ne se forme pas aussitôt après la disparition de l'écoulement; c'est presque toujours vers la fin de l'âge viril (de quarante-huit à soixante ans) qu'elle se manifeste. Cette lésion est la seule cause d'un grand nombre d'écoulements secondaires (§ 195, 197) qui disparaissent avec lui.

218. — Les *rétrécissements spasmodiques* sont de nature tout à fait opposée aux précédents. Ils n'affectent pas un siége unique; on les retrouve même tantôt à 1 pouce en avant ou en arrière du point où ils avaient paru. Une bougie qui avait pénétré aisément à une certaine époque éprouve plus de peine à un autre moment et finit même par ne plus pouvoir entrer. Elle est même parfois tout à fait repoussée quand on la laisse à demeure.

219. — Dans ce cas, le canal se montre très irritable et très sensible; il supporte avec peine l'introduction et le séjour des bougies. Cependant cette opération est plus facile après la miction qu'avant, quoi qu'en dise Hunter; plus facile aussi lorsqu'on donne les antispasmodiques à l'intérieur ou qu'on les applique à l'extérieur. Les médicaments astringents ou irritants augmentent, au contraire, toutes les douleurs.

220. — Cette affection offre la plus grande analogie avec l'irritation de la vessie (§ 148) qui cause des spasmes du col de cet organe. La coexistence de ces deux affections serait certainement très grave. Parmi les rétrécissements, ceux qui méritent le nom de spasmodiques sont les seuls qui suivent immédiatement une blennorrhagie grave; leur apparition est parfois d'un bon effet sur la rétention d'urine ordinaire (§ 25).

221. — Il est très rare (même après la disparition d'un rétrécissement permanent) que le spasme de l'urètre soit la seule souffrance que présente ce canal ; elle est au contraire presque toujours liée à un rétrécissement organique causé par un calcul, ou à une inflammation du col de la vessie. Je n'affirmerai pas qu'un rétrécissement spasmodique ne puisse jamais devenir permanent.

222. — Il est rare qu'un rétrécissement organique ne s'accompagne pas de spasme, même lorsqu'il est peu développé. Le spasme est d'autant plus fréquent, et d'autant plus fort que le rétrécissement est plus étroit et qu'il cause plus d'obstacle à l'émission de l'urine.

223. — Hunter pense qu'on ne peut distinguer le rétrécissement organique du rétrécissement spasmodique lorsque ce dernier existe en arrière du premier ou au même niveau. Je crois cependant avoir reconnu cette espèce lorsque je pratiquais le cathétérisme pour un rétrécissement organique avec une bougie trop grosse. Exerçant alors une douce pression sur l'obstacle lui-même, je parvenais à éloigner le siége de l'irritation, de sorte que le spasme lui-même venait à cesser. Je pouvais alors faire pénétrer dans la vessie une bougie plus fine après avoir traversé le siége du rétrécissement spasmodique, lequel avait présenté un obstacle infranchissable avant cette manœuvre.

224. — On reconnaît en général la complication de ces deux espèces de rétrécissements à ce que, pour le rétrécissement organique, une bougie moyenne ne peut pénétrer jusqu'au col de la vessie, et une fois introduite jusqu'à 4 ou 6 pouces du méat, est arrêtée par un obstacle infranchissable qui se rencontre dans tous les temps, et qu'une bougie plus mince franchit avec faci-

lité, excepté dans les cas les plus graves; tandis que pour le rétrécissement spasmodique, l'obstacle est tantôt plus fort, tantôt moindre.

225. — Il y a trois méthodes de traitement pour le rétrécissement permanent, lorsqu'il n'y a aucune considération à avoir du rétrécissement spasmodique. Les deux premiers procédés sont applicables tant qu'une sonde, même très fine, peut traverser l'urètre; le dernier convient exclusivement alors que la bougie la plus mince ne peut plus passer. Le premier procédé consiste à dilater peu à peu le canal, le second à faire suppurer le rétrécissement, le troisième à le détruire par la cautérisation. Tous les trois sont applicables quand l'obstacle ne se trouve pas dans la courbure même de la verge, car alors tout secours peut devenir inutile, et il faut recourir à l'incision.

226. — Dans la première méthode (1), on commence par introduire la bougie la plus grosse qui puisse franchir le rétrécissement (2), et on la laisse dans le canal de l'urètre aussi longtemps que le malade peut la supporter sans de grandes souffrances. S'il peut la conserver pendant une heure, on prend une bougie plus grosse, conique, et l'on essaie de l'introduire. On l'introduit avec précaution, la laissant ensuite pendant peu de temps et lui faisant exécuter des mouvements de va-et-vient. Si

(1) Cette méthode de traiter les rétrécissements organiques de l'urètre par l'emploi des bougies était connue dès l'année 1560. A cette époque, un médecin inconnu de Nîmes avait prétendu guérir ces lésions par l'emploi de bougies de plomb. (Voyez la 22e et la 30e observations du recueil de Laz. Riverius, Lugd., 1659, IV.)

(2) Il arrive quelquefois que le rétrécissement est tel, que l'on ne peut employer de bougies assez grosses pour être résistantes : il faut alors se servir de cordes à boyau de plus en plus fortes, dont on arrondit la pointe et qu'on a soin d'enduire d'huile.

elle est repoussée, c'est qu'on n'a pas trouvé l'ouverture du rétrécissement ou que celui-ci est trop considérable pour une bougie aussi grosse. Quand on est certain que l'obstacle est franchi, ce que l'on reconnaît à l'absence de douleur au moment de l'introduction et à l'aplatissement de l'extrémité de la bougie, on la laisse en place. On la retire dès que le malade ne peut plus la supporter, et l'on essaie, dans une seconde introduction, de pénétrer plus avant. Quand une fois la bougie a franchi le rétrécissement, on en choisit une plus grosse, jusqu'à ce qu'il soit tout à fait effacé, c'est-à-dire qu'une bougie de 1 ligne 1/2 de diamètre puisse entrer librement jusqu'à la vessie. S'il existait quelque autre rétrécissement derrière le premier, il faudrait le traiter comme les autres.

227. — Les bougies ne doivent être ni trop molles, afin de ne pas se courber facilement; ni trop dures, parce que, dans cette dernière hypothèse, on pourrait tout aussi bien faire des fausses routes et pénétrer dans les corps caverneux avec elles qu'avec les sondes métalliques. Cet accident se reconnaît à la vive douleur qui se manifeste lorsque l'instrument pénètre dans l'épaisseur des tissus, et aussi à ce que l'urine ne coule pas, bien qu'on ait pénétré assez avant. Pour éviter un pareil malheur, il faut opérer avec le plus grand soin et se servir de bougies élastiques. Il faut aussi retirer la bougie de temps à autre afin de voir si la pointe ne se recourbe pas. Quand la bougie doit rester longtemps en place, surtout si on la laisse pendant la nuit, il est nécessaire d'entourer sa grosse extrémité avec un fil qu'on fixe ensuite autour du gland. Cette précaution est nécessaire pour éviter que l'instrument pénètre tout entier dans la vessie, accident auquel on ne pourrait remédier

qu'en incisant l'organe pour extraire ce corps étranger, ce qui est toujours une opération dangereuse. Les bougies ne doivent pas être coniques dans toute leur longueur ; il faut qu'elles deviennent cylindriques à partir de leur tiers inférieur. Elles doivent avoir une consistance égale, mais être plus minces à leur extrémité. Le malade doit apprendre à se sonder lui-même, parce qu'il le fera avec plus de légèreté, qu'il reconnaîtra plus facilement le point qu'il faut dilater, et qu'il lui sera plus aisé qu'à un chirurgien d'éviter de faire quelque fausse route au niveau du rétrécissement.

228. — Il ne faut pas se laisser arrêter, pour l'emploi des bougies, par un gonflement testiculaire, même commençant, car ce symptôme est souvent, dans le cas qui nous occupe, l'effet du rétrécissement, de la présence d'un petit calcul urétral ou d'un abcès des glandules muqueuses du canal de l'urètre. Or, l'emploi des bougies peut guérir daus la première hypothèse, dans la seconde il soulage, dans la troisième il n'aggrave jamais.

229. — Il arrive souvent, chez les sujets nerveux et irritables, lorsqu'un rétrécissement organique a causé des accidents graves, la dysurie, l'irritation de la vessie, etc., qu'il se joint à ce premier obstacle un rétrécissement spasmodique qui existe généralement en arrière du point d'arrêt. C'est une complication tenace et dangereuse. Lorsque les bougies ordinaires ne font rien, il faut employer tous les moyens possibles pour arriver au but. On commence par introduire une grosse bougie jusqu'au rétrécissement, sur lequel on exerce une forte pression pendant quelques minutes ; on essaie alors d'introduire une bougie plus fine. Si cette manœuvre ne réussit pas, on frotte le périnée doucement

avec une main pendant qu'on essaie de pousser la bougie avec l'autre. Échoue-t-on par ce moyen, il faut tremper le membre viril dans l'eau froide et donner en même temps un bain de pieds tiède. Enfin, si le spasme résistait encore, on pourrait poser un séton au périnée. Le meilleur moment pour essayer d'introduire la sonde est celui qui suit immédiatement l'émission des urines.

230. — Il faut observer avec grand soin si le spasme n'augmente pas, car cette aggravation doit être évitée à tout prix. Afin de diminuer plus sûrement l'irritabilité du malade, on l'oblige à uriner souvent, on lui fait prendre des bains froids, on lui recommande l'exercice au grand air, l'abstention d'épices et de boissons échauffantes ou émollientes; enfin, on lui donne à l'intérieur la poudre de quassia. Les médicaments toniques et astringents, comme le china, le chêne, etc., m'ont toujours paru augmenter la constriction spasmodique.

231. — Cette méthode de traiter les rétrécissements organiques par la dilatation graduée est la plus facile, mais aussi la plus incertaine. Il arrive en effet que le malade n'est pas complétement guéri ni tout à fait à l'abri des rechutes parce que l'on peut introduire dans l'urètre les bougies les plus grosses, et parce que l'urine coule librement. Il faut pendant longtemps encore que le patient ait le soin d'introduire des bougies d'un fort calibre de temps en temps, au moins toutes les huit heures, et de les garder pendant quelques heures; autrement le rétrécissement reparaît et les bougies ne passent plus. Il ne faut jamais cesser d'user l'obstacle avec les sondes; la tendance à se rétrécir reste donc à la place qui avait été dilatée; elle n'est pas détruite par l'emploi des moyens chirurgicaux.

232. — Si le malade sait se sonder lui-même, il peut

passer rapidement d'une bougie mince à d'autres qui sont de plus en plus volumineuses ; par ce moyen il peut irriter assez le point malade pour l'enflammer légèrement et le faire suppurer, procédé qui constitue la deuxième méthode, qui est plus complète et plus radicale que la première. La texture du point malade n'étant jamais normale, cette partie a toujours plus de tendance à s'enflammer que celles qui sont restées saines.

233. — Pour arriver plus sûrement à ce résultat, on a conseillé de traverser brusquement le rétrécissement avec une bougie dure, et ce procédé a donné des résultats vraiment remarquables. Il est probable que dans ce cathétérisme forcé une petite portion de la membrane externe du rétrécissement se trouve déchirée et suppure nécessairement, ou bien que la brusque distension des parties malades cause un froissement dont l'inflammation et l'ulcération sont la conséquence. Il peut arriver encore que les fibres circulaires de l'urètre soient paralysées ou dilatées au niveau de la partie malade, tandis que la portion dilatable du rétrécissement cède peu à peu. Cette dernière explication est la plus vraisemblable ; ce qu'il y a d'incontestable, c'est qu'on rencontre des sujets chez lesquels cette manœuvre a produit une guérison instantanée et sans récidive.

234. — Cette opération est très incertaine dans son résultat et ne peut être logiquement conseillée. Il ne faut pas oublier qu'on opère ici dans l'ombre, qu'il est très facile de manquer le centre du rétrécissement, surtout lorsqu'il ne se trouve pas dans l'axe de l'urètre, et qu'il est alors très facile de faire une fausse route.

235. — Pour arriver au but avec plus de certitude, on prend une petite sonde de corne de la grosseur d'une bougie capable de pénétrer dans la partie antérieure de

l'urètre ; on la chauffe de manière à lui imprimer une légère courbure, et l'on amincit sa partie antérieure jusqu'à ce qu'elle soit arrivée dans la longueur d'un demi-pouce au diamètre d'une bougie assez fine pour traverser le rétrécissement. La partie la plus mince doit être séparée de l'autre par une arête, absolument comme si cette partie amincie sortait de l'autre. Cette sonde de corne, bien polie et bien lisse, est introduite dans l'urètre de façon que son extrémité la plus mince pénètre dans le rétrécissement jusqu'à l'arête dont je viens de parler ; alors, si le chirurgien peut se fier à la fermeté du malade, il lui laisse le soin de faire pénétrer l'instrument au delà de cette limite, c'est-à-dire jusqu'à ce que l'arête de la sonde ait franchi l'obstacle. Il est facile de voir que par ce moyen la partie la plus déliée de l'instrument montre le chemin que l'autre portion doit parcourir en suivant la direction de l'urètre, ce qui fait éviter les fausses routes. Le but sera donc atteint bien plus sûrement par ce procédé. Si la corne était très dure, il serait bon de l'enduire d'huile avant de s'en servir.

236. — Il faut ranger dans cette méthode l'usage de bougies trempées dans des liquides corrosifs destinés à détruire le rétrécissement. On emploie aussi des bougies composées entièrement (1) de substances irritantes.

237. — On peut encore se servir d'une bougie aussi large que la partie antérieure de l'urètre le comporte, bougie qui a la même force dans toute sa longueur, mais

(1) Un Portugais, nommé Philip (Voyez Lacuna, *Methodus extirp. cognoscendi excrescentes in collo vesicæ carunculas*, Rom., 1551, p. 34), employait, vers le milieu du XVIe siècle, pour détruire les rétrécissements, des pâtes corrosives, dont il recouvrait l'extrémité des bougies, et dans lesquelles il faisait entrer du vert-de-gris, de l'orpiment, etc. Depuis, ce traitement fut suivi de temps à autre, en subissant quelques

dont l'extrémité est creusée d'une cavité circulaire que l'on remplit de précipité rouge en poudre. On enduit cette bougie d'huile, et on l'introduit jusqu'au rétrécissement, avec lequel on la tient en contact pendant quelques minutes. Cette opération est répétée une fois chaque jour, jusqu'à ce que le rétrécissement ait été détruit par la suppuration et que la bougie la plus grosse puisse le traverser facilement. Ensuite on remplace cette bougie par une autre qui ne contient pas de précipité, mais qui est recouverte d'un mélange de myrrhe tenue en dissolution dans l'eau à l'aide d'un jaune d'œuf; puis on se contente d'une bougie volumineuse que l'on introduit deux fois par jour dans l'urètre, où on la laisse chaque fois séjourner pendant un quart d'heure afin que la cicatrice ne se resserre pas. Ce traitement est long sans aucun doute, mais il est radical.

238. — Cette méthode suffit le plus souvent à guérir, même lorsque le rétrécissement n'admet pas la bougie la plus fine. S'il n'est pas suffisant, il faut recourir à la troisième méthode, dont Hunter a retiré les meilleurs effets, et qu'on doit appliquer, selon moi, de la manière suivante.

239. — On prend un tube creux en argent du diamètre d'une grosse bougie et légèrement courbe; on l'introduit dans l'urètre pendant que son extrémité libre est fermée par un petit bouchon d'argent qui est soudé à un mandrin du même métal. Ce mandrin remplit la sonde et empêche le mucus du canal de l'urètre de s'y

modifications, jusqu'à ce que, vers le milieu de ce siècle, Daran vint prôner des bougies dont il tenait la composition secrète, et qui étaient composées de corps très irritants. Ces bougies avaient l'inconvénient d'enflammer et d'ulcérer les parties saines de l'urètre, ce qui obligeait de les suspendre avant d'avoir détruit le rétrécissement. Guérin les avait perfectionnées.

accumuler. On enlève ce mandrin dès que l'instrument a atteint le rétrécissement, et on le remplace par un autre également d'argent, et qui porte à son extrémité un morceau de pierre infernale contenu dans une cavité *ad hoc* (1). Le caustique doit rester en contact avec le rétrécissement pendant deux secondes environ, après quoi on le fait rentrer dans le tube creux. Cette opération est répétée tous les deux jours (2), jusqu'à ce que le tube d'argent puisse pénétrer dans la vessie. Il est prudent de faire aussitôt après l'opération une injection de lait tiède; d'abord pour enlever l'irritation, ensuite pour empêcher que le caustique ne coule sur les parties saines. Il est facile de voir combien cette méthode demande de précautions pour être appliquée avec fruit.

240. — Ces deux dernières méthodes conviennent exclusivement aux cas où l'occlusion du canal est complète, et où, par conséquent, le premier procédé n'est pas applicable. S'il survient des symptômes inflammatoires, on les combat par des applications froides, des pédiluves tièdes, etc.

241. — Si le rétrécissement a amené la formation d'un calcul urétral, il faut ouvrir une voie à ce dernier par un des derniers procédés que je viens de décrire. D'abord si le rétrécissement offre encore une ouverture par laquelle la sonde puisse passer et que le calcul se trouve en arrière, on peut confondre les accidents qu'il engendre avec les symptômes d'un rétrécissement spasmodique. Pour éviter cette erreur, il faut introduire une

(1) Cette seconde partie de l'instrument est faite comme un porte-crayon, c'est-à-dire qu'il y a deux branches creuses qui embrassent le caustique, et que l'on serre au moyen d'un anneau coulant, lequel rapproche les deux branches creuses l'une de l'autre. Le caustique se trouve ainsi parfaitement fixé.

(2) Il est suffisant, d'ordinaire, de répéter cette opération deux fois.

sonde métallique qui donne la sensation particulière du choc d'un corps dur lorsqu'on vient à rencontrer le calcul. Il m'est arrivé, en présence d'une pareille complication, de voir la nature former un abcès au périnée, puis une fistule par laquelle le calcul parvenait à sortir.

242. — Il est rare qu'un rétrécissement spasmodique persiste longtemps après la destruction de l'obstacle organique et qu'il réclame un traitement spécial. Seulement quand on traite un rétrécissement par la méthode suppurative seule, le spasme dure et se renouvelle de temps à autre, jusqu'à ce que l'endroit où existait la bride ait tout à fait perdu la tendance à se contracter de nouveau. Or, cette disposition peut durer pendant toute la vie, si l'on n'a pas entrepris un traitement radical dirigé d'après le second procédé ou le troisième.

243. — Tant que le spasme n'a pas cessé, on peut, après la destruction des brides, se servir d'une bougie creuse de gomme élastique (1), surtout lorsque le canal de l'urètre se contracte aussitôt après qu'on a retiré la sonde. Seulement il faut avoir soin de retirer la bougie pour que le malade urine.

244. — Les fréquentes immersions des parties génitales dans l'eau froide dissipent souvent le rétrécissement spasmodique, surtout si l'on a soin de combattre en même temps l'irritabilité générale avec des toniques internes et externes. Mais si la maladie était déjà ancienne et que ce moyen ne réussît pas, il faudrait poser un séton au périnée, moyen qui diminue le mal et le détruit tout à fait avec le temps.

(1) On doit aussi choisir ces bougies de préférence lorsque le rétrécissement est purement spasmodique. On introduit l'instrument avec toutes les précautions nécessaires, et on le conduit jusque dans la vessie avec un doigt porté dans le rectum.

245. — Après sa guérison, le malade doit toujours avoir soin d'uriner souvent et de ne jamais retenir une envie d'uriner. Il doit éviter les refroidissements, les passions vives, les boissons échauffantes, les épices et la fatigue.

CHAPITRE VII. — INDURATION DE LA PROSTATE.

246. — Quand il n'existe pas de paralysie de la vessie ni d'inflammation du col de cet organe, effets d'une blennorrhagie grave, lorsqu'il n'y a pas de pierre dans la vessie pour rendre compte d'une rétention d'urine, qu'une sonde ou une bougie peut parcourir toute la longueur de l'urètre sans rencontrer de calcul ou de rétrécissement, et que cependant le malade ne peut rendre d'urine malgré tous ses efforts, on peut être certain qu'il existe une maladie de la prostate.

247. — Si l'on introduit alors un doigt enduit d'huile dans le rectum, en l'enfonçant assez avant, on reconnaît une tumeur dure, faisant saillie dans l'intestin, tumeur assez volumineuse pour que le doigt doive parcourir toute la largeur de l'intestin, pour en apprécier le volume et la consistance.

248. — On comprend très bien comment cette glande étant tuméfiée, comprime le canal, l'aplatit d'un côté à l'autre, le ferme, et cause une rétention d'urine toujours dangereuse.

249. — Avec une pareille maladie, l'éjaculation est toujours douloureuse.

250. — Il est toujours facile d'évacuer l'urine avec une bougie (1) ou une sonde introduite avec soin; mais

(1) L'urine continue toujours en effet à être expulsée, mais avec effort.

le soulagement est toujours momentané. Le mieux est de se servir d'une sonde de gomme élastique et de l'introduire en guidant son extrémité avec un doigt introduit dans le rectum.

251. — Il faudrait pouvoir résoudre complétement la glande pour être en droit de promettre un résultat décisif : une guérison. Malheureusement nous ne connaissons aucun moyen certain d'arriver à ce but.

252. — L'emploi de la ciguë à l'intérieur a souvent rendu de grands services, l'éponge brûlée, l'æthiops végétal et les bains de mer aussi ; ce qui s'explique par ce fait que la maladie est souvent de nature scrofuleuse. Des cataplasmes de racine de mandragore fraîchement réduite en pâte et appliqués sur le périnée doivent être aussi très efficaces pour résoudre la prostate indurée. La digitale pourprée, l'antimoine cru, le sel ammoniac volatil et l'électricité, des fumigations de cinabre dirigées sur les parties malades, doivent être également essayés.

253. — Un large séton dont les ouvertures sont situées à 2 pouces de distance, et qu'on entretient pendant longtemps au périnée, peut aussi ramollir la prostate.

254. — Le meilleur palliatif consiste à introduire une sonde de gomme élastique sans mandrin aussitôt après avoir retiré la bougie, et à la laisser à demeure dans la vessie, comme le recommande Fichter ; de la fixer autour du gland, de la tenir bouchée et de l'ouvrir de temps à autre pour laisser couler l'urine. On retire cet instrument tous les huit jours afin d'enlever les sels qui pourraient s'accumuler à son extrémité.

255. — Si, avec une tumeur de cette nature, un cathéter ordinaire ne suffit pas pour évacuer l'urine, et qu'il rencontre un obstacle en arrière du col de la vessie,

(ce qui est un accident rare que Hunter paraît avoir parfaitement connu), il faut conclure qu'il y a une petite portion de la membrane muqueuse de la vessie qui se trouve gonflée, et forme, en arrière de la prostate indurée, une petite valvule qui ferme le col de la vessie et empêche la sortie de l'urine.

256. — Il arrive souvent, en pareille circonstance, qu'une grosse bougie introduite avec force permet la sortie de l'urine. Si ce moyen échoue, on introduit doucement un cathéter jusqu'à cette valvule, et alors on le pousse avec force; de cette manière la partie courbe de la sonde pénètre dans la vessie, glisse sur l'obstacle et rend possible l'émission de l'urine.

DEUXIÈME ORDRE.

SYMPTÔMES LOCAUX DE LA SYPHILIS AYANT POUR SIÉGE UNE RÉGION RECOUVERTE D'UN ÉPITHÉLIUM.

PREMIÈRE SECTION.

Du chancre.

CHAPITRE I. — DU CHANCRE EN GÉNÉRAL, ET SURTOUT CHEZ L'HOMME.

257. — Lorsque le virus vénérien est mis en contact avec une surface dépourvue d'épiderme, le symptôme le plus commun auquel il donne naissance est la blennorrhagie; mais si le contact a lieu avec une surface recouverte d'un épiderme mince, il en résulte des ulcères qu'on nomme *chancres*. Plus l'épiderme est délicat, plus l'infection est facile et plus le chancre a de tendance à s'étendre.

258. — Les parties génitales sont ordinairement le

siége où s'effectue la contagion vénérienne. Chez l'homme, les chancres se forment de préférence au fond du prépuce, au point où il s'insère au gland, des deux côtés du frein, à la face interne et sur le bord libre du prépuce, sur le gland; et quelquefois sur la face externe des organes de la génération, c'est-à-dire sur les bourses ou sur la peau de la verge.

259. — Chez les femmes, s'il existe une plaie sur les lèvres, sur les mamelons ou sur quelque autre partie du corps, et que cette lésion de continuité soit contaminée par le virus vénérien, elle peut se transformer en chancre.

260. — Quand un chancre doit apparaître, on voit, trente-six heures après un coït impur, une petite tache d'un rouge foncé se développer sur le point où l'infection a eu lieu. Rarement ce symptôme paraît-il au bout de plusieurs jours. Un prurit assez fort se fait sentir, une petite élevure dure et enflammée se forme bientôt, ou se remplit de pus à son sommet, se rompt et se trouve remplacée par un ulcère. Le chancre se caractérise dès le début, quel que soit le siége qu'il occupe. Le fond est rouge clair (quelquefois d'un blanc jaunâtre), il est dur, tend toujours à s'enfoncer, les bords sont blancs et caséeux, circulaires, taillés à pic, enflammés et indurés dans toute leur circonférence. Le malade se plaint d'une vive douleur au toucher; on sent alors que l'induration entoure complétement l'ulcère, et qu'elle s'étend en profondeur. Le pus sécrété par cette surface est d'un jaune verdâtre. Tel est le chancre qui s'étend toujours à la fois en surface et en profondeur, et cause des douleurs plutôt rongeantes que lancinantes.

261. — Les chancres qui ont leur siége à la face interne du prépuce sont plus douloureux, plus larges,

et s'enflamment davantage que ceux de toutes les autres régions ; l'induration peut être reconnue tout autour et au-dessous d'eux ; elle est plus sensible que pour les chancres du gland.

262. — Quand ils existent au point d'union du prépuce et du gland, ils ont d'abord le volume d'un grain de millet ; ils existent très souvent alors de chaque côté du frein qu'ils ont une grande tendance à détruire.

263. — Les chancres du gland ont ceci de particulier qu'ils sont assez rares, et qu'avec eux l'inflammation, la douleur et l'induration sont moindres que sur les autres régions. Les bords ne se boursouflent pas comme ceux du chancre du prépuce. L'ulcère paraît être enfoncé dans le corps même du gland.

264. — Les chancres qui envahissent des régions où l'épiderme est plus dur, comme le corps de la verge et la partie antérieure des bourses, sont toujours plus douloureux et plus enflammés. Ils se présentent d'abord sous la forme d'une vésicule qui se recouvre d'une croûte. Lorsque celle-ci tombe, elle est remplacée par une plus épaisse. Ils ressemblent beaucoup à ces chancres qui viennent sur des parties recouvertes d'un épiderme épais (1) et qui sont la conséquence de l'inoculation du virus dans une plaie simple.

265. — Les chancres paraissant sur une région identique, donnent toujours naissance aux mêmes symptômes (2), car le virus semble être toujours de la même

(1) L'inoculation du pus chancreux dans des plaies occupant des parties recouvertes d'un épiderme résistant (comme les bras, les cuisses, etc.) donne naissance à des accidents plus douloureux et plus graves que ceux du gland, des lèvres et du prépuce. Il faut ranger parmi eux l'inflammation, le gonflement et de violentes douleurs.

(2) André remarque que les chancres les plus graves se présentent souvent chez les sujets qui se sont exposés à la contagion la plus légère

nature. Rarement paraît-il plus doux ou plus actif. Ce sont les dispositions diverses de l'organisme qui engendrent les différences qui existent entre les effets des différents chancres, les gonorrhées, les bubons, etc. C'est là que se trouve la raison des modifications diverses que présente la maladie.

266. — Il suit de là que si l'on veut traiter avec succès un chancre idiopathique, il faut prendre en grande considération la constitution du malade, qui a une énorme influence sur le développement de l'ulcère et des accidents qu'il engendre. L'expérience confirme ce principe.

267. — Si le malade a une constitution inflammatoire, le chancre sera plus profond et plus enflammé; des accidents d'une nature opposée se montreraient si le sujet avait une constitution différente. Si le tempérament est très irritable, le chancre sera très douloureux, il aura un aspect noirâtre, de mauvaise couleur, et le pus sera très clair.

268. — Lorsque le chancre se recouvre d'une croûte dès qu'il paraît, il a une grande tendance à la gangrène (1), complication qui peut amener la destruction du membre viril. De pareils ulcères donnent lieu à d'abondantes hémorrhagies quand ils s'étendent beaucoup en profondeur.

269. — En général, les chancres paraissent plus tard que la blennorrhagie à partir du moment de l'infection, (peut-être aussi sont-ils le résultat d'un écoulement qui tarde à paraître); aussi le virus qui les engendre peut-il

et qui ont été le moins contaminés. Il ajoute que l'intervalle qui sépare le moment de l'infection de l'apparition du chancre ne serait pas toujours le même, si le virus était différent.

(1) L'inflammation qui accompagne les chancres est très érysipélateuse; de là vient qu'ils ont une grande tendance à la gangrène, comme Girtanner l'a observé.

être atténué par des lotions d'eau de chaux. Il faut ajouter qu'ils sont aussi plus rares, car c'est à peine si l'on compte un chancre pour quatre gonorrhées. Ils se montrent plus promptement sur le prépuce, plus encore sur la rainure qui sépare celui-ci du gland, surtout au niveau du frein; plus tardivement au contraire sur les autres régions, d'autant plus même que l'épiderme est plus épais.

270. — Plus un chancre paraît promptement après l'infection, plus il a de tendance à s'enflammer; plus il se forme tard, et plus la masse des liquides est facilement infectée, plus la syphilis constitutionnelle est à craindre.

271. — Il y a peu de maladies qui ne puissent être dominées par les seuls efforts de la nature. Le chancre et la syphilis constitutionnelle appartiennent cependant à ce petit nombre. Si aucune circonstance accessoire ne vient faciliter le passage du virus dans la masse des liquides de l'économie (ce qui amène les bubons et la vérole, symptômes bien plus caractéristiques que le chancre lui-même), celui-ci peut durer pendant des années à la même place, sans éprouver le moindre changement, si ce n'est de devenir plus large.

CHAPITRE II. — TRAITEMENT DU CHANCRE SIMPLE.

272. — On convient en général qu'après la syphilis invétérée qui a envahi le périoste, les ligaments et les tendons, il n'y a pas de manifestation de cette maladie plus difficile à guérir que le chancre, lorsqu'il est un peu étendu. Les empiriques se réjouissent, lorsque après avoir fait prendre au malade une foule de remèdes internes et externes, remèdes souvent incommodes, ils parviennent à guérir un chancre induré dans l'espace de quatre à six

semaines. Encore n'ont-ils qu'une bien faible certitude que, pendant le traitement, le virus n'a pas pénétré dans la masse du sang, où il est très difficile de l'atteindre.

273. — Les maîtres dans l'art de guérir ne se flattent pas d'amoindrir le mal et de l'atteindre dans ses retranchements, dans le même temps, sans recourir à la cautérisation locale. Sans celle-ci, qui leur paraît essentielle, le traitement chimique, l'usage interne des préparations mercurielles ordinaires souvent si préjudiciables, passent pour tout à fait incapables de guérir ces ulcères virulents.

274. — Il est facile de voir combien ces deux opinions sont incertaines ; les uns prétendent que l'application lente des mercuriaux est tout à fait impuissante à guérir, tandis que les autres soutiennent qu'il n'y a pas de topiques capables de guérir un chancre, si ce n'est ceux qui contiennent du mercure. Ce qu'il y a de plus remarquable encore, c'est que les partisans de l'une et l'autre opinion sont également impuissants à établir sur des faits la vérité de leurs assertions.

275. — Les derniers savent que les topiques mercuriaux ne font rien s'ils ne sont pas en même temps corrosifs, et s'ils ne peuvent pas agir comme tels sur la plaie ; car, alors, ils n'ont pas une action plus étendue que celle du mercure brut et n'atténuent pas le virus vénérien. Les premiers savent que leurs préparations sans mercure ont la propriété incontestable d'irriter les vaisseaux lymphatiques et de les disposer à l'absorption du virus syphilitique, lequel cause une diathèse générale que le mercure donné à l'intérieur peut seul guérir. Ces topiques causent beaucoup de douleur, sans produire aucun avantage évident. Jus-

qu'ici ces deux camps opposés se sont combattus, mais ils devraient maintenant sacrifier à l'amiable leurs erreurs respectives.

276. — La pierre infernale est dans cette hypothèse le moyen le plus sûr de répondre à toutes les indications. Elle coagule et détruit les liquides animaux à l'instant, et en causant une inflammation aussi légère que possible. Mais aussi, que de douleurs ne cause-t-elle pas ! Elle fait une eschare qui emprisonne le virus et l'empêche de se répandre au dehors ; quand cette croûte tombe, l'ulcère paraît net, il sèche et semble prêt à se guérir ; mais les glandes de l'aine commencent à devenir douloureuses, il se forme un bubon, précurseur de la syphilis constitutionnelle. D'autres fois, la guérison s'arrête, la douleur causée par le caustique empêche de nouvelles applications, la plaie se couvre de végétations qu'il est difficile de réprimer. Il arrive souvent que les effets de la cautérisation ne sont pas aussi simples ; alors les bords de l'ulcère s'élèvent et présentent des nodosités ; l'ulcère saigne légèrement, devient très douloureux, détruit rapidement les tissus qui l'environnent et prend l'aspect d'un chancre cancéreux.

277. — On cite des exemples de petits chancres qui ont été guéris exclusivement par des cautérisations répétées faites avec le nitrate d'argent ; et cela, sans donner lieu à la syphilis constitutionnelle. Simons prétend en avoir observé ; je dois convenir que je n'ai pas été aussi heureux lui. Toutefois, de semblables guérisons sont très rares, il pourrait être dangereux pour le système d'essayer de les compter.

278. — Cependant, quand la syphilis est traitée avec circonspection, il ne doit pas y avoir de suites fâcheuses. Le chancre doit disparaître sans laisser d'accidents

consécutifs, il est donc suffisamment prouvé que les caustiques sont des moyens cruels, qui agissant sur la source du virus vénérien, rendent générale (1) une affection qui était locale à son début, et par conséquent que cette méthode est plus nuisible qu'utile. Je ne crains pas d'en appeler ici à l'expérience des plus célèbres praticiens.

279. — Si l'ennemi est encore reconnaissable, je dois veiller sur lui, et rester certain qu'il n'est pas abattu. Il ne faut pas oublier que le déplacer de

(1) Girtanner prétend que l'absorption du virus, sous l'influence du traitement local, est extrêmement rare. J'avoue même que je ne pouvais en croire mes yeux lorsque j'ai lu cette phrase : « Parmi les chancres nombreux que j'ai traités exclusivement par des cautérisations locales, je n'ai rencontré que deux cas dans lesquels la syphilis constitutionnelle a succédé à la disparition de l'ulcère primitif. » Ce nombre est vraîment incroyable; il ne pourrait s'expliquer qu'en accordant au sel ammoniac caustique dont se sert notre auteur une vertu spécifique (que je n'ai pas eu occasion de vérifier). Dans cette hypothèse même, le chiffre des succès serait énorme, si l'on songe qu'au milieu d'un traitement dans lequel on emploie à l'intérieur les meilleures préparations mercurielles, il est rare que la syphilis secondaire ne paraisse pas quand le chancre a été détruit par des applications locales. Je ne comprends pas pourquoi Girtanner a ajouté : « En supposant que le virus vénérien puisse être absorbé, le mercure ne pourrait ni empêcher cette action, ni s'opposer au développement de la diathèse. » Le mercure n'empêche *jamais* la syphilis constitutionnelle, cela est vrai ; mais il la guérit quand elle existe ; il n'atténue pas le virus latent, mais bien celui qui montre sa puissance au grand jour. Est-il possible de soutenir, du reste, que ce virus est plus latent dans le chancre idiopathique que dans l'ulcère secondaire ? comme si ce virus ne déployait pas sa puissance dans la production du chancre primitif. Dans quel embarras ne se trouve pas cet auteur avec son eau de chaux et sa solution de sel ammoniac caustique employée contre le phimosis! Je suis convaincu que cet écrivain abandonnerait bientôt ses préjugés, et retrancherait la plus grande partie du chapitre auquel j'ai fait allusion, s'il traitait pendant quelque temps les chancres avec le mercure soluble donné jusqu'à la production d'une fièvre mercurielle. Il verrait qu'il n'y a pas de traitement externe capable de guérir aussi facilement, aussi sûrement et aussi vite.

quelque recoin impénétrable ne peut pas s'appeler guérir.

280. — Parmi ces prétendus moyens de cicatriser les plaies en les cautérisant (1), il n'y en a pas un, depuis le calomel jusqu'au sulfate de cuivre, depuis le nitrate d'argent jusqu'à l'eau blanche, il n'en est pas un qui ne puisse en même temps faire contracter les vaisseaux et exciter les vaisseaux lymphatiques à l'absorption, de sorte que, après le traitement local du chancre, la maladie se trouve généralisée. N'est-il donc pas possible de trouver un moyen de guérir sûrement un chancre sans s'exposer à voir paraître à sa suite une syphilis constitutionnelle ?

281. — L'embarras où l'on se trouve quand un chancre est caché sous un phimosis, montre combien il est difficile de se fier à la cautérisation dans la pratique ordinaire. L'opération étant souvent douteuse dans son résultat, le malade la repousse presque toujours.

282. — Mais, dira-t-on, il est possible de traiter un chancre par des applications locales et par l'administration du mercure donné en même temps à l'intérieur. Sans doute, cela se fait ; c'est même une preuve de l'insuffisance des premiers moyens ; peut-être aussi l'expérience a-t-elle montré qu'on pouvait ainsi pallier les inconvénients du traitement local. Il est assurément très louable d'essayer de détruire les effets du virus vénérien répercuté (effets très fréquents et très funestes), en introduisant dans l'organisme une quantité d'autant plus forte de mercure ; mais il ne serait pas moins

(1) C'est à peine si la glace fondante, qui agit sur les plaies sans les cautériser, fait exception ici ; l'irritation qu'elle engendre est pourtant toute mécanique ; mais elle n'a pas été appliquée encore au traitement du chancre.

vrai de renverser les termes de cette proposition et de dire qu'il faut corriger les effets du traitement mercuriel ordinaire, en appelant les caustiques à son secours, quand on veut détruire un chancre dans un temps raisonnable.

283. — Mais comment reconnaître que cette double attaque a terrassé l'ennemi? On me répondra sans doute: 1° à ce que le mal local a disparu, à la guérison du chancre; 2° à ce que le mercure a été donné à dose suffisante pour produire la salivation; 3° on ajouterait enfin, que si les symptômes de la syphilis constitutionnelle se montraient malgré tout, il faudrait recommencer un nouveau traitement mercuriel.

284. — La première raison montre l'incertitude de l'observation ; la seconde est insuffisante ; car il y a des malades dont les gencives sont facilement attaquées par le mercure, et d'autres auxquels la plus forte dose de métal ne peut donner la salivation tant que l'organisme n'a pas été affaibli, et chez lesquels, par conséquent, le virus vénérien ne pourrait être détruit. Le premier caractère ne signifie rien, parce qu'un chancre peut disparaître quand des applications locales irritantes ou caustiques ont répercuté le virus. Dans ce cas, une feuille de papier brouillard serait quelquefois suffisante pour guérir un ulcère vénérien primitif.

285. — Il ne faut pas oublier les inconvénients qui accompagnent l'usage des différentes préparations mercurielles, et le danger de celles que l'on administre pendant longtemps sans pouvoir provoquer la salivation. L'usage du mercure, longtemps continué sans effet du côté des gencives, porte à l'organisme une atteinte dont il ne se relève jamais.

286. — Peut-on trouver une méthode plus douce et

plus sûre de guérir un chancre? je l'ai toujours cru. Une telle méthode ne manquerait pas de détrôner toutes celles qui l'ont précédée, elle devrait être vénérée par les malades et les médecins. J'espère pouvoir l'établir ici; mais je crains que le préjugé ne s'oppose à son admission.

CHAPITRE III. — TRAITEMENT DU CHANCRE SIMPLE.

287. — Je serai très court sur ce sujet, ne voulant pas me laisser entraîner en ce moment à parler du traitement mercuriel qui pourrait être le meilleur contre la syphilis constitutionnelle. Je me bornerai donc à décrire la manière de guérir un chancre, ce qui peut être réduit à la formule suivante : Il faut donner le mercure soluble à doses croissantes, jusqu'à ce qu'il ait engendré une fièvre mercurielle et guéri le chancre, sans le secours d'aucune application locale. Il faut, dans les cas ordinaires, de six à quatorze jours pour arriver à ce résultat.

288. — Je dois dire ce que j'entends par fièvre mercurielle et par guérison d'un chancre. Du reste, le mode d'emploi du mercure dans le traitement des ulcères vénériens primitifs est exactement le même que pour la syphilis constitutionnelle ; on le trouvera décrit aux paragraphes 614-635 auxquels je renvoie. On y trouvera le détail des précautions qu'il faut observer pour éviter tous les accidents et tous les dangers d'un traitement mercuriel.

289. — Je ne rechercherai pas si l'extinction du virus syphilitique par le mercure (1) est un effet purement

(1) L'hypothèse de la division mécanique du virus par les globules mercuriels est absolument controuvée, d'autant mieux qu'elle présente la salivation, qui est toujours dangereuse, comme le seul moyen d'arriver

chimique (1) ou, comme on le dit, le résultat d'une *neutralisation*, absolument comme pour l'acide sulfurique, dont l'énergie est neutralisée par un sel de plomb, et pour l'arsenic dont le soufre détruit la puissance toxique; ou bien si, comme on le prétend, ce métal agit sur l'irritation spécifique dont l'organisme se trouve être atteint. — Cette action doit être, du reste, bien distinguée de celle que l'usage prolongé du mercure peut amener, sans atténuation du virus syphilitique, laquelle se caractérise par la faiblesse, le tremblement chronique, etc. Ce qu'il y a de positif, c'est que la destruction du virus n'est indiquée ni par l'absorption d'une masse considérable de mercure donnée dans un temps très court, comme on l'a cru, ni par la salivation dont l'effet curatif est très limité, ni par les effets purgatifs que le métal peut développer en quelques cas; en un mot, que la cause de la maladie n'est entraînée ni par la salivation, ni par la diarrhée, ni par les sueurs (comme Sanchez le pense), ni même par un flux d'urine; mais que la guérison dépend bien plus d'une modification spécifique de l'organisme à laquelle on peut, je crois, donner le nom de *fièvre mercurielle*. Il arrive parfois que cet état fébrile s'accompagne de symptômes du côté de la bouche, mais ceux-ci sont toujours passagers.

290. — Le malade se plaint d'avoir un goût métalli-

au but; hypothèse qui renverse les bons effets de quelques grains de mercure doux et de sublimé employé contre la syphilis invétérée et les symptômes vénériens légers.

(1) Harrison, répétant l'expérience de Swédiaur, dit avoir inoculé du pus emprunté récemment à un chancre, et exactement mêlé par Pleuck avec du mercure, sans avoir jamais pu produire ni chancre ni syphilis générale. Cependant cet essai fut tenté sur des sujets sains, mais de constitutions diverses et sur différentes parties du corps.

que dans la bouche, de sentir continuellement une mauvaise odeur ; il éprouve des borborygmes non douloureux, mais que l'on entend à distance, son teint devient terreux, le nez se pince, un cercle bleu se forme autour des yeux, les lèvres sont blanches ; enfin, le malade accuse un frisson continuel qui va toujours en augmentant et envahit peu à peu les parties les plus profondes. Le pouls est petit, dur, et très fréquent. Le sujet a une tendance continuelle à vomir, ou du dégoût pour tous les aliments, surtout pour la viande ; une céphalalgie déchirante et pressive, qui se fait sentir de préférence à l'occiput et à la racine du nez. Le nez, les oreilles, les mains et les pieds sont froids. Il y a de la soif et de la constipation. Le sommeil est troublé par des rêves effrayants, mêlés de petites sueurs. L'abattement est extrême ; il y a de l'agitation et une oppression anxieuse telle, que le malade croit n'avoir jamais rien enduré de semblable. — Les yeux sont brillants, comme remplis d'eau, il y a un enchifrènement continuel ; les muscles du cou sont roides comme dans le rhumatisme ; la langue est couverte d'un enduit blanc. Lorsque tout va bien, il arrive au malade un malaise douloureux en avalant, une douleur vive à la base de la langue, de chaque côté de la bouche ; les dents lui semblent molles et branlantes ; la gencive se retire vers la racine de la dent, devient fongueuse, rouge, sensible et gonflée ; les amygdales et les glandes sous-maxillaires se tuméfient ; l'haleine prend une odeur rance toute spéciale, sans que la sécrétion salivaire paraisse augmentée, et sans qu'il y ait ni diarrhée ni sueurs profuses. La durée la plus longue de l'état aigu de cette fièvre paraît être de quatre jours, et la crise consiste exclusivement dans la disparition durable des symptômes vénériens et la complète extinction du virus. Tel est le tableau d'une fièvre mercurielle complète et favorable.

291. — Pour que le virus vénérien soit détruit, il faut exciter un mouvement fébrile assez intense pour combattre la ténacité de la maladie. C'est de la force de ce mouvement et non de la quantité des évacuations que dépend la guérison. Si la fièvre est faible ou presque imperceptible, des sueurs profuses, des urines abondantes et ammoniacales, une diarrhée accompagnée de coliques, une salivation portée jusqu'au point de faire cracher au malade dix livres de liquide par jour, pourraient bien diminuer pour un moment les symptômes vénériens, mais ceux-ci ne tarderaient pas à reparaître; non pas parce que ces évacuations sont trop abondantes, mais parce que la fièvre était trop faible. Ces évacuations survenant au milieu d'une fièvre mercurielle, doivent être considérées comme nuisibles, en raison de la faiblesse qu'elles amènent; car elles ne s'opposent pas à la guérison de la syphilis, si le mouvement fébrile est assez marqué pour la produire; mais elles ne la favorisent pas non plus. Si l'on diminue les évacuations, comme j'ai recommandé de le faire à propos de la syphilis constitutionnelle, on augmente la fièvre dans la même proportion, et l'on évite au malade de perdre ses forces.

292. — Pendant qu'on administre le mercure soluble pour guérir un chancre, il faut laver celui-ci avec de l'eau tiède, ou bien n'y pas toucher.

293. — Pendant que l'état morbide, auquel je donne le nom de fièvre mercurielle, suit son cours, le chancre commence par prendre l'aspect d'une plaie simple, cela sans le secours d'aucune application locale, et il guérit en peu de jours, c'est-à-dire qu'il se forme

une cicatrice d'une consistance et d'une couleur normales, sans qu'il apparaisse aucun signe de vérole constitutionnelle, sans que les glandes de l'aine se tuméfient ou deviennent douloureuses. La cicatrice est tout d'abord un peu plus rouge que les tissus voisins, elle est un peu proéminente lorsque le chancre est très ancien ; mais ces deux caractères disparaissent bientôt. Le plus souvent l'ulcère est cicatrisé avant que la fièvre mercurielle ait complétement disparu. Il est peu important pour le traitement que le chancre soit unique ou multiple, large et ancien ou petit et récent, pourvu que la fièvre soit assez intense et complétement développée (§ **290**).

CHAPITRE IV. — DU PHIMOSIS ET DU PARAPHIMOSIS.

294. — Le phimosis est un accident assez rare de la blennorrhagie, lorsque le prépuce n'est pas naturellement étroit. Dans ce dernier cas, en effet, la matière de l'écoulement pénétrant entre le gland et lui amène facilement de l'inflammation ou des chancres.

295. — Ce symptôme paraît en général lorsqu'il existe un ou plusieurs chancres à la face interne du prépuce où ils causent de l'inflammation. Le tissu cellulaire, se trouvant irrité, se gonfle, s'épaissit, et même quand il n'y a pas d'autres causes étrangères (comme la marche, la danse, l'équitation, le coït, l'onanisme, les boissons irritantes, les épices), une constitution très irritable suffit pour donner à cette phlegmasie l'apparence érysipélateuse.

296. — On voit alors le prépuce former une tumeur brillante, transparente (1), enflammée, très tendue et

(1) Sa teinte est pâle. Girtanner prétend que le danger causé par cet accident n'est pas très grand; je crois qu'il a raison.

douloureuse. Cette tuméfaction cache le gland, empêche de retirer le prépuce et rend impossible de mettre le chancre à nu pour le traiter localement. Le méat urinaire étant très comprimé, la miction est difficile. Tel est le groupe de symptômes auquel on donne le nom de phimosis.

297. — Le pus sécrété par l'ulcère coule sous cette tumeur, augmente le gonflement, l'irritation et l'inflammation ; si l'on n'y porte pas remède, il finit par perforer le prépuce et s'ouvrir un chemin au dehors. Parfois, l'ouverture de cet abcès est assez large pour que le gland puisse s'y engager, faire en quelque sorte hernie, tandis que le prépuce forme du côté opposé une tumeur consistante.

298. — Cette complication arrive plus facilement si, comme on le voit souvent, le prépuce est naturellement étroit et que, dans l'état normal, il soit impossible de le retirer derrière le gland.

299. — Si le prépuce est habituellement retiré en arrière du gland, et que dans cette position il y vienne un chancre qui s'enflamme, le résultat peut être un *paraphimosis*, accident toujours dangereux. Il peut naître encore, lorsqu'on retire en arrière du gland le prépuce rétréci et enflammé, bien qu'on sache qu'il sera impossible de le ramener à sa position normale, ou bien quand on retire le prépuce couvert d'un chancre, dans le but de panser cet ulcère ou ceux qui se trouvent sur le gland lui-même, et qu'on le laisse dans cette position jusqu'à ce que l'inflammation et le gonflement empêchent de le ramener sur le gland. Le coït amenant des circonstances analogues produit aussi le même résultat.

300. — Il est facile de voir que des symptômes graves

peuvent naître de l'existence du phimosis ; d'abord le prépuce se trouve comprimé à cause du gonflement et de la tension de ses tissus; les vaisseaux sanguins du gland étant aplatis à leur tour, la circulation y est gênée, quelquefois interrompue, et la gangrène peut en être la conséquence. Le bourrelet formé par le prépuce se trouve en outre exposé à toutes les irritations extérieures.

301. — La gangrène s'étend souvent aux corps caverneux.

CHAPITRE V. — TRAITEMENT DU PHIMOSIS ET DU PARAPHIMOSIS.

302. — Comme les chancres sont la cause la plus fréquente de ces accidents, il ne faut pas, quand cette disposition existe, insister sur les moyens externes (1); l'important est de recourir le plus promptement possible à l'usage interne (2) du médicament essentiel, du mercure soluble, afin de détruire le virus aussi promptement que possible.

303. — Aussitôt que la fièvre mercurielle commence, ce qui arrive le second, le troisième, ou, au plus tard, le quatrième jour, le phimosis disparaît avec le gonflement inflammatoire que le virus chancreux avait amené. Ce virus, et la rougeur érysipélateuse qui entoure le chancre, sont détruits en effet par la réaction causée par l'ébranlement fébrile. Dans le paraphimosis, la

(1) Le mercure soluble s'est montré très efficace, alors même que la gangrène était imminente et que les applications locales les plus énergiques avaient été employées.

(2) Dans les cas ordinaires, il faut commencer par un demi-grain de mercure soluble ; augmenter la dose d'un grain toutes les douze heures, jusqu'à l'apparition de la fièvre médicinale. Il est bon de mêler la préparation mercurielle avec la moitié de son poids d'opium.

fièvre mercurielle atteint aussi son but, qui est de guérir le chancre.

304. — Je disais, en m'occupant de l'effet des applications locales, qu'il devait en être ainsi; car, en attendant que le mercure soluble ait déployé son effet, quelque rapide qu'il soit, il faut éloigner le danger qui menace le malade en appliquant, aussi vite que possible, les moyens locaux les plus énergiques.

305. — En général, quand il existe un phimosis ou un paraphimosis inflammatoires, il faut prescrire le repos le plus complet, ordonner au malade de se coucher sur les côtés, sur un matelas de crin, ou au moins sur un matelas dur, dans une chambre fraîche, en ayant sur soi des couvertures légères. Il est aussi très important d'éviter les passions excitantes, ainsi que les boissons spiritueuses et les épices.

306. — Dans le phimosis, on peut injecter entre le gland et le prépuce du lait tiède dans lequel on a fait infuser un centième de safran. On arrive ainsi à enlever le pus irritant qui resterait en contact avec les surfaces et à l'atténuer; on évite également la formation d'un abcès qui s'ouvrirait au dehors, après avoir perforé le prépuce. On pose quelques sangsues à la base du gonflement, et on les laisse saigner suffisamment. On applique aussi des cataplasmes émollients, chauds; mais parfois ils sont nuisibles, parce qu'ils engourdissent la partie malade et ne s'opposent plus à l'afflux du sang, de sorte que le gonflement et l'inflammation augmentent. Il vaut mieux, dès que les sangsues sont tombées, recouvrir les parties malades avec des compresses trempées dans de l'eau glacée où l'on a fait dissoudre un cinquantième d'extrait de Saturne et un cinquantième

de teinture d'opium; ces compresses doivent être renouvelées à chaque minute. Quelques bains de pieds peuvent être également utiles.

307. — L'important est de ne pas négliger la constriction que le prépuce fait éprouver au gland. A cet effet, dès que les sangsues sont tombées, on passe aux applications froides, ou bien on plonge la verge aussi souvent que possible dans le mélange dont j'ai donné la formule. Au bout de quelques heures, lorsque la plus grande partie de l'inflammation a disparu, on prend le gland à pleine main, on essaie, par de douces pressions, à le débarrasser du sang qui l'engorge, et lorsqu'on a ainsi réduit son volume, on saisit le prépuce entre le pouce et l'index de chaque main, et l'on essaie de le ramener en arrière, même en déployant quelque force. Cette opération est presque toujours possible alors.

308. — C'est seulement après avoir tenté cette manœuvre sans succès, à plusieurs reprises, qu'il est permis de pratiquer l'opération. Afin de ne jamais s'y décider avant d'avoir eu recours à tous les autres moyens, il faut se rappeler que cette opération est rarement applicable parce qu'elle exige beaucoup de soin et présente de grandes difficultés, en ce sens qu'elle augmente encore l'irritation, prédispose à la gangrène, et surtout parce que le malade s'y décide rarement en temps opportun. Elle est surtout préjudiciable dans la gonorrhée, parce que le pus se trouvant en contact avec la plaie y développe des chancres.

309. — Lorsque l'opération est absolument indispensable, il faut la pratiquer de la manière suivante : On introduit la pointe d'un bistouri courbe à la base de la partie du prépuce qui est le plus gonflée, et qui s'oppose le plus aux mouvements de ce repli, et on l'incise dans

un quart ou un tiers de sa longueur. Dans cet état, et afin d'éviter le retour de l'étranglement, on retire le prépuce et on le laisse dans cette position jusqu'à la fin du traitement.

310. — Mais d'ordinaire quand une fois on a remis le prépuce dans sa position, il faut le faire souvent glisser sur le gland en avant et en arrière, pendant qu'on s'occupe de traiter le chancre avec le mercure et de faire cicatriser la plaie. Par ce moyen on évite qu'il se fasse des adhérences entre le gland et le prépuce, que celui-ci ne se resserre au moment de la guérison, ce qui causerait un nouveau phimosis. Ce double mouvement du prépuce sur le gland est nécessaire aussi quand le chancre commence à se guérir sous l'influence du mercure, et qu'on peut l'exécuter, parce qu'à ce moment le prépuce et le gland peuvent s'attacher l'un à l'autre. Si l'œdème persiste après l'opération, il faut le combattre par une forte solution d'un sel de plomb ou par une infusion d'écorce de chêne.

311. — Lorsque le paraphimosis a déjà amené la gangrène, il faut recourir aux moyens les plus prompts. La préparation suivante a, pour ainsi dire, une action instantanée, au moins le mieux se montre-t-il de minute en minute. On fait bouillir pendant cinq heures une once d'écorce de chêne avec deux livres d'eau courante, de manière à réduire ce mélange à ne plus peser qu'une livre, on le fait passer à travers un linge de toile ; on met ce résidu dans quatre onces de vin blanc, on le passe et l'on mêle les deux liquides ainsi obtenus ; on trempe alors du linge fin dans ce décocté et on l'applique sur les parties malades en ayant soin de le renouveler toutes les deux heures. J'ai remarqué qu'au bout de cinq heures toute odeur de gangrène avait disparu par ce procédé. A

partir de ce moment, l'eschare commence à se détacher, et elle est éliminée au bout de quatre jours avec une suppuration de très bonne nature. Les moyens mécaniques ne doivent pas être négligés non plus ; l'incision du prépuce sera pratiquée, s'il en est temps encore. Les applications froides peuvent être aussi appliquées avec avantage, lorsqu'après l'opération, le prépuce a formé un paraphimosis (§ 309).

CHAPITRE VI. — DU CHANCRE CHEZ LA FEMME.

312. — Il est possible de s'assurer chez la femme de la vérité de l'opinion émise par Hunter, à savoir que le virus spécifique de la syphilis mis en contact avec une surface sécrétante non recouverte d'un épiderme produit la blennorrhagie, tandis qu'il engendre le chancre s'il est porté sur une région recouverte d'un épiderme, et par conséquent sèche. On n'observe, en effet, aucun chancre dans les parties génitales de la femme, là où l'épiderme manque.

313. — Les ulcères qui peuvent se montrer dans le cours d'une blennorrhagie sur quelque point du vagin sont très différents des chancres. Ils ont pour siége le pli qui sépare les grandes lèvres des petites, reposent sur un fond dur et enflammé, pénètrent profondément dans l'épaisseur de la lèvre. Il est probable qu'ils y occupent quelque glandule muqueuse dont il est important de dilater le conduit excréteur toujours fort étroit. Ces ulcères donnent lieu à un écoulement muqueux qui persiste jusqu'à leur guérison. Ils ressemblent à ces ulcères qui se forment chez l'homme au niveau des glandes muqueuses du canal de l'urètre, pendant une gonorrhée. Ceux-ci ayant revêtu le caractère syphilitique

en raison de l'absorption du pus de la gonorrhée, ne peuvent être guéris sans mercure, ce qui leur donne une grande ressemblance avec les autres.

314. — Les chancres (1), au contraire, ont pour siége habituel cette partie des organes génitaux de la femme, où il y a un épiderme; et surtout le point où cet épiderme commence à se fondre avec la muqueuse. Chez les femmes qui ne font pas métier de leur corps, c'est sur le bord libre des grandes lèvres qu'on les trouve, plus rarement à la fourchette et sur le clitoris; enfin, chez les sujets qui ont la peau très fine, on les rencontre à la face externe des grandes lèvres, au mont de Vénus, à l'anus et au périnée. Chez les filles publiques, les chancres se retrouvent profondément dans le vagin, aux petites lèvres, etc. Quand un large chancre existe sur une des lèvres, celle ci gonfle beaucoup.

315. — Les chancres qui naissent sur les parties extérieures du corps, là où l'épiderme est plus épais, au mont de Vénus, au périnée, etc., ressemblent tout à fait à ceux qui viennent chez l'homme sur la peau de la verge et sur le scrotum. Ils sont recouverts comme ces derniers d'une croûte épaisse, qui est bientôt remplacée par une plus large, quand la première vient à tomber; ces chancres sont douloureux.

316. — Cette dernière espèce de chancres se forme lorsque le pus de quelque autre ulcère vient contaminer des parties humides, et lorsque ce contact répété irrite ces régions et étend la maladie jusqu'aux points où l'épiderme est plus épais. Telle est la marche de la maladie, quand il s'agit de chancres de l'anus et du périnée.

(1) Chez les femmes, les chancres ont la même nature et le même aspect que chez les hommes.

317. — La structure plus simple et plus lâche des organes génitaux de la femme, surtout des parties où le chancre peut se former, ne permet pas qu'ils soient accompagnés de symptômes aussi graves que chez l'homme, dont les parties sexuelles sont bien plus compliquées.

318. — Les femmes sont exposées aussi à voir paraître des chancres sur les mamelons, lorsqu'elles nourrissent des enfants qui sont porteurs d'ulcères syphilitiques des lèvres. Ces ulcères rongent rapidement les tissus qui les entourent ; ils peuvent même détruire les mamelons si l'on ne s'oppose pas à leurs ravages en administrant le spécifique antivénérien.

CHAPITRE VII. — TRAITEMENT DES CHANCRES CHEZ LA FEMME.

319. — Comme les parties génitales de la femme ne sont pas aussi étroites que celles de l'homme, on n'observe pas dans le traitement de la syphilis primitive d'accidents aussi graves que chez celui-ci.

320. — Le traitement externe se borne encore ici à l'application locale de médicaments caustiques, astringents ou irritants, parmi lesquels il faut compter le précipité blanc, l'extrait de Saturne, les dissolutions de sublimé, etc. Ce traitement est aussi condamnable que chez l'homme, même beaucoup plus, parce que la surface absorbante est plus large et que les chancres sont souvent multiples. Les astringents et les caustiques, soit qu'on leur associe ou non le mercure, ont un même effet, c'est d'augmenter la force d'absorption des vaisseaux lymphatiques ; ce qui arrive surtout chez les filles publiques, en raison de leur genre de vie, et peut-être aussi parce que l'organisation de la femme est plus irritable que celle de l'homme. Les astringents (1) sont

(1) L'expérience a montré que parmi tous les moyens capables de

d'autant plus redoutables, qu'ils sont plus énergiques. Ces topiques causent, en outre, une multitude d'accidents ; ils transforment les chancres en ulcères rongeants ou végétants, en fics, etc.

321. — Il faut donc abandonner cette mauvaise pratique, laisser le chancre sans pansement ou ne mettre dessus que des moyens indifférents (1) pendant que l'on poursuit la cure avec les préparations mercurielles données à l'intérieur.

322. — Le traitement interne est beaucoup plus embarrassant que chez l'homme. Il ne faut pas qu'il soit trop prolongé et qu'on y emploie une trop grande quantité de mercure (2).

323. — Cette méthode vicieuse sera aisément abandonnée si l'on peut recommander une meilleure préparation de mercure. Depuis longtemps, j'ai reconnu que le mercure soluble était encore plus nécessaire (3) pour

favoriser l'absorption du virus vénérien, les sels de plomb sont les plus actifs, par conséquent les plus redoutables.

(1) André ne veut pas qu'on mette autre chose sur le chancre que de l'eau tiède, lorsqu'on applique son traitement altérant.

(2) André et plusieurs autres auteurs veulent qu'on administre le mercure à l'intérieur pendant neuf ou dix semaines, avant d'être certain que la guérison des chancres est complète et que tout le virus a été détruit. Cette assertion est très difficile à soutenir, si l'on emploie concurremment les applications locales ; car dans ce cas, si le chancre est guéri localement, le signe pronostique, c'est-à-dire la libre guérison du chancre, manque tout à fait. De plus, le peu d'énergie et l'action incertaine de leurs préparations font qu'on est obligé de donner *une énorme quantité de mercure*, et d'en continuer l'usage pendant longtemps ; ce qui n'est pas toujours couronné de succès, mais ce qui cause à l'organisme un préjudice évident.

(3) Une fille publique, qui avait un bubon depuis plusieurs jours et des chancres multiples, datant de plusieurs années, sur le bord libre des grandes lèvres, chancres dont le plus large avait 5 lignes de diamètre, prit 3 grains de mercure soluble en cinq jours, sans faire aucune application locale. La fièvre mercurielle fut violente et complète ; et quatre

la guérison des chancres de la femme que pour ceux de l'homme.

324. — Pour éviter les excrétions abondantes, qui sont la conséquence ordinaire de l'emploi du mercure (§ 591), à savoir, la salivation, la diarrhée, etc., j'ai soin de commencer par une très petite dose de ce médicament, afin de passer ensuite à une plus forte, pour que la fièvre mercurielle commence du quatrième au septième jour, à partir du début du traitement. Cette fièvre une fois développée, je cesse le médicament et je fais panser l'ulcère avec de l'eau ou du lait tiède. Un intervalle de dix à trente jours suffit alors à la guérison.

325. — Si le chancre s'étend beaucoup et qu'il pénètre profondément dans le vagin, il faut remplir celui-ci avec un tampon de charpie, afin d'éviter qu'il ne se rétrécisse pendant la cicatrisation.

326. — Quand il existe des chancres sur le mamelon, il faut se conduire comme précédemment, c'est-à-dire employer seulement les moyens internes, sans rien faire à l'extérieur; seulement il faut amener la fièvre mercurielle aussi vite que possible, ne perdre aucun moment, afin de prévenir la destruction parfois si rapide des parties molles par l'ulcère virulent.

CHAPITRE VIII. — TRAITEMENT DES ACCIDENTS QUE PEUT ENGENDRER UN TRAITEMENT VICIEUX DES CHANCRES.

327. — Le phimosis chronique, qui persiste souvent après la guérison du chancre, et qui est l'effet du rétrécissement et de l'augmentation d'épaisseur du prépuce,

jours plus tard, quand la céphalalgie et la fièvre eurent cessé, les chancres et le bubon disparurent complètement. Depuis six mois, cette femm est délivrée de toute espèce de symptômes.

augmente avec le temps, surtout si l'ouverture qu'il laisse n'est pas suffisante pour laisser passer le jet d'urine dans toute sa largeur. Ce phimosis peut devenir squirrheux et être, dans la suite, la cause d'une foule de souffrances.

328. — Pour guérir cette infirmité, on saisit la portion du prépuce qui dépasse le gland et qui est épaissie, puis on la coupe, en ayant le soin de ne pas blesser le gland. Pendant que la plaie se guérit, il faut faire glisser souvent le prépuce sur le gland, afin d'éviter que la cicatrice n'amène encore du rétrécissement.

329. — Si l'induration a envahi toute l'épaisseur de ce repli, on le coupe entièrement, ou bien on applique une ligature sur le point le plus propice, pour que le malade puisse continuer à se livrer au coït.

330. — Hunter admet l'existence d'une espèce de chancres particulière, laquelle est le résultat de chancres primitifs mal traités. Voici leurs caractères : 1° ils ne paraissent que chez des sujets qui ont eu auparavant, à un intervalle de quatre à huit semaines, des chancres simples, idiopathiques ; 2° ils ne naissent jamais sur la cicatrice de l'ancien ulcère, mais dans les parties solides qui l'environnent ; 3° ils ne s'étendent ni aussi vite ni aussi loin que les ulcères primitifs ; 4° ils ne sont ni aussi douloureux ni aussi enflammés ; 5° ils ne reposent pas sur un fond dur et n'engendrent jamais de bubons.

331. — Les chancres qui ont été transformés en ulcères rebelles par suite d'une trop longue administration du mercure, et peut-être aussi d'un traitement local mal dirigé, sont d'une nature toute différente. Ces ulcères sécrètent un ichor clair et âcre, sont très sensibles et très douloureux ; leurs bords sont très élevés, violets et

durs. En un mot, ils ont l'aspect d'anciens ulcères scrofuleux et sont de la même nature.

332. — Le virus vénérien n'est cependant plus la cause qui les entretient. Le mauvais usage du mercure et d'autres moyens affaiblissants met le corps dans une disposition scrofuleuse et dans un état cachectique tels que ces ulcères ne guérissent pas tant que cet état diathésique n'est pas amélioré.

333. — Si l'on revient au mercure, ces ulcères s'aggravent d'une manière évidente. Les antidotes les plus puissants de cette cachexie sont les bains froids, l'air de la campagne, le china, l'opium (1), l'exercice corporel, le sel ammoniac et les toniques locaux.

334. — Quand il existe chez le malade une disposition naturelle à la faiblesse, aux maladies nerveuses, aux érysipèles, les chancres, qui ont par eux-mêmes une grande tendance à produire l'inflammation, s'aggravent quand on les traite par des applications locales irritantes ou par l'usage excessif du mercure trop longtemps continué. On voit alors l'organisme arriver à un tel état d'irritabilité, que des chancres déjà guéris causent des inflammations violentes des organes génitaux, inflammations qui amènent des symptômes dangereux qu'on a souvent confondus avec le cancer de la verge.

335. — Le gonflement du membre viril est considérable, sa chaleur extrême, sa couleur d'un rouge foncé. La suppuration s'infiltre rapidement sous la peau qui recouvre le pénis et dans l'épaisseur du prépuce; des abcès s'ouvrent çà et là. Il n'est pas rare que le gland soit détruit en tout ou en partie, ainsi que le canal de

(1) C'est dans de semblables circonstances que Turnbull a retiré de très grands avantages de l'application externe d'une solution d'opium sur le chancre même.

l'urètre. Souvent même les parties génitales tout entières sont disséquées ou détruites par la suppuration, quand celle-ci n'est pas promptement limitée.

336. — Le mercure est encore nuisible dans cette circonstance. Les meilleurs moyens à employer sont : le china donné à l'intérieur à doses souvent répétées, le sel alcali volatil et l'opium, et aussi une forte décoction d'écorce de chêne refroidie avec de la glace (et fortement additionnée d'opium quand ce médicament est encore indiqué). Il faut mettre sur les parties malades des compresses trempées dans ce liquide et renouvelées toutes les heures ou toutes les demi-heures. Une fois que le danger est éloigné et que l'ulcère tend à se guérir, il faut, pour éviter toute rechute, combattre la faiblesse et l'irritabilité par des moyens appropriés.

337. — Les chancres qui ont été aggravés par l'application funeste de substances caustiques changent rapidement d'aspect. Leurs bords s'élèvent, deviennent sensibles et sont douloureux, saignent facilement, rongent les tissus qui les environnent et s'entourent de nodosités; ils ont ainsi l'aspect de véritables ulcères cancéreux. Il faut les traiter énergiquement. On lave les parties malades avec de la teinture d'opium étendue de dix à trente fois son poids d'eau; on donne à l'intérieur l'écorce de chêne et l'opium, jusqu'à ce que la douleur commence à disparaître. Lorsque le chancre devient d'une meilleure nature, on se borne à le panser avec des corps gras : du beurre de cacao ou avec un jaune d'œuf, du baume du Pérou, etc. Ces moyens suffisent d'ordinaire à la guérison, lorsque le virus vénérien a été détruit par les préparations mercurielles convenables.

338. — On a coutume d'arrêter avec l'huile de térébenthine les hémorrhagies violentes que peuvent pro-

duire les chancres, lorsque le virus n'est pas détruit et que l'on a fait tomber les croûtes artificiellement ou naturellement. Dans beaucoup de cas l'usage de l'opium à l'intérieur est un très bon palliatif, surtout lorsqu'une irritation nerveuse générale ramène l'hémorrhagie.

339. — Les végétations qui succèdent aux chancres traités par des moyens locaux appartiennent à la catégorie des fics, dont j'aurai à parler bientôt.

CHAPITRE IX. — DES VERRUES ET DES VÉGÉTATIONS VÉNÉRIENNES.

340. — On est si peu d'accord sur la nature des végétations et sur la place qu'il convient de leur assigner dans le tableau de la syphilis, qu'il me sera permis, je pense, de ne pas les considérer comme appartenant à la syphilis constitutionnelle, mais de les ranger parmi les symptômes vénériens primitifs et idiopathiques.

341. — Ils ne paraissent pas, il est vrai, comme la gonorrhée et le chancre, aussitôt après la contagion, mais bien plutôt au moment où les bubons se forment. Ils ont aussi la propriété de fournir un pus capable d'être inoculé (1), comme celui du bubon, et de produire exclusivement un des symptômes propres à la syphilis.

342. — Leur caractère contagieux et l'impossibilité de les guérir autrement qu'avec du mercure donné à l'intérieur, ce que j'ai souvent observé lorsque ces végétations n'étaient pas de nature cornée, réfutent complétement l'opinion de Hunter, qui considérait ces excroissances comme des suites de la syphilis, et non comme des symptômes primitifs de cette maladie.

343. — Ce qu'il y a de démontré, c'est que les végé-

(1) André a vu une fille publique contracter une blennorrhagie en ayant des rapports avec un homme qui portait une végétation sur le gland.

tations ne succèdent pas immédiatement au contact, mais bien à un chancre négligé ou mal traité. D'ordinaire, c'est lorsqu'un chancre a été traité d'une manière exclusive par des topiques irritants ou astringents (1), qu'il se modifie avant que le virus ait été anéanti. Peu à peu l'ulcère change d'aspect, son tissu irrité se boursoufle; au moins je n'ai jamais observé aucun accident de ce genre lorsque le chancre était traité par ma méthode, c'est-à-dire par l'emploi du mercure à l'intérieur, sans aucun moyen local. On est donc en droit de considérer les végétations comme étant le résultat de la transformation d'un chancre, tout comme la gonorrhée secondaire est le résultat de la blennorrhagie primitive.

344. — Les végétations ont pour siége les mêmes régions que le chancre, le prépuce, le gland, le clitoris, le méat urinaire, les grandes lèvres, etc.; elles sont plus fréquentes encore aux régions où l'épiderme est plus épais : à l'anus, au périnée, aux bourses, etc.

345. — Leurs formes sont différentes : les unes sont plates, pédiculées, on les nomme *condylomes;* ou bien elles sont allongées et en forme de crêtes de coq ; ou bien encore elles sont composées de plusieurs élevures granulées et ressemblent aux choux-fleurs. De là vient qu'on leur a donné des noms variés d'après la ressemblance qu'elles pouvaient avoir avec des nœuds, des bulbes, des framboises, des mûres, etc. ; mais cette foule de dénominations n'implique pas de différence de nature. Ces variétés dépendent de circonstances accidentelles qui n'influent en rien sur le traitement. Ce qui est plus

(1) La force d'absorption des vaisseaux lymphatiques étant accrue par ces agents, explique pourquoi ces végétations s'accompagnent toujours de quelque symptôme de syphilis constitutionnelle.

intéressant, c'est de reconnaître leur nature et leur marche.

346. — Les végétations du prépuce, du gland, du clitoris, des grandes lèvres, sont en général plus dures que celles des autres parties, plus sèches. Souvent elles sont peu douloureuses, elles se flétrissent et disparaissent fréquemment d'elles-mêmes (surtout si le virus vénérien reprend son cours ordinaire); souvent aussi il arrive qu'elles s'enflamment et se transforment en ulcères rongeants.

347. — Il arrive souvent qu'un chancre traité par des moyens purement locaux végète très rapidement, soit sur les parties génitales de l'homme, soit sur celles de la femme, sans qu'il y ait aucune douleur.

348. — Les végétations de l'anus et du périnée se formant dans la rainure interfessière ou dans des plis de la peau, sont douloureuses et s'ulcèrent facilement. Alors leur sommet se gerce, et il suinte de ces fentes un ichor de mauvaise odeur. Une inflammation rapidement croissante et une douleur de brûlure accompagnent cette sécrétion jusqu'à ce que la végétation se soit ulcérée, qu'il se soit établi quelque fistule intestinale ou autre.

349. — On trouve sur ces mêmes parties des végétations dures et recouvertes d'une croûte, lesquelles s'enflamment aisément et causent de vives douleurs. Un traitement purement local, sans emploi de médicaments internes, les transforme bientôt en ulcères carcinomateux.

350. — Les excroissances non vénériennes chez les deux sexes se distinguent des végétations syphilitiques par les caractères suivants. Les premières ont leur pédicule adhérent à des tissus sains et mous; elles sont

formées d'une substance molle, sont sèches et rouges comme de la chair; aucun accident propre à la syphilis ne les a précédées, aucun symptôme de cette maladie ne les accompagne. Les secondes reposent sur une base indurée, sont enflammées, ont été précédées des symptômes primitifs de la syphilis, et sont accompagnées de quelques-uns des signes de la vérole constitutionnelle. De plus, il existe souvent des gerçures suintantes entre les végétations syphilitiques.

351. — Si les végétations existent seulement à l'anus, il faut, avant de les tenir pour vénériennes et de les traiter comme telles, faire grande attention aux signes diagnostiques que je viens de rappeler, et s'informer avec soin si elles sont réellement le résultat de la pédérastie, ou si elles n'auraient pas été engendrées seulement par un flux muqueux hémorrhoïdal ou leucorrhéique, qui viendrait irriter les tissus, comme il arrive si souvent, ou encore le reste de quelque nodosité ancienne.

CHAPITRE X. — TRAITEMENT DES VERRUES ET DES VÉGÉTATIONS.

352. — Lorsqu'on s'est bien assuré, par la considération des symptômes et des commémoratifs, de la nature vénérienne d'une végétation, il faut procéder à son traitement. Celui-ci se divise en deux parties : le traitement interne et le traitement externe.

353. — Comme ces excroissances reconnaissent pour causes toutes les circonstances que j'ai signalées comme devant faire exclure le traitement local des chancres, il est évident qu'on ne peut jamais recourir aux moyens locaux (1) dont il aurait été fait précédemment usage.

(1) Ces moyens amèneraient la syphilis générale, si elle n'existait déjà, ou bien l'induration ou l'extension de l'ulcère.

Ces végétations n'étant autre chose que le résultat de la transformation des chancres sous l'influence d'un traitement local contraire, comme tout porte à le croire, on comprendra facilement que ce même traitement ne puisse leur convenir, et qu'il faille le mettre absolument de côté, comme j'en ai donné le conseil.

354. — Les irritants locaux et les styptiques doivent donc être abandonnés, comme favorisant la végétation des chancres; il faut recourir à l'emploi du mercure donné sous une forme convenable (1), et ne point abandonner ce médicament jusqu'à ce que la guérison soit complète. En un mot, il faut faire alors ce qu'on aurait dû ordonner dès le commencement.

355. — Quant au mode d'administration du mercure soluble et aux règles qu'il faut observer, il n'y a aucune différence entre le traitement des végétations et celui de la syphilis constitutionnelle; je renverrai donc à la thérapeutique de cette dernière forme morbide, afin d'éviter d'inutiles répétitions.

356. — Je rappellerai seulement que la fièvre mercurielle, lorsqu'elle est assez intense, guérit les végétations syphilitiques, c'est-à-dire que, pendant sa durée, les végétations se sèchent, tombent par morceaux, ou, ce qui est plus rare, sont détruites par une suppuration de bonne nature.

357. — Les végétations qui ne tombent pas et ne suppurent pas, lorsque le virus vénérien se trouve détruit, ne disparaissent pas non plus peu à peu, sont générale-

(1) Dease, voulant prouver que le mercure ne peut rien contre les végétations, et que celles-ci ne sont pas de nature syphilitique, affirme que ce métal laisse souvent cette affection sans être guérie, alors même que le malade a supporté une salivation presque mortelle. Il oublie qu'avec cette méthode d'administrer le mercure, on ne guérit pas les symptômes locaux de la syphilis dont il est facile de triompher en suivant une autre voie.

ment de nature cornée, ne causent pas de grande incommodité, et présentent rarement les caractères de la syphilis.

358. — Si l'on veut en débarrasser le malade, il faut, suivant les circonstances, et comme pour les végétations non vénériennes, employer quelqu'un des moyens suivants : les lier avec un fil de soie que l'on serre peu à peu, ou les brûler avec la pierre infernale, ou les enlever avec des ciseaux. On conseille aussi de les panser avec de l'huile dans laquelle on fait bouillir de l'oignon, et de continuer jusqu'à ce que la verrue se soit ramollie, puis de les saupoudrer avec de la sabine pulvérisée, afin de les transformer en une masse de mucus qu'on enlève ensuite avec facilité.

359. — Il arrive quelquefois qu'après avoir enlevé des verrues avec le fil de soie ou les ciseaux, on les voit reparaître. Cet accident est très rare quand la végétation n'est pas vénérienne, il faut cependant, dès que l'on remarque quelque tendance à la repullulation, toucher une ou deux fois les parties malades avec le nitrate d'argent. Il peut arriver encore que, malgré la destruction du virus par la fièvre mercurielle, ces végétations s'enflamment et deviennent douloureuses. Lorsque cette circonstance, toujours assez rare (1), se présente, il faut cesser l'emploi de toute espèce de topique, et combattre la disposition carcinomateuse ou scrofuleuse dont le sujet est doué, avec le suc de ciguë, les bains froids, l'opium, le sel volatil, les sétons, etc.

360. — Peyrilhe conseille de détruire les groupes de végétations qui se forment dans le vagin. Il veut qu'on emploie pour cela le beurre d'antimoine, et qu'on net-

(1) Elle dépend toujours de quelque disposition constitutionnelle antérieure.

toie ensuite les parties avec de l'eau de chaux. Il recommande ce caustique parce qu'il se répand sur les parties voisines dont il excite la vitalité. Il préfère l'eau de chaux au nitrate d'argent, parce que l'eschare faite avec ce dernier reste trente-six heures sans tomber, et que ce temps est assez long pour que la végétation reprenne son volume. Il faut employer la même méthode chez l'homme. Je ne conseillerais pas cependant aux commençants d'y recourir, dans la pensée que le mercure soluble devra toujours être employé le premier.

361. — L'emploi des préparations mercurielles ordinaires, du sublimé, de l'onguent napolitain, etc., échoue presque toujours contre les végétations de l'anus et du périnée. Le mercure soluble est encore préférable ici; mais il ne faut y recourir qu'après avoir détruit toute espèce d'irritation morbide, qui est toujours en jeu en pareil cas; il ne faut pas négliger de recourir en même temps aux fumigations de cinabre.

DEUXIÈME ORDRE.

DES BUBONS.

CHAPITRE I. — DIAGNOSTIC DES TUMEURS GANGLIONNAIRES DE L'AINE.

362. — L'espèce la plus commune de bubons est celle qui vient à la suite de la disparition d'un chancre traité localement, qui est ainsi la conséquence de l'absorption du virus et de son transport dans les glandes inguinales. Les signes caractéristiques de cette autre espèce de tumeur qui survient comme effet de l'irritation sympathique causée par l'inflammation blennor-

rhagique ne se retrouvent pas ici, par la raison simple que cette dernière sorte d'engorgement n'est point de nature vénérienne, et qu'elle vient à la suite d'une gonorrhée déjà traitée.

363. — Le système lymphatique se composant de deux parties distinctes, de quelques vaisseaux absorbants et de ganglions qui sont formés par la réunion et l'entrelacement des vaisseaux les plus déliés, on peut présumer déjà que la première partie de ce système s'irritera et s'enflammera plus difficilement que la seconde, sous l'influence du virus vénérien qui a été absorbé.

364. — L'expérience vient, du reste, confirmer cette supposition, en montrant que les vaisseaux lymphatiques sont rarement affectés par le virus, et qu'ils ne s'enflamment presque jamais, s'il n'existe auparavant quelque ganglion tuméfié sur leur parcours.

365. — Lorsqu'il en est ainsi, c'est-à-dire quand le pus est puisé directement à un chancre du gland ou du prépuce, on voit le vaisseau lymphatique qui est le plus directement en rapport avec l'ulcère, former une corde dure et épaisse qui s'étend le long du dos de la verge, jusqu'à sa racine, se perd sous le pubis, et continue à être perceptible jusqu'à la région de l'aine. On trouve toujours alors sur le parcours de ce vaisseau une série de petites nodosités qui ne sont autre chose que de petits bubons.

366. — Quelque symptôme semblable s'observe, dit-on, quand le pus blennorrhagique a été absorbé. Il se forme alors le long de la verge un cordon dur, parsemé de nodosités, cordon qui n'est autre chose qu'un vaisseau lymphatique engorgé. Ce cordon prend généralement son point de départ dans une partie du prépuce

qui paraît indurée, et comme excoriée à la face interne de ce repli. Tous ces caractères ont été considérés comme étant la preuve de l'absorption immédiate de la matière blennorrhagique, absorption qui me paraît incompréhensible. — Les mêmes effets s'observent chez la femme, mais plus rarement, à la suite de l'absorption du virus puisé dans un chancre. Le vaisseau lymphatique qui va du chancre au ganglion est tendu comme une corde et douloureux. De petits engorgements glanduleux s'observent aussi sur son trajet.

367. — Il est vrai, comme on le dit, que ces symptômes ne s'observent pas dans les cas ordinaires. Le plus souvent les vaisseaux lymphatiques qui s'ouvrent dans le chancre portent le virus jusqu'au ganglion voisin le plus volumineux sans se trouver affecté par lui. C'est seulement en traversant les anastomoses nombreuses des vaisseaux les plus déliés et la glande que le virus, se trouvant arrêté, peut déployer son action et produire l'irritation qui lui appartient.

368. — Le virus vénérien se trouvera ainsi arrêté (1) et ne passera pas davantage dans la circulation. Le gonflement inflammatoire et douloureux des glandes lymphatiques qu'il engendre alors, sans avoir été modifié quant à sa nature, se nomme bubon. Ce symptôme, qui est l'effet immédiat de l'absorption du virus puisé dans un chancre, ou plus rarement dans l'écoulement d'une gonorrhée primitive, surtout lorsque la muqueuse reste intacte, est souvent la source d'une syphilis générale due

(1) Le gonflement des glandes de l'aine n'a jamais paru dépendre certainement du virus vénérien passé dans la circulation, même lorsque la tumeur avait suppuré. Il n'est donc pas exact de considérer le bubon comme un abcès critique, et de chercher en conséquence à favoriser sa suppuration ; ce qui est le plus souvent une entreprise périlleuse.

à la résorption du pus du bubon et à son passage dans le torrent circulatoire.

369. — En général, le virus s'arrête dans l'épaisseur du ganglion le plus proche. Si le chancre a pour siége le prépuce ou le gland, la tumeur existe du même côté ; si le pus vient d'un ulcère situé sur le pénis ou dans le canal de l'urètre (s'il provient d'une blennorrhagie?), la tumeur paraît indifféremment d'un côté ou d'un autre ; elle existe même parfois des deux côtés en même temps. Mais la position anatomique de ces ganglions n'est pas la même. Il y a des bubons qui se trouvent situés immédiatement au-dessous du ligament de Poupart, vers la cuisse ; d'autres qui se trouvent davantage vers la région pubienne ; d'autres enfin qui, étant situés plus loin encore vers l'hypogastre, se trouvent en avant et au-dessus du ligament dont j'ai parlé. Si le virus est fort actif, plusieurs ganglions peuvent s'engorger à la fois (1).

370. — Chez les femmes, quand il y a des chancres sur le clitoris ou au mont de Vénus, etc., le bubon se forme du même côté que l'ulcère, au niveau du ligament rond, au point où celui-ci pénètre dans l'abdomen. Ils sont formés par des ganglions lymphatiques enflammés par le virus. Si le chancre est situé plus bas, à la partie inférieure des grandes lèvres ou au périnée, les bubons se forment dans le pli qui sépare la grande lèvre de la cuisse. Du reste, les bubons peuvent se montrer partout où il existe des ganglions lymphatiques, absolument comme chez l'homme.

(1) Un officier qui avait des chancres sur le prépuce et une gonorrhée continua à mener un régime très irritant, se bornant à panser ses ulcères avec du papier brouillard. Comme il continuait ses débauches, il lui vint d'abord un bubon dans chaque aine, puis une ulcération des glandes de Cowper, laquelle se termina par une fistule au périnée ; enfin les ganglions axillaires se tuméfièrent à leur tour.

371. — Si le chancre existe à la main ou sur le bras (ce qui arrive quand des plaies ou des ulcères simples ont été contaminés par le virus), l'abcès se forme dans le ganglion qu'on trouve le plus proche en se dirigeant vers le cœur : par exemple, dans le pli du coude, au côté interne du muscle biceps, et souvent aussi dans le creux de l'aisselle.

372. — Un chancre de la lèvre inférieure produisit des bubons de chaque côté du cou, dans les ganglions sous-maxillaires.

373. — L'imprégnation du ganglion par le virus est parfois assez lente ; de là vient qu'on le voit se tuméfier à des époques variables qui se trouvent être de six jours ou de plusieurs semaines après la cicatrisation locale du chancre.

374. — Un chancre qui n'est soumis à aucun traitement transmet plus difficilement son virus aux ganglions voisins que celui qui est traité par des topiques caustiques ou irritants. Ainsi, sur trente chancres traités exclusivement par des moyens locaux (1), il n'y en aura peut-être pas un qui ne causera l'absorption du virus ; tandis que j'en ai observé une foule qui avaient pu être abandonnés à eux-mêmes, sans qu'il y eût de bubons ni de symptômes de syphilis secondaire.

375. — Quand un bubon se forme, le malade éprouve d'abord une douleur sourde dans le flanc, une anxiété caractéristique vers la poitrine, en même temps qu'il se forme une dureté dans un ganglion. Lorsque cette tumeur n'est l'effet ni d'une disposition scrofuleuse,

(1) Le carbonate d'ammoniaque caustique, recommandé par Girtanner, pourrait peut-être faire exception ici, et être considéré comme un spécifique antivénérien, en ce sens qu'il détruit le virus chimiquement et sur place.

ni d'applications externes, ni d'un traitement chimique, etc., elle augmente rapidement de volume, reste très douloureuse, s'enflamme et s'ulcère.

376. — Au début, et lorsque la tumeur est encore petite, elle est mobile au milieu du tissu cellulaire, et l'on peut facilement s'assurer qu'il n'y a qu'un seul ganglion qui soit engorgé; celui-ci pouvant toujours être facilement circonscrit. C'est seulement lorsque la tumeur s'enflamme, que la peau devient d'un rouge vif, que le tissu cellulaire ambiant se tuméfie à son tour, devient douloureux, et se laisse plus tard envahir par l'ulcération.

377. — L'abcès qui se forme diffère du chancre par son étendue, mais non par sa nature.

378. — Tantôt l'inflammation revêt la forme érysipélateuse et envahit toute la tumeur, tantôt elle est seulement œdémateuse et donne difficilement lieu à la suppuration.

379. — Si l'on réunit tous les caractères que je viens de donner, et que l'on puisse s'assurer, par la connaissance des antécédents, que le bubon a une origine syphilitique, il devient facile de le distinguer des autres tumeurs analogues.

380. — Les bubons dus à une autre cause que la syphilis sont plus mous et se résolvent plus facilement. Ils occupent généralement plusieurs ganglions à la fois; chez les scrofuleux, on les rencontre en même temps dans plusieurs régions. Ces tumeurs non vénériennes sont généralement peu douloureuses et accompagnées d'une fièvre catarrhale ou d'une fièvre hectique; la fièvre précède parfois leur apparition. Le mercure les améliore rarement; ils s'accroissent même souvent sous son influence. Les agents toniques, comme les

bains froids, les frictions ammoniacales, l'éthiops végétal, des vomitifs donnés à petites doses, c'est-à-dire jusqu'à provoquer seulement les nausées, des embrocations, etc., sont bien préférables. Les bubons non vénériens augmentent assez vite de volume, mais ils passent difficilement à la suppuration. Si cette transformation arrive, le pus se forme sur plusieurs points à la fois, les ouvertures sont multiples et communiquent entre elles par des décollements plus ou moins étendus, ce qui n'arrive pas pour les bubons réellement vénériens.

381. — Le traitement chimique de la syphilis amène souvent une espèce de bubons très disposés à s'ulcérer; l'irritation causée par la grande quantité de mercure qui a été absorbée paraît être la cause de cette modification. Le traitement chimique et soporifique cause plutôt l'induration que l'ulcération.

382. — Les bubons deviennent facilement scrofuleux chez les jeunes gens, et cancéreux chez les sujets plus âgés.

383. — Un chirurgien attentif ne confondra jamais une hernie, un abcès de la région inguinale, un anévrysme avec un bubon.

CHAPITRE II. — REMARQUES SUR LE TRAITEMENT ORDINAIRE DES BUBONS.

384. — Lorsque après avoir réuni tous les symptômes, on est bien convaincu de la nature syphilitique d'un bubon, il faut chercher le moment propice pour en obtenir la résolution. On agit de la sorte depuis qu'on a abandonné l'ancienne opinion d'après laquelle des bubons étaient considérés comme des abcès critiques, comme un véritable bienfait de la nature que l'on devait imiter dans ses procédés, cherchant à hâter la suppu-

ration, afin de délivrer l'organisme du virus vénérien (1). Comme je l'ai dit, cette erreur est abandonnée, et l'on cherche à guérir les bubons par résolution.

385. — Le meilleur mode de traitement qu'on ait indiqué consiste à faire frictionner avec de l'onguent mercuriel (composé de parties égales d'axonge et de mercure coulant) la région qui sépare le point d'absorption du virus (le chancre) et celui où l'abcès s'est formé; en un mot, à faire pénétrer le mercure par la même voie que le virus, espérant que le médicament serait forcé de traverser la glande où il pourrait anéantir le virus.

386. — Ce mode de traitement, exclusivement fondé sur la distribution des vaisseaux lymphatiques, s'appuie sur les découvertes anatomiques : Hunter en fait grand cas. Il faut remarquer seulement qu'on suppose démontré un fait encore douteux, à savoir, que le mercure administré sous forme de sel, de mercure soluble ou autre, agit chimiquement et détruit le virus syphilitique par une simple action de contact. On suppose aussi dans ce traitement chimique que le métal rencontrera tout le virus dans la tumeur, et qu'il l'y détruira tout entier.

387. — Je n'admettrai pas non plus cette puissance que l'on accorde au mercure, de désobstruer mécaniquement les glandes ; car, lorsqu'on se sert d'onguent napolitain, il n'y a peut-être pas la deux-centième partie

(1) De là ces conseils pernicieux que les charlatans de nos jours continuent à donner, de faire bonne chère, de boire largement, et de se livrer au plaisir de l'amour, de monter à cheval dès qu'un bubon commence à se montrer ; en un mot, de faire tous ses efforts pour amener l'inflammation et la suppuration de la tumeur. Un conseil plus insensé pourrait-il être donné ?

du métal coulant qui se trouve oxydée (1). L'effet du traitement chimique prouve sans doute que le virus renfermé dans le bubon cède à l'onguent napolitain; mais en se rappelant le peu de succès des préparations mercurielles directement appliquées sur le chancre, surtout de l'onguent napolitain, et leur mauvais effet qui consiste à favoriser l'absorption du virus, on doit rester convaincu que le mercure n'agit pas seulement à titre de corps pesant, qu'il ne détruit pas le virus *ex opere operato*, mais qu'il en triomphe au moyen de la réaction passagère qu'il suscite dans les forces de l'économie (la fièvre mercurielle). On a dit aussi que l'on pouvait diriger l'action du mercure incorporé aux liquides de l'économie pour lui faire rencontrer le virus, ou encore que l'irritation syphilitique était annulée par une irritation mercurielle spécifique, ou par les changements particuliers que le métal imprime aux secondes voies (quelquefois par l'intermédiaire d'un agent approprié); enfin, qu'il neutralisait chimiquement le virus.

388. — On n'aurait jamais dû oublier la réaction que l'organisme doit exciter pour que le mercure puisse détruire le virus syphilitique. C'est pour avoir commis cette faute qu'on a si souvent fait fausse route dans le traitement de la maladie vénérienne, et que l'histoire de ce médicament spécifique nous laisse dans l'incertitude et nous empêche de dire s'il a été plus utile à l'humanité souffrante qu'il ne lui a causé de maux.

389. — Le grand nombre d'exemples de bubons et de syphilis constitutionnelle survenus après un traitement local d'un chancre où l'on n'a employé que des appli-

(1) Ou bien quand il est incorporé à un acide gras avec lequel il forme un sel.

cations de composés mercuriels (1), et ceux de bubons qui ont été produits par le mercure renfermé dans des onguents avec lesquels on ferait des frictions, prouvent à l'observateur qu'il doit se tenir en garde contre une fausse théorie et rechercher une meilleure méthode de guérir, s'il ne veut pas se laisser entraîner à l'erreur par certaines circonstances secondaires.

390. — On allie souvent l'usage du mercure donné à l'intérieur avec son application externe dans le traitement des chancres. Il est tout naturel alors que les avantages des premières préparations ne permettent pas de reconnaître combien les secondes seront nuisibles et inertes. C'est ainsi qu'on essaie de résoudre des bubons avec des frictions mercurielles pratiquées dans le pli de la cuisse; mais on n'attend pas les effets de la répercussion inévitable du virus, et l'on poursuit le traitement interne. Comme il est arrivé plusieurs fois que le malade a été guéri, on a voulu généraliser cette méthode, et elle a été suivie souvent de véritables succès.

391. — Si la syphilis générale avait pu disparaître sous l'influence de ces petites quantités de mercure, on aurait dû certainement observer ce résultat dans le temps qui sépare la disparition d'un bubon de la cessation des frictions. Or, chaque fois que l'on suspendait ce traitement aussitôt après la disparition du bubon (afin de s'assurer que le mercure ne détruit pas le virus

(1) L'expérience a prouvé maintes fois que si le virus n'était pas repoussé dans le torrent circulatoire pendant que l'on faisait des applications de composés mercuriels, il restait sans faire éprouver aucune modification favorable; car il devait être très rare que la petite plaie pût absorber assez de mercure pour produire une action égale à celle de la masse de métal qui peut être absorbée lorsqu'on donne le médicament à l'intérieur, c'est-à-dire pour faire naître la fièvre mercurielle.

par une simple action de contact), ou lorsqu'on la continuait parce que la fièvre mercurielle n'avait pas paru rapidement, la guérison restait incomplète, et la syphilis générale ne manquait pas d'éclore, alors même que le bubon avait disparu depuis longtemps.

392. — L'expérience a montré qu'en faisant les frictions sur une partie dont les vaisseaux absorbants ne communiquent pas avec le bubon, celui-ci disparaît plus lentement qu'avec un traitement local, mais que la guérison est incomplète. On aurait dû tirer de ce fait un enseignement, c'est que, dans ce cas, la disparition de la tumeur est le résultat de la destruction préalable du virus, et qu'il n'est pas logique de se priver d'un signe pronostic aussi important en faisant disparaître l'effet local de la maladie, ce qui est parfaitement inutile. Le virus vénérien reste en effet toujours maître de l'organisme, lorsque la disparition de la tumeur dépend d'un traitement local; tandis que sa persistance à la suite de l'emploi exclusif du mercure à l'intérieur donne la certitude que la cause du mal existe encore, certitude qui fait complétement défaut au médecin dans le premier cas et l'oblige à donner au malade de trompeuses espérances. Qui peut en effet avertir alors le malade et le médecin que la cure n'est pas complète? Rien, lorsque le traitement local vient d'être terminé ; mais l'apparition de la syphilis générale, au bout de quelques mois, détruit toutes ces illusions, et montre que le médecin, avec son traitement conforme à la théorie, n'a fait que diminuer l'intensité du mal, et que celui-ci a continué sa marche dans l'ombre et se trouve près d'arriver à son but.

393. — On n'objectera pas, je pense, qu'il ne faut ni plus de temps ni plus de mercure pour guérir une syphilis

secondaire récente, que pour faire disparaître un chancre ou un bubon, et qu'il importe peu, par conséquent, d'avoir à combattre le virus vénérien réuni sur un point, ou ce même virus généralisé; car s'il était démontré qu'il faut encore moins de temps et de médicament pour guérir une syphilis constitutionnelle qu'une affection vénérienne locale, il n'en resterait pas moins établi, comme un résultat de la pratique la plus vulgaire, que la syphilis secondaire est toujours plus difficile à détruire. Cette difficulté tient aux formes obscures de cette affection, à l'accroissement qu'elle peut prendre avant de faire reconnaître sa présence par des signes *certains*. Ces caractères eux-mêmes disparaissent souvent sous l'influence d'une petite dose de mercure, longtemps avant que la guérison soit complète. Le mercure doit être continué jusqu'à ce que la guérison soit achevée; mais on peut se demander alors à quels signes il sera possible de reconnaître que ce virus est détruit?

394. — Comment serait-il indifférent de combattre le virus vénérien sous la forme d'une syphilis secondaire, d'un chancre ou d'un bubon, de tirer entre ces deux symptômes seulement une ligne de démarcation entre une guérison complète et une guérison incomplète, lorsque ceux-ci ont été traités par des médicaments internes sans le secours d'aucune application locale (1), et qu'ils ont guéri sans laisser aucune trace, tandis que la syphilis secondaire ne peut rien offrir de semblable?

395. — On comprendra maintenant combien il est inutile de se préoccuper, avec quelques auteurs, de la difficulté de trouver une région assez vaste pour faire les

(1) J'ai montré ailleurs combien peu il fallait se fier aux symptômes que le mercure est capable de faire naître du côté de la bouche, et comment il était impossible de les considérer comme des signes de guérison.

frictions, de manière que celles-ci aient lieu sur un point dont les vaisseaux absorbants puissent porter le métal à travers le ganglion malade. Il y a, en effet, un grand nombre de malades où il serait impossible de rencontrer cette région si importante. Dans quel endroit, en effet, faudrait-il étendre l'onguent lorsque le bubon existe chez l'homme tout auprès du membre viril ou profondément sous le pubis, et quand il se trouve chez la femme sous les ligaments ronds ou entre la vulve et la cuisse?

396. — De plus, le succès de ces frictions n'était pas certain, et l'on était loin d'obtenir toujours la résolution de la tumeur, même lorsque l'application locale avait pu se faire sur la partie la plus favorable (par exemple sur la cuisse, quand la tumeur existait sous le ligament de Poupart). On voit souvent alors la tumeur rester dure et tendue, sans paraître disposée à la résolution ou à la suppuration; tantôt la syphilis générale vient se joindre à ce symptôme, tantôt elle ne paraît pas. Le virus sommeille parfois dans ce bubon induré jusqu'au moment où le traitement, ayant causé une irritation prolongée et des évacuations abondantes, est abandonné pour un moment. C'est alors, en effet, que les symptômes les plus graves de la maladie peuvent éclater, se compliquant même d'une disposition scrofuleuse dont le traitement a favorisé le développement.

397. — Ce mode de traitement est donc parfois inefficace, ce qui ne devrait pas être s'il était conforme à la raison. D'un autre côté, on rencontre souvent des bubons que le partisan le plus sincère du traitement local ne peut promettre de guérir, en détruisant tout le virus, sans faire absorber une assez grande quantité de mercure pour porter atteinte à l'organisme d'une manière durable.

398. — On peut aussi, en faisant ces frictions sur un point éloigné (1) de la tumeur, amener la résolution d'un bubon qui paraissait très enflammé, non pas très volumineux, mais disposé à la suppuration ; tandis qu'un traitement local longtemps continué fait souvent qu'un bubon suppuré se transforme en un ulcère rongeur, fistuleux et malin.

399. — Les maîtres dans l'art de guérir n'auraient certainement pas hésité à recourir à l'emploi du mercure à l'intérieur dans les cas où il n'existe pas entre le point d'absorption du virus et le bubon une surface convenable pour faire les frictions ; et aussi quand il y a deux bubons, quand la suppuration est sur le point de se former, et lorsqu'ils ont eu plusieurs fois recours, mais en vain, au traitement par les pommades, et que ce traitement a augmenté les accidents et favorisé le développement de la syphilis constitutionnelle. Je dirai même qu'aucune raison n'aurait empêché les praticiens de recourir (2) au traitement interne dès le début, et d'une manière exclusive, s'ils n'avaient été entraînés d'un côté par le souvenir des raisons sur lesquelles on appuie le traitement local, de l'autre sur l'impuissance du calomel et du sublimé, médicaments incertains dans leurs effets ;

(1) Lorsqu'il n'existait pas un intervalle suffisant entre le point d'absorption du virus et le bubon, on avait coutume de faire les frictions sur la tumeur même, sans faire attention que le métal ne pouvait pénétrer immédiatement dans les vaisseaux lymphatiques pour y détruire le virus, et que l'on favorisait par le frottement l'inflammation et la suppuration de la glande, accidents qu'on avait l'intention d'éviter.

(2) Pour maintenir la prééminence de l'onguent mercuriel aux dépens du mercure donné à l'intérieur, on cite quelques faits où plusieurs bubons se formèrent sans qu'il y ait eu d'application locale. Mais il faudrait bien prouver en même temps que ce chancre, qui n'est pas resté sans traitement local, est la seule cause qui ait augmenté le pouvoir absorbant des vaisseaux lymphatiques.

c'est-à-dire s'ils avaient connu une bonne préparation mercurielle, comme le mercure soluble.

CHAPITRE III. — TRAITEMENT DES BUBONS.

400. — Les motifs (1) qui m'ont obligé, en parlant du chancre, à renvoyer au traitement de la syphilis secondaire, me forcent à agir de même en ce moment, pour tout ce que j'ai à dire sur l'emploi du mercure soluble dans le traitement des bubons. Le point essentiel est encore de faire naître une fièvre mercurielle assez intense (§ 290), et d'éviter tout ce qui pourrait s'opposer au succès du traitement (§§ 573-613).

400. — Il faut éviter surtout les médicaments externes, les traitements par les pommades, et l'emploi de toutes les autres préparations mercurielles qui sont ou insuffisantes ou incertaines. Le mercure soluble doit toujours leur être préféré; on peut l'employer dans toutes les périodes de la maladie, lorque le bubon commence, lorsqu'il se tuméfie, et même lorsqu'il passe à la suppuration (2). Dans le premier cas et le second, on voit la tumeur diminuer, puis disparaître aussitôt que la fièvre artificielle commence, ce qui est le signe le plus certain d'une véritable guérison et de la destruction complète du virus. Dans le troisième cas, il amène encore quelquefois, contre toute attente, la résolution de

(1) Surtout d'éviter les répétitions.

(2) Lorsque Girtanner dit : « Pendant la période de suppuration, les mercuriaux sont nuisibles; tant que le malade en fait usage, l'ulcère ne se guérit pas, mais va toujours en s'aggravant, » cet auteur pense avoir affaire à un bubon déjà ancien et dénaturé par l'emploi de préparations mercurielles mal choisies, ou bien il se rappelle l'action irritante, épuisante et non curative du traitement mercuriel ordinaire. Il faudrait qu'il ait eu l'occasion d'observer une de ces fièvres mercurielles que le mercure soluble engendre si facilement. Il ne paraîtrait pas alors abandonner

la tumeur (1), et lorsque cela n'est plus possible, il hâte la maturation de l'abcès, ainsi que sa rupture. L'ulcère qui en est la conséquence est de bonne nature, ne cause presque aucune douleur et se cicatrise sans laisser aucune suite regrettable. La guérison est alors complète, parce que la maladie est détruite dans sa cause et dans toutes ses manifestations.

402. — Lorsque la résolution me paraît impossible à obtenir, je me borne à exciter un petit commencement de fièvre mercurielle. Je laisse ensuite le malade en repos, et aussitôt que le bubon s'est ouvert, et qu'il paraît vouloir se guérir, j'excite un second accès de fièvre mercurielle plus fort que le premier, en donnant des doses croissantes et fréquemment répétées de mercure soluble. Cette fièvre amène la cicatrisation de l'abcès et la destruction du virus. Le meilleur pansement se compose de compresses de toile trempées dans du lait.

403. — S'il faut traiter un bubon ancien et très ulcéré (2), il convient de rechercher d'abord la cause du mauvais caractère que la tumeur a revêtu; cette connaissance est nécesaire pour arriver au mercure soluble.

ses malades à la syphilis secondaire, comme il le fait, en recommandant de continuer le mercure, non-seulement pendant la suppuration du bubon, mais aussi après sa guérison « jusqu'à ce que les symptômes de la syphilis secondaire commencent à se montrer. » Pourquoi ce délai, si la loi qu'il pose est vraie, à savoir « que la syphilis secondaire est inévitable quand le bubon a suppuré. » Donné avant cette époque (celle de l'apparition de la vérole), dit-il plus loin, « il n'a aucun autre effet que d'affaiblir le corps. » Combien je regrette que cet illustre praticien ait employé une préparation mercurielle dont les effets sont aussi funestes.

(1) La résolution est toujours le meilleur mode de terminaison, surtout quand elle se lie à l'extinction du virus syphilitique. (§ 420.)

(2) Dans le traitement des abcès, surtout des abcès atoniques, il faut éviter les toniques émollients et narcotiques.

Si le mauvais état de l'ulcère tient à ce qu'on a employé avant la rupture de l'abcès une grande quantité de topiques émollients, il faut le panser avec des balsamiques (la myrrhe, le jaune d'œuf et le beurre de cacao), ou avec une décoction d'écorce de chêne mêlée à du vin. S'il y a eu, au contraire, abus de médicaments irritants, il faut recourir à l'opium, pris à l'intérieur; si l'organisme tout entier est souffrant, il faut remédier à cet état comme je l'ai indiqué (§§ 577-585); et il faut que cet obstacle soit levé en grande partie avant que l'on puisse attendre un bon effet d'un traitement mercuriel. C'est surtout la faiblesse et l'irritabilité nerveuses qu'il faut éloigner, lorsqu'elles existent, sans oublier que l'une et l'autre sont parfois l'effet de l'usage longtemps continué du mercure à haute dose, et des moyens accessoires qu'on a continué de prescrire en même temps.

404. — Ces obstacles et ces indications sont presque les mêmes, lorsque après des frictions mercurielles longtemps continuées, ou après l'emploi de médicaments externes mal choisis, le bubon s'est induré. Il faut donner alors à l'intérieur le china, l'opium, recommander les bains froids, l'exercice au grand air, faire prendre des vomitifs doux, de l'éthiops végétal, du carbonate d'ammoniaque, afin de détruire la disposition scrofuleuse, la faiblesse et l'irritabilité du malade. Comme moyens locaux, on peut recommander les embrocations de sel ammoniac dissous dans le vinaigre, des frictions sèches, des bains de mer (1), afin d'obtenir la résolution de la tumeur. S'il reste encore dans l'organisme quelque trace de virus, il faudra

(1) Girtanner recommande les frictions d'onguent de sel ammoniac volatil.

en venir au mercure soluble pris à l'intérieur, lequel hâtera sa résolution en améliorant l'état général.

405. — Des observations souvent répétées montrent qu'il vaut toujours mieux laisser un bubon qui suppure (1) s'ouvrir spontanément. Cette méthode est d'abord moins douloureuse que l'autre ; l'ouverture qui se forme ainsi est toujours en rapport avec la quantité du pus, elle ne se ferme jamais avant que la glande soit guérie, et laisse une cicatrice moins difforme que les autres.

406. — Si l'on juge que l'ouverture artificielle de l'abcès soit indispensable, il vaut mieux, selon le conseil des auteurs les plus célèbres, la pratiquer par une application de potasse caustique qu'avec le bistouri, la plaie étant toujours plus régulière par ce moyen. Par la première méthode on a moins à craindre que la plaie ne s'agrandisse. Toujours est-il que le caustique fait une plaie convenable pour la sortie du pus, et qui est assez large pour qu'on puisse examiner le fond de l'abcès et y porter tous les moyens qu'on juge nécessaires. Frantz Renner professe cette opinion.

407. — C'est seulement lorsqu'il est utile d'ouvrir promptement l'abcès, en raison de circonstances graves, quand le pus est complétement formé, qu'il est permis de préférer le bistouri au caustique.

408. — Mais lorsqu'on emploie une préparation mercurielle convenable, il est encore possible d'obtenir la résolution, même lorsque la suppuration est commencée,

(1) Il est permis cependant de chercher à hâter le moment de la suppuration, en appliquant sur la tumeur des compresses trempées dans de l'eau de sureau chaude, dans laquelle on a fait bouillir un oignon calciné ; et quand l'inflammation est très forte, on peut pratiquer une saignée, appliquer des sangsues ou des narcotiques joints au safran.

ou quand il n'est plus possible d'arriver à ce résultat, le mercure améliore et facilite assez l'ouverture de l'abcès pour que je n'aie presque jamais trouvé nécessaire de se servir du bistouri.

409. — Je n'ai jamais vu que les vomitifs, quelque puissants qu'ils soient, puissent être mis en comparaison avec le mercure.

410. — Lorsqu'on est dans le doute de savoir si le bubon est l'effet de l'irritation sympathique causée par une gonorrhée, ou celui de l'absorption du virus vénérien puisé dans un chancre, il faut, avant de recourir au mercure, essayer les applications de compresses trempées dans de l'eau glacée. L'usage de l'eau froide suffit, en effet, à résoudre les abcès sympathiques d'une gonorrhée, et s'ils sont l'effet du véritable virus vénérien, elles arrêtent l'inflammation et les suppurations dans leur marche et donnent au mercure soluble le temps d'opérer la résolution. On peut encore, dans bien des circonstances, empêcher la suppuration d'un bubon vénérien en donnant le mercure soluble d'une manière convenable. Une compression exercée par un corps dur et frais, l'application de compresses trempées dans l'eau froide (1), sont des adjuvants utiles.

(1) Girtanner recommande les frictions de pommade ammoniacale.

DEUXIÈME PARTIE.

DE LA SYPHILIS CONSTITUTIONNELLE.

PREMIÈRE SECTION.

Diagnostic de la syphilis constitutionnelle.

CHAPITRE I. — INTRODUCTION AU DIAGNOSTIC DE LA SYPHILIS CONSTITUTIONNELLE.

411. — Lorsque le virus capable de produire le chancre, la blennorrhagie et les bubons comme symptômes locaux idiopathiques, a été porté par l'absorption dans le torrent circulaire, il engendre une maladie générale, dont les manifestations peuvent se montrer sur toutes les parties externes, à l'exception du point où existait la gonorrhée primitive, et de ceux où s'étaient développés le chancre et le bubon.

412. — Lorsque le virus s'est ainsi approprié l'organisme, il change de nature. Tout d'abord il engendrait des symptômes violents, à marche rapide, douloureux, accompagnés des signes de l'inflammation et très contagieux ; une fois généralisé, les affections auxquelles il donne naissance sont presque sans douleur (excepté lorsqu'elles occupent les os et les tendons), leur marche est lente, d'autant plus même qu'il a été absorbé depuis plus longtemps. Le virus n'engendre plus alors ni chancres, ni blennorrhagie, ni bubons (1) sur le malade lui-

(1) Les affections de ce genre, qui sont anciennes, offrent beaucoup d'obscurité, et présentent bien des causes d'objection et de doute.

même ; il est également impuissant à les faire naître sur un autre sujet.

413. — Le virus vénérien ne peut se transmettre que par absorption et passer des deux symptômes locaux, effets immédiats de la contagion (gonorrhée et chancre), à l'organisme tout entier ; c'est seulement après avoir été puisé à cette source qu'il engendre les bubons, ce symptôme précurseur de la syphilis générale. Il faut excepter de cette loi les cas excessivement rares où le virus chancreux pénètre dans le torrent circulatoire sans que l'épiderme ait été blessé.

414. — Hunter prétend que sur mille sujets atteints de syphilis générale, il y en a tout au plus un chez lequel le pus déposé sur le gland a pénétré dans l'organisme sans avoir préalablement causé de symptômes locaux. C'est à peine si cent individus seront affectés par l'absorption du virus blennorrhagique, tandis qu'on en rencontrera dix mille chez lesquels le virus du chancre produira la vérole constitutionnelle. Celle-ci sera presque toujours consécutive au traitement local des accidents primitifs.

415. — Le virus chancreux introduit dans l'estomac ne donne pas la syphilis, comme Hunter l'a remarqué. De même l'haleine ou la sueur d'un malade ne transmet pas la syphilis aux personnes saines.

416. — Lorsque la syphilis était transmise à une mère par son enfant qu'elle allaitait, ou à une nourrice par son nourrisson, celui-ci avait constamment des ulcères vénériens aux lèvres, ulcères qui paraissaient sur les mamelons, engendraient des bubons axillaires, et, plus tard, la syphilis générale. Le nourrisson qui avait aux lèvres du virus syphilitique ou des chancres, inoculait le mamelon ; quant à la mère, elle avait infecté son en-

fant en le mettant au monde. L'enfant avait puisé le virus du chancre ou de la blennorrhagie dans les organes génitaux de sa mère, celui-ci était absorbé par l'épiderme si délicat du nouvel être et se trouvait inoculé aux parties génitales, à la bouche, aux yeux, dans les fosses nasales ou à l'anus. D'un autre côté, le virus de la syphilis secondaire n'est jamais transmis au fœtus par le sperme du père, non plus que par le sang de la mère; et le pus d'un ulcère secondaire est impuissant à produire par inoculation les symptômes vénériens primitifs, locaux, et la syphilis générale. Tel est au moins le résultat des recherches et des observations de Hunter et d'autres auteurs.

417. — Les blessures simples qui peuvent arriver aux sujets atteints de syphilis constitutionnelle, doivent être traitées d'après les procédés ordinaires. Le virus vénérien ne semble pas, en effet, les compliquer; peut-être parce qu'il concentre toute son action sur les parties où il fait éclater ses ravages.

418. — Par sa nature, la syphilis constitutionnelle consiste dans une irritation spécifique de l'organisme entier, irritation qui se manifeste par des symptômes locaux variés, accompagnés en général d'une légère inflammation parfois difficile à reconnaître, mais qui cause aux personnes très sensibles une fièvre légère, de l'agitation (1), de l'insomnie, de l'anorexie, des douleurs de tête, etc. La fièvre paraît être tout d'abord de nature rhumatismale, et dégénérer peu à peu en une fièvre de

(1) Le malade ressent en même temps une crainte extrême du progrès de sa maladie et de l'impossibilité où il croit être de la tenir dans des limites convenables. Il sent avec peine que le virus envahit peu à peu et continuellement son organisme; rien ne peut le distraire de cette pensée, et il est inconsolable.

consomption ; elle précède quelquefois les symptômes locaux ; dans tous les cas, elle guérit aisément sous l'influence du mercure.

419. — La syphilis constitutionnelle a de la tendance à se développer plus vite sous l'influence des excitants généraux, du froid, de la chaleur, de la fièvre, etc. ; et elle-même, par l'irritation qui l'accompagne, peut amener le développement des scrofules, de la goutte, du rhumatisme, de l'érysipèle, etc.

420. — La tendance que montre cette maladie à s'aggraver sous l'influence du froid, se reconnaît à ce que, sous un climat chaud, elle n'affecte pas une marche aussi rapide, n'atteint pas à un développement aussi complet et guérit plus aisément que dans un pays froid, et aussi à ce que les symptômes primitifs du mal ont pour siége la périphérie du corps, et surtout les régions qui sont frappées par l'air.

421. — Malgré cela, comme je l'ai dit, toutes les portions du corps sont également exposées à être atteintes par la syphilis constitutionnelle, seulement les symptômes locaux se montrent ordinairement avant les autres. Les premiers se nomment *primitifs*, les autres *secondaires*. Ces derniers se montrent ordinairement plus tard que les autres, souvent après la guérison de ceux-ci, de sorte qu'avant leur apparition les régions les plus exposées à être envahies se trouvaient seulement sous l'influence de la contagion générale.

422. — Avant d'arriver à la description de chaque groupe de symptômes, je ferai une remarque générale : c'est que, jusqu'à ces derniers temps, les écrivains ont reconnu à la syphilis un si grand nombre de symptômes, qu'on peut se demander s'ils se sont trompés ou s'ils ont voulu tromper les autres. Toutes espèces de derma-

tose, d'ulcère, d'induration, de gonflement des membranes sécrétantes, des parties dures et des parties molles, des os et des ligaments, tous les symptômes importants qui peuvent avoir pour siége le cerveau, les nerfs, les intestins; en un mot, toutes les maladies qui ne sont pas le résultat d'un traitement mal compris, devaient être vénériennes.

423. — Cette grande multiplicité de symptômes vénériens dépend de ce qu'on n'avait pas autrefois observé avec assez d'attention la marche de cette diathèse, et à ce qu'on avait l'habitude de cacher sous des dénominations fausses l'ignorance où l'on était relativement au diagnostic et au traitement des maladies chroniques. La sorcellerie, l'astrologie, l'influence des archées, l'acidité des humeurs, l'hypochondrie, le spasme, la maladie vénérienne, etc., étaient comptées parmi les affections les plus difficiles à guérir, celles qui étaient le plus capables de trahir l'insuffisance de l'art et de donner le plus d'embarras au médecin.

424. — Il est admis que toutes les maladies qui résistent aux médicaments généraux, aux purgatifs et à la saignée, mais qui disparaissent sous l'influence d'une salivation causée par le mercure sont de nature syphilitique, les maladies vénériennes étant les seules qui puissent guérir (1) dans ces conditions. D'après cette hypothèse, l'hydropisie, l'hydrocéphale, la gale, les anciens ulcères scrofuleux, certaines phthisies, les fièvres

(1) De là vient le grand bruit que l'on fait de la syphilis larvée et de son traitement par le mercure donné jusqu'à produire la salivation. Mais que peut-on entendre par ce mot *larvée?* Exprime-t-il autre chose qu'une affection à laquelle on suppose une nature particulière en raison des médicaments qui la guérissent? Autant vaudrait dire qu'une maladie inconnue est scorbutique parce que le cresson a pu la faire cesser.

intermittentes anciennes, etc., seraient regardées comme étant des affections vénériennes, parce que la salivation mercurielle peut amener leur guérison.

425. — Désirant sortir de ce labyrinthe d'opinions contradictoires au sujet de la nature de la syphilis, et tracer une ligne de démarcation entre la vérité et l'erreur, je suivrai le chemin qui me paraît le plus sûr, c'est-à-dire que je décrirai seulement les affections dont les praticiens les plus illustres reconnaissent le caractère syphilitique. Je passerai donc sous silence tous les symptômes douteux, jusqu'à ce que l'expérience ait mis leur nature hors de doute.

CHAPITRE II. — DIAGNOSTIC DE LA SYPHILIS SECONDAIRE.

426. — Le symptôme local le plus certain de la maladie vénérienne secondaire est la *roséole syphilitique*, à laquelle il convient d'ajouter les vésicules vénériennes, les ulcères de la peau et de la bouche, ceux de l'ombilic et les gerçures des mains.

427. — C'est habituellement plusieurs mois après l'absorption du virus vénérien idiopathique que l'on voit la peau qui recouvre les parties antérieures du corps, surtout la région précordiale, le front et le visage, etc., se couvrir de taches. Avec le temps, ces taches prennent une forme plus précise ; elles deviennent rares et sont quelquefois d'un rouge plus foncé. La peau paraît être sur ces points recouverte d'un épiderme transparent, surtout pendant les chaleurs de l'été, ou lorsque quelque cause a mis le corps en sueur ; cependant il n'y a jamais alors ni soulèvement de cet épiderme, ni douleur, ni prurit. Les taches les plus claires disparaissent peu à peu, les plus foncées persistent davantage, s'arrondis-

sent et présentent un diamètre de 4 à 6 lignes de longueur. Plus tard arrive la desquamation ; les taches pâlissent presque complétement, et l'on pourrait croire qu'elles vont s'effacer pour toujours. Mais il n'en est rien ; elles reparaissent bientôt, et provoquent encore la desquamation. Ces symptômes se reproduisent toujours dans le même ordre. A chaque éruption nouvelle, les taches sont plus saillantes, plus rudes, plus rouges(1), et l'épiderme paraît plus épais; enfin, elles finissent par être entourées d'un cercle blanc. Les parties du corps dont la température est le plus élevée, comme la rainure interfessière, les espaces qui séparent les doigts des pieds, présentent des taches plus rouges que celles qui sont toujours exposées au contact de l'air.

428. — Chaque fois que l'épiderme se reforme sur la tache, il devient plus épais, plus dur et forme bientôt ce qu'on nomme une croûte.

429. — Chaque croûte qui tombe est bientôt remplacée par une nouvelle.

430. — Tout d'abord la tache reste sèche sous la croûte, mais plus tard, lorsque celle-ci est plus épaisse et qu'elle ne permet plus que la transpiration insensible s'accomplisse, la tache devient humide. C'est ce liquide qui se sèche, et finit par former une croûte épaisse semblable à une écaille.

431. —Sous cette croûte la plaie est humectée par un liquide âcre et rongeant, et lorsque plusieurs croûtes se sont succédé, on trouve sous la dernière un *véritable ulcère vénérien.*

432. — Ces éruptions ont d'ordinaire pour siége le bord des régions recouvertes de poils ; la poitrine, le creux des aisselles, les tempes, le bord supérieur du

(1) On les compare alors aux taches de rouille.

front, la partie postérieure des oreilles là où finissent les cheveux, et cette portion des organes génitaux qui est recouverte de poils. On la retrouve aussi entre les épaules, autour des moustaches et sur le bord libre des paupières, au niveau des cils.

433. — A la paume des mains et à la plante des pieds l'épiderme tombe et se renouvelle plusieurs fois ; mais il ne se fait aucune croûte en raison de son épaisseur naturelle. Seulement les plis naturels de la peau se creusent davantage, de sorte que l'épiderme se rompt à leur niveau, ce qui amène des gerçures auxquelles on donne le nom de *rhagades*.

434. Sur les autres régions il ne se forme jamais de croûtes sèches semblables à celles dont j'ai parlé. Quant aux parties du corps où deux surfaces cutanées sont habituellement en contact, comme au niveau du coccyx, dans le pli qui sépare les testicules ou les grandes lèvres de la partie supérieure de la cuisse, entre les orteils, sous les bras, c'est-à-dire là où la transpiration est continue, les taches ne se recouvrent jamais d'une croûte sèche, mais elles sont constamment humectées par une sérosité d'un blanc jaunâtre.

435. — Si, comme il arrive souvent, les taches vénériennes naissent sous les ongles des mains, ceux-ci paraissent rouges ; leur racine est envahie peu à peu par le mal, l'ongle tombe et il s'en forme un nouveau qui est incomplet et raboteux. Dans le cas où ces symptômes seraient abandonnés à eux-mêmes, il se ferait de véritables *ulcères vénériens*, auxquels on donne le nom d'*onyxis syphilitique*.

436. — Ces dermatoses ne sont point accompagnées de douleur tant qu'elles ne se sont pas ulcérées et qu'elles ne se sont pas recouvertes de croûtes épaisses.

437. — Les *éruptions vésiculaires syphilitiques* (l'eczéma syphilitique) sont tout aussi peu douloureuses que les précédentes. Elles se composent de petites taches rouges, qui deviennent peu à peu proéminentes, sur lesquelles paraissent de petites vésicules qui ne sont point entourées d'un cercle rouge et qui ne causent ni prurit ni brûlure. Elles peuvent exister en même temps que les taches sèches sur le front ou les autres parties du corps. Quelques-unes sont situées tout à fait sous la peau dont l'épiderme s'exfolie et forme de petites écailles semblables à du son ; d'autres pénètrent plus profondément encore dans l'épaisseur de la peau, sont petites et rouges, mais leur sommet est blanc et contient une goutte de sérosité rougeâtre (1). C'est seulement sur les régions où il y a deux surfaces cutanées qui sont toujours en contact (sous les bras, entre les orteils, etc.), que ces vésicules sont douloureuses, et qu'elles donnent lieu à un suintement notable. Quant aux ulcères qui peuvent se former à la surface du corps à la suite des taches syphilitiques, ils ont une telle ressemblance avec les ulcères de la gorge (2) et de la bouche, ulcères dont j'aurai à

(1) Les vésicules se distinguent de ce qu'on nomme une éruption de chaleur et des autres dermatoses vésiculaires, en ce que ces dernières ne donnent jamais lieu à des abcès, et qu'elles peuvent se rompre sans altérer l'épiderme. Girtanner est l'auteur de cette judicieuse remarque.

(2) André ne considère pas ces ulcères des amygdales comme un signe de la syphilis constitutionnelle, mais comme un symptôme vénérien idiopathique ; en d'autres termes, comme un chancre implanté sur ces organes. Il s'appuie sur ce que le chancre des parties génitales disparaît à mesure que celui des amygdales se développe, et que ce dernier se montre très facilement à la suite de la disparition du premier ; et aussi sur ce que l'ulcère des amygdales ne s'accompagne pas d'autres symptômes de syphilis secondaire, et qu'il se transmet par le contact, aussi bien que le chancre. La première preuve ne signifie rien ; car, en supposant que le fait soit vrai, rien ne montre que l'ulcère des amygdales puisse se transmettre par le contact, c'est même très douteux. De plus, il n'est

parler avec détail en raison de la rapidité de leur marche, que je m'attacherai à décrire ceux-ci de préférence.

438. — L'ulcère des amygdales débute par une tache d'un rouge foncé, non douloureuse. Il peut exister non-seulement sur cet organe glanduleux, mais aussi à la face interne de la mâchoire inférieure, au palais, sur les côtés de la langue (et peut-être aussi à la commissure des lèvres?), tous passent souvent inaperçus pendant un certain temps à cause de leur insensibilité. C'est seulement lorsque la sécrétion de la membrane muqueuse buccale a beaucoup augmenté, et que les parties malades se sont recouvertes d'une fausse membrane blanche et humide que l'on ne peut cacher, qu'on parvient à les reconnaître. Cette fausse membrane s'épaissit de plus en plus, tandis que la partie qu'elle recouvre se creuse chaque jour davantage.

439. — Sur ces tissus mous, humides, dont la température est élevée, et qui sont recouverts d'un épiderme aussi mince, les taches vénériennes ont une plus grande tendance à dégénérer promptement en ulcères que celles qui occupent la périphérie du corps. Cette transformation est d'autant plus à craindre pour les ulcères des amygdales, que ces organes sont situés profondément, qu'ils échappent à la vue, et que le début

point conforme à l'expérience de dire qu'un chancre dont le pus peut engendrer un bubon quand il est absorbé (ce qui est le signe diagnostique le plus sûr d'un ulcère vénérien) se soit amélioré dans ces circonstances; ce chancre reste même toujours capable de causer d'autres accidents et d'augmenter N'oublions pas que, dans ces questions délicates où l'honneur des malades est engagé, les hommes les plus véridiques se laissent quelquefois aller au mensonge vis-à-vis du médecin, et que toutes nos recherches n'aboutissent souvent à aucun résultat. Les ulcères des amygdales ont tous les caractères des ulcères vénériens symptomatiques, diffèrent beaucoup des chancres, ce dont il est possible de s'assurer, en comparant la description de ceux-ci (§ 260) avec celle de ceux-là (§§ 438, 447).

des maladies dont ils sont le siége, n'est pas souvent reconnu.

440. — Lorsque la croûte même qui recouvre les parties malades a été enlevée par le mouvement de la déglutition, ou par le frottement, on remarque à sa place un ulcère rond, superficiel, entouré d'un bord blanc bien circonscrit.

441. — Les ulcères syphilitiques de la gorge sont si peu douloureux, qu'au début ils ne causent aucune douleur, mais seulement une sensation d'âpreté en avalant, et quelques élancements légers, comme si l'épithélium était enlevé. Le point où ils existent n'est ni gonflé ni chaud, leurs bords et leur fond ne sont pas durs, comme il arrive parfois aux ulcères des amygdales, etc. Cependant ces ulcères s'étendent rapidement et sont encore moins douloureux que ceux de la peau. Dans quelques cas ils gênent néanmoins la parole.

442. — Ordinairement, quand il existe des ulcères sur les amygdales (1), il y en a d'autres dans la bouche; parfois cependant ils existent seuls.

443. — Les éruptions croûteuses et les ulcères de la gorge, lorsqu'ils arrivent un an après la disparition des accidents primitifs (c'est-à-dire d'un chancre), ne paraissent pas de nature syphilitique.

444. — Les taches vénériennes persistent pendant plusieurs mois avant de se recouvrir de croûtes, et celles-ci peuvent exister aussi pendant quelques mois avant de

(1) Les ulcères scorbutiques débutent par les gencives, qui deviennent saignantes au moindre contact, et ils s'étendent ensuite aux amygdales. Ils n'ont pas la forme arrondie des ulcères vénériens, leurs bords ne sont pas blanchâtres, leur fond n'est pas creux et d'un blanc gris; ils sont au contraire anguleux, bleuâtres et couverts de végétations. Les ulcères scorbutiques sont accompagnés des symptômes du scorbut, et les ulcères vénériens des symptômes de la diathèse syphilitique.

s'étendre en profondeur de manière à former un *ulcère cutané*, de sorte que ces derniers ne paraissent qu'après que le virus chancreux a été absorbé depuis un nombre de mois, qui varie de dix à trente.

445. — Les ulcères syphilitiques de la peau succèdent donc le plus souvent aux croûtes qui se forment sur les taches et sur les vésicules de certaines syphilides. Ils forment alors une surface sécrétante qui a de 6 à 10 lignes de diamètre, paraissent de préférence sur la partie antérieure du corps, au front, sur les tempes, au visage, dans les narines, au cou, etc., et aussi à la partie inférieure de la cuisse, dans le sens de l'extension du membre. Du reste, cette transformation n'est pas constante; elle a lieu seulement lorsque les taches sont très épaisses, et que plusieurs petits ulcères se réunissent pour en former un plus large, lequel peut avoir jusqu'à 6 pouces de diamètre, comme je l'ai souvent observé au niveau des os du front, aux tempes, sur les côtés du cou et aux cuisses. Lorsqu'ils ont atteint cette largeur, ces ulcères affectent toujours une forme arrondie.

446. — Les ulcères vénériens qui paraissent sur les parties du corps où l'on observe rarement des taches, par exemple sur le corps de la verge, se distinguent de ceux qui ont pour siége les parties musculaires ou osseuses par les caractères suivants : Ils sont plus sensibles et plus douloureux, s'étendent plus vite, ont un fond rouge, couvert de petites végétations, qui se retrouvent jusque sur les bords de la solution de continuité. Ceux-ci paraissent cancéreux, sans être ni aussi boursouflés, ni d'une aussi mauvaise teinte, ni aussi durs que pour le cancer.

447. — Les autres ulcères vénériens secondaires qui ont pour siége des tissus plus denses, n'ont jamais une

profondeur qui aille au delà d'une demi-ligne à une ligne (1). Leur fond est d'un rouge vif, lisse et formé par un tissu épais et onduleux ; ils s'élèvent jusqu'à la hauteur de la peau, leurs bords ne présentent aucune trace d'inflammation ni d'induration, leur centre non plus. Ces ulcères ont pour caractère particulier d'être tout à fait ronds ; ils se distinguent des autres par le peu d'activité de leur virus. Ils se forment peu à peu, étant précédés par l'apparition de macules ou de toute autre éruption syphilitique ; ils ne sont jamais accompagnés de douleurs vives, même lorsqu'ils ont une circonférence très étendue. Ces ulcères sécrètent une humeur peu épaisse, non visqueuse, semblable à du suif fondu et d'une couleur vert pâle ; ils sont souvent recouverts d'une matière caséeuse. Ils guérissent sous l'influence de médicaments astringents, mais pour reparaître sur d'autres points. En général, les ulcères syphilitiques secondaires guérissent plus vite à la tête et sur toutes les parties du corps qui sont près du cœur, que lorsqu'ils se trouvent sur des points plus éloignés de cet organe, par exemple, aux cuisses. Il est vrai de dire qu'au commencement de la maladie surtout, ils se forment de préférence sur les premières de ces régions. On peut se demander si la cicatrisation d'une partie de ces ulcères indique une diminution dans la quantité du virus (ce que je ne saurais admettre), ou si cette modification tient exclusivement à ce que les tissus qui leur servent de siége sont devenus plus insensibles à l'irritation causée par le virus

(1) Ils paraissent ne détruire que les cellules graisseuses ; au moins la cicatrice qui leur succède est enfoncée, luisante, et repose sur une partie dure. Les muscles sont d'abord mis à nu, puis ils perdent leur mouvement. Lorsque l'ulcère a fait tomber les cheveux, ceux-ci ne repoussent jamais, parce que leur racine est détruite.

vénérien, tandis que les régions qui ont été envahies les dernières, n'étant pas accoutumées à cette action, montrent une plus grande sensibilité? L'observation prouve que les ulcères syphilitiques qui paraissent les premiers, ceux des amygdales par exemple, sont plus sensibles et s'étendent plus rapidement que les autres; elle montre également que les ulcères symptomatiques ont une marche d'autant plus lente, et sont d'autant moins douloureux, que le virus a envahi le corps depuis plus longtemps. La gonorrhée elle-même est d'autant plus bénigne qu'elle frappe sur un sujet qui en a été plus souvent atteint; un pareil malade sera toujours de moins en moins susceptible d'être infecté. Il serait certainement plein d'intérêt de chercher à expliquer les faits qui font reconnaître cette disposition du virus, et servent à expliquer les principes précédents. Ces ulcères vénériens secondaires ne produisent, par l'inoculation, ni chancre primitif ni syphilis constitutionnelle. Tous ces caractères peuvent très bien les faire distinguer des autres ulcères.

448. — La suppuration du poumon, quand elle n'est pas précédée d'hémoptysie, et qu'on arrive pendant que le sujet est porteur de symptômes syphilitiques (1), paraît être de cette nature. J'ai dit déjà que la syphilis secondaire ne se montrait qu'à la périphérie du corps, ce que l'observation confirme, mais la phthisie vénérienne ne fait pas exception à cette loi. Le poumon, en effet, se trouvant toujours en contact avec l'air atmosphérique,

(1) On peut ajouter que cette affection, comme les autres symptômes de la syphilis, ne guérit d'une manière rapide et durable que par le développement d'une fièvre mercurielle, sans que la salivation soit nécessaire. Celle-ci guérit cependant par révulsion des phthisies qui ne sont pas vénériennes.

offre la plus grande analogie avec la surface externe du corps ; seulement l'exhalation dont il est le siége est plus abondante, et, par l'inspiration, cet organe se trouve plus exposé que la peau à ressentir l'impression du froid de l'air. Rien n'empêche d'ajouter que la surface externe des bronches doit avoir beaucoup d'analogie avec la peau, et se trouver soumise à des maladies analogues (1). Au moins le contact de l'air froid doit-il la prédisposer aux éruptions et aux ulcères vénériens (2).

CHAPITRE III. — DIAGNOSTIC DES SYMPTÔMES DE LA SYPHILIS TERTIAIRE.

449. — J'ai dit déjà que la syphilis avait des symptômes qui se montraient seulement plusieurs mois ou plu-

(1) Les diverses dermatoses ont fréquemment pour compagnes des affections de poitrine, auxquelles leur répercussion donne souvent lieu.

(2) Une femme de quarante et quelques années avait des ulcères vénériens sur plusieurs parties du corps, en particulier sur le front, à la racine des cheveux, et, de plus, se trouvait tourmentée par une toux sèche. En 1787, plusieurs des ulcères furent guéris par l'application d'emplâtres mercuriels ; mais des ulcérations semblables parurent à la partie antérieure et à la face postérieure des cuisses. On fit de nouvelles applications médicamenteuses, et ces symptômes disparurent. Aussitôt après, la malade fut en proie à une toux violente accompagnée d'oppression et d'une fièvre modérée, qui diminuait après l'expectoration d'une matière purulente. Celle-ci était très abondante ; cependant les forces de la malade n'avaient pas sensiblement diminué ; les ulcères de la partie postérieure de la cuisse existaient encore, mais ne causaient aucune douleur. Enfin ayant été consulté, je fis retirer l'emplâtre mercuriel, et prendre à l'intérieur, pendant huit jours, six grains de mercure soluble à doses croissantes. Il survint de fortes nausées, des dégoûts pour les aliments et un malaise indéfinissable, sans aucune trace de salivation. La malade était très constipée. La toux et l'expectoration commencèrent à diminuer, et la respiration redevint aussi libre que s'il n'y avait jamais eu d'oppression. Les ulcères furent cicatrisés quatorze jours après l'administration de la première dose du médicament. Depuis quatorze mois, cette femme est complétement débarrassée de tout symptôme vénérien et de sa maladie de poitrine.

sieurs années après l'absorption du virus vénérien ; que ces manifestations de la maladie paraissaient lorsque les accidents secondaires avaient cessé en partie sous l'influence de topiques, en partie par l'emploi de préparations mercurielles capables de triompher de ces premiers effets du mal, mais impuissantes à détruire le virus dans les profondeurs de l'organisme. Souvent les symptômes tertiaires subsistent avec les symptômes secondaires ; mais il est rare qu'ils se développent sans avoir été précédés de ces derniers, de sorte qu'ils se présentent alors comme les seules manifestations locales de la maladie.

450. — Dans tous les cas, ces symptômes de la syphilis tertiaire sont les plus tenaces de tous ceux que cette diathèse puisse engendrer ; ils affectent une marche lente et des plus chroniques.

451. — Ici encore le virus suit la marche qui lui est habituelle, cherchant toujours à envahir de préférence les parties qui sont le plus exposées au contact de l'air.

452. — Les aponévroses, le périoste, qui ne sont pas recouverts par des muscles, comme il arrive à la tête, au niveau des os temporaux et de l'os frontal, sur le dos du nez, au bord antérieur de la clavicule, au niveau des apophyses épineuses, du condyle externe de l'humérus, rarement du condyle interne, à la surface antérieure du tibia, rarement au niveau des côtes, les aponévroses et le périoste de ces régions sont le siége où les symptômes syphilitiques se montrent de préférence. Il se forme d'abord une tumeur dure dont la circonférence est mal limitée et qui offre une forme arrondie mal déterminée ; on les nomme *tumeurs gommeuses*. Ces tumeurs sont tellement dures et si

profondément situées, qu'on les prend pour de véritables gonflements des os.

453. — Ces tumeurs ne causent presque jamais de douleur à leur début; aussi passent-elles inaperçues jusqu'au moment où elles deviennent douloureuses. Les souffrances augmentent alors peu à peu; il semble au malade que ses os sont brisés ou broyés, ou bien que deux pièces dures sont frottées l'une contre l'autre, ou qu'il ressent un rongement continu. Ces douleurs augmentent la nuit, vers le matin surtout; parfois aussi elles se font sentir dans le jour.

454. — Arrivé à ce point, le gonflement est très douloureux au toucher. Au début, il ne paraît aucune trace d'inflammation; mais lorsque la maladie parvient à sa dernière période, les symptômes phlegmasiques naissent peu à peu, vont toujours en augmentant jusqu'à ce que la tumeur abcède et donne issue à une matière semblable à du blanc d'œuf. Cette ulcération de la tumeur arrive souvent plusieurs années après l'apparition des premiers symptômes.

455. — Il est rare alors que l'os qui se trouve sous la partie du périoste qui est ainsi détruite ne s'altère pas à son tour, et ne présente pas quelques points de carie (1).

(1) Pour combattre à temps cette espèce de tumeur, il faut être bien certain de sa nature syphilitique, ce qui offre des difficultés. On devra donc se bien rappeler les caractères suivants : Une tumeur goutteuse se forme au niveau d'une articulation, là où existe le tissu spongieux; les tissus qui la recouvrent sont rouges et enflammés; la douleur et la fièvre précèdent le gonflement. Plus tard, lorsque ces symptômes se sont souvent renouvelés, il se forme des nodosités, c'est-à-dire qu'il se dépose une matière calcaire dans l'épaisseur du tissu cellulaire qui entoure l'articulation, et les douleurs cessent peu à peu. Des bains froids, des frictions et l'usage de l'aconit font peu à peu disparaître ces nodosités. Si l'on en-

456. — Il est difficile de préciser le moment où la tumeur gommeuse donnera lieu à un abcès qui pourra être dangereux pour les os. Cette transformation s'opère en effet avec très peu d'inflammation, et le liquide n'a jamais les caractères d'un pus de bonne nature. La tumeur contient presque toujours un liquide muqueux, qui adhère à l'os et le ronge incessamment. Cette situation profonde du liquide jointe à la dureté de la tumeur, fait que la fluctuation ne peut être reconnue.

457. — Cependant, si l'on fait une attention suffisante aux symptômes d'inflammation modérée qui se

toure de chaleur la partie malade, ces douleurs ne font que s'aggraver: elles guérissent, au contraire, par les bains froids. La fièvre mercurielle les augmente toujours, et les rend plus tenaces et plus difficiles à guérir. Les boissons spiritueuses rendent la fièvre plus intense, mais n'aggravent pas les douleurs.

Les nodosités vénériennes et le gonflement du périoste ont donc pour siége les parties osseuses qui ne sont pas recouvertes par des parties molles (§ 452), tandis qu'on ne les rencontre jamais dans l'articulation elle-même. Elles naissent sans causer de douleur, puis elles augmentent peu à peu, sans trace d'inflammation locale, sans soulèvement de la peau; mais elles arrivent bientôt à un tel degré d'intensité, que non-seulement la douleur est continue (toujours plus forte après minuit), mais que le moindre contact la rend insupportable. Le contenu de ces tumeurs est semblable à du jaune d'œuf. La chaleur intérieure augmente ces douleurs; les bains froids, les frictions et l'eau-de-vie les aggravent. L'aconit et le suc acide des plantes ne sont d'aucun secours; mais une fièvre mercurielle de quelque intensité ne tarde pas à les calmer.

Si le malade a été plusieurs fois infecté, ou s'il existe encore des symptômes vénériens, il est facile de reconnaître la nature véritable de ces nodosités et des douleurs ostéocopes qui les accompagnent.

Les douleurs qui se font sentir dans un cal qui a succédé à une fracture se distinguent aussi assez facilement de celles que cause la syphilis: d'abord la tumeur a une forme moins bien déterminée, puis le récit du malade ne manque pas de mettre le médecin sur la voie de la vérité; enfin les douleurs ressenties dans un cal augmentent par les changements atmosphériques, et sont plutôt déchirantes et tiraillantes que rongeantes. Les embrocations froides les améliorent, tandis qu'elles aggravent les véritables douleurs vénériennes.

présentent, ainsi qu'aux battements et aux élancements que le malade ressent en outre de la tumeur, il n'est pas impossible de prévoir la formation de l'abcès (1).

458. — Il n'y a pas dans le corps de parties osseuses qui soient plus exposées à l'air, et moins protégées par des parties molles, que le nez. Les os propres qui le constituent et qui sont si minces, sont aussi les premiers qui ressentent l'influence du virus vénérien, après toutefois que ce dernier a détruit les parties molles; c'est-à-dire la membrane de Schneider; les cornets et l'os criblés sont altérés les premiers, parce qu'ils sont les plus minces; la maladie envahit ensuite la cloison qui sépare les fosses nasales, puis les os palatins et maxillaires.

459. — L'os se carie souvent sous les tumeurs gommeuses, et l'ulcération qui se forme alors ne peut être distinguée de toutes les autres que par ce fait, qu'elle guérit sous l'influence du mercure.

DEUXIÈME SECTION.

Médicaments antisyphilitiques.

CHAPITRE I. — DES PRÉPARATIONS MERCURIELLES EN GÉNÉRAL.

460. — Dès que la maladie vénérienne commença à se répandre (2), aussitôt après la découverte de l'Amé-

(1) Gardane range parmi les symptômes de la syphilis constitutionnelle la sensibilité de la matrice, sensibilité qui augmente au moment des règles par l'introduction du doigt ou de la verge dans le vagin, et qui devient la cause de maladies graves, entre autres du cancer. J'ai plusieurs fois observé cet accident, sans pouvoir déterminer s'il était réellement vénérien, n'ayant pas eu à le traiter. Gardane recommandait en pareil cas des frictions avec du cinabre.

(2) Girtanner a rendu très vraisemblable, par ses recherches, que la syphilis nous a été importée d'Amérique vers l'année 1493, et qu'elle a paru à Barcelone avec les vaisseaux de Christophe Colomb.

rique, où, à ce qu'il paraît, le mercure était employé contre cette affection, personne ne mit en doute les vertus spécifiques de ce métal. Cette pratique fut suivie dès l'année 1515; mais au milieu de ce siècle, l'abus que les empiriques faisaient de ce médicament obligea à lui préférer le gaïac d'abord, puis la salsepareille et le quinquina.

461. — C'est seulement après avoir subi des transformations que ce métal peut être donné à l'intérieur et pénétrer dans nos liquides (1) en quantité notable; de là vient qu'on a inventé un grand nombre de préparations mercurielles, dont on retrouve les noms avec surprise dans les anciens traités de pharmacie, entre autres, dans les ouvrages de Falk, de Baldinger et dans la pharmacopée de Londres. Il serait vraiment désolant d'être obligé de passer en revue toutes ces formules, d'essayer toutes ces préparations avant de pouvoir traiter convenablement la syphilis; car toute une génération d'hommes ne suffirait pas à cette tâche; il suffit de recourir à la meilleure de toutes. Pour reconnaître les attributs de cette dernière, il faut avoir sous les yeux

(1) Le mercure n'agit pas sur le virus vénérien avant d'avoir pénétré dans le système circulatoire, de manière à porter son action sur les secondes voies. Or, les préparations mercurielles douées de quelque activité la portent toutes de préférence sur la bouche, mais à des degrés différents; le mercure métallique et le sublimé sont moins actifs que tous les autres. Toutes donnent un goût métallique et provoquent une salivation plus ou moins abondante. Pour des observateurs superficiels, la différence d'action de ces composés dépend du degré de leur solubilité dans l'eau, qui correspond à la facilité plus ou moins grande avec laquelle ils se dissolvent dans les liquides de l'estomac et dans les autres humeurs du corps; le sublimé, par exemple, s'incorpore plus difficilement que les autres composés de mercure; de plus, l'activité de ces médicaments varie en raison de l'action qu'ils exercent sur les premières voies. Le sublimé, le précipité blanc, le précipité rouge, agissent de préférence sur l'estomac, et le calomel sur les intestins.

ses effets physiologiques et thérapeutiques, afin de ne pas tomber dans un semblable abus.

462. — Qui nous dira, au milieu de ces préparations sans nombre, quelle est celle qui sera la plus énergique, la plus certaine, et en même temps la plus douce dans son action, qui répondra le mieux au *cito, tuto et juconde* de Celse? C'est, en effet, bien plus dans cette maladie terrible que dans toutes celles dont l'organisme peut triompher sans le secours de l'art, qu'il importe d'avoir un médicament sur l'effet duquel on puisse compter.

463. — Je crois ne pas me tromper en répondant à cette question de la manière suivante :

La préparation mercurielle la plus certaine dans son action, la plus énergique et la moins perturbatrice sera celle qui donnera à ce métal la faculté de se dissoudre dans les liquides de l'estomac, et d'être ensuite facilement absorbé; celle dont les effets chimiques seront le moins marqués, mais qui permettra au médicament de déployer toutes ses propriétés spécifiques.

Cette préparation aura la faculté de posséder une action précise que le médecin pourra diriger avec certitude, diminuer ou augmenter suivant le cas.

464. — Les divers composés mercuriels connus jusqu'ici sont bien éloignés de cette perfection ; ils sont trop faibles, et souvent nuisibles. Le cinabre et le turbith peuvent être cités comme exemples. Je passerai cependant en revue les préparations le plus souvent prescrites.

465. — Pour ce qui regarde les préparations mercurielles caustiques, on m'accordera que les acides minéraux, auxquels elles empruntent leur âcreté, n'ont rien qui puisse leur permettre de guérir la syphilis ; car on ne peut calculer leur puissance contre cette maladie

par les qualités astringentes et antiseptiques qu'elles développent quand on les emploie contre les plaies ordinaires. Je rangerai dans cette catégorie le nitrate de mercure, le sublimé, le précipité blanc (1), le précipité rouge (2), le mercure doux et le turbith (3).

466. — On a cependant trouvé ces composés parfois assez actifs ; cela tenait à l'irritation accidentelle causée par l'acide qui était uni au métal. Celui-ci n'agissait pas à titre d'irritant spécifique, mais comme agent général, au même titre que le carbonate d'ammoniaque, le gaïac, le garou, le lobélia, les vésicatoires volants, lesquels produisent une fièvre accidentelle et favorisent l'action du mercure dans la vérole, en excitant les forces nerveuses, en activant la circulation, ce qui permet au métal d'atteindre le virus et d'exciter une irritation différente de celle que cause la syphilis, irritation qui détruit cette dernière. Ces préparations mercurielles agissent alors comme le font les vésicatoires contre les douleurs rhumatismales, les vomitifs dans la dyssentérie, l'arsenic dans les fièvres intermittentes; agents qui font cesser ces affections sans avoir aucune vertu spécifique à déployer contre elles.

467. — Cette irritation médicamenteuse est si peu puissante pour la guérison des maladies vénériennes, la force propre du mercure se trouve alors si défectueuse, qu'il arrive plus souvent au malheureux qui est accablé

(1) Turquet de Mayerne est le premier qui ait conseillé de donner le précipité blanc à l'intérieur (1659).

(2) Matthioli recommanda le précipité rouge dès 1535 ; il voulait seulement qu'il eût été calciné et lavé; il le faisait prendre à la dose de 5 grains. Girtanner prétend que Jean de Vigo avait prescrit ce médicament dès l'année 1513.

(3) Guillaume Cowes me paraît être celui qui a eu le premier l'idée de donner le turbith à l'intérieur.

par la syphilis constitutionnelle, et qui est traité par le mercure doux, le sublimé, le nitrate de mercure, le précipité blanc, le précipité rouge et le turbith, de mourir que de guérir.

468. — S'il était facile de préparer des sels mercuriels fixes avec des acides végétaux, et de les donner sous une forme précise, il faudrait certainement les préférer. Malheureusement il n'en est pas ainsi. Ces composés agissent sur la fibre sensible des premières voies, quand ils sont suffisamment concentrés, amènent des évacuations au lieu de favoriser l'absorption du métal, condition nécessaire pour qu'il déploie ses effets curatifs. L'expérience prouve aussi qu'ils produisent facilement la salivation, et que, par cela même, ils manquent le but.

469. — D'un autre côté, il faut proscrire l'usage interne des préparations mercurielles presque insolubles, comme le cinabre ou l'æthiops minéral préparé par la voie humide (*pulvis hypnoticus*), ou par la voie sèche, parce qu'ils n'ont souvent presque aucune vertu, et qu'ils peuvent, quoique rarement, causer la salivation.

470. — Le motif de la variabilité d'action de ces composés tient à ce qu'il est impossible de préciser la quantité qui sera absorbée et passera dans nos liquides, et agira en conséquence sur les secondes voies. C'est là, comme le remarque Plenk, la raison de l'irrégularité d'action du mercure gommeux; enfin de toutes les préparations hydrargyriques où il entre du sucre, du miel, des yeux d'écrevisse, de la graisse, des baumes, etc.

471. — Si l'on veut accuser ici le défaut de susceptibilité des vaisseaux absorbants des premières voies, je

répondrai que cette différence tient bien plus à la nature de ces préparations, la susceptibilité de l'organisme n'étant pas également excitée par chacune d'elles. Je crois que leur défaut de solubilité dans les liquides de l'estomac, et la difficulté d'absorption qui en résulte sont bien plus la cause de cette différence d'action que les variétés que présentent parfois les fonctions des vaisseaux absorbants, variétés qui ne sont jamais aussi tranchées.

472. — La partie réellement active de ces composés réside dans cette portion de mercure qui a été oxydée pendant les manipulations. Or, la nature du milieu dans lequel on opère, la température, la force déployée par le préparateur, le temps employé, les soins qu'il apporte à son travail, rendent les résultats si différents, que tantôt la trentième partie du médicament est oxydée, tandis que d'autres fois c'est à peine si la deux-centième partie subit cette transformation. On ne peut donc jamais les prescrire avec quelque certitude. Tantôt, en effet, ces préparations sont tout à fait inertes, tantôt le médecin obtient une action très violente, alors qu'il en recherche une modérée.

473. — Les effets des fumigations sont tout aussi difficiles à préciser. On emploie, à cet effet, le cinabre, le mercure doux, ou un amalgame, que l'on choisit en raison de la différence d'activité des vaisseaux absorbants de la peau. Il est aussi impossible que pour les composés précédents, de calculer la quantité de métal qui pénétrera dans l'organisme, et de mesurer d'une manière précise la dose qu'il convient de prescrire et le moment où il faut la répéter.

CHAPITRE II. — DES PRÉPARATIONS MERCURIELLES EN PARTICULIER.

474. — *Onguents mercuriels.* Ces onguents, de forme et de composition diverses, sont employés depuis un grand nombre de siècles contre la lèpre, la gale et les autres maladies de la peau. A la fin du XVe siècle, on les employa contre la maladie vénérienne, qui prenait un développement effrayant, parce qu'on la considérait comme une dermatose.

475. — Ces onguents ne furent jamais complétement abandonnés; et bien que l'on essayât de temps à autre de les remplacer par des médicaments internes d'une action plus sûre, comme il est arrivé dans les siècles précédents et au milieu de celui-ci; cependant on revint toujours à leur emploi pour le traitement des symptômes externes. Dernièrement encore, pendant que l'on proclamait la toute-puissance du sublimé corrosif, puissance qui n'était qu'un rêve, on était obligé de convenir que ces onguents devaient être placés au rang des agents antisyphilitiques les plus importants.

476. — Les raisons principales de cette préférence me paraissent être les suivantes : 1° La supposition d'après laquelle la guérison de la maladie vénérienne serait d'autant mieux assurée qu'il y aurait une plus grande quantité de mercure absorbée (1); 2° que ce médicament, en pénétrant par les vaisseaux absorbants cutanés, ne fatigue pas les premières voies, comme il arrive quand il est ingéré dans l'estomac; 3° qu'il est possible, au moyen des frictions, de porter le mercure sur le point même où sa présence est nécessaire.

477. — Il est très facile de réfuter les trois raisons

(1) Les frictions seraient alors le seul moyen de faire absorber une grande quantité de métal.

sur lesquelles on s'appuie pour donner la préférence aux frictions sur toutes les autres méthodes. La première est renversée par l'expérience, qui montre qu'une très petite dose de ce médicament, quand elle est capable de produire la fièvre mercurielle (§ 290) peut guérir la syphilis la plus invétérée, et qu'une quantité presque impondérable de ce métal a pu produire une guérison complète. Bien plus, l'usage prolongé du mercure, son absorption en grande masse, cause des affections souvent incurables : une irritabilité nerveuse très pénible, une fièvre de consomption, le tremblement chronique, les scrofules, la carie, etc. ; et cela en laissant le virus avec toute sa puissance. La seconde raison tombe devant les faits ; car les frictions causent souvent des diarrhées accompagnées de coliques. Quant au troisième motif qui est allégué, je me suis déjà expliqué à son sujet (§ 387) où j'ai montré que le mercure doit envahir toute la masse du sang, s'incorporer en quelque sorte à nos humeurs, avant de pouvoir atteindre les symptômes de la vérole ; que l'action locale du mercure contre le virus vénérien, est une hypothèse frivole, et que ce mode d'emploi du médicament est plus nuisible qu'utile.

478. — L'expérience prouve donc que les frictions ont une action douteuse, qu'elles sont par conséquent suspectes. 1° D'abord la quantité de mercure qui pénètre dans l'organisme, soit à l'état de métal, soit à l'état d'oxyde, ne peut être évaluée exactement. 2° Mille difficultés s'opposent parfois à leur application ; 3° elles ne sont pas toujours en rapport avec la maladie ; 4° elles causent souvent un véritable préjudice au malade.

479. — Pour ce qui regarde le premier point, on suppose que la force déployée par celui qui frictionne n'est pas indifférente. Si une friction pratiquée avec force

favorise l'absorption, celle qui sera faite mollement aura beaucoup moins d'effet. Mais s'il est vrai, comme quelques auteurs le prétendent, qu'un frottement énergique empêche l'absorption, l'effet obtenu, qui est en rapport direct avec la quantité de métal absorbée, sera en rapport inverse avec les efforts déployés par l'opérateur.

480. — Il est certain, cependant, qu'une douce friction ne favorise pas autant l'oxydation (1) des petits globules mercuriels, et par conséquent leur dissolution dans nos humeurs, qu'une autre plus énergique. Cette différence dans l'oxydation (2) du métal dépend aussi de la préparation de l'onguent, qui est considéré comme parfaite quand on ne reconnaît plus de globules métalliques dans sa masse; mais ce caractère est trompeur. Il y a, en effet, des onguents dont l'aspect est absolument le même, et qui contiennent des quantités variables de mercure oxydé; les uns en renfermant un trentième, les autres un deux-centième seulement. Cette différence tient à la manière dont ils ont été préparés (1). Or, dans une certaine quantité d'onguent napolitain, le mercure oxydé est le seul qui agisse sur le virus syphilitique, celui qui est resté à l'état métallique, même

(1) Je ne puis dire si le frottement qui est déployé dans la préparation de l'onguent mercuriel a pour effet d'oxyder le métal, ou seulement de l'incorporer à la graisse ; cette dernière hypothèse me paraît être la plus vraisemblable. Il n'en est pas moins démontré que la partie oxydée du mercure est la seule qui possède quelque action sur le virus vénérien.

(2) La chaleur ou le froid des ingrédients, la dureté ou la mollesse de la graisse, la pureté du mercure ou son mélange avec d'autres métaux (alliage qui favorise la trituration), l'emploi de la térébenthine ou son rejet, la force que le préparateur déploie, la dextérité, le temps qu'il consacre à la manipulation, font que l'onguent napolitain est souvent très différent quant à sa composition réelle, bien qu'il soit le même en apparence.

quand il est très divisé, n'ayant qu'une action toute mécanique due à son insolubilité. Qui ne voit, d'après cela, qu'il existe une foule de causes inévitables qui font varier l'action thérapeutique de cet onguent?

481. — La force d'absorption des vaisseaux cutanés est aussi très variable et très infidèle. Il y a certaines dispositions de l'enveloppe cutanée dans lesquelles l'onguent n'est point absorbé, sans que le médecin puisse s'en rendre compte; tandis que, dans d'autres moments, il suffit d'étendre de l'onguent napolitain sur l'épiderme (1) pour produire une abondante salivation. Il faut que chez ces malades la peau soit plus sensible à l'action de l'onguent napolitain dans certaines conditions que dans d'autres circonstances; et que telle portion de leur épiderme ait une faculté d'absorption plus marquée que telle autre (2).

482. — Mais en supposant (ce qui serait incroyable) que nous sachions toujours avec certitude quelle quantité d'oxyde de mercure contient l'onguent, et dans quelle proportion le métal a été absorbé, qui pourra nous dire à quel moment les vaisseaux absorbants cutanés auront versé leur contenu dans la masse du sang; à quel moment ils seront plus actifs, à quel moment ils le seront moins; et quand il sera nécessaire de répéter

(1) Un homme bien portant, mais très irritable, ayant des morpions autour des parties génitales, étendit sur la partie malade gros comme une noisette d'onguent napolitain. Cette opération ne fut pas répétée, et s'accomplit sans frottement. Bientôt après ce malade fut s'asseoir dans une promenade publique par un temps venteux et humide. Dès le lendemain, il fut pris d'une salivation épouvantable, qui dura pendant quatre semaines.

(2) Combien ne reste-t-il pas d'onguent dans les linges, sur la peau du malade, sur les mains de celui qui fait les frictions? Toute cette quantité ne peut être pesée, et l'on conçoit combien elle doit être variable.

les frictions pour faire saliver le malade, effet qui est toujours redoutable, et qui exige pour se produire le passage d'une certaine quantité de mercure dans le torrent de la circulation.

483 — Pour ce qui regarde le second point (§ 478), il n'est pas rare que les frictions amènent chez les sujets délicats et nerveux, une inflammation érysipélateuse de la peau, la desquamation de l'épiderme ou une éruption miliaire (1) très pruriante, ce qui empêche de les continuer.

484. — Quand même ces accidents ne paraîtraient pas, bien d'autres motifs empêcheraient de recourir à ce mode de traitement. Les difficultés qu'il présente dans l'application, le dégoût qu'il cause en raison de sa mauvaise odeur, et bien plus encore les soupçons qu'il fait naître, obligent à le repousser. Cependant, l'usage des frictions et l'existence d'une maladie vénérienne sont deux idées tellement liées l'une à l'autre, qu'il est difficile d'éviter l'emploi de cet onguent; d'un autre côté, le malade a tant de peine à pratiquer cette opération sans être découvert par ceux qui l'entourent, que son premier désir est d'y échapper; et ce désir devrait être une loi pour le médecin.

485. — J'arrive à la troisième raison que j'ai donnée (§ 478), et j'affirme que du moment où la syphilis s'est profondément enracinée dans l'organisme, que ses symptômes, en suivant une marche lente et chronique, ont atteint à leur complet développement, les frictions

(1) Ceci n'arrive pas seulement avec les onguents qui contiennent de la térébenthine, la graisse rance produit le même effet ; or, dans l'onguent le plus frais, le corps gras est toujours plus ou moins altéré. La salivation causée par ce médicament empêche le plus souvent de le continuer, et de produire d'autres mauvais résultats.

mercurielles ne sont plus capables de la guérir. Ceci arrive lorsque la maladie ne se trouve plus aux parties superficielles du corps, qu'elle a envahi les tendons, le périoste, les os eux-mêmes, et que le virus a concentré toute son action sur un de ces tissus.

486. — Quant au quatrième motif sur lequel je me suis appuyé, tout le monde a pu remarquer les nombreux accidents que l'onguent napolitain peut causer. Chacun sait aujourd'hui que les frictions, lorsqu'elles sont longtemps continuées en vue de produire un résultat notable, engendrent une irritation de longue durée, laquelle est entretenue par la grande quantité de mercure qui se trouve agir sur les parties dures aussi bien que sur les partie molles, et qui cause une foule de maladies chroniques plus dangereuses que la syphilis elle-même.

487. — Les humeurs deviennent âcres, la fibre, qui est entretenue dans un état de vibration contre nature, tombe dans le relâchement, et la force vitale s'affaiblit peu à peu. De là naît du trouble dans les digestions, l'insomnie, la faiblesse, des accès de chaleur passagère, une fièvre de cachexie, des ulcères chroniques, des douleurs osseuses et des tumeurs scrofuleuses, des douleurs analogues à celles de la goutte, un tremblement chronique, symptômes qui sont les effets les plus habituels du mercure (§ 649).

488. — L'absorption probable du virus vénérien, puisé dans un bubon, et son passage dans le torrent circulatoire, doivent être souvent attribués au mercure. L'expérience montre qu'il en est réellement ainsi, surtout lorsqu'on pratique les frictions sur le point où les vaisseaux absorbants peuvent prendre le métal pour le porter directement dans la tumeur.

489. — Lorsqu'on traite un bubon par des frictions mercurielles longtemps continuées, et que la tumeur s'indure, il y a beaucoup à craindre qu'elle devienne cancéreuse, comme on le voit souvent.

490. — D'après les observations de Fabri, sur trente malades traités par les frictions, quinze au moins seraient pris d'une salivation, souvent inattendue, salivation qu'il est parfois très difficile d'arrêter, et qui met en danger les organes dans lesquels s'accomplit cette sécrétion. Celle-ci est à la fois affaiblissante, inutile, douloureuse, et même dégoûtante. Des ulcères rongeants de la bouche et de la langue, la chute des os palatins, de la luette, la carie des os maxillaires et des cornets, en sont les conséquences habituelles. L'usage que l'on fait actuellement de cet onguent, que l'on recommande presque en se jouant, nous offre une faible copie de cet effrayant tableau ; mais on en retrouve encore tous les traits ; on arrive bien quelquefois à éviter, par beaucoup de précautions, le scandale de la salivation, sans arriver à guérir le malade et sans le mettre à l'abri de ces suites redoutables qui sont presque aussi fréquentes aujourd'hui qu'autrefois (§ 49).

491. — L'emploi de l'onguent napolitain, quand il existe une gonorrhée, fait que celle-ci se transforme en un écoulement secondaire, en raison du relâchement dans lequel il met le système lymphatique, et de l'irritabilité mercurielle qu'il peut causer.

492. — Que ne devrais-je pas dire des mauvais résultats de ces frictions, lorsqu'il existe une complication antérieure d'une maladie chronique non vénérienne (§ 487), et que l'on a déjà employé le mercure sans succès contre les symptômes de la syphilis ?

493. — Lorsqu'on veut traiter une maladie véné-

rienne par les frictions, on commence (1), en général, par prescrire les saignées, les purgatifs, et les bains tièdes. On croit par là préparer le corps à recevoir l'action du mercure. Alors, on commence par faire tous les deux jours des frictions sur les membres inférieurs avec 2 drachmes d'onguent; rarement avec une seule. Cet onguent doit être composé de 1 drachme de métal coulant et de 1 drachme de graisse de porc incorporés l'un à l'autre par la trituration. Cette friction doit être pratiquée devant un feu doux, où l'on étend la pommade sur la partie supérieure des membres. Il faut que le malade garde la chambre, qu'il boive des tisanes légères et chaudes, et qu'il continue de la sorte jusqu'à ce que la salivation arrive. On cherche alors à arrêter ses progrès en cessant les frictions, donnant au malade des purgatifs, des bains, des tisanes sudorifiques et en nettoyant la peau. Une fois que les symptômes de la bouche ont disparu, il faut reprendre les frictions en augmentant la dose de l'onguent, jusqu'à ce que de nouveaux accidents forcent à les suspendre, ou bien jusqu'à ce que les symptômes syphilitiques disparaissent, et que le malade ait l'apparence d'être guéri. Du reste, il est toujours possible de recourir aux saignées, aux purgatifs et aux bains. Pendant ce traitement, le malade ne doit faire usage d'aucun aliment solide. Il n'est jamais permis, quelle que soit sa faim, de lui donner autre chose que des bouillons.

494. — Il est souvent nécessaire, pour arriver à guérir une vérole d'une intensité moyenne, d'employer 32 drachmes d'onguent dans l'espace de quarante-cinq jours, souvent même il faut aller jusqu'à 48 drach-

(1) C'est la méthode altérante de l'école de Montpellier.

mes (1) (trois onces de mercure !) et continuer les frictions pendant trois mois.

495. — Le traitement de la syphilis par les fumigations est, après les frictions, le plus ancien qui ait été employé (2); on les faisait toujours avec du cinabre. Cette méthode, depuis longtemps abandonnée, le peuple en avait conservé l'usage. Cependant, on a voulu la remettre en honneur, et Lalouette (3) fut un de ses plus zélés partisans. Dans les recherches qui furent entreprises, on prit les plus grands soins pour éloigner les vapeurs métalliques de la bouche ; au lieu du cinabre, on se servait de mercure uni à des acides ou amalgamé avec le zinc.

496. — Malgré toutes ces précautions, les vapeurs métalliques pénètrent profondément, irritent et dessèchent les voies respiratoires (4), quand elles sont avalées ; elles causent très facilement la salivation et la diarrhée, aussi est-il très difficile de les recommander comme moyen de destruction de la syphilis (5).

497. — Il est admis que le mercure qui a pénétré dans l'organisme sous forme de vapeur doit y rester en quantité variable, comme on peut s'en assurer ; aussi l'expérience enseigne-t-elle que ce mode de traitement peut être de quelque utilité dans la vérole la plus lé-

(1) Girtanner dit : De douze à treize onces de mercure ; ou bien six onces et demie.

(2) Cataneus l'avait employé dès l'année 1505.

(3) Mais il a trouvé peu de partisans. (Voyez son ouvrage : *Nouvelle méthode de traiter les maladies vénériennes par la fumigation* ; Paris, 1776, in-8o.)

(4) L'imprévoyance avec laquelle les anciens usaient des fumigations, les accidents affreux qu'elles faisaient naître, ont concouru à les faire craindre et rejeter.

(5) Toutefois, les fumigations mercurielles, faites avec soin, restent toujours comme un des principaux moyens à employer pour combattre les obstructions et plusieurs autres symptômes graves.

gère, par exemple contre les syphilides, lorsqu'on administre concurremment d'autres préparations de mercure; mais qu'il est préjudiciable quand les plaies sont très sensibles et enflammées, lorsqu'il existe de la sécheresse dans la poitrine et une oppression spasmodique, qu'il y a de l'amaigrissement, des ulcères de matrice, etc.

498. — J'ai vu souvent des chancres traités par ce procédé donner naissance à des bubons, et le virus passer ainsi dans la masse des humeurs. Un grand nombre d'écrivains (1) rapportent aussi aux fumigations de cinabre les convulsions, le tremblement général et des apoplexies mortelles.

499. — D'après les procédés les plus récents, on prépare l'organisme à l'action des fumigations de cinabre par des bains, des saignées et des purgatifs, comme pour les frictions. Suivant alors les précautions recommandées par Lalouette, le malade se place dans une grande baignoire de bois, dont toutes les fentes sont hermétiquement fermées, de façon qu'aucune émanation mercurielle ne puisse se faire jour. La tête du patient est seule en dehors de cette espèce de boîte; elle sort par un trou pratiqué dans une planche, trou que le cou remplit complétement. De cette façon le corps est enveloppé par la vapeur et la bouche ne peut être atteinte. C'est ordinairement le mercure acidifié que l'on emploie pour cette opération, et que l'on fait vaporiser dans cette boîte.

500. — On emploie d'ordinaire, pour chaque fumigation, une quantité de mercure acide, allant de 1 demidrachme à 1 drachme et demie, et l'on fait boire en même temps, à des intervalles rapprochés, des tisanes

(1) Depuis Jean Bénédict (1510) jusqu'à ces derniers temps.

chaudes et légères. Il est rare qu'on se borne au cinabre ou au mercure amalgamé à l'étain. Les fumigations sont répétées de deux jours l'un.

501. — En somme, on emploie environ 3 onces de cette préparation mercurielle dans l'espace de trente et quelques jours, pour arriver à guérir une vérole d'intensité moyenne; encore n'est-ce pas sans s'exposer à bien des accidents.

502. — On a souvent cherché à combattre les chancres malins et les douleurs ostéocopes légères en dirigeant des fumigations mercurielles sur les parties malades. Cette pratique fut quelquefois couronnée de succès.

503. — L'emploi du *sublimé corrosif* dans le traitement de la maladie vénérienne remonte assez haut (1); mais les médecins de profession le repoussèrent comme nuisible, et le laissèrent, en grande partie, entre les mains des charlatans. Ce fut seulement vers le milieu de notre siècle qu'on commença à le donner d'après une méthode certaine et uniforme.

(1) Richard Wiseman (*Ven. chir. treatise*) est le premier qui fit un usage empirique d'une dissolution de sublimé donnée à l'intérieur (1676); Malouin prétend qu'il avait donné à sa composition le nom de *remède du cavalier*. Étienne Blankaard (1690) se montre également partisan de ce procédé. Plus tard (1717), Turner revint sur l'usage empirique de cet agent dans la maladie vénérienne. On ne connaissait pas de meilleure méthode de traitement, lorsqu'en 1742 Sanchez apprit d'un chirurgien allemand, qui avait pratiqué en Sibérie, qu'on pouvait donner le sublimé dissous dans l'alcool contre la maladie vénérienne. Sanchez (*Observations sur les maladies vénériennes*; Paris, 1785, in-12) entreprit des recherches sur ces données, et, au bout de quelques années, il transmit le résultat de ses expériences au célèbre Van Swiéten. Celui-ci fit connaître ce médicament dès l'année 1754, dans ses lettres à Benvenuti et à Hundertmark, puis dans le cinquième volume de ses *Commentaires*, sans faire mention des fumigations, que Sanchez regardait comme la partie essentielle du traitement. Van Swiéten dépassait de beaucoup les louanges et l'enthousiasme de ceux qui avaient prôné le sublimé.

504. — Ce médicament a l'avantage de pouvoir être administré à des doses très petites et exactement appréciées. De plus, il cause rarement la salivation, au moins ne la rend-il jamais durable; et dans les blennorrhagies secondaires, il est plus souvent utile que nuisible. On a guéri, avec ce médicament, un grand nombre d'enfants syphilitiques, lorsqu'ils avaient des symptômes légers dont les autres préparations mercurielles ne pouvaient les guérir avec certitude. Il a également réussi chez les adultes contre les formes légères de la maladie, se recommandant surtout par ce fait que le patient n'est pas obligé de garder la chambre avec autant de sévérité que pour les frictions ou quand il est fait usage du calomel; parce qu'il ne donne pas la salivation, et parce qu'il n'affaiblit pas le malade autant que les autres préparations de mercure, à l'exception du nitrate et de l'oxyde de ce métal.

505. — Mais c'est là tout ce qu'il est possible de dire de bon relativement à ce médicament; d'un autre côté, il est souvent insuffisant pour produire un résultat définitif, et, de plus, il cause de nombreux et de redoutables accidents.

506. — Sous le premier rapport, il a été employé à l'intérieur contre le chancre, les bubons, surtout ceux qui sont anciens et indurés, les végétations et toutes les excroissances syphilitiques, le gonflement du périoste, en général contre tous les symptômes de la syphilis invétérée, sans produire d'amélioration importante. Quant à moi, je l'ai souvent donné en vain contre les chancres primitifs et secondaires; bien que je répétasse les doses en les augmentant toujours.

507. — L'action de ce médicament est très insidieuse en ce sens que l'acide chlorhydrique contenu dans ce

sel lui communique une certaine âcreté qui cause un état d'irritation étranger à la maladie. Cet état morbide artificiel apaise pour quelque temps les symptômes syphilitiques ; mais ceux-ci reparaissent tout à coup et avec une intensité nouvelle, par l'effet de la réaction naturelle à l'organisme, au moment où le malade se croyait guéri. Ainsi, les ulcères de la gorge paraissent se cicatriser sous son influence d'une façon presque miraculeuse ; mais ce n'est le plus souvent qu'une illusion, car du moment où le médicament est mis de côté, il survient de nouveaux symptômes analogues aux précédents ; ou même les premiers reparaissent affectant une marche plus rapide et plus désastreuse qu'auparavant.

508. — Pour ce qui est du second reproche que j'adresse au sublimé (§ 505), c'est déjà un premier inconvénient que son acidité (1) l'empêche de pénétrer facilement dans les vaisseaux lactés des intestins. En outre, il donne un goût horrible ; un estomac susceptible ne peut le tolérer ; il cause des crampes de ce viscère, une tendance continuelle à vomir, des coliques et des éruptions cutanées de nature inflammatoire. On a dit que ce médicament engendrait une fièvre hectique due à la présence de petits ulcères de l'estomac, ulcères que la nature corrosive de cet agent y faisait naître. Bram-

(1) Barchusen a conduit Girtanner à penser que le sublimé pourrait bien contenir de l'arsenic. Je doute cependant que l'arsenic soit plus volatil que le deutochlorure de mercure, et qu'ainsi ce premier médicament puisse altérer le second; j'en doute, bien que Bergmann croie à la *possibilité* de purifier ces deux corps par la sublimation. Mais, si l'on excepte Barchusen, dont les connaissances chimiques peuvent être suspectées, aucun chimiste n'a jamais rien observé de semblable. Quant au procédé indiqué par Girtanner pour reconnaître l'arsenic dans le sublimé, il est à la fois dangereux et impraticable. Celui que j'ai décrit dans mon travail sur l'empoisonnement par l'arsenic serait plus facilement et plus sûrement appliqué.

billa, cet observateur si clairvoyant, a vu ce médicament causer la cécité, la surdité, l'hémoptysie, la phthisie, la fièvre hectique et l'avortement.

509. — En général, l'existence d'une fièvre lente, des intestins susceptibles, une disposition chronique à la toux, un système veineux très développé, un tempérament bilieux, des passions violentes, la goutte, des crampes habituelles dans les membres, un système nerveux très irritable, une constitution sèche, sont autant de circonstances qui doivent faire proscrire ce médicament.

510. — Lorsqu'on croît avoir suffisamment préparé l'organisme, comme on le fait en France, par des purgatifs, des saignées et des bains, ce qui n'est pourtant pas aussi nécessaire que dans le cas où l'on emploie d'autres composés mercuriels, on commence par faire prendre chaque jour au malade un quart (1) de grain de médicament dissous dans 2 litres de tisane; et on arrive graduellement jusqu'à faire prendre un grain entier en vingt-quatre heures. Chez les enfants, il faut débuter par un huitième de grain, pour arriver ensuite à un quart de grain dissous dans une livre d'eau.

511. — Pour guérir, chez les adultes, une syphilis de moyenne intensité, il faut 28 grains de sublimé et quarante jours de traitement. Chez les enfants, 3 à 10 grains de ce médicament suffisent.

512. — Sanchez, qui a vanté le sublimé, lui adjoignait des bains de vapeur, d'après la méthode espagnole, et guérissait ainsi une foule de maladies chroniques internes et externes, qu'il regardait sans raison comme des sym-

(1) Van Swiéten donnait chaque jour, deux fois, un cinquième de grain dissous dans une demi-once d'alcool. Je remarquerai en passant que Girtanner a eu tort de proscrire cette solution alcoolique.

tômes de syphilis larvée. Je dois dire que ce médecin considérait presque toutes les maladies chroniques comme des suites de la syphilis. Ces affections guérissaient souvent, comme elles l'auraient fait sous l'influence de sudorifiques aussi puissants que ces bains de vapeur (1). Mais on n'était pas en droit de les considérer comme de nature syphilitique, parce qu'elles avaient cédé à un traitement dont les mercuriaux faisaient partie. Notre auteur confond ici un symptôme de la syphilis avec ceux des autres maladies; ce qu'il y a de certain, c'est que les affections dont il obtenait la guérison avec du sublimé joint à des sudorifiques, étaient ou d'une autre nature, ou vénériennes seulement en partie, autrement la guérison n'était pas certaine, les douleurs n'étaient que palliées (2).

513. — Le *mercure doux* est depuis longtemps (3), surtout depuis le commencement de ce siècle, seul vanté contre la syphilis, surtout parce qu'on croyait dans cette préparation mercurielle avoir diminué et adouci les propriétés toxiques du métal (4). Il est juste de dire que

(1) Cela sans que le sublimé puisse produire autre chose que la faculté irritante qui lui est propre.

(2) Les lavements antisyphilitiques au sublimé de Royer, et les bains de Baume ne doivent qu'être mentionnés pour mémoire, car les premiers ont seulement pour effet de produire des diarrhées accompagnées de ténesme; et tous deux sont parfaitement impuissants, comme l'empirisme le prouve.

(3) Le chirurgien David de Planis-Campy (*La vérolle recogneüe*, in-8, Paris, 1627) paraît être le premier qui ait conseillé d'employer des purgatifs contre la vérole; il donnait à sa préparation le nom de *pillules de la violette* (p. 174). Il prescrivit en conséquence de donner le mercure doux dans la maladie qui nous occupe à la dose d'un scrupule. Mayerne suivit la même voie avec le Pulvis calomelanicus (1650); mais Oswald Croll paraît être celui qui a donné le premier le mode de préparation de ce médicament (1608), bien que d'une manière un peu obscure.

(4) Le précipité blanc, lorsqu'il a bouilli avec de l'eau et du carbonate

l'expérience semblait confirmer cette opinion en montrant que cet agent était moins caustique que tous les autres.

514. — La douceur de son action et la préférence qu'on accordait à ce composé pour le traitement de la vérole reposaient sur les données expérimentales suivantes : 1° sur ce que le mercure doux préparé à la vapeur ne contenait pas la moindre trace de sublimé. Sous cette forme il provoque parfois des vomissements violents. Si ce symptôme ne se manifeste pas, ce médicament procure, d'une manière presque spécifique, des diarrhées très douloureuses, et qu'accompagne presque toujours une grande faiblesse. 2° S'il est très pur, ce sel est presque complétement insoluble. La petite proportion d'acide chlorhydrique qu'il renferme (environ un sixième de son poids) se trouvant unie à la même quantité de mercure, une très petite partie se dissout dans les liquides de l'estomac, passe dans les vaisseaux absorbants, et le reste est rejeté avec les fèces après avoir irrité les intestins. 3° La petite masse de cette substance qui passe dans la circulation, engendre presque infailliblement la salivation, propriété que le calomel semble posséder à un très haut degré, comme l'onguent napolitain. Il cause une grande faiblesse, et la quantité innombrable de maladies chroniques qui en sont souvent la conséquence, mais qui le précèdent souvent (§ 649).

515. — On chercherait en vain à débarrasser le calomel par des sublimations répétées de la fâcheuse pro-

d'ammoniaque, a la même action que le calomel. Girtanner préfère le précipité blanc de Hermbstadt à tous les autres, je ne sais pourquoi, et présente celui-ci comme l'inventeur du procédé qui consiste à obtenir ce composé avec le turbith et le sel marin ; néanmoins il est le seul qui ait perfectionné cette méthode.

priété qu'il possède d'irriter les intestins. On réussirait mieux à lui enlever ses propriétés purgatives en le faisant bouillir dans une grande quantité d'eau avec un dixième de sel ammoniac, comme on l'a proposé dans ces derniers temps. Il serait encore possible d'arriver à ce but en suivant le procédé de Frédéric Hoffmann, qui se contentait de l'ébullition dans l'eau, afin, disait-il, d'enlever le sublimé. D'autres auteurs ont ajouté l'opium à ce médicament.

516. — On a encore recommandé dans ces derniers temps (1), comme un agent héroïque à opposer à la vérole, une poudre calcaire que l'on transformait parfois en pilules par son mélange avec du diascordium. Après avoir préparé le malade selon la méthode ordinaire par des saignées, des purgations et des bains, en l'obligeant de rester dans une chambre chaude, et en lui faisant boire des tisanes à une température élevée, on prescrivait cette poudre, d'abord à la dose de 2 grains. Cette dose était chaque jour augmentée de 1 grain, tant que la salivation n'arrivait pas, et pouvait s'élever jusqu'à un scrupule par jour. Il fallait seulement avoir le soin de la diminuer en suivant la même progression que pour son accroissement.

517. — Si l'on veut, comme on l'a proposé dans ces derniers temps, guérir la vérole sans provoquer la salivation, ou n'augmente pas les doses aussi rapidement, ou bien on donne de violents purgatifs au moment où cette hypersécrétion paraît s'établir. Il arrive souvent, en pareille circonstance, que ces médicaments n'interrompent pas la salivation, que le mercure agit sans aucun

(1) Autrefois on attaquait la syphilis par de fortes doses de métal allant d'une demi-drachme à une drachme entière. Cette méthode était des plus dangereuses.

profit pour l'atténuation du virus ; mais qu'il abat tellement les forces du malade (§ 648-649), que cette soi-disant méthode *altérante* a ordinairement des effets beaucoup plus lents que celle qui consiste à exciter la salivation, et qu'elle n'atteint pas le virus aussi directement que le fait cette dernière.

518. — L'usage journalier du mercure doux peut engendrer tous les symptômes qui s'observent à la suite de l'emploi des préparations mercurielles qui sont à la fois irritantes et affaiblissantes (§ 648—649). Je citerai, par exemple, les scrofules et l'érysipèle, la disposition aux affections arthritiques, des ulcères récents sur les bourses et sur les autres parties du corps, la carie des os du nez, la fièvre hectique, et en général tous les accidents auxquels peuvent donner lieu l'irritation mercurielle longtemps soutenue et la diminution des forces. On apprendra aussi par là que le mercure, lorsqu'il est mal administré, et qu'il augmente quelque sécrétion, produisant la salivation ou la diarrhée, perd une partie de sa puissance contre le virus vénérien (1).

519. — On a beaucoup vanté dernièrement une prétendue méthode mixte (2) consistant à faire des frictions et à donner le sublimé en même temps. On espérait réunir ainsi les avantages de ces agents, et suppléer à leur insuffisance réciproque.

520. — Je ne dirai rien des inconvénients de cette méthode, parce qu'ils ne sont autres que l'ensemble de ceux que j'ai signalés pour chacun d'eux. Elle me paraît seulement agir plus énergiquement sur l'or-

(1) La méthode de Clare, qui consiste à frictionner l'intérieur de la bouche avec le calome', n'irrite pas, il est vrai, les intestins, mais elle amène facilement la salivation, et ne guérit jamais une vérole ancienne.

(2) Ch. Gardane prétend en être l'auteur. (*Méthode sûre de guérir les maladies vénériennes par le traitement mixte*; Paris, 1787, in-8°.)

ganisme que chacun de ces agents pris séparément. Les accidents étaient d'autant moindres, qu'on employait moins d'onguent napolitain, qui semble être, par conséquent, le plus capable d'amener la salivation. En fait, il est possible d'obtenir plus d'effet par la réunion de ces moyens que par leur emploi individuel.

521. — Il fut proposé de les alterner, de donner le sublimé seul, puis de faire des frictions sans y ajouter de sublimé, ou bien d'employer à la fois ces deux ordres de moyens. Le malade devait user alors même 2 drachmes d'onguent tous les trois ou quatre jours, et prendre, chaque vingt-quatre heures, de un quart de grain à 1 grain de sublimé dans 2 livres de tisane.

522. — Il fallait, pour guérir la vérole par cette méthode, user de 12 drachmes à 4 onces d'onguent, et de 1 drachme à 15 grains de sublimé. Le traitement durait, suivant les circonstances, de trente à cent jours. Quand les symptômes de la maladie étaient modérés, mais bien enracinés, il fallait 19 drachmes d'onguent, 25 grains de sublimé et quarante-huit jours de traitement.

523. — On a recommandé aussi, surtout pour les symptômes récents, d'appeler les *fumigations* au secours des *frictions*. Il fallait alors une moins grande quantité d'onguent, et moins de mercure doux pour les fumigations que si l'on employait à part chacun de ces corps.

524. — 3 onces d'onguent et 12 drachmes de cinabre ou de mercure doux suffisaient pour effacer les symptômes vénériens d'une médiocre intensité.

525. — Je passe aux méthodes encore plus compliquées où l'on emploie plus de deux préparations mercurielles à la fois. Elles sont, si je ne me trompe, la preuve irréfragable de ce fait qu'il est impossible de guérir la

syphilis arrivée à un haut degré de développement avec une seule des préparations mercurielles généralement usitées, non plus que par le mélange de deux d'entre elles.

526. — Je parlerai avec un certain éloge de ce composé ancien, auquel on a donné le nom de *mercurius nitratus* (1) (*solutio mercurialis*, Édimbourg; *mercurius liquidus*, *aqua mercurialis*, Paris), médicament que l'on obtient en faisant dissoudre le mercure métallique dans l'acide nitrique. J'accorde que, dans certains cas, ce composé agit plus doucement et plus favorablement que le sublimé, et qu'il est, pour cette raison, plus puissant contre la vérole; j'ajouterai qu'il cause rarement la salivation. Je veux admettre également que la forme incertaine de cette simple solution peut se transformer en nitrate de mercure à formes cristallines fines; aussi que ce composé a un avantage, lorsque la solution a été faite à la chaleur d'un bain de sable, c'est qu'il n'est pas décomposé par les acides de l'estomac en acide chlorhydrique et en précipité blanc toujours nuisible. Or, cette décomposition a toujours lieu lorsque le mercure est associé à un acide végétal. C'est un grand avantage sans doute, mais tout cela ne constitue pourtant pas une bonne préparation; il n'en existe pas moins un sel métallique corrosif, avec lequel on est toujours exposé à aller beaucoup plus loin que la ténacité de la maladie ne l'exige. Cette difficulté se représente avec

(1) Charas avait proposé une solution analogue dès 1676, sous le nom d'*essentia mercurialis*. On a cru sans raison que cette préparation devait être impuissante et ne contenir que de l'eau-forte, la plus grande partie du mercure devant être précipitée par l'eau. Mais l'eau distillée et pure ne produirait rien de semblable; l'eau de puits décompose bien le précipité blanc; mais il se forme alors du nitrate de potasse ou de chaux, et non de l'eau-forte.

toutes les préparations dans lesquelles le mercure est associé à quelque acide minéral, ce qui augmente beaucoup ses vertus corrosives. Ce composé excite facilement la salivation ; les coliques et les crampes d'estomac ne sont pas rares pendant qu'on l'administre, ce qui oblige à le donner à petites doses ; on arrive plus rarement ainsi au but qu'on se propose, à la guérison. La vérole, tout à fait enracinée, sera néanmoins tout aussi rebelle à son action qu'à celle du sublimé, parce qu'il arrive ici, comme pour tous les sels dans lesquels le mercure est associé aux acides minéraux, que les vaisseaux absorbants des intestins n'acceptent qu'une très petite quantité de ces corps, en raison de leur âcreté, et qu'il n'y en a que très peu qui passe dans le torrent circulatoire. Cette irritation semble souvent diminuer l'intensité des symptômes vénériens, et produire une guérison superficielle et trompeuse ; les ulcères de la bouche, par exemple, s'améliorent pour un moment, mais ne guérissent pas.

527. — On donne d'abord un tiers de grain de ce médicament, puis on élève graduellement la dose jusqu'à 2 ou 3 grains par jour, lesquels doivent être dissous dans 1 livre et demie ou 2 livres d'eau.

528. — Le mercure réduit en poudre par une succussion laborieuse (1), calciné, puis dissous dans le vinaigre et incorporé à la manne pour former des pilules, constitue ce qu'on nomme les dragées de Keyser, dont il fallait prendre de 1000 à 3000 pour obtenir quelque effet. Ce médicament (2) est tout à fait hors de mode,

(1) Le médicament de Keyser n'a rien de nouveau, Bernhard Penot avait déjà indiqué, en 1613, un moyen très simple de le préparer. (Voyez *Theatr. chym.*, lib. I, p. 654.)

(2) On a souvent fait prendre en vain jusqu'à 27 livres de ces pilules. (Voyez A. Louis, *Parallèle des différentes méthodes de traiter la maladie vénérienne*. Amst., 1764, p. 178-272.)

parce qu'il cause à la fois la diarrhée et la salivation, et reste très souvent impuissant contre la syphilis constitutionnelle. On insistait presque toujours sur ce traitement pendant un espace de temps qui variait entre quarante et soixante-dix jours.

529. — Il n'est pas nécessaire au but que je me propose, d'insister sur l'énumération des autres préparations mercurielles qui ont une grande analogie avec celles dont je viens de parler.

530. — Il convient de placer tout auprès des autres préparations mercurielles les plus efficaces, le mercure gommeux de Plenk, qui s'obtient en triturant du mercure oxydé avec un mucilage. Sous cette forme, le métal a une action beaucoup plus douce, au moins n'a-t-il rien d'irritant pour les premières voies; il est très facilement dissous par les liquides de l'estomac, et se trouve porté sans obstacle dans la circulation où il combat le virus vénérien de la manière la plus active. C'est là, j'ose le dire, l'idéal des préparations mercurielles.

531. — On peut mettre sur le même rang les pilules de Belloste (1), les pilules mercurielles de la pharmacopée de Londres, et celles de la pharmacopée d'Édimbourg, le mercure incorporé au miel, au sucre, ou trituré avec des yeux d'écrevisses, préparations qui sont dépourvues d'acides minéraux, se dissolvent aisément dans nos liquides, et jouissent de propriétés énergiques développées par leur trituration avec ces substances.

(1) Les premières pilules de cette espèce, que l'on prescrivit en Europe contre la syphilis, sont celles de Barberousse (1537), lesquelles constituaient alors la seule préparation que l'on donnât à l'intérieur. La dose était d'une pilule chaque jour, renfermant quatre grains de mercure trituré.

532. — Mais l'importance de ces préparations diminue beaucoup si l'on songe combien la quantité de mercure qu'elles contiennent est variable, difficile à préciser, et combien la trituration en incorpore peu avec le mucilage. De plus, la température sous laquelle s'exécute la préparation, la consistance de la solution gommeuse, et, plus encore que tout le reste, le degré de force déployé par le préparateur, apportent de grandes différences dans les produits. L'action de ces derniers devient tellement incertaine, que je pourrais presque dire qu'il ne faut jamais les employer; tout au moins suis-je en droit de leur accorder une confiance très limitée, et de leur décerner des éloges très restreints.

533. — Je ne dirai pas que dans la solution de Plenk le mercure se précipite en grande partie et forme un dépôt au fond de la bouteille, que ce composé ne se conserve pas plus de huit jours pendant l'été; car cet auteur a évité tous ces inconvénients avec ses pilules; mais celles-ci, en revanche, durcissent beaucoup et vite, à tel point qu'elles traversent l'estomac et sont expulsées par les selles quand on ne les prépare pas tous les jours. Le grand défaut de ces composés consiste en ceci, qu'ils excitent promptement la salivation ou la diarrhée, sans quoi ils sont tout à fait impuissants. J'ai déjà donné plus d'une preuve convaincante de ce que j'avance ici. Le plus souvent il n'entre dans ces composés, après la trituration, qu'un quatre-vingtième, ou tout au plus un trentième du médicament employé.

534. — *Le mercure oxydé, sans le moindre mélange d'acide, est le seul qui agisse sur les premières voies d'une façon presque imperceptible et sans causer de douleur, le seul qui pénètre aisément dans nos humeurs, et que l'on puisse donner en quantités exactes*

et bien pesées; il est aussi le plus actif des composés mercuriels et le plus sûr dans son action. Les autres composés pèchent, en effet, par quelque point qui les rend dangereux ou inutiles. Pour les uns, il est impossible de mesurer exactement la proportion de leur partie active, tandis que les autres sont trop caustiques ou absolument insolubles.

535. — Sous ce rapport important, le mercure oxydé (1) a toujours été vanté outre mesure, et passe pour être le médicament le plus capable de guérir vite, facilement et avec le plus de certitude, la syphilis invétérée, quand on sait l'administrer d'une manière convenable.

536. — Il faut donner tout d'abord 1 grain de mercure (*merc. calc.*, London) par jour, et augmenter peu à peu la dose jusqu'à ce qu'elle atteigne à la valeur de 3 grains, et continuer ainsi jusqu'à ce que la maladie s'améliore, ou jusqu'à ce que la bouche devienne malade. On ne saurait dire pourquoi ce médicament ne cause pas aussi facilement la salivation que les autres préparations mercurielles, et pourquoi il donne moins de diarrhées et de vomissements, lorsque l'estomac ne renferme aucune trace d'acide chlorhydrique. Pour éviter cet inconvénient, on propose ordinairement de l'unir à l'opium.

537. — Maintenant la préparation de ce médicament est connue; mais un préparateur expérimenté doit savoir combien elle est difficile, longue, et combien elle exige de précautions. Ces difficultés sont telles que ce médi-

(1) Ce moyen est très anciennement connu, bien que rarement employé, car dès 1540 Antoine Gallus l'avait recommandé comme un antisyphilitique puissant, sous le nom de *præcipitatum rubrum solare*, et Gervais Ucay avait décrit son mode de préparation dès 1693.

cament est un des plus chers qu'on puisse préparer. Et comme un médicament est d'autant plus souvent falsifié qu'il revient à un prix plus élevé, je puis affirmer qu'il est très rare de trouver celui-ci dans le commerce à un état de pureté complète. Le précipité rouge (1) caustique est le corps dont on se sert le plus souvent pour cette falsification.

538. — Je ne sais vraiment pas pourquoi, en présence d'un composé aussi cher et d'un si grand nombre de difficultés, on recherche encore le moyen d'obtenir du mercure oxydé parfaitement pur. Je ne sais pas pourquoi on n'a pas cherché à l'obtenir pur en le précipitant d'un nitrate de ce corps, afin de le prescrire contre la syphilis générale. On a certainement causé, par son emploi, une foule d'accidents (2) importants, dont la source et le traitement paraissent impossibles à saisir.

539. — La chimie aurait dû nous apprendre que les liquides dont on se sert pour opérer la dissolution du mercure, aussi bien que les sels dont on se sert pour le précipiter, étaient souvent mélangés avec de l'acide chlorhydrique ou de l'acide sulfurique, lesquels donnaient lieu à la formation d'un composé vénéneux qui venait altérer le corps que l'on voulait obtenir. Ceci était déjà connu pour le turbith, et j'ai vu une personne très ro-

(1) Pour s'assurer de la présence de ce corps, il faut faire bouillir l'oxyde dans du vinaigre, dans lequel il ne se dissout pas, tandis que le mercure oxydé reste en solution.

(2) Le *merc. præcip. fuscus Wurzii* serait tout à fait abandonné, s'il faut en croire Girtanner; mais on conserve encore le *pulv. mercur. cin.* de Black comme un des meilleurs antisyphilitiques. Ce médicament doit être donné à la dose de un à deux grains par jour, et même peu à peu jusqu'à six grains. Ce corps n'est pourtant pas entièrement irréprochable; il se rapproche beaucoup du mercure soluble.

buste périr au milieu d'horribles convulsions après avoir pris 2 grains de précipité blanc.

540. — C'est seulement en précipitant du nitrate de mercure parfaitement purifié à l'aide de la chaux la plus pure, que l'on peut obtenir un composé doué d'une action favorable. On peut être sûr aussi que le *mercure soluble* bien préparé sera toujours capable de guérir sûrement et facilement la vérole la plus enracinée. Mais je reviendrai plus tard sur ce sujet.

CHAPITRE III. — DES MÉDICAMENTS QUI NE CONTIENNENT PAS DE MERCURE.

541. — Les terribles effets des traitements mercuriels, parfois leur impuissance, firent que les praticiens cessèrent de temps à autre de regarder le mercure comme le véritable spécifique de la syphilis, et ils crurent leur conscience engagée à chercher des ressources dans le règne animal et le règne végétal, afin d'éviter les dangers que les médicaments minéraux, et le mercure en particulier, pouvaient causer.

542. — Lors de son apparition en Europe, la syphilis avait une marche bien plus rapide et arrivait beaucoup plus vite qu'à présent à causer des symptômes graves. Les horribles manifestations du virus et l'inexpérience des médecins faisaient que ceux-ci recouraient souvent aux ressources téméraires de l'empirisme; la honte que cause cette maladie portait aussi les malades qui en étaient atteints à s'abandonner à ces témérités sans nom, en partie par esprit d'opposition, en partie afin de pouvoir se guérir en secret. Les empiriques ignorants se servaient des remèdes les plus énergiques, et on les voyait alors, comme aujourd'hui, chercher à remplir promptement leur bourse et à procurer une amélioration

rapide, sans s'inquiéter des suites que leur traitement pouvait avoir. Il arrivait souvent que lorsqu'ils cherchaient à produire la salivation, ils faisaient naître les désordres les plus graves, et causaient de véritables mutilations, plus affreuses souvent que celles de la syphilis elle-même. Il mourait plus de malades des suites du traitement que de celles de la maladie. Il n'y avait rien alors de plus naturel pour le médecin que de renvoyer toutes les fautes au mercure, et de faire tous ses efforts pour s'en passer. Aussi commença-t-on de bonne heure (dès l'année 1515) (1) à chercher des médicaments non métalliques, dont l'action fût plus en rapport avec la force de l'organisme.

543. — Le bois de gaïac fut la première substance à laquelle on s'adressa. Le chevalier de Hutten fut le premier qui en fit l'éloge (2) dans un livre qu'il lui consacra. Il prétendait avoir obtenu à son aide des guérisons vraiment miraculeuses, dans des circonstances où le mercure avait échoué. Mais le gaïac vint échouer à son tour contre la vérole constitutionnelle.

544. — En Amérique, on fit grand bruit de certains végétaux réputés antivénériens. Ne possédant pas de mercure, les habitants de ces contrées avaient employé contre cette maladie leurs plantes les plus énergiques, et avaient souvent procuré, à leur aide, un soulagement véritable.

545. — Cette pratique se répandit peu à peu en Europe, et l'on vit placer auprès du gaïac l'écorce de quinquina (3), la salsepareille (4); enfin, le ceanothus et la

(1) Depuis 1509, selon Girtanner.

(2) Un très grand nombre d'auteurs firent de même après lui.

(3) En 1525, d'après Girtanner.

(4) En 1530, d'après Girtanner.

lobélie. La coque du levant, la ciguë, le brou de noix, la douce-amère furent également essayés en raison de leur analogie avec les premières substances. Le carbonate d'ammoniaque, l'opium, terminent cette liste.

546. — On faisait, et l'on fait encore avec le bois de gaïac, une décoction aqueuse dans laquelle il entre une ou deux onces de ce médicament; ce liquide pousse aux sueurs et aux urines. Les rameaux les plus tendres, dont les Américains se servent, paraissent avoir une action beaucoup plus énergique que la partie dure du bois qui est usitée dans nos pays. Il agit surtout favorablement sur les constitutions molles (1).

547. — La salsepareille passa peu à peu pour être tout à fait impuissante, jusqu'au moment où les modernes l'ordonnèrent à la dose de 1 à 3 onces par jour, sous la forme d'une décoction aqueuse concentrée (2). La racine de quinquina eut le même sort, et personne ne la recommande aujourd'hui.

548. — Quant à la Lobélie, elle vient de l'Amérique du nord. On fait bouillir une poignée de sa racine sèche dans 12 livres d'eau, en ayant le soin de laisser réduire le tout jusqu'à ce qu'il ne pèse que de 6 à 9 livres. Le malade doit en prendre d'abord trois fois, puis quatre fois par jour, une demi-livre chaque fois, et s'arrêter dès que la diarrhée devient intolérable. Il faut suspendre alors pour trois ou quatre jours, et recommencer ensuite jusqu'à complète guérison (3).

(1) Girtanner affirme que ce médicament a pu produire en très peu de temps une phthisie incurable chez des sujets faibles et amaigris.

(2) Fordyce et Girtanner disent n'en avoir retiré aucun profit.

(3) On employait jusqu'à 15 livres de ce médicament pour un traitement.

549. — La coque du Levant (1) a passé pour être douée de propriétés analogues (2) ; on en mettait 2 drachmes dans 3 livres d'eau, et on faisait bouillir le tout jusqu'à ce qu'il fût réduit à 2 livres. Le malade devait boire chaque jour, en deux ou quatre fois, une demi-livre de cette décoction. Quant à la douce-amère, on en faisait bouillir une demi-drachme, et l'on ordonnait cette boisson coupée avec du lait. Cette dose pouvait être augmentée de beaucoup, mais graduellement (3). L'écorce verte des noix fraîches ne doit pas rendre de moins grands services (4) que les substances précédentes.

550. — J'ai eu déjà l'occasion de faire remarquer qu'une foule d'irritations médicamenteuses de nature diverse pouvaient diminuer les symptômes de la syphilis, parce que la réaction qu'elles suscitaient modifiait la disposition morbide primitive des parties

(1) On l'a surtout recommandée pour les douleurs ostéocopes et les syphilides.

(2) On trouve dès l'année 1553 la décoction de quelque partie de cet arbuste recommandée par Augerius Ferrière (*De pudendagra lue Hispan.*, lib. duo. Antwerp., 1564, VIII, p. 26).

(3) Cela afin d'éviter les convulsions et les vomissements que Girtanner a vu paraître à la suite de ce médicament, dont il fait cependant l'éloge.

(4) Girtanner a fait le plus grand éloge de cette substance donnée en décoction à la dose d'une once par jour, quand elle est fraîche, ou en extrait dans les cas les plus invétérés. Cet écrivain recommande également, comme un nouveau médicament non mercuriel, l'*astragalus exscapus*, dont il a donné une description. Il l'ordonnait contre les exostoses, les syphilides, les végétations, etc. Winterl l'avait vu prescrire en Hongrie comme un médicament d'un usage connu contre la syphilis ; et Quarin l'a vanté après lui, tandis que Hunczovsky l'a vu produire de bons effets contre la goutte et non contre la syphilis. Ce médicament purge, augmente les urines, provoque des sueurs abondantes et une espèce d'éruption. Le malade doit boire deux fois par jour une décoction préparée avec une demi-once de ce médicament bouilli dans une livre d'eau et réduite aux trois quarts.

affectées. Les douleurs se trouvaient ainsi dépassées et calmées, surtout les douleurs ostéocopes.

551. — C'est ainsi que me paraissent agir celles de ces plantes qui sont capables d'améliorer le malade, aussi bien les substances purgatives, comme la Lobélie et la coque du Levant, que les substances diurétiques et diaphorétiques, le brou de noix et la douce-amère. Elles semblent, sous ce rapport, surpasser en puissance le turbith. La salsepareille, qui est à la fois mucilagineuse et diurétique, ne réussit pas moins à calmer l'irritation morbide causée par la syphilis.

552. — Données pendant le cours d'un traitement mercuriel, ces plantes peuvent venir prêter au métal leur puissance spécifique, agissant alors comme le gingembre, qui ne peut, à lui seul, fortifier l'estomac, mais qui est d'une heureuse influence quand on l'associe à des sucs végétaux acides. Peut-être arrive-t-il aussi, après un traitement mercuriel longtemps continué en vain, que l'organisme s'étant accoutumé à l'action de ce métal, les végétaux soulagent en raison de l'irritation étrangère qu'ils produisent. C'est là, sans doute, ce qui les aura fait considérer comme des remèdes antisyphilitiques (1).

553. — Les propriétés dérivatives et évacuantes de ces substances font qu'elles ont guéri une foule de maladies extérieures, même très douloureuses, que l'on avait confondues avec des affections syphilitiques, faute de notions suffisantes. Ceci est certainement arrivé à la coque du Levant et au gaïac, qui n'ont jamais guéri les premiers symptômes caractéristiques de la syphilis, la

(1) Le *ledum palustre* a une action analogue contre les syphilides ; il faut en donner chaque jour une demi-once en infusion, puis arriver peu à peu à une once.

roséole par exemple, et qui ne peuvent jamais, à plus forte raison, triompher d'une vérole profondément enracinée.

554. — Mais ce qu'il y a de plus grave, c'est qu'on avait coutume (comme il arrive même maintenant encore) de négliger la séméiotique de la syphilis, et de confondre parmi les symptômes réellement vénériens ceux qu'engendre l'usage longtemps pratiqué du mercure, comme la carie, le gonflement des os, les accès de goutte, les scrofules, etc. Le gaïac, la coque du Levant et les autres substances dont je viens de parler, ayant réussi quelquefois contre ces affections, devaient alors passer pour des antisyphilitiques (1). Il est souvent arrivé, en effet, que l'irritation étrangère causée par ces plantes (surtout celle du gaïac), rendait de grands services contre les souffrances consécutives à l'emploi prolongé du mercure, souffrances qui étaient le résultat de l'excitation générale de l'organisme et de la décomposition des humeurs; les ulcères rebelles, le tremblement des membres, certains mouvements fébriles, étaient dans ce cas; et, aujourd'hui encore, ces symptômes passent quelquefois pour vénériens.

555. — Les mêmes raisons avaient engagé Peyrilhe (2) à considérer le carbonate d'ammoniaque comme un médicament antivénérien. Si l'on excepte, en effet, la carie, le gonflement des os, les aphthes du vagin, les bubons devenus squirrheux, et les fistules urinaires, ce médicament paraîtrait capable de guérir d'une manière spéci-

(1) Quelques médecins avaient remarqué ce fait, et ils l'exprimaient par l'adage suivant : *Luis venereæ mercurius antidotum, mercurii guayacum.*

(2) Lemery et Sylvius avaient déjà recommandé le carbonate d'ammoniaque contre la vérole, comme Girtanner l'a reconnu.

fique tous les autres symptômes de cette maladie. Peyrilhe précipitait le sel ammoniac par la potasse ; il en faisait prendre de 15 à 18 grains par jour, allait même jusqu'à 30 grains dans le cas de végétations. Il les faisait dissoudre dans 4 ou 5 onces de véhicule ; le malade devait en prendre le matin et le soir, quatre heures après le repas du jour. On devait continuer ainsi pendant huit jours, cesser pendant le même laps de temps, et reprendre après, continuant ainsi jusqu'à guérison complète. Je crois que ce moyen puissant serait un adjuvant fort utile pour la guérison des maladies vénériennes, et que s'il y a en dehors du mercure une substance capable de guérir cette maladie, c'est évidemment celle dont je viens de parler.

556. — Plenck, Murray, et d'autres encore, disent avoir vu ce médicament augmenter l'inflammation des ulcères vénériens, aggraver la gonorrhée quand elle s'accompagnait d'orchite, produire la strangurie, l'hématurie, et une foule d'autres inconvénients. Pour moi, je l'ai vu rendre de grands services dans les maladies chroniques engendrées par l'usage prolongé du mercure, et diminuer l'irritation qui en était la conséquence.

557. — Un des médicaments qui possèdent le mieux cette vertu, est l'opium (1). Hunter pensait ne pouvoir guérir avec lui le moindre symptôme syphilitique, s'il ne le donnait à des doses croissantes, et même très considérables ; il disait même qu'un homme pouvait en prendre pendant toute sa vie sans guérir. Cet auteur, Grant et moi-même, avons vu ce médicament se montrer

(1) L'emploi de l'opium dans le traitement de la syphilis n'est pas nouveau. Je trouve que Fernel en faisait souvent usage dès 1556. Willis et Simon Pauli suivirent son exemple.

très puissant pour diminuer l'irritabilité morbide causée par un excès de mercure.

558. — La ciguë n'a presque rien de spécifique contre la syphilis. Le bien qu'elle procure est dû à sa grande puissance d'irritation, et si elle a pu faire du bien dans le cas d'accidents vénériens consécutifs, cela tient exclusivement à ses propriétés calmantes et antiscrofuleuses.

559. — Le lézard, que l'on a recommandé contre la vérole la plus invétérée : les gommes, les douleurs ostéocopes, les ulcères, la fièvre lente, et dont on rapporte de merveilleux effets, a été employé pour la première fois en Amérique, et plus tard en Europe. Il appartient à l'espèce dénommée par Linné *Lacerta agilis*. On se sert de l'espèce la plus grosse, les plus petits paraissant être moins énergiques. Ces reptiles se traînent dans les vieilles murailles, et vivent d'araignées, de cousins, de fourmis, de vers de terre, de grillons et de sauterelles.

560. — On prenait cet animal vivant, on lui coupait rapidement la tête, la queue et les pattes, on lui arrachait les intestins, puis on le dépouillait. Après ces opérations préliminaires, le lézard était coupé en un grand nombre de petits morceaux, que l'on roulait dans de la poudre de réglisse, ou que l'on enveloppait dans du pain à chanter. Le malade devait les avaler de suite encore chauds et palpitants, et sans autre préparation. Lorsque le lézard était gros, le malade l'avalait dans le même jour, mais en trois ou quatre fois ; s'il était plus petit, il en fallait plusieurs. Un malade pouvait consommer de trente à cent de ces reptiles pendant son traitement.

561. — Leurs effets les plus remarquables sont :

l'augmentation de la chaleur du corps, des nausées, un écoulement de salive jaune et trouble, lequel commence entre le moment où le malade mange son douzième lézard et celui où il arrive au trentième; une diaphorèse de mauvaise odeur (souvent très abondante), une urine infecte, et de fréquentes garderobes bilieuses.

562. — Peut-être aurait-on un médicament tout aussi énergique, si l'on hachait la chair du lézard pour l'incorporer à du miel et en faire des pilules. L'expérience aurait besoin de prononcer sur ce point. Toutefois, ce moyen mérite attention, car il n'est pas sans puissance, sans inconvénient. Sa puissance paraît résider dans une certaine quantité d'alcali volatil renfermé dans les chairs de cet animal. Il peut sans doute être très puissant, mais nous ignorons encore s'il a une action radicale sur la syphilis.

563. — Un fait reste cependant démontré, c'est que les médicaments antivénériens que j'ai passés en revue guérissent une foule d'affections qui se rapprochent de la syphilis par leurs symptômes, mais qui lui sont tout à fait étrangères par leur nature; que ces affections sont souvent l'effet de l'action prolongée du mercure, et que leur coexistence avec la syphilis les a fait considérer à tort comme étant de nature vénérienne. Mais le mercure est toujours le seul médicament qui guérisse d'une manière certaine toute espèce de symptômes vénériens, et nous n'aurions besoin de recourir à aucun autre, si nous savions le préparer convenablement.

TROISIÈME SECTION.

Réfutation des objections présentées contre le traitement mercuriel.

CHAPITRE I. — REMARQUES SUR LA PRÉPARATION ORDINAIRE A UN TRAITEMENT MERCURIEL ET SUR LE TRAITEMENT CONSÉCUTIF.

564. — Il est d'usage en France (§ 493) de préparer ceux que l'on doit soumettre à un traitement mercuriel en leur prescrivant des purgatifs, des saignées et des bains tièdes (1). Cette méthode est suivie dans le plus grand nombre de cas. On a proposé aussi de continuer l'usage de ces moyens pendant toute la durée du traitement, et aussi pendant le traitement consécutif que Haguenot a voulu vulgariser, en recourant aux deux premiers moyens à des intervalles différents. On recommandait en même temps un régime végétal et peu nourrissant, dans lequel les boissons tièdes et chaudes tenaient une grande place. Cette pratique avait pour but de hâter la guérison des symptômes graves de la syphilis, et de rendre le traitement mercuriel plus actif.

565. — J'ai souvent recherché en vain comment ce traitement préparatoire pouvait être en état d'éloigner tous les accidents rapportés au mercure, et je crois avoir trouvé que cette opinion reposait sur une erreur. Elle suppose, en effet, que tous les symptômes graves qui peuvent surgir pendant le cours d'un semblable traitement, ceux surtout qui doivent lui être rapportés comme la salivation, sont de nature inflammatoire, et dépendent de la roideur de la fibre et d'un excès de sang

(1) A Montpellier, on porte le nombre de ces bains à trente, sans compter ceux que le malade doit prendre quand la salivation est établie et après le traitement.

rouge. Telle était, sans aucun doute, l'indication à laquelle s'arrêtait l'auteur de cette méthode; il n'y a même que la diathèse inflammatoire qui puisse en retirer quelque bien; dans toute autre circonstance, on arriverait à un but tout à fait opposé à celui que l'on recherche.

566. — Mais avec notre genre de vie, les maladies franchement inflammatoires sont rares, surtout dans les grandes villes, où la syphilis est une affection si commune. La plupart des symptômes que l'on rapportait à un état phlegmasique sont le plus souvent de nature scorbutique, érysipélateuse, scrofuleuse, goutteuse, ou autre, et doivent être rapportés à ce que je nomme la faiblesse nerveuse. De là vient que tout traitement qui affaiblit le sujet en le faisant maigrir, aggrave le mal, comme l'expérience le prouve. On voit par là combien ces soi-disant méthodes altérantes, délayantes, antiphlogistiques, doivent être nuisibles, et comment on peut dire à bon droit que le traitement usité en France a des effets malheureux, en raison de l'extrême faiblesse qu'il amène.

567. — Il y a peu d'organismes capables de résister à la violence de cette méthode (1) affaiblissante, et bien peu aussi chez lesquels l'amélioration due au mercure ne s'arrête tout à coup au milieu du traitement. Le plus souvent il s'établit une salivation (2) terrible qui altère

(1) Cette méthode, dans laquelle on considère la salivation comme le symptôme le plus favorable que le mercure puisse engendrer, et comme le chemin le plus direct pour détruire le virus, a été nommée par ses défenseurs *méthode altérante*. L'Espagnol Almenar avait déjà, selon la remarque de Girtanner, recommandé dans ce but les purgatifs et les bains; Chicoyneau avait ressuscité cette pratique, et Haguenot a augmenté la quantité des bains.

(2) Morand cite, d'après Astruc, l'histoire de cinq soldats qui furent

les os du nez et de la mâchoire, engendre la gangrène de la bouche et l'ulcération de la langue; les ulcères formés par les bubons suppurés se rongent rapidement comme ceux des cancers, sécrètent un pus ichoreux de mauvaise odeur, et se gangrènent sur plusieurs points. Les ulcères de la peau et les végétations amènent une suppuration de mauvaise nature, deviennent douloureux, creusent des cavités profondes, qui donnent lieu à des ulcères fistuleux; le gonflement du périoste amène la carie des os qu'il recouvre; enfin, la diminution des forces, une diarrhée continuelle, des sueurs colliquatives, et toute la cohorte des symptômes de la fièvre de consomption paraissent successivement. Toutes ces souffrances méthodiquement engendrées conduisent rapidement le malade au tombeau, dernier terme où tous les mortels doivent aboutir.

568. — Cette erreur, qui consiste à vouloir soutenir l'action du mercure par l'épuisement du corps, va si loin en France, que si l'on voit paraître dans le cours d'un traitement antivénérien quelques-uns de ces symptômes graves qu'engendre souvent la faiblesse, ou si les autres souffrances du malade paraissent s'aggraver, on recourt de nouveau à la méthode antiphlogistique, ou bien on en redouble (1) les rigueurs, toujours au grand préjudice des malades.

569. — On n'avait pas remarqué que les symptômes graves qui peuvent résulter de l'emploi du mercure dans

soumis aux frictions: les trois premiers ne prirent pas de bains, et eurent une salivation très douce; et les deux autres, qui prirent un bain chaque jour, salivèrent beaucoup et pendant longtemps.

(1) Voyez sur ce sujet les *Observations faites et publiées sur les différentes méthodes d'administrer le mercure dans les maladies vénériennes*, par de Horne. Paris, 1779, 2 vol. in-8.

le traitement de la maladie qui nous occupe, sont rarement de nature inflammatoire, et que si le métal antisyphilitique ne les détruit pas toujours, l'excès des forces et l'existence d'un sang riche et pur n'en est pas la cause; en un mot, quand on établit cette méthode, on crut sans doute avoir sous les yeux quelque Gaulois féroce ou quelque rude habitant de la Germanie, dont il était indispensable de répandre le sang écumeux, et de noyer le système nerveux irritable dans des torrents d'eau, tandis qu'on ramollissait ses fibres trop tendues en le plongeant dans des bains tièdes, afin d'éviter que le mercure développât chez lui des accidents inflammatoires dont il deviendrait difficile de se rendre maître. Mais les descendants dégénérés ne sont plus que l'ombre de ces ancêtres, et lorsqu'on leur enlève leur sang, déjà très pauvre, et que l'on continue à rendre celui-ci plus aqueux en faisant boire une énorme quantité de tisane, l'estomac et les intestins débilités par cette énorme quantité de liquide et par des laxatifs, ne peuvent bientôt plus digérer; la peau, qui avait déjà tant de peine à soutenir l'impression de l'air, devient plus impressionnable encore par le séjour dans une chambre chaude et par l'abus des bains tièdes; et le sujet acquiert une disposition incroyable à contracter des refroidissements. L'expérience montre que lorsque ces méthodes ont été appliquées dans toute leur rigueur, la maladie a eu l'issue la plus funeste. Ce n'est donc pas sans danger que l'on affaiblit la fibre alors qu'il faudrait la tonifier, qu'on épuise la force vitale au lieu de la fortifier, et qu'on excite le système nerveux de manière à lui donner un degré d'excitation bien supérieur à celui qu'il doit avoir.

570. — Si l'on veut soutenir que cette méthode a

plutôt pour but de combattre la maladie vénérienne que de s'opposer aux symptômes redoutables que le mercure a puissance de développer, il faudrait dire pourquoi on essaie de combattre cette affection, qui n'a rien d'inflammatoire, avec des agents qui conviennent à l'état fébrile le plus violent.

571. — Si l'on objecte que les accidents graves et les suites funestes du traitement des maladies vénériennes peuvent dépendre de l'irritation causée par le métal, je répondrai que ceci arrive moins lorsque le traitement préservatif et curatif usité en France n'est point appliqué; je m'étonnerai bien plus alors de voir l'usage de ces moyens recommandé en même temps que le métal, dont ils possèdent tous les dangers, et auquel ils pourraient porter secours pour augmenter ses effets dévastateurs.

572. — Si l'on soutient que la saignée, l'habitation d'une chambre chaude, des torrents de tisane et des bains constituent un traitement diaphorétique, qui enlève le mercure et l'empêche d'irriter les intestins et de causer la salivation, je demanderai pourquoi on donne en même temps les purgatifs qui sont opposés à la diaphorèse? Je demanderai également si l'expérience n'a pas maintes fois démontré que les médicaments qui excitent la sueur disposent aux refroidissements, qui ont les suites les plus funestes dans les circonstances présentes.

CHAPITRE II. — TRAITEMENT PRÉPARATOIRE.

573. — S'il était démontré que tous les malades qui arrivent dans un hôpital de vénériens doivent être préparés au traitement mercuriel, l'état actuel des constitutions me forcerait à ajouter qu'il faut choisir un traitement préparatoire tout à fait opposé à celui qui est

mis maintenant en usage. Ce changement serait fondé sur ce que l'élément qui domine dans les maladies chroniques de notre époque, est le ramollissement de la fibre et la faiblesse du système nerveux.

574. — Lorsque la syphilis existe depuis longtemps (1), on observe presque toujours un état de faiblesse générale ; le visage du malade est pâle, ses yeux sont abattus, ses muscles sont mous, une fièvre lente, entretenue par l'irritation vénérienne, mine le sujet. Les digestions se pervertissent, le pouls devient petit, vibrant et très fréquent ; il y a une grande disposition aux crampes ; en un mot, le malade présente tous les signes d'une irritation générale du système nerveux.

575. — Tous ces signes prouvent qu'il faut recourir aux moyens fortifiants, qui sont d'autant plus nécessaires que sans eux le mercure aggrave la disposition morbide, ou ne peut attaquer le virus vénérien d'une manière aussi énergique.

576. — Si l'on néglige cette indication, la fièvre lente va en augmentant, ainsi que la disposition aux phlegmasies érysipélateuses et scrofuleuses, et ce qui est plus grave encore, la moindre dose de mercure produit une diarrhée dyssentérique, des sueurs interminables, et, plus ordinairement, une salivation que rien ne peut arrêter, laquelle épuise les forces du malade et laisse une multitude de symptômes consécutifs sans que le virus ait été amoindri ou épuisé.

577. — Le traitement mercuriel développe souvent une disposition aux affections rhumatismales ou goutteuses, aux scrofules, ou même au scorbut ; et le pre-

(1) Tous ces symptômes se rencontrent dans la syphilis primitive, surtout lorsque le traitement mercuriel n'a pas réussi.

mier soin d'un médecin doit être de les éloigner, si l'on ne veut pas les voir s'aggraver pendant ou après le traitement antisyphilitique, et si l'on désire arriver à une guérison certaine par l'usage du mercure.

578. — Pour diminuer la propension à la diarrhée et ruiner la disposition organique défavorable due au mercure (576), il faut, pour tous les motifs précédents, recourir au traitement fortifiant dirigé de manière à entraver le développement des scrofules, du scorbut, etc. Ces affections se reconnaissent toujours aux symptômes qui leur appartiennent.

579. — Comme moyens fortifiants généraux, je recommande les bains de pieds, les demi-bains, enfin les bains entiers froids (à 50 degrés Fahrenheit), lesquels doivent être prolongés pendant quelques minutes, être répétés une ou plusieurs fois par jour, et suivis de frictions (1) exercées sur les parties qui ont été mouillées. Comme médicaments internes, il faut user d'abord du suc des plantes amères (si l'irritabilité morbide n'est pas trop développée), avant d'arriver aux substances qui sont à la fois astringentes et amères, au quinquina par exemple. On peut aussi, lorsque la constitution du malade est molle et lymphatique, commencer par administrer des agents excitants et toniques, comme le cardamome, l'huile de menthe poivrée, etc., afin d'activer ensuite l'action des autres médicaments. Il est également très profitable d'aider à l'action des toniques en faisant promener le malade au grand air. Quand l'irritabilité survenue et la faiblesse sont très prononcées et causent des accidents graves et douloureux, il faut donner l'opium à l'intérieur et l'appliquer extérieurement pendant que

(1) Ces frictions doivent être pratiquées avec un morceau d'étoffe de laine.

le traitement fortifiant se continue. Mais si ces deux symptômes sont moins marqués, il faut recourir aussitôt au china, à la limaille de fer et à l'acide sulfurique, qu'il convient de donner tout de suite à l'intérieur à titre de toniques. J'arrive maintenant au traitement accessoire qu'il faut diriger contre les dispositions morbides antérieures à la syphilis.

580. — C'est seulement chez les malades qui présentent quelques-uns des symptômes suivants avant ou pendant l'emploi de ce traitement tonique, qu'il est permis de pratiquer une saignée moyenne qui prépare les voies à ces moyens, dont il faut alors augmenter graduellement la puissance. Les émissions sanguines se trouvent indiquées par les symptômes suivants : un enduit blanc de la langue, une soif vive avec envie de boissons froides, une céphalalgie violente, un pouls plein et dur, etc. Mais il faut qu'il n'y ait pas en même temps un mauvais goût de la bouche, de la tension dans le bas-ventre, une dyspepsie marquée, enfin tous les signes d'un mouvement bilieux.

581. — Il est parfois très utile d'ajouter au traitement dont je parle l'usage du suc de cochléaria, de racines aromatiques, de cresson d'eau fraîchement exprimé, celui de boissons fermentées, des fruits, et l'exercice à un air sec et vif; on évite ainsi le scorbut, qui est souvent un très grand obstacle à la guérison de la syphilis. Si l'on n'avait pas le soin de prendre toutes ces précautions chez un malade atteint à la fois du scorbut et de la vérole, et que l'on eût recours au mercure, celui-ci déploierait son action la plus violente, et les ulcères deviendraient bien vite ichoreux et rougeâtres, prouvant ainsi d'une manière évidente qu'ils ne sont pas de nature vénérienne.

582. — Lorsqu'on ajoute à la médication fortifiante l'usage du sel ammoniac et de l'ipécacuanha à doses fractionnées (1), ou celui de l'æthiops végétal, on parvient à écarter la disposition scrofuleuse, mais la guérison de la vérole est en même temps enrayée.

583. — De même le bois de gaïac uni à une dissolution alcoolique de sel ammoniac fixe, surtout l'extrait d'aconit joint aux médicaments toniques, surtout aux bains froids, sont très capables d'arrêter le développement de la diathèse goutteuse.

584. — La limaille de fer détruit la chlorose et augmente la consistance du sang artériel, lorsqu'on la donne conjointement à d'autres toniques.

585. — S'il existe quelque disposition aux érysipèles, le malade doit faire usage d'une alimentation composée de poissons, d'aliments végétaux, et faire une très large consommation de fruits et de petit-lait, pendant qu'il prend les médicaments toniques.

586. — L'élixir de Haller, et tous ceux qui lui ressemblent, servent à diminuer ou à détruire les dispositions phlegmasiques. Seulement leur action n'est ni certaine ni facile à limiter.

587. — Lorsqu'on est ainsi parvenu à détruire la fièvre et à exciter le système nerveux en augmentant les forces du malade, on est généralement arrivé à se débarrasser des symptômes accessoires (2) ou à les amoindrir; il

(1) Il faut le donner pendant quinze jours tous les matins, avant le premier repas, de manière à entretenir des nausées continuelles.

(2) Ce traitement préparatoire est indispensable pour les femmes hystériques; sans lui on aurait toujours à redouter quelque accès de convulsions. L'arrivée des règles oblige aussi à suspendre l'administration du mercure, lequel ne doit être repris qu'après la disparition du flux menstruel. Le flux hémorroïdal réclame les mêmes précautions.

s'agit alors d'attaquer directement la maladie vénérienne avec le mercure.

588. — On objecterait en vain qu'un semblable traitement préparatoire demande beaucoup de temps, et qu'il oblige à beaucoup ajourner l'emploi du mercure; car s'il existe en même temps que la vérole quelque disposition morbide qui soit une complication grave, il n'y a rien de plus important ni de plus essentiel que de la faire promptement disparaître. C'est seulement dans les cas un peu graves qu'on est obligé de continuer les toniques généraux ou spéciaux pendant trois ou cinq semaines avant de pouvoir arriver au mercure.

589. — Il arrive souvent que les toniques doivent être continués pendant qu'il est fait usage du mercure; on peut même y recourir largement (1), excepté pour les bains et les fruits.

590. — Mais si les symptômes de la vérole sont graves et menaçants, s'ils constituent, en un mot, la plus grande partie du mal, et que la disposition morbide antérieure à l'infection soit sans importance, il faut recourir aussitôt au mercure et laisser les toniques de côté.

CHAPITRE III. — DES MOYENS QU'IL CONVIENT DE CHOISIR POUR REMÉDIER AUX EFFETS CONSÉCUTIFS DU MERCURE MAL ADMINISTRÉ.

591. — Des observations cent fois répétées montrent que la syphilis n'est pas plus sûrement détruite si le mercure excite outre mesure quelques sécrétions (causant la diarrhée, la salivation (2), un flux d'urine, des

(1) Il faut avoir soin seulement de ne pas les faire prendre deux heures avant et deux heures après le dîner.

(2) Il est digne de remarque que dès le seizième siècle (1502), l'Espagnol Almenar ait recommandé d'éviter autant que possible la salivation, en raison des obstacles qu'elle apporte à la guérison.

sueurs abondantes); que ces symptômes perturbateurs s'opposent même à ce que le métal déploie son action antisyphilitique (1), ou au moins que celle-ci se trouve entravée (2).

592. — Une expérience personnelle ne m'a pas encore appris s'il est vrai que le soufre pulvérisé soit capable d'arrêter la *salivation* lorsqu'elle commence; toutefois un grand nombre d'auteurs disent en avoir obtenu les meilleurs effets. Les lois de la chimie peuvent nous rendre compte, du reste, de cette action, car le soufre passant dans la masse du sang doit y rencontrer le mercure, avec lequel il forme un composé (æthiops minéral) qui n'a pas l'énergie du premier de ces corps.

593. — Quelques auteurs conseillent d'exposer le malade à un grand froid, d'autres de le tenir à une forte chaleur; les uns et les autres se proposent d'éviter, par ce moyen, la salivation; mais tous les deux manquent le but, surtout lorsqu'ils perdent de vue les causes qui peuvent indiquer l'une ou l'autre de ces températures.

594. — Si un refroidissement passager fait qu'une très petite dose de mercure agisse sur les glandes salivaires, sans qu'il y ait de signes de pléthore, il suffit de tenir chaudement le malade et de lui faire prendre un diaphorétique pour arrêter cet effet. Mais s'il y a pléthore et fièvre inflammatoire en même temps que salivation, il faut pratiquer une saignée, et, plus sûrement encore, exposer le malade à l'air frais, et le soumettre à tous les réfrigérants généraux.

(1) Au moins diminue-t-elle la fièvre mercurielle.

(2) Sydenham (*Epist. respons. ad Henri Paman*) dit que le mercure doit détruire le virus vénérien sans provoquer la salivation, pour mériter le nom d'antisyphilitique.

595. — Les moyens préférés à tous les autres sont les purgatifs drastiques (1), auxquels on accorde la puissance d'arrêter tout à coup la salivation. L'expérience a cependant démontré qu'il n'y avait pas de méthode plus funeste. La salivation n'est pas, en effet, arrêtée par ce moyen, elle augmente même souvent après que l'action primitive du purgatif est épuisée, surtout si la sécrétion salivaire est amenée par un état d'irritation générale. Qui ne sait combien ces moyens évacuants si énergiques augmentent la faiblesse, surtout lorsqu'on les répète souvent, comme il est recommandé ? Une saignée n'enlèverait pas plus de force au malade. En un mot, l'expérience et la réflexion se réunissent pour faire rejeter une pratique aussi nuisible et aussi funeste.

596. — Je crois que si le mode d'action du camphre était mieux connu, on pourrait en retirer un meilleur parti qu'on ne l'a fait jusqu'à présent; mais nous en sommes encore à ignorer quelle est la disposition organique à laquelle il correspond, et à quelle dose il convient de le donner pour en retirer le plus d'avantage possible. J'ai souvent eu occasion de le prescrire, et j'en ai obtenu de bons effets, lorsqu'il y avait chez le malade une irritabilité nerveuse persistante. Je le donnai à la dose de 6 grains par jour, en ayant soin de le continuer jusqu'à ce que la salive n'eût plus d'odeur. Peut-être est-il le meilleur moyen à opposer à la salivation, quand celle-ci coïncide avec une transpiration supprimée.

597. — Linné a vu une salivation déjà ancienne être arrêtée par une infusion de marube blanc; il recommande même l'infusion vineuse de cette plante. Sanchez recom-

(1) Dans les trente premières années de ce siècle, Desault s'était souvent élevé contre cette pratique.

mande les bains de vapeur dans le même but. Mais le chevalier de Hutten raconte un grand nombre d'insuccès dus à ce moyen.

598. — Morris a souvent fait usage du contrayerva dans les cas les plus rebelles ; il en donne deux scrupules par jour. D'autres ont proposé de poser des vésicatoires à la nuque.

599. — J'accorde à chacun de ces moyens l'importance qu'il mérite ; mais je crois que l'on sera toujours plus habile à éviter la salivation qu'à essayer de la détruire, lorsqu'une fois elle s'est établie.

600. — Il sera donc toujours très utile de ne s'abstenir d'aucun de ces moyens lorsqu'ils seront indiqués par une disposition connue de l'organisme, soit qu'il existe un état de faiblesse et d'irritabilité qui s'oppose au traitement par le mercure, soit que le malade se trouve en proie à un état maladif qui nécessite l'emploi des moyens fortifiants généraux (578, 579) ou spéciaux (580, 585). On se trouvera bien aussi, en présence d'un cas de maladie vénérienne invétérée et compliquée d'autres affections, de recourir à des applications locales faites sur les parois de la bouche, avant de donner le mercure, cherchant ainsi à tonifier et à fortifier autant que possible les glandes salivaires, afin d'éviter que l'action du mercure ne s'y porte trop violemment.

601. — Je me suis toujours bien trouvé dans cette intention de conseiller au malade, quelques jours avant d'arriver au traitement antisyphilitique, de tenir dans sa bouche un médicament tonique incapable de causer des nausées, et de le promener dans toute l'étendue de cette cavité. La préparation qui m'a paru la plus efficace est un électuaire composé de cachou, de gomme kino, d'alun et d'un sirop simple. J'ai parfaitement réussi

également en ordonnant au malade de se rincer la bouche avec du vitriol blanc étendu d'eau ou avec une solution d'alun et d'acide sulfurique, solutions qui me servaient aussi comme gargarismes.

602. — Mais il y a des cas (rares à la vérité) où les symptômes de la vérole sont assez graves pour n'admettre aucun retard, et forcer le médecin à commencer tout de suite par le mercure. Il faut alors s'empresser de tonifier la bouche dès qu'on commence à employer ce médicament (§ 601). Il est nécessaire d'insister sur ces moyens extrêmes si l'on veut arrêter cette fâcheuse hypersécrétion. Une forte dissolution aqueuse d'alun ou de vitriol blanc, dissolution qui était froide (ou refroidie avec de la glace) et dans laquelle on trempait des compresses destinées à envelopper le cou, m'a aussi rendu de grands services.

603. — Chez les personnes irritables, amaigries et faibles, surtout chez celles qui ont salivé à une autre époque sous l'influence du mercure, il est important de ne pas administrer ce médicament sans lui adjoindre quelque autre substance. Encore arrive-t-il, malgré cette précaution, que l'on ne peut complétement empêcher l'action du mercure sur les gencives, si les accidents vénériens sont de nature à exiger l'emploi de fortes doses.

604. — Si ces symptômes paraissent, il faut suspendre aussitôt l'emploi du mercure, appliquer des compresses froides fréquemment renouvelées (§ 602), tenir la tête du malade découverte, et même lui raser les cheveux, lui mouiller le front avec de l'eau froide et l'essuyer ensuite, maintenir au contraire les pieds toujours chauds en les plongeant toutes les quatre heures dans de l'eau tiède (à 96 degrés Fahrenheit), immersion qui doit durer

chaque fois pendant un quart d'heure. Le malade doit habiter en même temps une chambre froide et sombre, se tenir assis dans son lit et y être peu couvert. Il faut aussi occuper son attention par des narrations intéressantes, en lui faisant de la musique, etc.

605. — Comme la mastication augmente l'activité des glandes salivaires, il faut, pendant la durée de la salivation, composer l'alimentation du malade de bouillie maigre, d'aliments mous et de facile digestion, de bière, de lait, etc. Au contraire, les aliments solides, les gourmandises, les sucreries, le café surtout, doivent être défendus, ainsi que toutes les substances qui peuvent causer du dégoût; lorsque la soif est vive, on peut permettre l'usage de boissons et d'aliments acides.

606. — L'usage continu d'opiats astringents (§ 601) mêlés à une petite quantité de teinture d'opium peut être fort utile. C'est principalement dans ces circonstances que j'ai trouvé très important de donner l'opium (1) à l'intérieur, en lui adjoignant parfois de l'esprit de Mindererus.

607. — S'il existe de la constipation, un ou plusieurs lavements peuvent toujours en triompher.

608. — Je crois être convaincu par plusieurs expériences auxquelles je me suis livré, que des boissons qui contiennent du foie de soufre peuvent arrêter en très peu de temps l'irritation que le mercure est capable de produire en pénétrant dans les liquides de l'économie, parce que ce corps pénètre aussi très facilement dans les vaisseaux où il rencontre le mercure, et où il détruit sa puissance en s'emparant de lui. On peut donner chaque

(1) Les observations de Hunter, de Girtanner et les miennes s'accordent pour établir la puissance que possède l'opium d'arrêter la salivation. Cependant Bloch l'a mise en doute.

jour de six à huit grains de foie de soufre en pilules; il faut seulement faire boire en même temps au malade une infusion chaude acidifiée par du suc de citron ou de la crème de tartre.

609. — Mais le plus sûr moyen d'empêcher la salivation consiste toujours à donner le mercure avec soin, en augmentant peu à peu sa dose, et à choisir la préparation qui est la plus exempte de cet inconvénient. J'ai eu déjà occasion de rappeler que les composés ordinaires, surtout ceux qui renferment des acides minéraux et qui forment un précipité insoluble, comme le turbith, le précipité rouge et le précipité blanc, le mercure doux, les dragées de Keyser, les frictions, etc., possèdent cet inconvénient au plus haut point. Or, si l'on excepte le sublimé, le nitrate de mercure et le mercure gommeux de Plenck, qui est le plus souvent impuissant, les préparations préférables à toutes les autres sont celles qui renferment de l'oxyde de mercure, d'abord parce qu'elles amènent difficilement cette hypersécrétion, et ensuite parce qu'on peut les faire absorber à très faibles doses. J'ai trouvé que le mercure soluble cause très rarement la salivation, non-seulement par sa nature, mais aussi parce qu'il agit étant donné à très petites doses, et que ses effets sont plus précis et plus doux que ceux des autres composés. Du reste, il faut toujours commencer par de très petites quantités, qu'on augmente peu à peu, en ayant soin d'observer l'état de la bouche et de veiller le traitement accessoire qu'on lui adjoint. Il est *très rare* alors de produire la salivation, même lorsqu'on est forcé de recourir au mercure sans autre préparation. Et en admettant que cet effet du médicament vienne à paraître, il est très facile de le faire cesser en prenant quelques-unes des

précautions que j'ai indiquées. Cette immunité du mercure soluble va même si loin, que s'il m'arrive dans le cours d'une maladie non vénérienne d'être obligé d'exciter la salivation, je ne puis y parvenir avec lui, et je suis obligé d'employer le calomel, dont les effets sur la bouche sont bien plus certains.

610. — Il n'est pas toujours facile d'arrêter les diarrhées violentes que font naître les préparations mercurielles ordinaires. Les unes, en effet, agissent à titre de purgatifs, comme le mercure doux; les autres acquièrent cette vertu par l'action des acides contenus dans l'estomac, acides qui les transforment en précipité blanc. Le mercure introduit dans l'organisme par les frictions, le nitrate de mercure préparé à froid, les dragées de Keyser et la mixture de Plenck subissent cette métamorphose. On soutient que ces médicaments composés renferment une grande quantité d'oxyde de mercure qui s'est formé pendant leur préparation, lequel, rencontrant dans l'estomac des matières salines, se décomposerait et donnerait naissance à une grande quantité de précipité blanc, qui peut causer une diarrhée très intense. Quant aux autres préparations, leur contact avec la portion de sel marin contenu dans le suc gastrique les transforme *complétement* en précipité blanc, et en fait des purgatifs violents et redoutables. L'addition de l'opium diminue très peu ces effets.

611. — On peut être certain, au contraire, que le mercure soluble ne produira jamais d'effet purgatif, même si le malade néglige les précautions de régime que j'ai indiquées; à peine amènera-t-il une ou deux selles molles. Cela tient à ce que les doses qu'on doit en donner ne pourraient jamais devenir des purgatifs drastiques à cause de leur faiblesse, même quand

elles seraient entièrement transformées en précipité blanc.

612. — S'il arrivait que des sueurs abondantes vinssent entraver l'action antivénérienne du mercure, il faudrait les arrêter en obligeant le malade à rester dans un milieu plus frais que de coutume, et lui ordonner de faire usage d'acide sulfurique. Le quinquina s'est aussi montré très utile pour arrêter cette sécrétion trop abondante.

613. — Le flux d'urine, qui est du reste un accident assez rare, est arrêté par les diaphorétiques aidés du quinquina. Ce traitement devra être conservé tant que nous ne connaîtrons pas de moyens plus spécifiques.

QUATRIÈME SECTION.

De la nature du mercure soluble et des doses auxquelles convient de l'employer dans le traitement de la syphilis.

614. — Le mercure soluble, quand il est bien préparé (voy. la préface), a une couleur gris noirâtre; il est insipide. Il se dissout dans le vinaigre, dans l'eau exposée à l'air libre, sans former aucune trace de turbith ou de précipité blanc.

615. — L'action rapide de ce médicament prouve qu'il se dissout très vite dans les liquides de l'estomac. Il se mêle rapidement à la salive, et donne au malade le goût propre au mercure.

616. — Lorsque celui-ci observe un régime convenable (§ 619), le mercure soluble ne cause aucune souffrance à l'estomac ni aux intestins; il ne donne ni vomissements, ni diarrhée; mais, au bout de quelques

heures, il se trouve entièrement mêlé aux sucs gastriques, et pénètre rapidement dans nos liquides.

617. — Cette loi souffre cependant une exception quand il se trouve dans les premières voies quelque aliment contenant du sel marin. Le médicament procure alors quelques nausées, ou une couple de selles molles. Mais son absorption est si rapide, que le précipité blanc n'a pas le temps de se former.

618. — Il faut donc éviter de faire prendre ce médicament lorsque l'estomac est plein, ce que tout malade doit observer quand il suit un traitement sérieux. Du reste, il est permis d'attendre d'un homme qui veut guérir d'une affection aussi grave que la syphilis, qu'il se soumettra à un régime convenable qui lui cause si peu de sacrifice, et qui peut avoir une si grande influence sur le reste de sa vie.

619. — Pour arriver à ce but, et faire qu'il ne se trouve aucune trace de sel marin dans les premières voies, il faut que le soir qui précède l'administration du médicament antivénérien le malade se contente à son souper de fruits crus. Ensuite, on donne le médicament le matin, d'aussi bonne heure que possible, après l'avoir fait dissoudre dans un peu d'eau distillée, en recommandant de ne manger que quatre ou six heures après. Seulement, si la soif (1) est vive, on peut permettre l'usage d'un peu d'eau, de lait de vache ou, si le sujet est très affaibli, d'un peu de bon vin. De cette manière, on peut faire qu'il n'entre dans l'estomac aucun ali-

(1) Il faut faire tous ses efforts pour éviter l'apparition de ce symptôme, parce qu'il coïncide toujours avec la présence de matières ammoniacales ou salines dans les liquides de l'estomac, ou parce qu'il est le résultat de quelque congestion sanguine. On peut alors faire boire de l'eau froide ou une infusion de réglisse et de fleurs de tilleul, que l'on donne sans sucre. Le malade peut aussi étancher sa soif en mangeant des fruits.

ment salé, et cela pendant trente heures environ. On peut alors permettre un dîner raisonnable, mais encore restreint quant à la quantité des aliments, composé de tout (1) ce qui paraît d'ordinaire sur nos tables, excepté la viande et la graisse d'oie, celles de canard et de cochon. On peut permettre à ceux qui en ont l'habitude un verre de vin pur.

620. — Le mercure soluble se donne seul ou mêlé à de la poudre de réglisse ou de racine de guimauve. Si l'on a affaire à des personnes peu scrupuleuses pour leur régime, on y ajoute un demi-grain ou un grain d'opium.

621. — Il m'est arrivé, chez des sujets très sensibles à l'action des médicaments, très scrupuleuses pour leur régime, de guérir une syphilis primitive, et même une syphilis secondaire, avec *un seul* grain de mercure soluble; mais il m'est arrivé aussi de donner jusqu'à dix grains de ce médicament.

622. — Cette différence tient, comme je l'ai souvent observé, à ce que, dans le premier cas, la fièvre mercurielle se développe très facilement (§ 290). Lorsqu'il m'a fallu augmenter ces doses, j'ai cru en trouver la cause dans ce fait, que des circonstances imprévues avaient forcé à interrompre à plusieurs reprises l'administration de ce médicament, ou à ce que le mercure avait été donné antérieurement en vain. J'étais obligé d'agir de même, lorsque je traitais des personnes que leurs occupations obligeaient à se trouver chaque jour en public, et chez lesquelles il fallait entretenir une fièvre mercurielle modérée.

(1) Les légumes peuvent être donnés avec de la viande, tant que la fièvre mercurielle n'a pas paru, et que l'on n'a pas intérêt à éloigner quelque autre disposition phlegmasique.

623. — Lorsqu'il s'agissait de guérir une syphilis constitutionnelle de moyenne intensité, je ne dépassais pas une dose de huit grains; si la maladie était plus profonde, j'allais quelquefois jusqu'à douze.

624. — On peut être obligé d'agir de trois manières différentes : 1° il faut quelquefois exciter une fièvre mercurielle brusque et rapide (*febris mercurialis acuta*), ce qui arrive rarement pour les symptômes graves de la syphilis ; 2° ou bien on est obligé de limiter ce mouvement fébrile à deux ou trois accès, et il est souvent nécessaire alors d'augmenter la dose ; 3° enfin, on a quelquefois de puissants motifs pour désirer que la fièvre mercurielle ait une marche lente (*febris mercurialis lenta*), et la quantité du médicament doit être plus considérable encore. Ce sont là trois cas qu'il faut distinguer avec soin.

625. — Dans le premier, je commence par m'assurer que le malade n'a pas une tendance naturelle à saliver, ou bien qu'il a déjà pris du mercure sans éprouver cet inconvénient. Cela fait, je donne le mercure soluble à fortes doses, fréquemment répétées, afin d'exciter une fièvre violente. Il faut alors un demi-grain, d'autres fois un, deux, trois grains pour arriver à ce but; chez les sujets robustes, et dans le cas de symptômes invétérés, il faut un, deux, trois ou quatre grains.

626. — Dans le second cas, c'est-à-dire lorsque le sujet salive aisément, ou s'il a déjà souffert de ce symptôme en prenant du mercure, j'augmente peu à peu la quantité du médicament, afin de me tenir en deçà de la moindre apparence de salivation, et de pouvoir m'y opposer dès qu'elle a l'air de paraître. La progression des doses doit être la suivante : il faut commencer par un

quart de grain, arriver ensuite successivement à un tiers, un demi, trois quarts de grain, un grain, un grain et quart, etc. Je laisse ensuite le malade au repos pendant huit ou quinze jours, puis je reviens au médicament, en ayant soin de donner de un demi à un grain, puis un grain et demi à deux grains, en augmentant peu à peu la dose jusqu'à ce que la syphilis soit complétement détruite.

627. — Dans le troisième cas (§ 625), il faut, pendant huit ou dix jours, donner seulement un quart (1) de grain; passer ensuite à un demi-grain, puis à un, à deux, à quatre grains, insistant sur chacune de ces doses pendant le même laps de temps, et continuer de la sorte jusqu'à l'extinction totale des symptômes syphilitiques. Pour agir ainsi, il faut que le malade ait une très bonne constitution, qu'il ne soit porteur d'aucune autre maladie que la syphilis; autrement on doit lui imposer un traitement tonique pour éviter les mauvais effets d'une irritation morbide longtemps continuée. A la moindre apparence de salivation, il faut laisser le mercure et recourir aux moyens accessoires dont j'ai parlé.

628. — Il est bien, en général, après la disparition complète des symptômes vénériens et de la fièvre mercurielle, surtout si la guérison a été rapide (règle que je préfère le plus souvent), de cesser le mercure soluble et d'attendre quatre ou six semaines pour voir si aucun symptôme ne reparaît. S'il ne revient aucune trace de la maladie, on doit considérer la guérison comme complète, même si la vérole était très invétérée; je dirai aussi que l'on doit être assuré d'une guérison *complète*

(1) Cette dose m'a souvent paru convenable. Chez une personne un peu impressionnable, il suffirait de l'augmenter tous les quatre ou cinq jours pour amener une fièvre artificielle suffisante, et guérir la maladie.

quand la fièvre mercurielle a été assez intense. Si de nouveaux accidents se produisent, on doit en conclure que la fièvre médicinale avait été trop faible, faute qu'il faut se hâter de réparer en excitant un nouveau mouvement fébrile plus fort que le premier, but auquel on arrive en donnant des doses plus fortes et plus souvent répétées. On acquiert ainsi la certitude de la destruction des dernières traces du virus. Mais ce cas est très rare; il est l'effet de l'inexpérience du médecin.

629. — Les bubons récents, les chancres simples et la syphilis secondaire commençante, exigent le même degré de fièvre mercurielle; la vérole plus invétérée, accompagnée de tumeurs gommeuses ou autres, les végétations, les chancres anciens, etc., en réclament une plus intense.

630. — Si l'on veut arrêter dans son développement un bubon douloureux et enflammé, ou éloigner le danger causé par un chancre qui a produit un phimosis ou un paraphimosis, il est nécessaire d'anéantir rapidement le virus, et, dans ce but, d'exciter une fièvre médicinale brusque et intense; mais il faut toujours surveiller la salivation, dont j'ai décrit le traitement dans le chapitre qui précède. On augmente alors la dose du mercure soluble de 2 grains à 3, 4 et 5, en s'arrêtant si la fièvre paraît, afin de laisser s'accomplir doucement ce que l'on avait voulu tout d'abord produire avec violence.

631. — Il faut répéter tous les jours chacune des doses que j'ai indiquées dans ce chapitre; on fait bien d'attendre l'effet de chaque prise pendant vingt-quatre heures.

632. — Lorsque aucun traitement préparatoire ne me semblait nécessaire, c'est-à-dire chez les personnes saines et robustes, je n'ordonnais ni saignées, ni bains,

ni tisane, ni même un lavement, bien que j'eusse le temps d'y recourir et que je croie qu'il n'y a rien d'inutile dans la matière médicale; mais quand les circonstances l'exigeaient, je préférais à tous ces moyens un vomitif léger, lequel avait l'avantage d'enlever toutes les saburres gastriques, la bile, etc., lesquelles pouvaient s'opposer au traitement.

633. — Ce n'est pas, en effet, par les évacuations qu'il amène que le mercure guérit la syphilis (§ 591), il la rend au contraire plus tenace; mais bien par l'irritation fébrile brusque ou graduelle, surtout antipathique et spécifique, qu'il a puissance d'engendrer. Peut-être ne faudrait-il pas nier absolument qu'il agisse quelquefois par une neutralisation chimique, et que le mercure dissous par nos liquides détruise le virus qu'il y rencontre. Toutefois, il suit de ma première affirmation que le médecin doit toujours éviter avec soin les excrétions abondantes que ce médicament a puissance de produire (la salivation, la diarrhée, etc.); qu'il doit mettre tous ses soins à déterminer la fièvre mercurielle dont j'ai parlé (1) (§ 290), et à l'amener au degré d'intensité nécessaire pour qu'elle se trouve en rapport avec l'intensité et l'ancienneté de la vérole et avec l'acuité des symptômes primitifs.

634. — Lorsque ces circonstances sont favorables, il

(1) Je pose comme un véritable axiome que l'action du mercure sur le virus vénérien est en rapport direct avec l'intensité de la fièvre qu'il engendre; qu'elle est diminuée, au contraire, par la salivation, la diarrhée et toutes les sécrétions artificielles que ce médicament peut causer. D'une autre part, la fièvre mercurielle est d'autant plus forte que le malade a pris moins de mercure auparavant, que la préparation dont il a fait usage est plus soluble et plus douce dans son action, qu'on l'a fait pénétrer plus rapidement dans l'organisme, et qu'on évite avec plus de soin de lui faire produire quelque hypersécrétion.

est possible de modifier profondément une vérole invétérée dans l'espace de quelques jours, si l'on sait amener une fièvre mercurielle assez intense; tandis que si ce mouvement fébrile n'est pas assez violent, le mercure ayant été donné à trop faibles doses pour faire complétement disparaître la maladie, on voit souvent reparaître quelque trace de syphilis primitive, un chancre, par exemple, lequel fait taire les symptômes de la syphilis générale, mais résiste longtemps avant d'arriver à guérison.

635. — Ce dernier mode de traitement n'est pas sans danger, parce qu'il arrive souvent que l'usage prolongé du mercure rend l'organisme plus irritable et l'affaiblit d'une manière effrayante si la médication fortifiante n'est employée concurremment au métal. Il faut donc, aussitôt après avoir cessé le traitement mercuriel, ou mieux dès que la faiblesse et l'irritation nerveuse commencent à se montrer, donner des toniques et en user largement jusqu'à ce que la santé soit redevenue parfaite. Le médecin évitera, en conséquence, de donner le mercure d'une manière trop faible; car il rendrait par là le virus vénérien plus tenace, et il disposerait l'organisme à se laisser détruire plus rapidement encore par la maladie (1), du moment où le métal serait totalement excrété.

(1) Ayant eu à traiter un robuste paysan qui avait des végétations à l'anus, quelques douleurs ostéocopes légères, de petits ulcères sur les amygdales et dans la gorge, je lui donnai, dans l'espace de sept semaines, douze grains et demi de mercure soluble divisés en trois petites doses. Dès le troisième jour, ces symptômes avaient disparu avant qu'il eût été possible d'obtenir un accès de fièvre mercurielle; les ulcères de la gorge étaient cicatrisés, les douleurs osseuses ne se faisaient plus sentir et les végétations étaient devenues indolentes. Cette amélioration dura jusqu'à ce que cette petite quantité de médicament ait été éliminée. Le malade se crut guéri, et resta quatre semaines sans revenir chez moi. Je le revis alors la bouche

CINQUIÈME SECTION.

Des symptômes locaux qui peuvent exister après la guérison de la syphilis constitutionnelle.

CHAPITRE I. — DES SYMPTÔMES LOCAUX QUI PERSISTENT APRÈS UN TRAITEMENT RÉGULIER DE LA SYPHILIS, ET DES MOYENS DE LES GUÉRIR.

636. — Il y a bien peu de symptômes locaux dépendant du virus vénérien qui doivent (1) résister à l'administration méthodique du mercure soluble; les seuls que je puisse rappeler sont certaines végétations, le gonflement des os et du périoste, et la carie.

637. — Il faut que les excroissances soient excessi-

et les lèvres couvertes d'ulcères ; la verge elle-même s'était de nouveau ulcérée, et présentait un chancre large et superficiel. L'anus était rempli d'ulcères semblables, de gerçures suintantes et de végétations qui sécrétaient un pus abondant ; les douleurs ostéocopes étaient intolérables, et le malade se croyait menacé de mort. Je lui donnai alors douze grains de mercure soluble, dont il prit trois le premier jour, quatre le second et cinq le troisième. Il survint une fièvre médicinale intense sans salivation, et, au bout de cinq jours, il n'y avait plus aucune trace de la maladie. Les ulcères étaient guéris, les douleurs avaient cessé, les fics se dessécbaient et tombaient peu à peu. Voilà, maintenant, dix-huit mois que ce malade est guéri, et rien n'a reparu. Il suit de là, 1° que le mercure soluble donné à faible dose aggrave la vérole au lieu de la détruire ; 2° que la guérison n'est pas d'autant plus certaine qu'il est donné une plus grande quantité de médicament, mais que la certitude de la guérison est en rapport direct avec l'intensité de la fièvre mercurielle.

(1) On est plus heureux dans le traitement des chancres et des bubons ; car, une fois guéris par le mercure donné à l'intérieur, on peut être certain que le virus syphilitique est anéanti. Il n'en est pas de même dans la syphilis constitutionnelle, surtout lorsqu'elle est invétérée, parce que ses symptômes locaux sont tellement obscurs, offrent tant de ressemblance avec ceux d'autres maladies, que l'on ne peut jamais être assuré de la guérison, si l'on n'est parvenu à exciter une fièvre mercurielle assez intense. La distinction est surtout difficile quand il reste quelque symptôme local qui conserve l'apparence de maladies syphilitiques non guéries, et font paraître douteux l'anéantissement du virus lui-même.

vement dures et anciennes pour ne pas se flétrir et tomber sous l'influence de la fièvre mercurielle; elles doivent au moins disparaître ou se trouver détruites par une suppuration de bonne nature, ce qui est beaucoup plus rare.

638. — S'il reste, après la complète destruction du virus, des végétations volumineuses, anciennes, de nature cornée, il faut les enlever par une opération chirurgicale. Tantôt on les lie à leur base; on serre le fil chaque jour davantage jusqu'à ce qu'elles s'atrophient et tombent, ou bien on les excise, et on brûle ensuite la petite plaie une ou plusieurs fois avec du nitrate d'argent. Lorsque la dernière escarre est tombée, la végétation doit être regardée comme guérie.

639. — Mais si cette espèce de végétations se trouvent sur une région où elles ne causent aucune gêne, ne se trouvant ni trop saillantes, ni trop volumineuses, on peut les laisser sans y rien faire; elles ne donnent aucune douleur et disparaissent le plus souvent peu à peu d'elles-mêmes.

640. — Les mêmes conditions se représentent avec le gonflement des os et du périoste; le plus souvent ces symptômes disparaissent d'eux-mêmes après l'extinction complète du virus syphilitique. Mais si ces tumeurs appartiennent à un degré plus avancé de la maladie, on chercherait en vain à les détruire par un excès de mercure. Si le virus n'est pas complétement détruit, il reste capable d'engendrer de nouveaux accidents; mais il sera tout à fait anéanti si la fièvre a été assez intense. Dans cette dernière hypothèse, on aura la preuve que le virus n'existe plus à ce que le gonflement et l'induration des os auront cessé d'être douloureux. On voit alors ces tumeurs diminuer peu à peu d'elles-mêmes, si elles ne sont pas trop dures et si le sujet n'est pas trop âgé.

641. — J'ai rappelé déjà que ces tumeurs passent souvent d'elles-mêmes à la suppuration, laquelle, amenant la destruction du périoste, peut devenir dangereuse pour les os. Il arrive souvent que pendant une fièvre mercurielle assez intense la suppuration change de nature et s'arrête tout à fait; il en résulte une guérison véritable qui laisse après elle une tuméfaction non douloureuse de l'os. Si la marche de la maladie est aussi heureuse, et qu'il y ait eu auparavant un abcès, il reste difficile de déterminer s'il y avait réellement maladie syphilitique; mais cette détermination est peu importante une fois que le malade est guéri.

642. — Si l'abcès s'est déjà étendu au loin, et que la fièvre mercurielle lui ait enlevé sa nature syphilitique sans arrêter complétement la suppuration, il y a toujours à craindre que les os ne s'altèrent après la destruction du périoste. Il est très important de reconnaître la présence de ces abcès pour les traiter localement.

643. — Il n'est pas difficile, du reste, de découvrir l'existence de ces abcès non syphilitiques (il ne le serait pas davantage de reconnaître ceux qui auraient une nature vénérienne). Leur présence est certaine, en effet, si le malade accuse, au milieu de sa tumeur, une douleur de battement, constante ou passagère, pendant qu'il est en proie à un accès de fièvre mercurielle ou peu de jours après. Or, cette douleur est bien éloignée des souffrances intolérables causées par les exostoses syphilitiques.

644. — Si l'on pratique ensuite une incision large et profonde, le pus s'écoule, l'ulcère se modifie, et si on le traite avec attention, on évite que le périoste ne s'altère, et il suffit de traiter la plaie comme un ulcère ordinaire. Le pus qui s'écoule par cette ouverture est quelquefois

muqueux, mais le plus souvent de bonne nature; tandis que celui qui était sécrété avant le traitement par le mercure avait une consistance gélatineuse.

645. — Il peut arriver qu'après la destruction du périoste l'os se carie; dans ce cas, dès que le traitement mercuriel est terminé, les douleurs continuellement éprouvées par le malade forcent à ouvrir la tumeur, et il est facile alors de reconnaître la carie par une exploration convenable, quand cette altération existe. Mais si la fièvre mercurielle a été assez forte, la carie n'est plus de nature syphilitique; il faut la traiter comme les ulcérations des os dépendant de causes externes, et la combattre à l'aide des mêmes moyens.

646. — Si la carie est superficielle, on rugine l'os, ou bien on l'attaque par le fer rouge, la poudre d'euphorbe, dont on saupoudre la plaie, des lotions pratiquées avec une solution de nitrate d'argent, etc. Si elle est plus profonde et qu'elle ait pénétré jusqu'à la substance dure de l'os, elle est généralement accompagnée par une fièvre lente, et produit une sécrétion ichoreuse abondante. Il faut ouvrir la plaie assez largement pour donner issue à la suppuration, en mettre le fond à découvert, afin de pouvoir y faire des applications de nitrate d'argent ou de nitrate de mercure (1) en solution. La carie des os spongieux, par exemple des os du nez, exige que l'on fasse des injections dans la plaie avec ce dernier médicament (2), ou bien des fumigations de cinabre, dont on dirige les vapeurs sur les parties ma-

(1) On se sert d'une solution composée de 1 partie de ce médicament dissoute dans 300 ou 400 parties d'eau, auxquelles on ajoute 30 parties de myrrhe, ou de teinture d'aloès.

(2) Girtanner vante beaucoup les lotions faites avec une solution de nitrate d'argent.

lades (1), dans les narines par exemple. Si ces différentes espèces de carie ne sont que des restes d'une syphilis guérie, on en triomphe sans trop de difficulté; elles sont, au contraire, plus dangereuses et plus redoutables, lorsque, comme il arrive souvent, elles ont été engendrées par l'abus du mercure, ou lorsqu'elles dépendent de quelque disposition morbide antérieure.

647. — Le gonflement consécutif des ligaments, des tendons et des aponévroses est beaucoup plus tenace. Il faut, lorsqu'il persiste après l'extinction du virus vénérien par le mercure, ce qui est rare, le combattre par l'application répétée de vésicatoires. Si l'on ne réussit pas par ce moyen, et que la tumeur reste douloureuse après la disparition de la fièvre mercurielle (ce qui est une preuve de sa nature non vénérienne), il faut l'ouvrir. On traite ensuite la plaie en la bassinant avec une solution composée d'une partie de sublimé pour quatre ou cinq cents parties d'eau, et avec des balsamiques.

CHAPITRE II. — DES LÉSIONS DE TEXTURE ET DE SENSATION QUI SONT CONSÉCUTIVES A L'EMPLOI DU MERCURE MAL ADMINISTRÉ.

648. — Il est facile de présumer, par tout ce que j'ai dit, qu'un médicament capable de produire des effets aussi perturbateurs que ceux du mercure, c'est-à-dire la fièvre mercurielle, la salivation, etc., doit, lorsqu'il est donné pendant trop longtemps et à des intervalles trop rapprochés, amener un affaiblissement général et mettre la fibre dans un état d'excitation continu. Là, se trouve la source d'un grand nombre de maladies chro-

(1) Il faut éviter pendant cette opération de respirer l'air par le nez, afin de ne pas porter les vapeurs mercurielles dans les bronches.

niques si difficiles à guérir, principalement d'affections rhumatismales, érysipélateuses, surtout scrofuleuses, peut-être aussi scorbutiques, et de symptômes nombreux de chlorose. Plusieurs espèces de tremblement, des fièvres lentes et consomptives, des ulcères malins qui rongent les parties molles et les parties dures, etc., ne reconnaissent pas d'autres causes. Des observations cent fois répétées prouvent que l'usage immodéré des frictions, des emplâtres mercuriels, du calomel, etc., conduit au résultat que j'indique.

649. — Beaucoup d'autres souffrances peuvent être l'effet de ce traitement vicieux. Sous son influence, la blennorrhagie donne lieu à des écoulements secondaires, ou bien on voit reparaître des suintements qui avaient cessé; les bubons sécrètent un pus de mauvaise nature, s'étendent en largeur et en profondeur, sécrètent une très grande quantité d'un ichor fétide; leurs bords s'indurent et se rongent peu à peu comme ceux des cancers, en causant d'horribles douleurs; de nouveaux ulcères se forment à la place même où existaient auparavant des chancres qui avaient été guéris; les ulcères secondaires s'aggravent et changent de nature; ils s'enflamment, suppurent très abondamment, s'indurent à leur base, prennent l'aspect d'ulcères cancéreux, et causent beaucoup de douleur; les végétations suintent et s'entourent d'ulcères fistuleux profonds, d'autres se boursouflent et deviennent sensibles. On voit aussi le périoste se tuméfier en plusieurs endroits, s'épaissir et devenir douloureux; les ulcères de la gorge déjà cicatrisés s'ouvrent de nouveau, les amygdales se gonflent, s'excorient; la mâchoire supérieure devient le siége d'élancements insupportables et se couvre de petits ulcères, puis elle se carie; une très mauvaise odeur est répandue par les

narines, et, dans les cas les plus graves, l'ulcère s'étend jusqu'au pharynx. Le malade est pâle et mou, ses digestions se troublent; chez la femme, les règles disparaissent, les pieds gonflent; la malade devient très sensible aux impressions du dehors, à la chaleur et au froid; elle accuse beaucoup de faiblesse et de tristesse. La nuit, les souffrances augmentent, le patient est en proie à une agitation des plus pénibles; tantôt il souffre de constipation, tantôt de diarrhée; il est pris, vers le soir, d'une chaleur accablante, son pouls bat de 100 à 130 fois par minute. Il n'y a que quelques heures du jour où ces symptômes se calment; mais ils reprennent chaque nuit avec une nouvelle fureur. Enfin, on observe également la roideur des articulations et le tremblement chronique, voire même la cataracte simple ou double.

650. — Plusieurs fois déjà les causes de ces funestes effets de l'administration du mercure ont été indiquées dans cet ouvrage. On supposait que la plus fréquente d'entre elles devait être le pernicieux principe d'après lequel le traitement de la syphilis était dirigé, et qui consistait à faire pénétrer dans l'organisme le plus de médicament possible. Les médecins modernes ont essayé de poser une limite, en disant qu'il fallait donner le mercure le moins longtemps possible, afin d'éviter la salivation; mais ils n'ont pu toujours réussir en raison de la nature des préparations mercurielles ordinaires. Certes, s'ils avaient reconnu que la guérison était d'autant plus rapide que la fièvre mercurielle était plus intense, et non que la quantité du médicament était plus forte, ils auraient bientôt abandonné ce funeste principe. S'ils avaient remarqué que la composition des préparations mercurielles ordinaires fait qu'il est impossible de savoir s'il y a peu ou beaucoup de leurs

parties actives qui soient absorbées dans un temps donné, ils en auraient conclu que la partie du médicament dissoute dans nos liquides pouvait devenir trop considérable, et produire de violentes perturbations. Enfin, ils rejetteraient aussi le traitement préparatoire affaiblissant usité en France, parce qu'il vient augmenter encore, autant que possible, la puissance déprimante du mercure.

651. — Mais le motif qui a surtout rendu le traitement mercuriel redoutable se trouve dans la légèreté impardonnable qui fait négliger aux médecins de rechercher le rapport qui existe entre la puissance de cet agent et les effets qu'il produit. C'est ainsi qu'on a regardé les accidents engendrés par son usage prolongé comme des symptômes de la syphilis, et qu'on les a traités comme tels, revenant à l'administration du mercure, insistant sur son emploi, cela au grand détriment du malade, qui devenait victime de l'incurie des praticiens. S'agissait-il de sujets faibles, chlorotiques, scrofuleux ou scorbutiques, chez lesquels le mercure avait produit des ulcères rongeants de la bouche, on augmentait la dose jusqu'au point d'amener la carie des os du nez et de la mâchoire. Ces derniers symptômes étaient considérés comme vénériens, et traités comme tels; ils augmentaient alors jusqu'à devenir dangereux et mortels. La même faute, c'est-à-dire l'usage trop prolongé du mercure, faisait que les bubons suppurés se transformaient en ulcères rongeants, lesquels, sous l'influence de ce médicament, dont l'emploi était continué, devenaient gangréneux ou cancéreux. L'état cachectique allant ensuite toujours en augmentant, on voyait naître une fièvre consomptive, des hémorrhagies, la diarrhée, des sueurs nocturnes; enfin, la mort arrivait

comme conséquence inévitable de toutes ces erreurs.

652. — Combien d'occasions n'aurait-on pas eu de reconnaître *que du moment où les symptômes vénériens cessent de s'améliorer sous l'influence des préparations mercurielles ordinaires données à doses croissantes ; que du moment où, dans le cours d'un traitement mercuriel, il survient de nouvelles lésions, de nouvelles douleurs, des symptômes qui n'appartiennent pas à la maladie, ou bien que ceux de la syphilis augmentent, il faut s'attaquer aussitôt à la disposition constitutionnelle qui vient mettre obstacle au traitement, que cette disposition s'appelle scrofule, chlorose, érysipèle, goutte, scorbut, ou seulement faiblesse et irritabilité générales, et qu'il faut mettre absolument de côté toute espèce de préparations mercurielles qui ne feraient que les aggraver.* Il ne faut jamais oublier que toutes les douleurs qui résistent au mercure ou qui augmentent sous son influence, que toutes les lésions (gonflement, ulcères, carie, etc.) qui naissent, s'aggravent ou s'étendent pendant l'emploi de ce médicament, ne sont pas exclusivement vénériennes ; qu'elles sont quelquefois d'une nature toute différente ; qu'elles ne disparaissent pas sous l'influence immédiate de cet agent donné à doses croissantes (1), mais qu'elles vont toujours en s'aggravant. Si l'on avait cet axiome constamment devant les yeux, on n'aurait pas tant de malheurs à déplorer, et la santé des malades ne se trouverait pas altérée pour toujours par le traitement mercuriel, comme on l'observe si souvent.

653. — J'ai dit *les affections dont la nature n'est plus essentiellement vénérienne ;* car les malades dont les affections s'aggravent sous l'influence de l'usage prolongé du mercure ne sont pas toujours pour cela exempts

(1) A tous ces symptômes s'ajoutait souvent une salivation dangereuse.

du virus syphilitique. Il peut arriver, en effet, que les préparations hydrargiriques ordinaires données à faibles doses ne puissent développer toute leur puissance lorsqu'une vérole invétérée existe sur des sujets scrofuleux, scorbutiques, goutteux, chlorotiques, ou habitués aux érysipèles, non plus que chez les malades irritables ou affaiblis par un traitement préparatoire ou accessoire. Dans cette hypothèse, le métal cause un surcroît de faiblesse et de souffrance; mais il ne déploie aucunement ses vertus antisyphilitiques. S'il arrive que cette disposition morbide secondaire prenne le dessus, et que l'on essaie de détruire le virus vénérien (qui semblait caché sous ces douleurs d'un autre ordre) en continuant et en augmentant les doses du médicament, il arrive que les symptômes dépendant de cette disposition accessoire, c'est-à-dire la fièvre lente, les ulcères scrofuleux, etc., augmentent tout à coup d'une manière effrayante et deviennent dangereux pour la vie. On voit au moins se dessiner un état cachectique de longue durée, et cependant la vérole subsiste et ne guérit pas.

654. — Les traces du virus syphilitique ne peuvent être reconnues par cette aggravation, non plus que par les mauvais effets du mercure. C'est seulement lorsque les maladies accessoires ont été *complétement* détruites par un traitement énergique et longtemps continué, et que le sujet a recouvré ses forces, que la syphilis commence à relever la tête, ramène les symptômes qui la caractérisent, symptômes dont aucun moyen au monde, qu'il soit tonique, antiscorbutique, antiscrofuleux, antichlorotique, ne peut triompher, et que le retour à l'emploi de bonnes préparations mercurielles guérit facilement. Cette marche de la maladie montrerait, à défaut d'autres preuves, que le virus syphilitique n'a pas été

détruit par le premier traitement mercuriel dont les effets ont été malheureux.

655.—C'est ici le lieu de rappeler l'opinion par laquelle on admet que le mercure ainsi absorbé reste presque tout entier dans l'organisme, où il engendre une multitude de souffrances : la fièvre consomptive, des ulcères rongeants, la carie, le tremblement, les douleurs ostéocopes, etc.

656. — La présence du mercure dans certaines cavités osseuses ne prouve rien ici ; car ce métal peut s'y rencontrer sans inconvénient pour la santé. Comment, en effet, une substance insoluble et incapable de pénétrer dans nos vaisseaux pourrait-elle avoir quelque action sur l'organisme? Mais, dit-on, la présence de ce corps à l'état métallique doit faire penser que quelques-unes de ses parties ont été dissoutes par nos liquides! Mais tant que l'on ne pourra former que des conjectures sur la présence de ce métal dans les maladies chroniques dont j'ai parlé, il me sera permis de soutenir que leur ténacité tient à d'autres causes que j'ai plusieurs fois indiquées, et qu'il n'est pas difficile de reconnaître.

657. — Quand il existe du mercure dans l'économie, les bijoux d'or portés par les malades blanchissent et se cassent en morceaux, les morpions meurent, et surtout le sujet devient rebelle à une nouvelle infection par le virus chancreux. Dès que ces phénomènes manquent, on peut conclure qu'il n'existe plus de mercure dans nos liquides. Beaucoup d'observations me font croire qu'au bout de quatre semaines le mercure qui a été dissous et se trouve dans le torrent circulatoire, en est expulsé. Ainsi, en analysant la salive des malades atteints de la salivation mercurielle, on pourra (1) retrouver au com-

(1) Cruikshank prétend qu'il ne trouve de mercure ni dans la salive ni dans l'urine des sujets qui sont soumis à la salivation.

mencement des traces de métal ; mais il n'en serait plus de même trois semaines après le jour où ce médicament aura été abandonné.

658. — Si les douleurs qu'engendre la présence d'un excès de ce métal dans les secondes voies obligeaient à le détruire, il faudrait donner au malade du foie de soufre en boisson (§ 608) et en bains.

659. — Le traitement des autres accidents que peut engendrer l'irritation mercurielle et l'aggravation due aux dispositions morbides antérieures exigent l'emploi des moyens que j'ai indiqués en parlant du traitement préparatoire (§§ 579-586). Le séjour à la campagne, les voyages sur mer, l'usage fortifiant des bains froids, surtout des bains de mer, et souvent aussi celui des eaux de Pyrmont, doivent être recommandés. Il faut panser les plaies avec des substances irritantes, comme le nitrate d'argent, l'essence de myrrhe mêlée à la teinture d'opium. Cette dernière est souvent un agent capital qu'il faut donner à l'intérieur et à l'extérieur.

660. — Le meilleur moyen que l'on puisse employer pour combattre la carie des os du nez, lorsqu'elle est due aux causes que je viens d'indiquer et qu'elle s'aggrave, se compose d'injections (1) dans lesquelles il entre une partie de nitrate d'argent dissoute dans 500 ou 600 parties d'eau, avec 30 parties de teinture d'opium et 40 parties d'essence de myrrhe. Il faut, en même temps, comme traitement local, agrandir les ouvertures fistuleuses de manière à pouvoir agir sans peine sur les parties malades ; de plus, il faut pratiquer les incisions

(1) Lorsque le mal existe à la partie interne de l'os maxillaire, ce qui arrive souvent au début, il faut dissoudre le nitrate d'argent dans 3,000 parties d'eau, et l'employer à titre de gargarisme, après y avoir ajouté un peu d'opium.

de manière qu'elles se trouvent sur les parties les plus inférieures du mal, afin que le pus trouve une issue plus facile. On reconnaît l'accumulation du pus dans les sinus maxillaires à la douleur sourde que le malade éprouve dans les parties qui les recouvrent, et à la douleur violente dont les parties internes sont le siége. Le mieux, pour procurer l'issue de ce liquide, est d'extraire la troisième dent du côté malade, et de perforer l'alvéole. Il est possible alors de pratiquer des injections par cette ouverture.

661. — Mais comme cette altération des os est souvent entretenue par une faiblesse générale et par une disposition morbide antérieure, il faut insister sur le traitement général. S'il existe quelque autre diathèse que la syphilis, il faut en tenir grand compte. On ajoute alors aux moyens locaux un traitement fortifiant qu'il faut porter peu à peu jusqu'à son apogée. Les bains entiers froids, l'exercice au grand air, l'immersion des parties malades dans l'eau très froide, les frictions, le fer, le china, le vin, peuvent être mis en usage. Il faut ajouter à ces moyens l'opium, qui calme les violentes douleurs nocturnes et l'irritabilité générale; c'est sous ce double rapport qu'il convient de l'adjoindre aux toniques. Ce médicament agit alors d'une manière presque spécifique, comme Grant a eu occasion de l'observer. J'ai eu aussi beaucoup à me louer de l'usage de carbonate d'ammoniaque donné en même temps que les substances que je viens de signaler.

662. — La salsepareille donnée en décoction, à la dose de 3 onces chaque jour, de fortes doses de ciguë, rendent aussi de très grands services en pareille circonstance.

TROISIÈME PARTIE.

De la syphilis des nouveau-nés.

663. — Les maladies vénériennes des enfants ont rarement été l'objet des recherches des médecins. Plusieurs raisons en ont été la cause : d'abord, cette maladie n'est pas très fréquente au début de la vie ; ensuite, les enfants qui en sont atteints tardent rarement à succomber ; enfin, cette affection est souvent méconnue. Doublet (1) est celui qui a le mieux écrit sur ce sujet ; je suivrai son ouvrage en plusieurs points.

664. — La plupart des auteurs admettent que l'enfant est contaminé dans le sein de sa mère ; d'autres, ce sont les moins nombreux (2), admettent chez les nouveau-nés la nécessité d'un contact immédiat à la suite duquel la maladie paraît et s'étend. Plusieurs raisons m'obligent à me ranger à ce dernier avis.

665. — Les premiers ne peuvent s'appuyer sur ce fait que la guérison de la syphilis chez une femme enceinte entraîne nécessairement la naissance d'un enfant bien portant ; car un adulte ne peut être guéri de la syphilis constitutionnelle sans que tous les symptômes primordiaux, idiopathiques, aient disparu. Au contraire, la syphilis secondaire des enfants pourrait paraître congénitale, parce que chez eux tous les accidents ont une marche plus rapide que chez les adultes, et que les symptômes locaux ont une grande tendance à se généraliser. Cela tient à ce que leurs tissus sont plus délicats et plus irritables, à ce que leur peau est plus fine et leur circulation plus rapide qu'à un âge plus avancé. Mais, je

(1) Girtanner a traité ce sujet très complétement ; mais surtout Mahon, Bertin, Putégnat, Diday dans ces derniers temps.

(2) Surtout Girtanner.

le demande, qui donc a vu, au moment même de leur naissance, des enfants avoir sur le corps des taches syphilitiques ou des ulcères sur les amygdales? qui a jamais observé, chez eux, d'ulcères secondaires ou seulement une syphilide? L'apparition de ces symptômes au bout de plusieurs mois ne prouverait rien ici; car les parties du corps d'un fœtus où l'on observera des symptômes syphilitiques sont précisément celles où la contagion a pu avoir lieu, celles qui, se trouvant recouvertes d'un épiderme mince, sont plus facilement contaminées (1) que chez les adultes, ou encore ces parties qui auront été comprimées et contuses pendant le travail de la parturition. L'épiderme de ces enfants est si délicat que le virus peut être absorbé par les parties qui en sont recouvertes, ce qu'on n'observe pas chez les adultes en raison de conditions opposées. Cet épiderme est même d'autant plus susceptible que l'état maladif de la mère cause souvent des naissances prématurées, ou, au moins, fait que l'enfant est faible et délicat. Je veux, toutefois, éclaircir ces difficultés, et je le ferai la première fois que l'on me présentera un enfant né d'une mère atteinte de la syphilis constitutionnelle, mais chez laquelle il n'existera aucun symptôme d'accident primitif, c'est-à-dire aucune trace de blennorrhagie, de chancres ou de végétations.

666. — Les symptômes suivants, propres à la blennorrhagie, s'observent sur les mêmes parties que chez les adultes, c'est-à-dire là où il n'existe pas d'épiderme et où

(1) L'infection de la nourrice par l'enfant qu'elle allaite, n'est pas une chose rare. Comment pourrait-on expliquer qu'un enfant communique un chancre au mamelon, en tetant, s'il ne porte lui-même quelque ulcère primitif à la face externe ou à la face interne des lèvres? Il faudrait admettre avec cela que la syphilis générale peut engendrer des accidents primitifs, ce qui n'arrive jamais.

il n'y a pas eu de solution de continuité. Ainsi, les paupières, surtout les paupières supérieures, se gonflent et s'enflamment; elles sont d'abord sèches, mais elles ne tardent pas à sécréter une matière âcre, purulente, d'un jaune verdâtre, souvent très abondante (symptôme de la blennorrhagie de l'œil, quand elle est due à un contact direct). Pendant le sommeil, les paupières se collent l'une à l'autre, ce qui est un des symptômes essentiels de cette affreuse maladie chez les enfants; puis il paraît des taches sur la cornée; mais la suppuration de l'œil et la cécité en sont rarement la conséquence. Les oreilles peuvent fournir la même suppuration.

667. — Les coins de la bouche, le frein de la langue, la partie antérieure des gencives, se couvrent de petites ulcérations dont le fond et les bords sont indurés, c'est-à-dire de véritables chancres. Des bubons des glandes parotides et sous-maxillaires en sont la conséquence.

668. — Les narines sécrètent une matière purulente (blennorrhagie nasale), qui se concrète et forme des croûtes.

669. — Les symptômes des parties génitales, les chancres du gland et de la vulve, la strangurie, le gonflement des testicules et des grandes lèvres, les gerçures et les pustules à l'anus, sont les manifestations les plus ordinaires de la maladie. La gonorrhée ne s'observe pas sur les parties génitales des enfants mâles; on rencontre seulement chez les petites filles un écoulement vulvaire jaunâtre qui se distingue facilement du suintement aqueux auquel les enfants nouveau-nés du sexe féminin sont parfois sujets.

670. — Les symptômes qui paraissent chez les enfants sur des parties où la contagion ne peut avoir lieu chez les adultes sans blessure préalable, ne sont, le plus

souvent, que des signes de syphilis puisée dans les organes génitaux de la mère. On observe des inflammations de la peau sur les parties qui recouvrent immédiatement les os, parties qui sont contaminées par le pus au moment où le fœtus traverse le vagin pendant l'accouchement. Ces symptômes se développent d'autant mieux que l'épiderme est plus fin et permet plus facilement l'absorption, et qu'il a été contus au moment de la naissance. Ces symptômes sont les suivants :

671. — La peau qui recouvre les os frontaux, les temporaux, l'occipital, les omoplates, le sacrum et le coccyx, les os des orteils et les talons, est extérieurement rouge et enflammée; l'épiderme tombe, les plaies, ainsi dépouillées, suppurent et se couvrent d'une croûte blanche, sous laquelle s'accumule (1) une humeur âcre et infecte. Lorsque les parties deviennent noires, cela tient au développement de la gangrène, signe d'une mort prochaine.

672. — On observe autour de l'ombilic la même inflammation et des ulcérations aussi graves et dépendant de la même cause. Cela tient à la constriction à laquelle on soumet cette région après la naissance, et aussi au travail d'élimination qui est nécessaire pour la chute du cordon ombilical; ces deux circonstances favorisent, en effet, l'action du virus sur ces parties.

673. — Les symptômes qui indiquent chez les adultes l'absorption du virus s'observent aussi chez les enfants quelque temps après leur naissance; je veux parler de l'engorgement des glandes. Les bubons paraissent aux glandes du cou, des oreilles ou des aisselles, suivant que les chancres existent aux lèvres, au cuir chevelu ou sur

(1) D'autres fois il se forme sur ces mêmes points des tumeurs enflammées, brunâtres, molles, qui donnent lieu à des ulcérations dangereuses.

les épaules; dans les glandes de l'aine, si les chancres occupent les parties génitales ou s'ils existent au niveau de l'os sacré, du coccyx ou des orteils. On les rencontre sur tous ces points, si le virus chancreux a été absorbé par l'enveloppe cutanée sans ulcération préalable. Ces bubons sont plus fréquents et plus faciles à naître chez les enfants que chez les adultes. Ces tumeurs passent à la suppuration lorsque le mercure n'intervient pas pour détruire le virus. Lorsqu'elles s'ulcèrent, la maladie a une grande tendance à envahir les os les plus voisins.

674. — Les symptômes de la syphilis secondaire paraissent *toujours* plusieurs (1) semaines après la naissance; beaucoup d'auteurs disent au bout de deux mois. La peau se recouvre alors de taches bleuâtres, comme chez les adultes; ces taches deviennent peu à peu proéminentes, et se recouvrent d'une croûte sèche et verdâtre; ou bien ce sont de simples excoriations qui succèdent aux chancres, paraissent dans le pli des aisselles ou dans ceux du jarret, ou encore dans la rainure interfessière. Ces gerçures ont une teinte blanc jaunâtre. D'autres fois la peau se recouvre d'une multitude de petits points semblables à des écailles de son; des ulcères secondaires naissent sur les amygdales et dans la bouche; des pustules paraissent sur le dos des doigts et des orteils, s'ulcèrent, rongent les ongles à leur racine et les font tomber; des gerçures suintantes se forment autour de l'anus. On n'observe pas chez les enfants de gonflement des os, ni de blennorrhagie chez les sujets mâles.

675. — Les enfants porteurs de cette maladie sont toujours maigres et faibles; leur peau, surtout celle du visage, est bleuâtre; elle est plissée et ridée comme celle des vieillards.

676. — La méthode ordinairement suivie pour guérir

(1) Girtanner a dit de dix à quarante jours.

la syphilis des nouveau-nés consiste à soumettre la mère à un traitement mercuriel avant son accouchement, si l'on est en droit de craindre que l'enfant naisse syphilitique; c'est elle encore que l'on prend pour intermédiaire pendant l'allaitement, mais on ne donne jamais le mercure directement à l'enfant (1).

677. — Si la mère se soumet au traitement avant la parturition, il faut lui donner des boissons rafraîchissantes, des acides, de légers purgatifs, des bains, en même temps qu'on lui fait prendre des mercuriaux; on rend ainsi la maladie plus supportable et l'accouchement plus facile. Après la délivrance, et à partir du douzième jour qui suit les couches, on pratique tous les deux jours une friction avec 1 ou 2 drachmes d'onguent napolitain; faisant consommer ainsi de 3 à 4 onces de cette pommade dans l'espace de cinq, douze ou trente semaines. Pendant ce temps, la mère doit allaiter son enfant, afin de lui faire prendre le spécifique antivénérien en même temps que son lait.

678. — Si l'enfant a déjà subi un commencement de traitement mercuriel dans le sein de sa mère, il se trouve habitué à l'action de ce médicament, et le lait mercuriel ne lui cause aucune souffrance; sinon, si le mercure n'a jamais pénétré dans ses tissus, ce lait lui donne des tranchées, de la chaleur, lui enlève l'appétit, surtout quand le petit malade n'est pas tenu assez chaudement, ou lorsqu'au contraire il est exposé à une trop grande chaleur. Il faut alors cesser les frictions, user de moyens calmants, de boissons émollientes et de lavements.

679. — Sans cela, on voit survenir les ulcères d'hôpital, qui enlèvent un très grand nombre d'enfants.

(1) Maintenant on emploie les fumigations, comme le veut Girtanner, ou bien on fait prendre chaque soir à la malade 80 gouttes de la liqueur de Van Swieten. Ces deux moyens sont également nuisibles et dangereux.

680. — Peu après, vers la sixième semaine, arrivent une fièvre lente, la diarrhée, etc., accidents qui causent un très grand nombre de décès.

681. — Les autres enfants échappent peu à peu au danger, les accidents vénériens s'effacent successivement, et le malade reste plus ou moins exposé aux affections ordinaires à son âge.

682. — Tout ce qu'il est possible de dire jusqu'à présent, c'est que la syphilis des nouveau-nés est curable; quant au traitement suivi jusqu'à ce jour, il est tellement entouré de dangers qu'il est impossible de recommander son imitation. La première remarque qui se présente, porte sur le grand nombre de femmes enceintes dont la santé doit se trouver altérée par l'administration du mercure continuée pendant un temps qui varie entre cinq et trente semaines, et par les autres moyens affaiblissants qu'on y ajoute; et comme ce traitement est mal ordonné, il ne guérit pas toujours là où il devrait le faire. Si la mère porte une syphilis constitutionnelle très développée, ce traitement ne produit aucun soulagement chez elle ni chez son enfant, et ce dernier meurt presque toujours. D'un autre côté, le traitement suivi pendant la grossesse, laissant une disposition maladive spéciale, des souffrances indépendantes de cet état et plus habituelles, ou d'autres circonstances encore, font souvent que la mère n'est pas en état de nourrir. Il faut alors confier l'enfant à une nourrice; mais celle-ci court d'autres dangers, car le contact des chancres que l'enfant porte dans la bouche cause souvent des gerçures et des ulcères au mamelon, puis l'engorgement des seins, la cessation de la sécrétion laiteuse, toutes conditions qui empêchent de continuer l'allaitement. Les chancres des lèvres et du frein de la langue rendent la succion difficile, même impossible. De plus, ce traitement est

long, le petit malade succombe souvent avant qu'il soit fini, ou bien l'air de l'hôpital engendre des affections mortelles pour lui. Quant au petit nombre de ceux qui échappent à la mort, l'irritation entretenue par le mercure, la faiblesse qui l'accompagne et qui est due à l'action produite par ce médicament, prédisposent l'enfant à des maladies graves ou à une cachexie chronique dont la mort est la conséquence. Je ne m'étendrai pas davantage sur les dangers que ce traitement peut avoir pour la mère et pour l'enfant, parce que j'en ai déjà parlé à propos des inconvénients du traitement par les onguents.

683. — Je ne puis apprécier non plus l'utilité réelle d'un hôpital destiné à recevoir les enfants de la classe bourgeoise quand ils naissent entachés de syphilis, et dire si un semblable établissement offrirait assez d'avantages pour compenser les sacrifices que son entretien exigerait. Je ne connais qu'un hôpital de ce genre, c'est celui qui existe en France (1), où l'on s'occupe mieux que chez les autres nations des besoins de l'humanité souffrante.

684. — Je ne me prononcerai pas non plus sur la méthode que l'on suit dans le traitement de la syphilis pour les enfants âgés de six mois au plus, méthode qui consiste à leur faire prendre, comme aux adultes, une dissolution de sublimé corrosif, mais seulement à des doses plus faibles. Je ne puis nier que ce médicament leur ait été donné avec plus d'avantage que chez les sujets plus âgés, la dose étant d'un dixième, d'un huitième, puis d'un quart, et enfin d'un demi-grain dissous

(1) Cet établissement était l'hospice de Vaugirard, qui avait alors pour médecin Fr. Doublet, auteur d'un *Mémoire sur les symptômes et le traitement des maladies vénériennes chez les enfants nouveau-nés*. Paris, 1791, in-8. Depuis il a été réuni à l'hôpital des Enfants malades.

dans une tisane sucrée. Mais combien d'enfants succombent avant d'avoir atteint cet âge et de pouvoir faire usage de ce précieux médicament ! N'oublions pas qu'il est question ici de la syphilis des nouveau-nés, et que le sublimé n'est point applicable au moment de la naissance.

685. — L'administration publique pourrait certainement venir en aide aux populations pour concourir à la conservation des enfants, but (1) qu'elle devrait se proposer. Il faudrait pour cela qu'elle fût convaincue comme je le suis, et comme une foule d'observations et d'expériences peuvent le faire admettre, que les enfants ne contractent la syphilis que par le contact direct des organes génitaux de la mère pendant l'accouchement (2). Il faudrait aussi qu'elle pût se convaincre que l'on peut souvent traiter une femme enceinte, porteur d'accidents yphilitiques primitifs, sans lui faire courir aucun danger, sans l'exposer à un accouchement prématuré, et qu'il n'est pas plus difficile de la guérir que tout autre sujet d'une faible constitution.

686. — On m'accordera, sans doute, le premier point; mais le second peut, je l'avoue, susciter quelques difficultés. On dit qu'un traitement mercuriel radical offre

(1) Girtanner dit qu'une mère syphilitique accouche presque toujours vers le sixième ou le septième mois de sa grossesse d'un enfant mort, cela sans cause extérieure appréciable. Il rapporte cet avortement à la mauvaise qualité du sang de la mère, sang qui doit servir à la nutrition du fœtus. D'autres fois les mouvements de l'enfant cessent à partir du sixième ou du septième mois; cependant l'accouchement se fait à terme, mais l'enfant vient mort et à demi putréfié. Enfin, s'il naît vivant, il est maigre, décharné, et ne tarde pas à mourir. Quelle perte pour la postérité! N'est-il pas nécessaire de chercher un traitement plus sûr pour guérir la syphilis des femmes enceintes, afin d'éviter ce deuil aux familles et cette perte aux États?

(2) On ne devrait jamais, dans les maisons d'accouchement, laisser une femme syphilitique atteindre au terme de sa grossesse sans être

beaucoup d'inconvénients pour la mère et pour son enfant, et qu'ainsi on ne doit essayer de les guérir qu'après l'accouchement (1); je réponds qu'agir de la sorte, c'est supposer que le traitement est plus redoutable que la maladie, ce qui est vrai quand on emploie les frictions, le calomel, etc. Mais ces dangers n'existent plus quand on emploie le mercure soluble avec les précautions dont j'ai parlé; je puis dire que je dois à ce médicament la vie de plus d'une mère et de plus d'un enfant. Je renvoie, pour l'application, à ce que j'ai dit plus haut, laissant à la sagacité du médecin le soin de modifier mes préceptes suivant les circonstances accessoires qu'il rencontrera.

687. — Un enfant nouveau-né atteint de syphilis n'offre pas de grandes ressources si les symptômes extérieurs sont arrivés à un haut degré de développement, si le sujet est amaigri, qu'il ne puisse plus teter ou que la mère ne soit plus en état de le nourrir; mais ici encore il ne faut pas se désespérer.

688. — Dans cette dernière hypothèse, il est impossible de réussir sans le secours d'une nourrice; car le pauvre petit être s'habituerait difficilement à une alimentation trop riche, et ne pourrait triompher à la fois de cette difficulté et d'une maladie aussi dangereuse que la syphilis. On essaie, en même temps, de lui faire boire un peu de lait de chèvre (ce qui est important surtout quand

guérie de tous les symptômes qu'elle peut présenter. Tout au moins devrait-on faire cicatriser les chancres des parties génitales par l'extrait de Saturne, afin d'éviter que l'enfant soit infecté au moment de sa naissance. On pourrait ensuite, après l'accouchement, entreprendre un traitement mercuriel destiné à détruire le virus. Toutefois, il est toujours préférable de faire suivre ce dernier pendant la grossesse.

(1) Qui peut compter le grand nombre d'avortements qui arrivent chez les malheureuses pour lesquelles on observe les prescriptions méthodiques, et qu'on ne veut pas guérir de la syphilis avant leur accouchement?

l'enfant ne peut teter), et l'on remplace ainsi toute autre espèce de nourriture jusqu'à ce qu'il y ait une amélioration notable obtenue. A partir de ce moment, on passe à une alimentation plus riche, où l'on fait entrer des biscuits et plusieurs autres substances légères. Quant au médicament, il faut recourir au mercure soluble dès qu'on est appelé auprès du malade, après l'avoir débarrassé des saburres des premières voies. Le mercure soluble est en effet la seule préparation dont l'action douce, appropriée et rapide, puisse faire naître des espérances qu'aucune autre ne saurait réaliser.

689. — Le plus souvent, il est inutile de donner plus d'un grain de ce médicament. Le mieux est de le mêler avec une drachme de poudre de réglisse, et de donner de ce mélange (toujours en une seule dose et une fois par jour) 5 grains le premier jour, 7 grains le second, etc., jusqu'à ce qu'on observe l'altération du visage, l'agitation, les coliques, la mauvaise odeur de l'haleine, la chaleur des yeux, etc., signes certains de la fièvre mercurielle. Si ces symptômes fébriles sont de médiocre intensité, et si la modification de la maladie est peu marquée, il faut revenir au mercure et le donner comme je viens de le dire, en ayant soin de s'arrêter dès que la fièvre mercurielle est assez forte pour faire taire les symptômes vénériens. A partir de ce moment, on se contente de donner à l'enfant du lait de chèvre, lequel doit composer toute sa nourriture jusqu'à complète guérison.

690. — S'il est possible de faire nourrir l'enfant par sa mère dès les premiers moments qui suivent la naissance, on se contente de faire prendre à celle-ci le mercure soluble aux doses que j'ai indiquées pour les adultes. Il faut commencer dès qu'on est appelé près de la malade, en ayant soin, toutefois, d'observer toutes

les précautions (1) et de permettre l'usage des moyens accessoires que son état réclame. Dès que la fièvre mercurielle paraîtra, le lait de la mère deviendra un moyen curatif assez énergique pour guérir l'enfant.

691. — Il faut donner à la nourrice le mercure soluble aux mêmes doses qu'à la mère, et avec les mêmes précautions, lorsque cette femme doit donner le sein à un enfant infecté de la syphilis. Ce médicament a, dans ce cas, un double effet : d'abord, il préserve la nourrice de l'infection, et, de plus, son lait, étant rendu médicamenteux, peut devenir curatif à lui seul dès que la fièvre mercurielle est assez intense pour qu'il en soit ainsi.

692. — Mais quand il est impossible de faire donner le sein à un enfant, ou quand on ne veut pas le faire, il faut, dans l'intérêt du traitement, mettre le nouveau-né à la campagne et le confier à des mains sûres.

693. — Pendant le traitement, il faut baigner l'enfant deux fois par jour dans de l'eau de guimauve tiède, le laisser dans ce bain pendant quelques minutes, puis l'essuyer doucement. On saupoudre ses gerçures et ses excoriations avec de la poudre de lycopode, ou bien on les recouvre avec de la charpie de toile. On le change deux fois par jour de linge jusqu'à la guérison ; on donne à l'enfant autant de mouvement que possible, et l'on renouvelle très souvent l'air de sa chambre. Il faut combattre la constipation avec des lavements d'eau de savon. S'il existe de petits aphthes, on les touche avec un pinceau trempé dans de l'eau contenant un centième ou un cinquantième d'acide sulfurique.

(1) Si rien ne s'y oppose, la guérison sera complète dès le douzième jour des couches.

APPENDICE.

Depuis que cet ouvrage est sous presse, j'ai eu l'occasion de faire plusieurs observations que je désire consigner ici.

Sous le rapport de la préparation du mercure soluble (1), je crois qu'il faut éviter que le nitrate de mercure, dont on est obligé de se servir, contienne du chlorure de mercure, afin de n'avoir aucun acide libre mêlé au sel métallique avant d'opérer sa précipitation. Je crois utile, en conséquence, de laver les cristaux de sel mercuriel avec un dixième de leur poids d'eau distillée, de les faire sécher ensuite entre deux feuilles de papier avant de les dissoudre et de les précipiter. J'ai remarqué aussi que l'esprit de sel ammoniac, ne contenant qu'une quantité inappréciable d'acide chlorhydrique, devait être préféré, comme moyen de précipitation, aux coquilles d'œuf calcinées, et que le mercure soluble préparé par ce procédé était bien préférable. Il n'y a pas, en effet, d'acide plus répandu dans la nature que l'acide chlorhydrique, et je n'en connais pas non plus qui gêne davantage notre préparation. Or, quel que soit le soin apporté par le préparateur dans ses manipulations, il est très difficile d'éviter sa présence. De là vient que le précipité obtenu est blanc, ce qui est dû à la présence d'une certaine quantité de mercure doux qui a des effets parfois funestes. Dans ce cas, le mieux est de faire bouillir, pendant une heure, le précipité avec cinquante fois son poids d'eau distillée, de décanter, et de faire sécher le résidu entre deux feuilles de papier brouillard.

Si l'on voulait m'objecter (contrairement au § 619) que l'estomac le plus sain renferme toujours une certaine

(1) Voy. la préface.

quantité d'acide chlorhydrique, lequel décompose le sel mercuriel, même quand celui-ci ne renferme aucune trace de précipité blanc, et qu'un effet semblable doit avoir lieu dans l'intestin, je répondrais par les faits que me fournit mon expérience personnelle. J'ai remarqué, en effet, que le précipité blanc, introduit dans l'estomac, loin d'agir comme poison, forme une petite masse insoluble et caustique, et que le mercure soluble, pris dans les mêmes conditions, forme une très faible portion de précipité blanc, qui cause bien quelques nausées passagères et de faibles tranchées, mais que le mucus intestinal enveloppe et entraîne bientôt. Du reste, cet accident n'est pas à craindre quand, après avoir pris son médicament, le malade boit une couple de verres d'eau de Seltz; car, d'après un grand nombre de recherches, je puis affirmer que l'acide carbonique, développé par la fermentation, dissout le précipité blanc qui aurait de la tendance à se former, et même le turbith; que cette dissolution est entretenue par la température de l'estomac, tandis qu'il se formerait un précipité inévitable si le composé mercuriel rencontrait dans l'estomac de l'eau de chaux ou du carbonate d'ammoniaque caustique. En observant toutes ces précautions, il sera possible d'éviter les tranchées que l'oxyde de mercure cause toujours.

Parmi les antidotes les plus capables de combattre les mauvais effets du mercure mal administré, surtout les ulcères rongeants (§§ 331, 381, 403, 648, 649), je citerai le foie de soufre, dont j'ai eu occasion d'éprouver maintes fois la valeur (§ 608). Ce médicament calme aussi très bien l'irritation chronique causée par un long emploi de ce médicament, les douleurs des membres, la fièvre consomptive, les sueurs nocturnes et la salivation.

Un jeune homme qui s'était fait traiter d'une gonorrhée, accompagnée de petits chancres, avait pris en six semaines une telle quantité de mercure doux qu'il lui était survenu une salivation dont rien ne pouvait triompher; et de plus, une fièvre hectique, avec d'abondantes sueurs nocturnes, des douleurs déchirantes dans les membres, un tremblement général et de grosses pustules sur la peau du ventre. Ces symptômes nouveaux ayant été considérés comme vénériens, le mercure fut donné de nouveau; alors les pustules se transformèrent en ulcères profonds qui atteignirent jusqu'à un demi-pouce de diamètre, s'enflammèrent, s'entourèrent de bords élevés, et se couvrirent d'une croûte pseudo-membraneuse du plus mauvais aspect. Mais ce qu'il y avait de plus grave encore, c'était des ulcérations qui avaient envahi la gorge, la partie postérieure des fosses nasales, les amygdales, le voile du palais et la luette; ces ulcères menaçaient de détruire les parties molles; un pus sanguinolent coulait par les fosses nasales, et le malade ne pouvait articuler une parole; il était très amaigri et très abattu. Aucun moyen ne parvint à le soulager jusqu'à ce que je lui donnasse 10 grains de foie de soufre (1) en vingt-quatre heures. Ce médicament produisit une amélioration rapide, de sorte que les autres moyens, c'est-à-dire l'acide sulfurique, que j'employai pour arrêter la fièvre de suppuration, et une solution de nitrate d'argent, avec laquelle je touchai les ulcères de la bouche, firent un bien rapide et durable. Ce malade fut bientôt en état de sortir, ce qui permettait d'aérer sa chambre. Le traitement fut continué pendant plusieurs

(1) Je fus aussi obligé d'administrer le foie de soufre à des personnes bien portantes, qui avaient couché dans la même chambre que le malade, et qui avaient été prises spontanément de salivation et de sueurs nocturnes, tant l'air était vicié par les vapeurs mercurielles.

semaines avec avantage, et la guérison était presque complète lorsque ce jeune homme, étant resté exposé au froid par un temps rigoureux, fut pris par la fièvre. On avait négligé, sans m'en avertir, la précaution d'ouvrir les fenêtres, comme je l'avais recommandé. Le malade retomba très vite dans son premier état de souffrance; les ulcères de la gorge et de la périphérie du corps reparurent avec une nouvelle intensité; le gland lui-même se couvrit çà et là de petits ulcères profonds et rongeants qui ne parurent jamais, du reste, sur les points où les chancres avaient existé; la fièvre avec ses sueurs nocturnes, les douleurs déchirantes des membres, la salivation, reparurent et gagnèrent chaque jour en intensité. J'employai tout ce qui avait eu jusque-là un bon effet, mais ce fut sans succès, et en peu de jours ce malade arriva aux portes du tombeau : il ne comprenait plus rien, avalait à chaque instant sa salive, ne reconnaissait plus ses amis, et ne pouvait plus se remuer dans son lit. Je soupçonnai alors que l'air renfermé dans la chambre pourrait bien contenir des vapeur mercurielles, et que celles-ci, agissant sur le malade, avaient renouvelé toutes ses souffrances. Je me mis alors à faire prendre à ce moribond 3 grains de foie de soufre en solution par heure; le succès fut tel qu'au bout de douze heures il y avait déjà une amélioration sensible, et qu'en continuant ce médicament et l'usage des autres moyens que je lui avais adjoints, je le ramenai peu à peu à la vie et à la santé. J'ordonnai d'exposer à découvert, dans la chambre, une dissolution de foie de soufre, destinée à détruire chimiquement les vapeurs mercurielles qui pouvaient vicier l'air. J'abandonne les conséquences de ce fait aux méditations des praticiens.

II.

ESPRIT DE LA DOCTRINE HOMOEOPATHIQUE (1).

On ne peut connaître l'essence des maladies et les changements cachés qu'elles produisent dans le corps : il y a donc de l'absurdité à prétendre fonder le traitement sur les conjectures qu'on établit sur ce sujet. On ne saurait deviner les vertus curatives des médicaments au moyen d'hypothèses chimiques, ou avec le secours des impressions qu'ils exercent sur le sens de l'odorat, de la vue et du goût, et il est absurde de vouloir, d'après les présomptions qui naissent d'une pareille source, appliquer à la guérison des maladies ces substances dont l'abus entraîne tant de danger. Une telle méthode a beau invoquer l'usage général en sa faveur, être même la seule qu'on suive depuis des milliers d'années, il n'en est pas moins contraire à la raison et aux intérêts du genre humain de prendre pour des vérités les vagues hypothèses qu'on se forge sur la nature intime des maladies, et d'opposer à celles-ci des vertus non moins imaginaires attribuées aux médicaments.

Il faut que ce qui a besoin d'être enlevé dans chaque maladie pour la convertir en santé soit clairement reconnaissable à nos sens, et que chaque médicament exprime d'une manière manifeste et appréciable ce qu'il peut guérir avec certitude, avant que nous soyons fondés à l'employer contre une maladie quelconque.

(1) Ce mémoire a paru, dans un journal en 1813.

Sans cela la médecine ne cessera d'être une sorte de loterie où l'on joue sur la vie de ses semblables, et jamais elle ne deviendra un véritable secours pour l'homme malade.

Je vais faire voir ce qui s'offre à nous d'incontestablement guérissable dans les maladies, et comment il faut s'y prendre pour s'assurer des vertus curatives que possèdent les médicaments, afin d'employer ensuite ces substances à titre de remèdes.

Nous ne pouvons connaître la vie que d'une manière empirique, par ses manifestations ou phénomènes, et il est absolument impossible de s'en faire une idée *à priori*, par des spéculations métaphysiques. Jamais les mortels n'apercevront, jamais ils ne découvriront par des conjectures, ce que la vie est en elle-même et dans son essence intime.

La vie de l'homme et ses deux états, la santé et la maladie, ne sauraient être expliqués par aucun des principes qui servent à l'explication d'autres objets. La vie ne peut être comparée à rien dans le monde, si ce n'est à elle-même. Nul rapport entre elle et une machine hydraulique ou autre, une opération chimique, une décomposition et une production de gaz, une batterie galvanique. En un mot, elle ne ressemble à rien de ce qui ne vit point. La vie humaine n'obéit sous aucun rapport à des lois purement physiques, qui n'ont de force que parmi les substances inorganiques. Les substances matérielles dont l'organisme humain est composé ne suivent plus, dans cette combinaison vivante, les lois auxquelles la matière est soumise dans l'état de non-vie, et elles ne reconnaissent que les lois propres à la vitalité; elles sont alors animées et vivantes, comme le tout est animé et vivant. Dans l'organisme règne une force fondamentale, ineffable et toute-puissante, qui anéantit toute tendance des parties constituantes du corps à se conformer aux lois de la pression, du choc, de la force d'inertie, de la fermentation, de la putréfaction, etc., et qui les soumet uniquement aux lois merveilleuses de la vie, c'est-à-dire les maintient dans l'état de sensibilité et d'activité nécessaire à la conservation du tout vivant, dans un état dynamique presque spirituel.

L'état de l'organisme dépendant donc uniquement de celui de la vie qui l'anime, il s'ensuit que le changement auquel nous donnons le nom de maladie est également, non point un effet chimique, physique ou mécanique, mais le résultat de modifications dans la manière vivante dont l'homme sent et agit, c'est-à-dire un changement dynamique, une sorte de nouvelle existence, dont la conséquence doit être d'amener un changement dans les propriétés des principes constituants matériels du corps.

L'influence des causes morbifiques, dont la plupart agissent du dehors pour engendrer en nous les diverses maladies, est aussi presque toujours tellement invisible et immatérielle (1), qu'elle ne saurait ni altérer immédiatement la forme et la substance des parties constituantes de notre corps, ni verser dans nos veines aucun liquide âcre et nuisible, capable de modifier et de corrompre chimiquement la masse de nos humeurs, hypothèse insoutenable et sans preuves, imaginée par quelques têtes remplies d'idées mécaniques. C'est par leur virtualité que les causes excitatrices des maladies agissent sur l'état de notre vie d'une manière purement dyna-

(1) Il faut excepter quelques maladies chirurgicales et les maux produits par des corps étrangers non susceptibles d'être digérés qui s'introduisent quelquefois dans le canal alimentaire.

mique, en quelque sorte spirituelle. Elles commencent par désaccorder les organes de la force vitale, et l'existence modifiée qui en résulte, le changement dynamique qui s'ensuit, entraîne un changement dans la manière de sentir (malaise, douleurs) et d'agir (anomalie des fonctions) de chaque organe en particulier et de l'ensemble des organes, ce qui doit nécessairement en entraîner aussi dans les liqueurs dont nos vaisseaux sont pleins, et déterminer la sécrétion de substances inaccoutumées. C'est là l'inévitable résultat du nouveau caractère qu'a pris la vie, caractère qui diffère de celui qu'elle a dans l'état de santé.

Ces substances inaccoutumées ou anormales qui se manifestent dans les maladies ne sont donc que des produits de la maladie elle-même ; elles doivent nécessairement être excrétées tant que cette dernière conserve son caractère actuel, et elles font ainsi partie de ses symptômes. Ce sont uniquement des effets et par suite des manifestations de l'anomalie qui existe à l'intérieur, et quoiqu'elles soient souvent contagieuses pour d'autres personnes saines, elles n'exercent sur le corps malade qui les a produites aucune action capable d'engendrer ou d'entretenir la maladie, c'est-à-dire qu'elles ne réagissent point comme causes morbifiques matérielles (1), pas plus qu'un homme ne peut infecter d'autres parties de son corps ou augmenter son mal avec le liquide qui découle de son chancre ou de son urètre atteint de gonorrhée, pas plus qu'une vipère ne peut se

(1) On ne peut donc pas plus, en balayant et éloignant mécaniquement ces substances, tarir la source d'où elles dépendent et guérir la maladie elle-même, qu'il n'est possible de raccourcir la durée d'un coryza ou de le guérir en se mouchant souvent ; on a beau ne pas se moucher, le coryza n'en dure pas un jour de moins que ne le comporte sa nature.

faire une morsure mortelle ou dangereuse avec son propre venin.

D'après cela, il est évident que les maladies de l'homme, engendrées par l'influence dynamique et virtuelle de causes morbifiques, ne sont originairement que des modifications dynamiques et pour ainsi dire spirituelles du caractère vital de notre organisme.

On voit sans peine que ces altérations dynamiques du caractère vital de notre organisme, auxquelles nous donnons le nom de maladies, n'étant autre chose que des changements dans la manière de sentir et d'agir, elles ne peuvent non plus s'exprimer que par une agrégation de symptômes, et que c'est seulement sous cette forme qu'elles peuvent arriver à notre connaissance.

Puisque, dans un acte aussi important pour la vie humaine que la curation d'une maladie, il n'y a d'autre objet de guérison à admettre qu'un état du corps malade distinctement reconnaissable à l'aide des facultés dont nous sommes doués ; puisque nous ne devons pas prendre d'autre guide, attendu qu'invoquer de simples conjonctures ou des hypothèses dénuées de preuves, ce serait démence, et même attentat contre l'humanité, il suit de là que les maladies, modifications dynamiques du caractère de la vie, s'expriment uniquement par des modifications dans la manière de sentir et d'agir de notre organisme, c'est-à-dire uniquement par une agrégation de symptômes appréciables. Il n'y a non plus que ceux-ci qui puissent être l'objet de la guérison dans chaque cas de maladie. En effet, tous les symptômes étant enlevés, il ne reste que la santé.

Les maladies n'étant que des altérations dynamiques de l'état de notre organisme et du caractère de notre vie, il n'est pas non plus possible aux hommes de les anéantir autrement qu'au moyen de puissances et de forces qui soient également capables de produire des modifications dynamiques dans l'état de l'organisme humain. En d'autres termes, les médicaments guérissent les maladies d'une manière virtuelle et dynamique (1).

Ces substances actives et ces forces qui sont à notre disposition (médicaments) opèrent la guérison des maladies par la même puissance dynamique de modifier l'état actuel et le caractère vital de notre organisme, dans sa manière de sentir et d'agir, que celle en vertu de laquelle elles affectent aussi l'homme en santé, le modifient dynamiquement, et provoquent en lui certains symptômes morbides dont la connaissance, comme on le verra plus loin, nous procure les notions les plus certaines sur les états maladifs que chacun de ces médi-

(1) Ils ne les guérissent ni par de prétendues propriétés dissolvantes et mécaniquement incisives, dépuratives et évacuatives, ni en vertu d'une activité qui les rendrait propres à expulser électivement des principes morbifiques imaginaires, ni au moyen d'un pouvoir antiseptique, agissant comme sur de la viande pourrie, ni par aucune influence chimique ou physique, comme s'ils agissaient sur des choses matérielles mortes, ainsi que les écoles médicales l'ont de tout temps imaginé et rêvé. A la vérité, les médecins modernes ont jusqu'à un certain point commencé à considérer les maladies comme des modifications dynamiques, et cherché d'une certaine manière à les combattre dynamiquement aussi par des médicaments. Mais, ne reconnaissant pas que l'activité sensible, irritable et nutritive de la vie est variable à l'infini *in modo et qualitate*, seuls changements intimes qui puissent venir à notre connaissance par leur réflexion à l'extérieur; ne considérant pas ces changements, tels qu'ils sont réellement, comme le seul objet de guérison qui ne puisse induire en erreur; n'admettant hypothétiquement qu'une augmentation et une diminution anormales de cette activité *quoad quantitatem*; enfin attribuant non moins arbitrairement aux substances médicamenteuses la vertu de ramener cette augmentation et cette diminution au type normal, moyen dont ils se servent pour expliquer la guérison, ils n'ont également devant les yeux que chimères, chimères quant à l'indication, et chimères quant à la manière d'opérer des médicaments.

caments peut guérir le plus sûrement. Il n'est donc, dans le monde, rien qui puisse accomplir la guérison, nulle substance ou force qui soit apte à produire dans l'organisme humain un changement de nature à en expulser la maladie, si ce n'est un agent susceptible de désaccorder l'état de l'homme en général (dynamiquement), et en conséquence aussi de modifier morbidement l'état des sujets qui se portent bien (1).

Mais, d'un autre côté, il n'y a point non plus dans la nature d'agent ni de force capable d'affecter morbidement l'homme en santé, qui ne possède en même temps le pouvoir de guérir certains états morbides.

Maintenant, puisque la faculté de guérir une maladie et celle de produire une affection morbide chez les personnes bien portantes sont inséparables l'une de l'autre dans tous les médicaments, et que ces deux facultés procèdent manifestement d'une seule et même source, c'est-à-dire de la puissance qu'ont les médicaments de modifier dynamiquement l'état de l'homme, et que par conséquent aussi ceux-ci ne peuvent point agir sur les malades d'après une autre loi naturelle inhérente que celle qui préside à leur action sur les individus se portant bien, il suit de là que la puissance du médicament qui guérit la maladie chez les malades est la même que celle qui lui fait exciter des symptômes morbides chez l'homme en pleine santé (2).

Nous trouverons donc aussi que la puissance curative des médicaments, ou ce qui peut être opéré par chacun d'eux dans les maladies, ne s'exprime jamais plus clai-

(1) Par conséquent, cette puissance n'appartient à aucune substance qui ne serait, par exemple, que nourrissante.

(2) La différence du résultat dans ces deux cas dépend uniquement de celle de l'objet à modifier.

rement et ne peut arriver à notre connaissance d'une manière plus pure et plus complète, que par les phénomènes et symptômes morbides (sortes de maladies artificielles) auxquels ses substances donnent lieu chez l'homme en santé ; car dès que nous avons sous les yeux le tableau des symptômes morbides particuliers produits chez l'homme bien portant par les diverses substances médicinales, il ne nous reste plus qu'à recourir à des expériences pures, seules capables de déterminer quels sont les symptômes médicamenteux qui toujours font cesser et guérissent certains symptômes morbides d'une manière rapide et durable, pour connaître d'avance celui d'entre les médicaments dont on a étudié les symptômes particuliers, qui est le plus sûr moyen de guérison dans chaque cas donné de maladie.

Quelque simple, vraie et naturelle que soit cette proposition, quoiqu'on soit en droit de croire qu'elle aurait déjà dû depuis longtemps être admise comme principe fondamental dans l'appréciation des vertus curatives, cependant personne jusqu'ici n'en a eu aucun soupçon, même éloigné. Pendant les milliers d'années sur les événements desquels l'histoire s'exerce, nul n'a pressenti cette source si naturelle de la connaissance des propriétés curatives des médicaments, et n'a eu l'idée d'y recourir avant d'employer ceux-ci dans les maladies elles-mêmes. Jusqu'au temps actuel, on a toujours cru ne pouvoir constater l'action des médicaments que d'après le résultat de leur application à l'homme malade : on cherchait à la connaître dans les circonstances où tel médicament donné (le plus souvent un mélange de diverses substances) avait été efficace contre un cas également donné de maladie. Mais le résultat heureux de l'administration d'une substance médicamenteuse, même, ce qui se rencontre rarement, dans un cas de maladie décrit avec exactitude, ne saurait jamais nous faire connaître les circonstances dans lesquelles cette substance pourrait désormais être salutaire, puisque, à l'exception des maladies produites par un miasme fixe, la petite vérole, la rougeole, les syphilis, la gale, etc., ou de celles qui sont dues à plusieurs vices toujours semblables à eux-mêmes, comme la goutte, etc., toutes les autres ne sont que des cas isolés, c'est-à-dire que chacune apparaît dans la nature sous la forme d'un assemblage différent de symptômes, que jamais elle n'a existé, ou n'existera jamais exactement semblable à ce qu'on la voit être aujourd'hui, et que, par conséquent, la réussite d'un remède dans tel ou tel cas ne peut servir à conclure que la même substance opérera la guérison dans un autre cas (qui sera différent). Le rapprochement forcé de ces cas de la maladie que, dans sa sagesse, la nature a rendus différents à l'infini, leur réunion sous un certain nombre de formes nominales, comme celles que la pathologie crée arbitrairement, est une œuvre humaine, sans réalité, qui entraîne de continuelles illusions, et qui fait sans cesse confondre ensemble des états différents les uns des autres. Une autre méthode non moins incertaine et sujette à induire en erreur, quoique généralement suivie de toute antiquité, consiste à établir des propriétés curatives générales pour les médicaments, d'après l'effet qu'ils ont produit dans des cas isolés. En procédant ainsi, la matière médicale, se fondant sur ce qu'un médicament a produit, par exemple, de temps en temps et dans quelques cas morbides, une sécrétion d'urine plus abondante, de la sueur, l'apparition des règles, la cessation des convulsions, une sorte de sommeil, l'expectoration, etc., érige cette substance en diurétique, sudorifique, emménagogue, antispasmodique, soporifique, béchique, etc., confondant ainsi les mots de *pendant l'usage* avec ceux de *par l'usage*, concluant du particulier au général, contre toutes les lois de la logique, et faisant même du conditionnel l'absolu ; car ce qui n'a pas le pouvoir de provoquer dans tous les cas l'urine, la sueur, les règles, le sommeil, l'expectoration, ne saurait non plus, pour l'homme qui raisonne juste, mériter absolument le titre de sudorifique, de diurétique, d'emménagogue, de soporifique, de béchique. C'est là cependant ce que fait la matière médicale ordinaire. Somme totale, il est impossible que, dans des associations si diversifiées de symptômes différents, telles que sont les maladies infiniment variées de l'homme, l'emploi d'un moyen puisse mettre au jour son action médicamenteuse pure et primitive, et enseigner ce qu'on doit positivement attendre de lui sous le rapport des modifications à éprouver de l'organisme. Les médicaments ne peuvent nous fournir ces renseignements qu'autant qu'on les fait agir sur l'homme en santé.

Interrogeons-nous ensuite l'expérience, pour savoir d'elle quels sont les éléments morbides artificiels (ou observés par suite de l'action des médicaments) sur le secours desquels on peut compter dans certains états morbides naturels ; lui demandons-nous si le moyen de ramener la santé de la manière la plus certaine et la plus durable consiste à employer soit les médicaments qui sont aptes à produire chez l'homme en santé un état maladif *différent* de celui qu'on veut guérir, soit ceux qui déterminent chez l'homme bien portant un état *opposé* à celui qui a lieu dans les cas dont on se propose la guérison, soit enfin ceux qui provoquent chez les sujets en bonne santé un état *analogue* à la maladie naturelle qu'on a sous les yeux, car il n'y a que ces trois manières possibles de modifier l'organisme, la réponse à une semblable question n'est point équivoque.

Déjà, par soi-même, il est manifeste que des médicaments qui agissent en sens *différent* (*allopathiquement*), qui ont de la tendance à produire, chez l'homme bien portant, des symptômes non identiques avec ceux qu'embrasse la maladie dont on se propose la guérison, ne sauraient, d'après la nature des choses, être convenables et salutaires, et qu'ils doivent agir d'une manière en quelque sorte oblique ; autrement chaque maladie pourrait être guérie promptement, sûrement et avec durée par le premier médicament venu. Mais comme chaque médicament possède un mode d'action différent de celui des autres, comme chaque maladie détermine, d'après les lois éternelles de la nature, un désaccord de l'organisme humain différent de celui qui est occasionné par les autres, cette proposition implique contradiction, ce qui suffit pour démontrer l'impossibilité d'un bon résultat en pareil cas, tout changement quelconque ne pouvant être opéré que par une cause appropriée, et non *per quamlibet causam*. Aussi l'expérience confirme-t-elle tous les jours qu'avec ces mélanges disparates de médicaments inconnus, la pratique vulgaire produit sans doute toutes sortes d'effets, mais que la guérison est celui qui se rencontre le moins.

La seconde manière de traiter les maladies par des médicaments consiste à employer des substances qui agissent d'une manière *contraire* (*énantiopathiquement* ou *antipathiquement*) à l'état morbide existant. Il n'est pas difficile non plus de concevoir qu'une pareille méthode ne saurait jamais procurer de guérison durable, parce que le mal ne doit pas tarder à reparaître, et à un degré plus fort qu'auparavant. Voici ce qui arrive en pareil cas. D'après une disposition admirable de la création, les êtres organisés vivants n'obéissent point aux lois de la nature inorganique; ils ne reçoivent point, comme celle-ci, l'impression des choses extérieures d'une manière purement passive, ne cèdent pas comme elle aux influences du dehors, mais tendent à établir le contraire de cette action qu'ils ressentent (1). A la vérité le corps humain vivant éprouve, dans les premiers moments, quelque changement par suite de l'action qu'exercent sur lui les puissances physiques; mais ce changement n'est pas durable, comme dans les êtres inorganiques, et ainsi qu'il devrait l'être pour que la puissance médicamenteuse agissant en sens inverse de

(1) Le suc vert qu'on vient d'exprimer d'une plante et qui ne jouit plus de la vie, ne tarde pas à pâlir sous l'influence de la lumière solaire, et finit par se décolorer, tandis que la plante vivante qu'on a fait étioler dans une cave reprend promptement sa teinte verte naturelle, par l'effet de son exposition au soleil. Une racine tirée de terre et sèche (morte), se détruit bientôt dans un sol chaud et humide, au lieu qu'une racine vivante y pousse de vigoureux rejetons. La bière mousseuse se change rapidement en vinaigre à 96 degrés du thermomètre de Fahrenheit, dans une bouteille; mais, à la même température, dans l'estomac, elle cesse de fermenter, et devient en peu de temps un suc nourricier très doux. La viande à demi pourrie, mangée par un homme bien portant, est celle qui fournit les excréments les moins fétides, tandis que le quinquina, qui arrête si puissamment la putréfaction dans les substances animales privées de la vie, opère sur les viscères sains de manière à produire des vents de l'odeur la plus repoussante. La chaux s'empare de tous les acides dans la nature organique; mais lorsqu'elle est ingérée dans un estomac sain, elle détermine communément des sueurs aigres. Tandis qu'il n'y a rien qui préserve plus sûrement la fibre animale morte de la putréfaction que le tannin, les ulcères de l'homme vivant deviennent sordides et verts quand on les asperge fréquemment de tannin. Une main plongée dans l'eau chaude devient ensuite plus fraîche que l'autre main qui n'a point été baignée, et cela d'autant plus que l'eau du bain était plus chaude.

la maladie pût produire un effet stable, une guérison durable. Bien loin de là, l'organisme humain vivant tend à déterminer, par antagonisme, le contraire précisément de l'affection qu'il a reçue du dehors (1). Ainsi la main qu'on a tenue pendant quelque temps plongée dans de l'eau à la glace, ne reste plus froide après en avoir été retirée, ou ne se borne pas à reprendre la température de l'air ambiant, comme il arriverait à une boule de pierre ; elle ne conserve pas non plus la chaleur du reste du corps ; mais plus l'eau du bain est froide, plus cette eau a longtemps agi sur la peau saine de la main, plus aussi cette dernière s'enflamme et devient chaude après avoir été retirée.

Il ne peut donc pas manquer d'arriver qu'un médicament agissant en sens opposé des symptômes de la maladie ne modifie en bien que pour un temps très court (2) le symptôme morbide existant, et ne tarde pas à être obligé de céder à l'antagonisme qui prédomine dans les corps vivants et qui provoque le contraire, c'est-à-dire un état opposé à l'amélioration fallacieuse produite par le palliatif, et semblable au mal primitif. Or cet état est une véritable addition faite à la maladie première, qui n'a point été guérie ; c'est par conséquent cette maladie première à un degré plus fort. Le mal

(1) C'est la loi de la nature, d'après laquelle l'emploi de chaque médicament produit bien d'abord certains changements dynamiques et symptômes morbides dans le corps humain vivant (*effet primitif*), mais détermine ensuite, au moyen d'un antagonisme particulier, qu'on peut appeler, dans beaucoup de cas, penchant à la conservation de soi-même, un état directement opposé à celui-là (*effet secondaire*). C'est ainsi, par exemple, que l'usage des substances narcotiques détermine d'abord l'insensibilité, ensuite l'endolorissement.

(2) De même qu'une main qu'on s'est brûlée ne reste guère froide et sans douleur qu'autant qu'on la laisse plongée dans l'eau froide.

continue certainement ainsi à toujours s'aggraver, après que le palliatif ou le médicament agissant d'une manière opposée et énantiopathique, a épuisé son action.

Ainsi la douleur d'une brûlure à la main est calmée promptement, mais pour quelques minutes seulement, par l'eau froide, après quoi la douleur cuisante et l'inflammation deviennent plus vives qu'elles ne l'étaient auparavant. L'inflammation, effet secondaire de l'eau froide, s'ajoute à l'inflammation, effet primitif de la brûlure et que l'eau froide n'a pu détruire. Le sentiment pénible de plénitude qu'on éprouve dans l'abdomen par l'effet du resserrement habituel du ventre paraît cesser comme par enchantement, aussitôt après l'action d'un purgatif; mais, dès le lendemain, la plénitude douloureuse reparaît, avec la tension de l'abdomen et le resserrement du ventre, et au bout de quelques jours, ces accidents sont même plus graves que par le passé. La stupeur somnolente que produit l'opium est suivie de nuits dans lesquelles on dort beaucoup moins que de coutume. Mais ce qui démontre que cet état consécutif est une véritable aggravation, c'est que quand on lui oppose de nouveau le palliatif (par exemple, l'opium à une insomnie habituelle ou à une diarrhée chronique), il faut le donner à plus forte dose, comme pour combattre une maladie plus forte, si l'on veut qu'il produise, pendant tout aussi peu de temps que la première fois, la même apparence d'amélioration.

C'est dans les maladies chroniques, pierre de touche de la vraie médecine, que le caractère nuisible des moyens palliatifs ou agissant énantiopathiquement, se prononce surtout à un haut degré; car en les répétant, il faut, si l'on veut qu'ils produisent leur effet décevant, une apparence fugace d'amélioration, les donner à des doses toujours de plus en plus fortes, qui compromettent fréquemment la vie, et qui assez souvent causent réellement la mort du malade (1).

Il ne reste donc plus qu'une troisième manière d'employer les médicaments pour guérir réellement : c'est d'en donner chaque fois un qui ait de la tendance à provoquer dans l'organisme une affection morbide artificielle analogue, et le plus analogue qu'il est possible au cas maladif présent.

Il est facile de prouver par le raisonnement que cette manière d'employer les médicaments est la plus parfaite méthode, la seule qui soit bonne, ainsi que le constatent déjà d'innombrables observations, et que le démontrent l'expérience des médecins partisans de ma doctrine, et celle des faits qui se passent chaque jour sous nos yeux.

Pour ne citer qu'un petit nombre de faits qui s'offrent journellement à nous, je rappellerai que la douleur cuisante produite par l'eau bouillante versée sur notre peau se calme en approchant du feu la partie, si elle est médiocrement brûlée, ou en la tenant continuellement humectée d'eau-de-vie ou d'essence de térébenthine chaude, qui occasionne une sensation encore plus vive de brûlure. Ce mode infaillible de guérison est fort usité parmi les artisans. La douleur cuisante que l'alcool et l'essence déterminent reste ensuite seule pendant quelques minutes encore, attendu que l'organisme, homœopathiquement débarrassé par elle de l'inflammation excitée par la brûlure, ne tarde pas à réparer la lésion de la peau et forme un nouvel épiderme, ce qui empêche l'esprit de pénétrer davantage. C'est ainsi

(1) Comme lorsqu'on répète l'opium à dose toujours croissante pour pallier les symptômes graves d'une maladie chronique.

qu'en quelques heures on guérit, à l'aide d'un moyen excitant des douleurs cuisantes, une brûlure qui, traitée par des palliatifs rafraîchissants et des onguents ordinaires, dégénère en un ulcère malin, et continue ordinairement à suppurer pendant des semaines et des mois, en causant beaucoup de douleur. Les danseurs de profession savent par une longue et vieille expérience que, quand on s'est échauffé au plus haut point en dansant, on se rafraîchit très bien, pour quelques instants, en se découvrant et buvant de l'eau froide, mais qu'infailliblement ensuite on est atteint d'une maladie mortelle, et sagement, au lieu de s'exposer à l'air, ou d'ôter leurs vêtements, ils prennent une boisson échauffante de sa nature, du punch ou du thé chaud avec du rhum, ce qui, joint à une douce promenade dans la chambre, les débarrasse promptement de la fièvre chaude produite par la danse. De même un vieux moissonneur, après s'être fatigué outre mesure à l'ardeur du soleil, ne prend jamais qu'un verre d'eau-de-vie pour se refaire : à peine une heure s'est-elle écoulée, qu'il n'éprouve plus ni froid ni chaleur, et qu'il se trouve parfaitement bien. Nul homme expérimenté ne s'avisera de plonger dans l'eau chaude ou d'approcher du feu un membre gelé ; l'application de la neige ou le frottement avec de l'eau à la glace est le remède homœopathique connu de tout le monde en pareil cas. Le malaise produit par une joie trop vive (gaieté délirante, agitation, tremblement, mobilité excessive, battement de cœur, insomnie) cède d'une manière prompte et durable au café, qui produit les mêmes phénomènes quand on n'y est point habitué. Il y a encore une foule d'événements journaliers qui confirment cette grande vérité, que la nature a voulu qu'il fût possible aux hommes de se débarrasser de leurs longues maladies par de courtes maladies très analogues à celles-là. Des peuples qui avaient langui pendant des siècles dans l'esclavage et l'apathie, se réveillèrent, reprirent le sentiment de leur dignité, et recouvrèrent leur liberté, après avoir été foulés aux pieds par la tyrannie d'un conquérant.

On n'aura pas de peine à comprendre d'après quelles lois de la nature s'opère et doit s'opérer la seule curation rationnelle des maladies, leur curation homœopathique.

La PREMIÈRE LOI naturelle qu'on ne saurait méconnaître ici, est celle-ci : *l'affectibilité de l'organisme vivant par les maladies naturelles est, sans comparaison, plus faible que celle par les médicaments.*

Tous les jours et à chaque heure une foule de causes excitatrices de maladies agissent sur nous, mais n'ont pas le pouvoir de détruire notre équilibre, de rendre malades ceux qui se portent bien. L'activité de la force vitale conservatrice qui réside en nous résiste ordinairement à la plupart de ces causes, et l'homme conserve la santé. Ce n'est que quand elles sont arrivées à un haut degré d'intensité, et que nous nous y exposons trop à découvert, que nous tombons malades ; mais, même alors, nous ne le devenons gravement que quand, pour l'instant, notre organisme a un côté faible et prêtant plus particulièrement aux attaques, qui le rend plus apte à être affecté par la cause morbifique présente (simple ou composée), et à être mis par elle en désaccord.

Si les puissances naturelles, tant morales que physiques, auxquelles on donne le nom de causes morbifiques, avaient un pouvoir absolu de désaccorder l'organisme humain, comme elles sont répandues partout, elles ne laisseraient personne en santé ; tout le monde serait malade, et nous n'aurions même point l'idée de la santé. Mais comme, généralement parlant, les maladies ne sont que des exceptions dans l'état des hommes, et qu'il faut le concours d'un si grand nombre de circonstances et de conditions diverses, de la part tant des puissances morbifiques que du sujet à rendre malade, pour qu'une maladie soit réellement produite par ces causes excitatrices, il s'ensuit que l'homme est si peu susceptible d'être affecté par de semblables causes, qu'elles ne peuvent jamais, d'une manière absolue, le rendre malade, et qu'au moins ne peuvent-elles désaccorder son organisme au point de le plonger dans l'état de maladie, qu'autant qu'il y existe en lui une prédisposition spéciale.

Mais il en est tout autrement des puissances dynamiques artificielles que nous appelons médicaments. En effet, tout vrai médicament agit en tout temps, dans toutes les circonstances, sur tous les corps vivants et animés, et il excite dans ces derniers les symptômes qui lui sont particuliers (même susceptibles de frapper les sens, lorsque la dose a été assez forte), de sorte qu'évidemment tout organisme humain vivant doit être, en tout temps et d'une manière absolue, saisi et en quelque sorte infecté de la maladie médicamenteuse, ce qui, comme on sait, n'est nullement le cas des maladies naturelles (1).

Il suit incontestablement de toutes ces observations,

(1) Les maladies pestilentielles elles-mêmes ne sont pas contagieuses d'une manière absolue, et n'attaquent point tout le monde. Les autres maladies respectent un bien plus grand nombre d'hommes, quoique ceux-ci s'exposent trop aux vicissitudes du temps, à celles des saisons, et à l'influence d'une foule d'autres impressions nuisibles.

que le corps humain est beaucoup plus enclin à être affecté et modifié par les puissances médicinales que par les causes de maladie et les miasmes contagieux, ou, ce qui revient au même, que les puissances médicinales ont une vertu absolue de désaccorder l'organisme humain, et que les affections morbifiques n'en ont qu'une très conditionnelle, susceptible d'être vaincue par l'autre.

A la vérité il suit déjà de là que les maladies peuvent être guéries par des médicaments, c'est-à-dire que l'affection morbide peut être éteinte, dans l'organisme malade, lorsqu'on lui oppose la modification convenable provoquée par une substance médicamenteuse. Mais, pour que la guérison ait lieu réellement, il faut que la seconde loi de la nature se trouve également observée.

Cette SECONDE LOI dit qu'*une affection dynamique plus forte éteint, d'une manière durable, une autre affection dynamique moins forte dans l'organisme vivant, lorsque la première ressemble à la seconde, quant à l'espèce.*

En effet, comme je crois l'avoir prouvé, la modification dynamique à espérer du médicament ne doit point être d'une autre espèce que la modification maladive, ne doit pas être allopathique, afin qu'il n'en résulte pas un désordre plus grand encore, ce qui arrive dans la pratique vulgaire ; elle ne doit pas non plus être opposée, ou énantiopathique, afin qu'elle n'ait point pour effet une simple apparence de soulagement, une simple palliation, inévitablement suivie de l'exaspération du mal primitif ; elle doit être semblable, c'est-à-dire que le médicament, pour procurer une guérison durable, doit avoir la propriété de faire naître des symptômes analogues chez l'homme qui jouit de la santé.

Maintenant, comme les affections dynamiques de

l'organisme dues soit à la maladie, soit aux médicaments, ne sont reconnaissables que par des manifestations de changements survenus dans la manière d'agir et de sentir, et que par conséquent aussi la ressemblance de ces affections dynamiques ne peut s'exprimer que par celle des symptômes, mais que l'organisme, étant bien plus susceptible d'être attaqué par le médicament que par la maladie, cède davantage à l'affection médicamenteuse, c'est-à-dire se laisse plus modifier par elle que par l'affection maladive analogue, de là suit incontestablement qu'il doit être débarrassé de l'affection maladive lorsqu'on fait agir sur lui un médicament qui, différent de la maladie par sa nature (1), se rapproche le plus possible d'elle par l'analogie de ses symptômes, c'est-à-dire est homœopathique ; car l'organisme, en sa qualité d'unité vivante, ne peut admettre à la fois deux affections dynamiques semblables, sans que la plus faible soit obligée de céder à la plus forte. Or puisqu'il a de la tendance à être affecté plus fortement par un médicament que par une maladie analogue, celle-ci doit nécessairement le quitter, et il se trouve ensuite guéri.

Qu'on ne s'imagine pas que quand, pour guérir l'organisme vivant de sa maladie, on lui communique une affection nouvelle et semblable, par une dose de médicament homœopathique, il se trouve par là plus chargé qu'auparavant, c'est-à-dire qu'une addition ait été faite à sa maladie, de même qu'une lame de plomb, com-

(1) Sans cette différence naturelle entre l'affection maladive et l'affection médicamenteuse, il n'y aurait pas de guérison possible ; si les deux affections étaient non-seulement semblables, mais encore de même nature, c'est-à-dire identiques, il ne surviendrait rien, ou tout au plus une exaspération du mal, de même qu'on n'obtiendrait jamais la guérison d'un chancre en le pansant avec le pus pris sur le chancre d'une autre personne.

primée par un poids de fer, s'amincit encore davantage lorsqu'à celui-ci on ajoute une pierre, ou comme une pièce de cuivre échauffée par le frottement devient plus chaude encore si on la plonge dans de l'eau bouillante. Il n'en est point ainsi. Notre organisme vivant ne se comporte pas d'après les lois physiques de la nature morte; il réagit avec un antagonisme vital pour, en qualité de tout vivant et clos de toutes parts, se débarrasser de sa modification maladive et la laisser s'éteindre en lui, quand il vient à être saisi d'une autre affection semblable plus forte, excitée par un médicament homœopathique.

Voilà comme notre organisme vivant réagit d'une manière dynamique et en quelque sorte spirituelle. En vertu d'une force active par elle-même, il fait cesser dans son intérieur une modification discordante plus faible (la maladie), dès que la puissance plus forte du médicament homœopathique lui procure une affection autre, mais très analogue. En d'autres termes, l'unité de sa vie ne permet pas qu'il puisse souffrir simultanément de deux désaccords généraux semblables, et il faut que l'affection dynamique présente (maladie) cesse dès qu'une seconde puissance dynamique (médicament), plus capable de le modifier, agit sur lui, et provoque des symptômes ayant beaucoup d'analogie avec ceux de l'autre. Quelque chose d'analogue se passe dans l'esprit humain.

Par exemple, une jeune fille affligée de la mort d'une compagne, qu'on mène auprès de pauvres enfants dont le père, leur unique soutien, vient de périr, ne devient pas plus triste à la vue de ce tableau touchant, mais y puise un motif de consolation; son propre malheur étant plus faible, elle se trouve guérie des regrets que lui inspirait sa compagne, parce que l'esprit, qui est un, ne peut être agité que d'une seule affection de même nature à la fois, et qu'une affection s'éteint en lui, lorsqu'une autre analogue, mais plus forte, s'empare de lui, et l'impressionne à la manière d'un médicament homœopathique. Mais la jeune fille ne se consolerait pas, si sa mère se mettait en colère contre elle (puissance allopathique); loin de là, ce nouveau chagrin, d'une autre nature, ne ferait que rendre son esprit plus malade encore. De même une fête joyeuse n'agirait sur elle que comme un palliatif, qui la distrairait seulement pendant quelques heures, parce que la nouvelle affection qui en résulterait serait énantiopathique, et, lorsqu'elle rentrerait dans la solitude, sa tristesse n'en deviendrait que plus profonde, elle pleurerait plus amèrement que jamais la perte de sa compagne. Ce qui a lieu ici dans la vie morale, arrive là dans la vie organique. Notre vie, qui n'est qu'une, ne peut être en proie simultanément à deux affections dynamiques générales à la fois; car lorsque la seconde ressemble à la première, mais qu'elle a plus de force, elle ne manque jamais de l'éteindre et de la faire cesser.

Mais, si l'organisme humain jouissant de la santé est déjà plus susceptible de recevoir l'impression des médicaments que celle des maladies, comme je l'ai démontré, dans l'état de maladie, il ressent l'impression des médicaments homœopathiques avec incomparablement plus de force que celle des médicaments allopathiques ou énantiopathiques, et il l'éprouve même au suprême degré, parce qu'étant déjà poussé par la maladie à la manifestation de certains symptômes, il doit se trouver disposé à en laisser paraître d'analogues provoqués par le médicament, de même qu'une affection morale rend plus impressionnable aux récits d'affections du même genre. Il doit donc n'être utile et nécessaire que de donner la plus petite dose possible du médicament pour procurer la guérison, et la nécessité de faire prendre une dose très faible ressort déjà de ce qu'ici la puissance dynamique du médicament arrive au but, non par la quantité, mais par la virtualité et la qualité (appropriation dynamique, homœopathie). Plus considérable, elle ne serait point utile, mais nuirait, parce que, d'un côté, elle ne guérirait pas la modification dynamique de l'affection morbide plus certainement qu'une très faible, et que, d'un autre côté, elle produirait une maladie médicamenteuse plus compliquée, qui est toujours un mal, quoiqu'elle se dissipe dans un laps de temps déterminé.

L'organisme est donc fortement affecté par la puissance d'une très petite dose même d'une substance médicinale qui peut contre-balancer et éteindre la totalité des symptômes de la maladie par sa tendance à provoquer des symptômes semblables. Ainsi que je l'ai déjà dit, il est délivré de l'affection maladive au moment où l'affection médicamenteuse s'empare de lui, affection par laquelle il est infiniment plus enclin à se laisser modifier que par l'autre.

Si les puissances médicinales, même à fortes doses, n'affectent l'organisme en santé que pendant un petit nombre déterminé de jours, on conçoit qu'une faible dose, et dans les maladies aiguës une très petite dose, comme l'expérience a prouvé qu'elle doit être dans les traitements homœopathiques, puisse n'affecter le corps que pendant très peu de temps, pendant même quelques heures seulement, puisque alors l'affection médicamenteuse qui a pris la place de la maladie se dissipe insensiblement et ne tarde point à être remplacée par la santé parfaite.

Il ne peut point y avoir d'autres lois que celles-là d'après lesquelles la nature de l'organisme vivant procède à la guérison durable des maladies par les médicaments, et c'est effectivement de cette manière qu'elle agit avec une certitude pour ainsi dire mathématique. Il n'y a point au monde un seul cas de maladie dynamique (à l'exception de l'agonie, de la décrépitude et de la destruction d'un viscère ou d'un membre non indispensable à l'existence) dont les symptômes ne puissent être rencontrés avec une grande ressemblance parmi les effets positifs de quelque médicament, qui ne puisse être guéri par ce médicament (1) d'une manière rapide et durable. De toutes les méthodes curatives imaginables, il n'en est pas une seule qui puisse débarrasser l'homme malade de la maladie avec plus de facilité, de certitude, de promptitude et de solidité, que l'administration d'un remède homœopathique à petite dose.

ADDITION. — J'ai lu plusieurs critiques qui portaient à faux sur la seconde partie de ma MATIÈRE MÉDICALE

(1) Les guérisons elles-mêmes qui, dans des cas rares de la pratique vulgaire, étonnent par leur succès, n'ont lieu qu'en raison d'un médicament homœopathique que le hasard a glissé dans la formule. Jusqu'ici, les médicaments ne pouvaient point être choisis homœopathiquement contre les maladies par les médecins, puisque ceux-ci ne cherchaient point leurs effets positifs, leurs effets observables chez l'homme en santé, que, par conséquent, ils les ignoraient, qu'ils ne regardaient pas comme applicables au traitement des maladies ceux que le hasard m'a fait connaître avant et depuis mon ouvrage, et qu'ils ne soupçonnaient point la nécessité, pour obtenir des guérisons radicales, d'une coïncidence entre les effets des médicaments et les symptômes des maladies.

PURE, et notamment sur le mémoire intitulé : *Esprit de la médecine homœopathique* (1).

Je pourrais, à l'exemple de tant d'autres, les présenter ici dans toute leur nudité ; mais je n'en ferai rien. Je ne veux pas me charger du péché d'éterniser ces folies et leurs auteurs, et j'aime mieux ne point révéler ces faiblesses de mes contemporains à la postérité, qui sera sans nul doute plus éclairée.

Cependant je me permettrai quelques réflexions générales.

Jouer sur les mots, tordre le sens des phrases, se perdre en longs discours inintelligibles auxquels on croit donner un vernis scientifique, accumuler des injures, et emprunter des doutes à la théorie, quand il faudrait prouver le contraire par des faits, me semble un système d'attaques par trop ridicule contre une chose telle que l'homœopathie. Elle n'a rien à craindre de si misérables moyens, dont tout l'effet retombe sur ceux qui les emploient.

Mais je vais indiquer à mes adversaires un moyen plus puissant, infaillible, pour renverser, s'il est possible,

(1) De quelle instruction n'ont pas fait preuve mes critiques ! Je parlerai seulement de ceux qui ont écrit *homopathie* et *homopathique* au lieu d'*homœopathie* et *homœopathique*. Ils démontrent par là qu'ils ne connaissent pas l'immense différence entre ὁμὸν et ὅμοιον, et qu'ils croient ces deux mots synonymes. N'auraient-ils donc jamais entendu parler de ce que tout le monde sait, de la scission en deux branches irréconciliables que la différence infinie entre ὅμουσιος et ὁμοιούσιος produisit jadis dans l'Eglise chrétienne ? Ignoreraient-ils assez le grec pour ne pas savoir qu'ὁμὸν veut dire *semblable* (par exemple : Εἰς ὁμὸν λέχος εἰσαναβαίνει, Iliad. Θ), et ὅμοιον, *analogue*. Jamais l'homœopathie n'a prétendu guérir les maladies par la même puissance que celle qui les produit ; elle veut le faire par une puissance qui n'est point identique, mais seulement analogue, par un médicament qui ne peut produire qu'un état morbide analogue à la maladie.

cette doctrine qui menace d'étouffer leur art conjectural.

L'homœopathie repose uniquement sur l'expérience. Imitez-moi, dit-elle à haute voix, mais imitez bien, et vous verrez à chaque pas la confirmation de ce que j'avance. Ce que nulle matière médicale, ce qu'aucun système de médecine, aucune thérapeutique n'avait fait ni pu faire jusqu'ici, elle le demande à grands cris; elle veut être jugée d'après les résultats.

La voilà donc précisément où vous voulez qu'elle soit. Vous pouvez donc lui donner le coup de mort.

Prenez des cas de maladie l'un après l'autre, décrivez-les d'après la marche tracée dans l'*Organon*, peignez-les si bien, d'après tous leurs symptômes perceptibles, que l'auteur lui-même de l'homœopathie n'ait rien à dire contre l'exactitude du tableau, et, en supposant que ces cas soient de ceux pour lesquels on peut trouver un remède parmi les médicaments essayés jusqu'aujourd'hui, choisissez la substance médicamenteuse qui y est le mieux appropriée, homœopathiquement parlant, donnez-la seule et sans mélange, à des doses aussi faibles que le prescrit la doctrine, en éloignant toute autre influence médicinale, et si le malade ne guérit pas, s'il ne guérit pas promptement, s'il ne guérit pas doucement, s'il ne guérit pas d'une manière durable, couvrez publiquement l'homœopathie de honte, en proclamant l'insuccès d'un traitement suivi rigoureusement d'après ses principes.

Mais abstenez-vous, je vous prie, de tout faux. L'imposture tôt ou tard est démasquée et flétrie d'ineffaçables stigmates (1).

(1) Qu'on songe, par exemple, à la fameuse histoire répétée partout, d'une maladie qu'avait, disait-on, Kotzebue, et dont on prétendit que la médecine fondée sur la théorie de l'excitement l'avait guéri comme

Si, après que vous aurez agi en conscience, d'autres non moins consciencieux que vous arrivent aux mêmes résultats en répétant vos essais, si tout ce que l'homœopathie promet à celui qui la suit fidèlement n'arrive point, alors cette doctrine peut être considérée comme perdue. Elle est perdue si elle ne se montre pas efficace, si même elle ne déploie pas une efficacité remarquable.

Connaissez-vous un meilleur moyen d'accabler cette doctrine, qui n'a besoin que d'en appeler au bon sens et aux esprits dégagés de préjugés pour trouver accès partout? On serait tenté de le croire.

Continuez donc, dans vos livres et dans vos journaux, à prôner, jusqu'au dégoût, le jargon journalier de votre école, et à fausser par malice le sens de ce que l'ignorance n'a pas pu dénaturer. Continuez à calomnier, à injurier. L'homme impartial n'en verra que mieux de quel côté est le bon droit.

L'homœopathie n'en paraîtra que plus avantageuse par comparaison. Elle dissipera la nuit des absurdités consacrées par le temps; car elle enseigne à procurer des secours certains dans des maladies contre lesquelles on n'en avait point encore trouvé.

Que direz-vous en voyant l'auteur de l'homœopathie et ses vrais disciples guérir proportionnellement beaucoup plus de malades atteints des affections les plus graves et les plus chroniques, que vous n'en pourrez soulager, et le faire sans peine, d'une manière durable, avec des médicaments en petite quantité, qui sont doux et sans goût désagréable? Ce que vous appelez votre art

par miracle. Il ne tarda pas à être prouvé que cette maladie était fantastique, qu'on l'avait imaginée en faveur de la théorie alors régnante, et la honte du mensonge pèse encore, pèsera éternellement sur le nom de celui qui se l'est permis.

vous permet-il d'en faire autant? Un pareil résultat ne renverse-t-il pas votre misérable scepticisme théorique et l'impuissant charlatanisme de votre pratique?

Voulez-vous obtenir les mêmes succès? Imitez-moi franchement et loyalement.

Ne le voulez-vous pas? Continuez à vous traîner dans votre ornière d'aveugle observance, dans la nuit des systèmes que vous avez rêvés, attirés çà et là par les feux follets de vos autorités solennelles, qui vous laissent dans l'embarras là précisément où leur secours vous serait nécessaire.

Et si votre aventureuse pratique, dans laquelle vous voyez ordinairement arriver ce que vous ne vous proposiez ou promettiez pas, fait naître en vous de la bile, qui cherche à s'épancher en calomniant un art qui vaut mieux que le vôtre, continuez à dire qu'ils sont aigres ces raisins que le pédantisme ou la paresse vous empêche d'atteindre, et laissez-les à d'autres qui méritent mieux que vous de les avoir.

Continuez, si vous y trouvez plaisir, à lancer vos traits envieux contre l'homœopathie; mais sachez bien qu'en s'attachant à la vérité, l'envie est comme le serpent, qui s'use les dents plutôt que d'entamer la lime.

III.

LA MÉDECINE DE L'EXPÉRIENCE (1).

§ I. Considéré comme animal, l'homme a été créé plus dépourvu de ressources que tous les autres animaux. Il n'a ni armes pour se défendre comme le taureau, ni agilité pour fuir ses ennemis comme le cerf; il n'a point d'ailes ou de nageoires; point d'abri impénétrable aux agressions du dehors comme la tortue, ou de retraite qui le mette à l'abri comme une foule d'insectes et de vers; point de ressource physique qui écarte de lui ses ennemis, comme le hérisson et la torpille; point d'aiguillon comme l'abeille, point de venin dans les dents comme la vipère. Il est exposé, nu et sans défense, à toutes les attaques des ennemis de son espèce. Comme animal, il ne peut non plus rien opposer à l'action des éléments et des météores; il n'est protégé contre les flots ni par le poil brillant du phoque, ni par le plumage épais et gras de la cane, ni par la cuirasse luisante des scarabées aquatiques. Son corps, dont la pesanteur spécifique le cède à peine à celle de l'eau, surnage plus difficilement que celui d'aucun autre quadrupède. Il n'a pas, comme l'ours polaire ou l'eider du nord, un vêtement impénétrable aux vents glacés. En venant au monde, l'agneau sait trouver le sein de sa mère; mais l'enfant périrait si une mère tendre n'approchait pas le sien de sa bouche. Nulle part la nature ne lui offre sa

(1) Ce fragment a paru en 1805.

nourriture toute préparée, comme au myrmécophage les fourmis, aux ichneumons les chenilles, ou aux abeilles le calice ouvert des fleurs. Il est assujetti à un bien plus grand nombre de maladies que les animaux, qui, en outre, ont pour résister aux ennemis invisibles de la vie un art inné également invisible, un instinct dont lui-même est dépourvu. L'homme seul quitte péniblement les entrailles de sa mère; seul il en sort nu, faible, sans défense, privé de tout ce qui pourrait rendre son existence supportable, de tout ce dont la nature s'est montrée prodigue même envers l'insecte qui rampe dans la poussière.

Où donc est la bonté du Créateur qui a pu déshériter l'homme, et l'homme seul, parmi tous les animaux, des nécessités de la vie?

Mais la source éternelle de l'amour n'a déshérité dans l'homme que l'animalité, afin de lui dispenser avec plus de profusion cette étincelle de la Divinité, cet esprit qui lui fait trouver de quoi satisfaire à tous ses besoins, assurer son bien-être et se créer les immenses ressources par lesquelles il s'élève bien au-dessus de tous les êtres vivants; cet esprit qui, impérissable en lui-même, sait procurer à sa périssable enveloppe des moyens de conservation, de garantie, de défense et de bien-être supérieurs à tous ceux que les créatures les plus favorisées peuvent se vanter d'avoir reçus immédiatement de la nature.

C'est sur cette énergie de l'esprit humain à découvrir des ressources que le père des hommes avait principalement compté pour détourner les maux dont l'organisme délicat de ses enfants pourrait être atteint.

Il fallait que les efforts dont le corps était capable à lui seul pour éloigner les maladies fussent très bornés, afin que l'esprit humain sentît d'autant mieux la nécessité de chercher des secours plus efficaces que ceux dont le Créateur avait jugé à propos de mettre la source dans la simple organisation.

Rien de ce que la nature renferme ne devait servir tel qu'elle nous l'offre à la satisfaction de nos besoins; il fallait que notre esprit trouvât dans ses propres ressources les moyens de l'étendre d'une manière indéfinie pour assurer complétement notre bien-être.

Elle fait sortir des épis de blé du sein de la terre, non pour que nous fassions immédiatement usage de cette nourriture grossière et malsaine, mais afin que nous la débarrassions par la fermentation et la chaleur de tous les principes médicinaux et nuisibles qu'elle peut contenir, de manière à en préparer du pain, c'est-à-dire un aliment perfectionné par la puissance de notre génie, et désormais incapable de nuire. Depuis la création du monde, la foudre tue les animaux et les hommes; mais le Créateur a voulu que l'esprit de l'homme parvînt à imaginer un appareil qui empêche le feu du ciel d'atteindre sa demeure.

C'est ainsi qu'il permet à tous les agents naturels d'agir sur nous à notre détriment, jusqu'à ce que nous trouvions quelque chose qui nous mette à l'abri de leur influence ou qui en diminue les inconvénients pour nous.

De même, il permet à l'innombrable cohorte des maladies d'attaquer notre organisation délicate, de la bouleverser, de la mettre en danger de mort et de destruction, sachant bien que ce qu'il y a d'animal en nous est rarement capable d'éloigner l'ennemi, sans souffrir beaucoup des efforts que cette tâche lui impose, ou même sans y succomber. Mais il fallait que les ressources médicatrices de l'organisme abandonné à lui-même fussent faibles, bornées et insuffisantes, afin que notre esprit fût contraint d'exercer aussi sa noble prérogative dans une circonstance où il s'agit du plus précieux des biens terrestres, la santé et la vie.

Le père du genre humain ne voulait pas que nous agissions comme agit la nature; il voulait que nous fissions plus que la nature organique, mais non de la même manière, mais non avec ses moyens. Il ne nous a point donné le pouvoir de créer un cheval, mais il nous a mis en état d'exécuter des machines dont la force dépasse celle de cent chevaux et dure plus longtemps. Il nous a permis de construire des vaisseaux dans lesquels, à l'abri des monstres de la mer et de la fureur des ouragans, et entourés de toutes les commodités de la vie, nous pouvons faire le tour de la terre, ce que ne saurait jamais exécuter un poisson; aussi nous a-t-il refusé des nageoires, des branchies et une vessie natatoire, qui ne nous suffiraient point pour accomplir de telles choses. Il ne nous a pas donné les ailes du condor, mais il a voulu que nous pussions découvrir l'art d'emprisonner un gaz léger dans des tissus qui nous portent silencieusement au milieu des régions atmosphériques, jusqu'où nul habitant ailé de l'air ne saurait s'élever.

De même, il ne permet pas qu'à l'instar de l'organisme humain livré à lui-même, nous nous servions du sphacèle pour détacher du corps un membre écrasé, mais il a armé notre main d'un couteau acéré qui opère la séparation avec moins de douleurs, moins de fièvre et beaucoup moins de danger pour la vie. Il ne permet pas que nous nous servions, comme la nature, des mouvements appelés crises pour guérir une foule de fièvres; il n'est point en notre pouvoir d'imiter les sueurs critiques, les urines critiques, les abcès critiques, les saignements de nez critiques; mais, en cherchant bien, nous trouvons des moyens qui nous permettent de guérir les fièvres plus rapidement que ne le font ces crises, plus sûrement, plus facilement et avec moins de douleurs, avec moins de danger pour la vie, avec moins de souffrances consécutives.

Je m'étonne donc de ce que la médecine s'est élevée si rarement au delà de l'imitation de ces mouvements grossiers, et de ce qu'elle a cru dans presque tous les temps qu'elle n'avait rien de mieux à faire pour guérir les maladies que de provoquer aussi des évacuations par la sueur, les selles, le vomissement, l'urine, la saignée ou des ulcères artificiels. Telle a été, en effet, la méthode favorite depuis les temps les plus anciens jusqu'aux plus rapprochés de nous : on y est revenu sans cesse lorsque les méthodes fondées sur des spéculations abstraites manquaient à leurs promesses. Comme si ces imitations incomplètes et forcées étaient la même chose que les crises auxquelles l'énergie propre de la nature donne lieu dans ses laboratoires cachés! comme si ces crises étaient la meilleure manière d'abattre la maladie! comme si elles n'étaient pas plutôt des preuves de l'impuissance thérapeutique à laquelle l'Être suprême a condamné avec intention notre nature abandonnée à elle-même! Jamais il n'a été en notre pouvoir d'exciter ces efforts spontanés de l'organisme par des moyens artificiels, et la chose en elle-même implique contradiction. Jamais la volonté du Créateur n'a été que nous agissions en ce sens. Sa volonté était que nous perfectionnassions notre individu tout entier, par conséquent aussi notre corps et la guérison de ses maladies.

Jusqu'ici il n'y a que la pure chirurgie qui ait suivi en partie cette marche sage et prudente. Tandis que la nature livrée à elle-même ne parvient souvent à expulser une esquille qu'en n'excitant une fièvre qui compromet la vie, et une suppuration qui détruit presque tout le membre, le chirurgien, après avoir incisé convenablement les parties molles qui la recouvrent, l'extrait sans trop de douleurs, sans suites redoutables, et presque sans atteinte portée aux forces. Une fièvre lente, avec d'insupportables douleurs minant l'existence jusqu'aux portes du tombeau, est presque la seule chose que l'organisme puisse opposer à une grosse pierre développée dans la vessie; mais, à l'aide d'une incision, la main habile d'un chirurgien débarrasse le malade en quelques minutes de ce corps étranger, et lui épargne ainsi de longues souffrances terminées par une mort déplorable (1). Faudrait-il donc chercher à imiter la gangrène et la suppuration d'une hernie étranglée, parce qu'avec la mort la nature ne connaît pas d'autre moyen pour y mettre un terme? Aurait-on assez fait pour sauver les jours de l'homme qui perd tout son sang par une grosse artère que de lui procurer, comme la nature, une syncope qui suspende l'hémorrhagie pendant une demi-heure? Remplacerait-on par là le tourniquet, la ligature, le tamponnement?

A la vérité, ce sera toujours un sujet digne de toute notre admiration que de voir la nature abandonnée à elle-même, privée des secours de la chirurgie, et ne recevant du dehors rien qui puisse l'aider, parvenir dans bien des cas à guérir des maladies et des accidents,

(1) Ce n'est que depuis l'époque où Hahnemann écrivait ce passage que l'on a inventé la Lithotritie, ou l'art de broyer la pierre dans la vessie. C'est une des belles découvertes de la chirurgie française.

quoique souvent avec beaucoup de peine et de douleur et en compromettant la vie. Mais elle n'agit point ainsi pour que nous l'imitions. Nous ne pouvons, nous ne devons pas l'imiter, puisqu'il y a des moyens infiniment plus faciles, plus prompts et plus sûrs, que notre esprit est destiné à créer pour les besoins de la plus nécessaire et de la plus respectable des sciences, la médecine.

§ II. La médecine est une science d'expérience. Elle s'occupe de détruire les maladies par des moyens qu'elle leur oppose.

La connaissance des maladies, celle des moyens propres à les combattre, celle de la manière dont on doit employer ces moyens, voilà ce qui la constitue.

§ III. Tandis que le sage et bon Créateur tolérait la possibilité d'innombrables états du corps humain qui s'écartent de la santé, il devait nous montrer clairement les moyens d'acquérir, sur le compte des maladies, autant de connaissances que nous avons besoin d'en posséder pour trouver les remèdes propres à triompher d'elles : il devait nous montrer non moins clairement ceux de découvrir dans les médicaments les propriétés qui les rendent propres à la guérison des maladies. Autrement il aurait laissé ses enfants sans secours, ou bien il exigerait d'eux plus qu'ils ne peuvent faire.

Cet art si nécessaire à l'humanité souffrante ne peut donc point être caché dans les abîmes sans fond de spéculations creuses, ni dans le vide sans bornes des conjectures. Il doit être près de nous, tout près de nous, dans la sphère de nos perceptions externes et internes.

Les médecins ont perdu deux mille ans à rechercher

les changements invisibles que l'intérieur du corps éprouve dans les maladies, la cause première de celles-ci et leur essence intime, parce qu'ils croyaient ne pouvoir pas les guérir avant d'avoir ces connaissances qu'il est impossible d'acquérir.

Quoique l'inutilité de si longs efforts ne soit point encore une preuve de l'impossibilité d'arriver au but où ils tendent, le fait expérimental de leur inutilité pour la guérison suffirait déjà pour mettre cette impossibilité hors de doute. Car le grand esprit du monde, le plus conséquent de tous les êtres, n'a rendu possible que ce qui était nécessaire.

§ IV. S'il ne nous est jamais permis d'apercevoir les changements intérieurs du corps qui sont la base ou la source des maladies, la connaissance des causes extérieures qui ont produit ces dernières a quelque utilité.

Point d'effet sans cause. Les maladies ont donc aussi leurs causes, quelque cachées qu'elles soient pour nous dans la plupart des cas.

Nous remarquons quelques maladies, en petit nombre, qui proviennent toujours d'une seule et même cause. Telles sont celles qui dépendent d'un miasme, la rage, la maladie vénérienne, la peste du Levant, la fièvre jaune, la petite vérole, la vaccine, la rougeole et quelques autres. Elles ont cela de particulier qu'elles restent toujours semblables à elles-mêmes, et que, dépendant d'un principe contagieux toujours identique, elles conservent constamment le même caractère et la même marche, à part quelques nuances provenant de circonstances accessoires, et qui ne changent rien au fond des choses.

Il se peut aussi que quelques maladies auxquelles

nous ne saurions encore assigner de miasme, comme la goutte noueuse, la fièvre intermittente des marais, et plusieurs autres endémiques dans diverses contrées, dépendent également d'une seule cause, qui reste toujours la même, ou d'un concours toujours identique de plusieurs circonstances déterminées et dont l'association a lieu très facilement, sans quoi elles ne constitueraient pas des maladies si bien caractérisées, et ne seraient pas si fréquentes.

Ces maladies, en petit nombre, les premières au moins, c'est-à-dire les miasmatiques, peuvent être considérées comme des maladies à part, et recevoir au besoin des noms spéciaux.

A-t-on trouvé un remède pour l'une d'elles, il la guérira toujours et partout, parce qu'une maladie de ce genre reste, quant au fond, toujours semblable à elle-même dans ses symptômes, c'est-à-dire dans les représentants de sa cause interne, aussi bien que dans ses causes.

Toutes les autres maladies sont si différentes les unes des autres, quant à leurs symptômes, qu'on peut hardiment soutenir qu'elles dépendent d'un concours de plusieurs causes disparates, c'est-à-dire variant sous le rapport de leur nombre, de leur nature et de leur intensité.

Il est possible de calculer combien de mots produiraient les vingt-quatre lettres de l'alphabet combinées ensemble, quelque grand qu'en soit le nombre ; mais il ne l'est pas d'énumérer les maladies différentes les unes des autres, parce que notre corps peut être affecté par d'innombrables influences extérieures, pour la plupart encore inconnues, et par tout autant d'influences intérieures.

Toutes les choses qui exercent une action quelconque, et le nombre en est incalculable (1), peuvent influer sur notre organisme, qui est en connexion et en conflit avec toutes les parties de l'univers, et produire en lui des changements aussi variés que le sont elles-mêmes les causes qui les déterminent.

Quelle diversité ne doit-il pas y avoir dans le résultat de l'action de ces puissances, lorsque plusieurs d'entre elles influent à la fois sur nos corps, dans un ordre

(1) Parmi ces choses, je citerai les innombrables odeurs, les émanations plus ou moins nuisibles des substances sans vie et organiques, les gaz si diversement irritants, qui agissent sur nous dans l'atmosphère, dans nos habitations et dans nos ateliers, ou qui se dégagent de l'eau, de la terre, des animaux, des plantes, pour venir nous frapper, l'insuffisance des aliments indispensables à l'entretien de la vie, l'absence de l'air pur et du grand air; la surabondance ou le défaut de lumière solaire; l'excès ou le défaut des deux sortes d'électricité; les variations de la pression atmosphérique; celles de la sécheresse ou de l'humidité de l'air; les propriétés encore inconnues des hautes montagnes, relativement à celles des lieux bas et des vallées profondes; les particularités des climats; l'habitation dans de vastes plaines, dans des déserts privés d'eau et de végétation, sur les bords de la mer, près des marais, sur des montagnes, dans des forêts; l'influence des divers vents; celle d'un temps très variable ou trop longtemps uniforme; celle des orages et de plusieurs météores; l'excès de la chaleur ou du froid de l'air; la fraîcheur ou le trop grand chaud de nos vêtements et de nos logements; la gêne de nos membres par les habillements; le degré de froid et de chaleur de nos aliments et de nos boissons; la propriété qu'ils ont souvent d'exercer une action nuisible, médicamenteuse ou modifiante, sur nous, comme le vin, l'eau-de-vie, la bière aromatisée, l'eau chargée de substances étrangères, le café, le thé, les épices exotiques et indigènes, les sauces, les liqueurs, le chocolat, les pâtisseries, certains légumes et animaux, soit qu'ils la possèdent par eux-mêmes, soit qu'elle se développe par des négligences dans la préparation, par la corruption ou la falsification, la malpropreté du corps, des vêtements, des habitations, les substances nuisibles que le défaut de soin laisse introduire dans les aliments, en les préparant ou en les conservant, la poussière des matériaux nuisibles qu'on travaille dans nos fabriques; la négligence des mesures de police propres à assurer le bien-être général; l'abus de nos forces, l'excès ou le défaut de mouvement, la surabondance des excrétions, la surexcitation

varié de succession et à des degrés divers d'intensité, puisque ces corps offrent tant de variétés dans leur organisation, et diffèrent tellement d'eux-mêmes aux diverses époques de la vie, que nul individu humain ne ressemble entièrement à un autre, sous quelque rapport que ce soit !

De là vient qu'à l'exception du petit nombre des maladies douées d'une existence à part, toutes les autres, en innombrable quantité, sont tellement différentes (1)

des sens, les attitudes contraires à la nature que commandent diverses professions ; le défaut d'exercice d'une partie ou du corps entier ; l'irrégularité dans les heures du repos, des repas, du travail ; l'abus ou le défaut de sommeil ; l'excès dans les travaux de tête en général, ou dans ceux qui fatiguent quelqu'une de nos facultés, qu'on exécute à contre-cœur et par contrainte ; les passions tumultueuses ou enivrantes, excitées par la lecture, l'éducation, l'habitude et les relations sociales ; l'abus des plaisirs de l'amour ; les reproches de la conscience ; la misère, les chagrins domestiques, la crainte, la frayeur, les contrariétés, etc.

(1) Ici se rangent une foule de maladies qu'on a regardées comme identiques, soit parce qu'on n'a point assez rigoureusement comparé leurs symptômes, soit parce qu'on n'a eu égard qu'à quelque analogie plus ou moins frappante, telles que l'hydropisie, les scrofules, l'atrophie, l'hypochondrie, les rhumatismes, les spasmes, etc. Cette seule circonstance, que le traitement qui a réussi dans un cas n'a produit aucun effet dans dix autres, aurait déjà dû suffire pour faire soupçonner une différence jusqu'alors inobservée. A la vérité, on pourrait dire qu'entre les deux classes de maladies il s'en trouve une de maladies en quelque sorte mixtes, par exemple, le tétanos, le tic douloureux de la face, le diabète, l'angine de poitrine, la phthisie pulmonaire, le cancer, etc., qui, bien que différentes dans beaucoup de cas, et par cela même exigeant alors un traitement différent, se ressemblent néanmoins dans quelques autres, sous le point de vue de leurs symptômes et des moyens qu'elles réclament ; mais cette distinction ne sert pas beaucoup dans la pratique, et n'a par conséquent guère d'utilité réelle, puisqu'il faut toujours examiner le cas avec une grande attention pour découvrir les remèdes qui y sont appropriés. Les remèdes une fois trouvés, peu importe de savoir que la maladie s'est déjà offerte avec tous ses symptômes, avec les mêmes exigences thérapeutiques, cette connaissance ne pouvant conduire à celle d'un traitement plus efficace que celui dont on a constaté la rigoureuse appropriation.

que chacune d'elles ne s'observe guère qu'une seule fois, et que chaque cas morbide qu'on rencontre doit être considéré et traité comme une maladie individuelle qui n'a encore jamais paru telle qu'on la voit aujourd'hui, chez telle personne, dans telles circonstances, et qui jamais non plus ne se reproduira exactement pareille (1).

L'essence intime de chaque maladie, de chaque cas morbide isolé, en tant que nous avons besoin de la connaître pour guérir, s'exprime par les symptômes, dont le véritable observateur étudie l'ensemble, l'intensité individuelle, les connexions et la succession.

Après avoir reconnu tous les symptômes existants et appréciables de la maladie, le médecin a trouvé la maladie elle-même ; il en a une idée complète, il en sait tout ce qu'il doit savoir pour la guérir.

Pour arriver à la guérison, il faut avoir un portrait fidèle de la maladie, comprenant la totalité de ses symptômes. A cela on doit joindre, quand la chose est possible, la connaissance de la cause (2), afin de pouvoir,

(1) Comment est-il venu dans l'idée de partager ces *inconjungibilia* en classes, ordres, familles, genres, espèces et variétés, ainsi qu'on le pratique pour les êtres organisés, et d'imposer des noms à ces états si variables d'un corps composé de tant d'éléments divers et soumis à tant d'influences différentes ! Des millions de cas morbides, qui ne se présentent pour la plupart qu'une seule fois, n'ont pas besoin qu'on leur donne des noms : ils exigent seulement qu'on leur porte secours. On a profité de quelques ressemblances extérieures, d'une apparente identité de la cause, ou de la similitude également apparente d'un ou plusieurs symptômes, afin de pouvoir les traiter plus facilement avec un même remède.

(2) De même l'instituteur à qui l'on confie l'éducation d'un enfant gâté, doit commencer par bien l'étudier, afin de pouvoir choisir les moyens convenables pour le ramener à la vertu. Il n'a besoin de connaître ni l'organisation intime de son corps, dont la connaissance est inabordable aux mortels, ni d'apercevoir son âme, dont la vue lui est également inter-

après la guérison obtenue à l'aide des médicaments, extirper cette cause elle-même par une correction apportée au régime, et prévenir ainsi une récidive (1).

Le médecin qui veut tracer le tableau de la maladie n'a besoin que d'observer avec attention et de copier avec fidélité (2). Il doit éviter les conjectures et les suggestions.

§ V. Le malade expose la marche de ses souffrances; les assistants retracent son état ; le médecin regarde, écoute, palpe, etc., pour reconnaître ce qu'il y a de changé et de non ordinaire en lui, et il écrit toutes ses remarques dans un certain ordre, afin d'avoir le tableau de la maladie.

Les symptômes les plus constants, les plus prononcés, les plus pénibles pour le malade, sont les principaux de tous. Le médecin les marque comme étant les traits les plus saillants du tableau. Les symptômes les plus singuliers, les plus extraordinaires fournissent les traits caractéristiques, distinctifs, individuels (3).

Le médecin écoute silencieusement le malade et ceux qui l'entourent, en notant tout avec soin. Puis il rede-

dite. Il doit chercher à savoir, quand il peut l'apprendre, quelles sont les causes qui ont perverti la moralité de son élève; mais uniquement pour les écarter de lui à l'avenir, et prévenir une récidive.

(1) Si l'on ne découvre aucune cause qu'il soit au pouvoir de l'homme d'éloigner à l'avenir, la guérison par un médicament remplit tout ce qu'on se propose. Le médecin ne doit jamais imaginer ou suggérer de causes occasionnelles.

(2) On n'a point de peine à tracer une douzaine de figures humaines sur le papier, dans l'espace d'une heure, quand on ne tient point à la ressemblance ; mais une seule esquisse bien ressemblante exige au moins le même laps de temps, et elle demande en outre beaucoup plus de talent pour observer, beaucoup plus de fidélité à reproduire ce qu'on voit.

(3) Voyez *Exposition de la doctrine médicale homœopathique*, 4e édition, avec des Commentaires, par le docteur Léon Simon, Paris, 1855, p. 172.

mande quels ont été et sont encore les symptômes les plus soutenus, les plus fréquents, les plus forts, les plus pénibles; il invite de nouveau le malade à indiquer exactement ses sensations, à bien retracer la marche des accidents, à signaler d'une manière rigoureuse le siége de ce qu'il ressent; il prie les assistants de recommencer leur récit, en choisissant les termes qui leur semblent exprimer avec le plus de précision ce qu'ils ont déjà dit à l'égard des changements observés par eux chez le malade.

Si, en comparant ce nouveau récit avec celui qu'on lui a déjà fait, le médecin trouve coïncidence entre eux sous le rapport des expressions, il doit les admettre pour vraies, et les regarder comme le langage de l'intime conviction. S'ils ne s'accordent point ensemble, il soumet la différence au malade ou aux assistants, afin qu'ils décident lequel des deux récits est le plus conforme à la vérité. De cette manière, il confirme ce qui doit être, et rectifie ce qui a besoin d'être modifié.

Si son tableau n'est point encore complet, s'il y manque des parties ou des fonctions du corps de l'état desquelles le malade et les assistants n'aient rien dit, le médecin adresse des questions relatives à ces parties et à ces fonctions, mais conçues en termes généraux, afin de pousser ceux qu'il interroge à dévoiler d'eux-mêmes les spécialités.

Une fois que le malade, en qui seul, si ce n'est dans les maladies simulées, on doit avoir pleine confiance, pour ce qui regarde ses sensations, a fourni ainsi de lui-même un tableau assez complet de sa maladie, il est permis au médecin de lui adresser des questions plus spéciales.

Mais comme ces questions ont un peu le caractère de

suggestions, le médecin ne regarde pas les premières réponses qui lui sont faites comme l'expression de la vérité; après en avoir tenu note, il reproduit ses interrogations sous une autre forme et dans un autre ordre, en recommandant de ne rien ajouter et de se borner à retracer exactement l'état des choses.

Cependant il arrivera souvent qu'un malade intelligent épargnera ces questions spéciales au médecin, et qu'il glissera de lui-même dans son récit l'indication des circonstances qui les rendent nécessaires.

L'examen étant terminé, le médecin ajoute ce que lui-même a observé en silence chez le malade, et le compare avec ce que lui ont dit les assistants.

C'est alors que le médecin se fait informer des médicaments, des remèdes populaires ou autres traitements qui ont été mis en usage jusqu'alors, et surtout pendant les derniers jours. Il demande principalement quels ont été les accidents avant l'usage ou pendant la suspension de tous médicaments. Cette dernière forme est celle qu'il admet comme représentant l'état primitif; l'autre est une modification partielle et artificielle de la maladie, qu'il faut cependant quelquefois prendre et traiter telle qu'elle est, quand l'occasion est pressante et ne souffre aucun délai. S'agit-il d'une affection chronique, on laisse le malade sans médicaments pendant quelques jours, afin que la maladie revienne à sa forme primitive, et l'on diffère jusque-là d'en étudier scrupuleusement les symptômes, afin de pouvoir établir le plan du traitement sur des symptômes durables et purs, et non sur les symptômes passagers et faux que le dernier moyen employé a fait naître. Il n'y a que le cas pressant d'une maladie aiguë qui puisse faire négliger cette précaution.

En dernier lieu, le médecin s'enquiert des circonstances commémoratives, mais d'une manière tout à fait générale. Sur dix cas, à peine s'en trouve-t-il un où le malade et les assistants puissent assigner une cause certaine. Mais s'il s'en rencontre une indubitable, presque toujours elle a déjà été indiquée pendant le récit même de la maladie. Le plus souvent, quand on est obligé de faire des questions à son égard, on n'obtient que des renseignements incertains.

J'excepte les causes honteuses, que le malade et les assistants ne déclarent pas volontiers, du moins spontanément, et dont le médecin doit s'enquérir par des questions réservées ou par des informations indirectes. Ce cas à part, il est souvent nuisible, ou au moins inutile, de recourir aux suggestions pour trouver la cause occasionnelle, d'autant plus que la médecine n'en connaît qu'un petit nombre d'après lesquelles elle puisse recourir à des remèdes certains sans avoir égard aux symptômes de la maladie qu'elles ont fait naître.

En prenant toutes ces précautions, le médecin obtient un tableau exact et pur de la maladie ; il a sous les yeux un portrait fidèle de cette maladie elle-même, sans lequel l'homme, qui ne connaît rien que d'après le témoignage de ses sens, ne saurait saisir aucune qualité des choses, et moins que toute autre une maladie.

La maladie étant trouvée, il faut en chercher le remède.

§ VI. Toute maladie a pour fondement un stimulus particulier, contre nature, qui trouble les fonctions et le bien-être de nos organes.

Mais l'unité de la vie des organes et leur concours

dans un but commun ne permettent pas que deux effets produits par des stimulations générales contre nature puissent exister ensemble et simultanément dans le corps de l'homme.

De là une *première proposition expérimentale :* Lorsque deux stimulations générales contre nature agissent à la fois sur le corps, si elles ne sont pas de même nature, l'une d'elles, la plus faible, doit être suspendue et réduite au silence par l'autre, la plus forte, pendant quelque temps (1).

De là aussi une *seconde proposition expérimentale :* Quand les deux stimulus ont une grande analogie l'un avec l'autre, l'un des deux, le plus faible, est entièrement éteint et anéanti, lui et ses effets, par la puissance analogue de l'autre, qui est plus fort.

Ainsi, par exemple, qu'un homme contracte à la fois la rougeole et la petite vérole (deux stimulus hétérogènes), mais que la rougeole éclate la première, celle-ci disparaît aussitôt qu'arrive le jour d'invasion de la variole, et c'est seulement après que cette dernière est

(1) Cette proposition expérimentale est précisée davantage encore par une autre que voici : Lorsque (comme dans une cure palliative) la stimulation générale ajoutée par l'action du médicament est directement opposée à celle qui existait déjà dans le corps (maladive), cette dernière s'éteint avec une grande promptitude ; mais si l'irritation médicamenteuse est hétérogène sous tous les rapports à celle qui cause la maladie (comme dans les révulsions et les traitements appelés généraux), celle-ci ne se trouve suspendue qu'autant que la nouvelle irritation a beaucoup plus de force qu'elle, et ne l'est promptement que quand cette dernière est extrêmement violente. Si les irritations opposées, hétérogènes, sont des maladies, et, ce qui n'a lieu que rarement, si elles ont une égale force, de manière qu'elles ne puissent pas se suspendre l'une l'autre, ou qu'elles ne le puissent pas pendant longtemps, elles finissent par se confondre en une seule maladie, qui se laisse alors guérir comme maladie simple et homogène, quoiqu'on ait donné aux affections qui sont dans ce cas le nom de maladies compliquées.

guérie, que la rougeole reparaît et termine son cours naturel. C'est ce que j'ai vu souvent (1). Larrey nous apprend aussi que la peste du Levant s'arrête dès que la variole commence à régner, mais qu'elle recommence après la cessation de l'épidémie variolique.

Ces deux couples d'irritations corporelles sont de nature hétérogène : voilà pourquoi l'une est suspendue par l'autre, quoique seulement pour un certain laps de temps.

Mais si les irritations corporelles contre nature sont de nature homogène, la plus faible est détruite par la plus forte, et cette dernière seule accomplit son action, tandis que l'autre se trouve déjà totalement éteinte et anéantie. Ainsi la variole anéantit la vaccine ; celle-ci est arrêtée dans son cours dès que le miasme variolique auparavant déposé dans le corps fait irruption, et elle ne reparaît plus après la cessation de la petite vérole.

Le miasme vaccinique qui, outre son effet bien connu de produire la vaccine, a encore la tendance à faire naître une éruption de petits boutons rouges et bordés de rouge, surtout à la figure et aux avant-bras, tendance qui, dans certaines conditions encore inconnues, se réalise ordinairement peu après la dessiccation de la vaccine, guérit d'autres exanthèmes cutanés dont le sujet était atteint auparavant, pourvu qu'il y ait une grande analogie entre les deux affections (2), et il les guérit sans retour.

(1) Dans une épidémie de gonflement fébrile des glandes parotides, j'ai vu l'affection cesser aussitôt que la vaccine eut pris, ne reparaître qu'au bout de quinze jours, quand la rougeur périphérique des boutons eut disparu, et accomplir alors sa marche septenaire.

(2) Ce qui prouve que c'est bien cette fausse vaccine, et même seule-

Ces deux couples d'irritations contre nature ne peuvent point subsister ensemble dans le même corps, d'où il suit que l'irritation morbide ajoutée à celle qui existait déjà détruit cette dernière, non pas seulement pour un certain temps, mais pour toujours, à cause de l'analogie qui existe entre elles ; elle l'éteint tout à fait, l'anéantit, la guérit complétement.

Il en est de même du traitement des maladies par des médicaments.

Si l'on oppose à la gale des ouvriers en laine de forts purgatifs, par exemple du jalap, peu à peu elle cède complétement, aussi longtemps que l'on continue l'usage des purgatifs, parce que les effets de ces deux irritations contre nature ne peuvent point subsister en même temps dans le corps. Mais dès que l'effet de l'irritation artificielle cesse, c'est-à-dire dès qu'on met de côté les purgatifs, la gale suspendue revient telle qu'elle était auparavant, parce que, de deux irritations hétérogènes, l'une ne peut anéantir l'autre, et ne fait que la suspendre pendant quelque temps.

Mais si l'on porte dans le corps attaqué de la gale, une nouvelle irritation, dont la nature soit autre, et dont cependant le mode d'action ressemble beaucoup au sien, par exemple du foie de soufre calcaire (1), qui, d'après

ment la tendance de la vaccine à la produire, et non la vaccine elle-même, qui guérit ces exanthèmes pustuleux, c'est que ceux-ci persistent tant que la vaccine proprement dite suit son cours, et ne disparaissent qu'après la guérison des boutons, lorsque vient le tour de la fausse vaccine à se déclarer. La vaccine a encore de la tendance à produire une autre éruption sous la forme de petits boutons semblables à la miliaire, et parfois suintants, mais qui paraissent épargner le visage, les avant-bras et les jambes ; cette éruption en guérit également une qui lui ressemble.

(1) Les bains imprégnés de gaz hydrogène sulfuré produisent, surtout dans les plis des articulations, le même exanthème psoriforme, qui dé-

mes observations personnelles et celles de quelques autres, produit une éruption très analogue à la gale, comme deux irritations générales contre nature ne peuvent pas subsister à la fois dans le corps, la gale disparaît, non pas seulement pour un court espace de temps, mais pour toujours, à cause de sa grande analogie avec la nouvelle irritation, c'est-à-dire que la gale des ouvriers en laine guérit réellement par l'usage du foie de soufre calcaire, et, d'après le même motif, par celui du soufre en poudre et des bains sulfureux.

Les maladies même qu'un observateur superficiel considère comme étant purement locales (1), sont éga-

mange principalement le soir ; c'est pour cela qu'eux aussi guérissent rapidement et radicalement la gale des ouvriers en laine.

(1) L'unité de la vie de tous les organes et leur concours dans un but commun permettent difficilement à une maladie quelconque d'être ou de rester purement locale, de même qu'il n'est pas possible que l'action d'un médicament quelconque demeure locale et que le reste du corps n'y prenne aucune part. Tout l'organisme y participe réellement, quoiqu'à un degré un peu plus faible que le point où la maladie dite locale frappe surtout les yeux, que celui sur lequel on applique le remède appelé topique. Les personnes atteintes de dartres sont exemptes de la peste, suivant Larrey, et les Européens se garantissent de cette maladie, dans la Syrie, au moyen d'exutoires entretenus continuellement en activité, comme l'ont vu, de nos jours, Larrey, jadis Fabrice de Hilden et Plater ; tant il est faux que les dartres et les exutoires soient des affections purement locales, puisqu'une irritation si violente et si générale que la peste du Levant ne peut subsister avec eux dans un même corps. Mais l'exemption ne dure pas au delà de l'irritation morbide qui en est la condition. Deux enfants épileptiques ne ressentaient aucune atteinte tant que durait une éruption à la tête dont tous deux étaient affectés ; mais l'épilepsie reparaissait dès que l'exanthème guérissait (Tulpius). Ainsi, nous voyons souvent la nature, par des ulcères malins aux jambes, et le médecin, par des cautères, non pas guérir, mais suspendre des maladies décidément générales, parce que les cautères et les ulcères aux jambes, quand ils ont duré quelque temps, sont devenus des irritations contre nature générales ; mais les attaques d'apoplexie, l'asthme, etc., reparaissent dès que l'ulcère ou l'exutoire vient à guérir. Un épileptique fut

lement supprimées par une nouvelle irritation portée sur la partie, soit pendant quelque temps, lorsque les deux irritations ont une tendance hétérogène ou opposée, comme, par exemple, la douleur d'une brûlure est instantanément suspendue par l'eau froide, et ne se fait pas sentir tant que dure l'immersion, mais reparaît avec violence dès qu'on retire la partie brûlée de l'eau ; soit tout à fait et pour toujours, c'est-à-dire qu'elles sont complétement guéries, lorsqu'il y a une grande analogie entre la dernière irritation et la première. Ainsi, quand l'action du médicament, par exemple de l'irritation artificielle appliquée à une brûlure, est bien d'une autre nature que celle de l'irritation morbide, mais a toutefois une tendance fort analogue, comme ici l'alcool très concentré, qui produit sur les lèvres presque la même sensation qu'une flamme qu'on en approcherait, la peau brûlée, si l'on continue les arrosements sans interruption, se trouve totalement guérie et libre de douleurs, en quelques heures dans les cas graves, et bien plus tôt dans les brûlures légères, tant il est vrai que, même localement, deux irritations ne peuvent point se rencontrer dans le corps, sans que l'une suspende l'autre, lorsqu'elles sont dissemblables, ou sans que l'une détruise l'autre, lorsqu'il y a analogie entre elles quant à la manière d'agir et à la tendance.

Ainsi, pour guérir, nous n'aurons besoin que d'opposer à l'irritation morbide un médicament approprié,

exempt d'accès tant qu'on entretint son cautère, mais l'épilepsie revint de suite, et plus grave qu'auparavant, lorsqu'on supprima cet ulcère (Pechlin). On voit, d'après cela, que des irritations en apparence locales, quand elles ont duré quelque temps, deviennent ordinairement des irritations générales, et que lorsqu'elles ont assez de force, elles peuvent suspendre ou guérir des maladies générales, suivant qu'il y a hétérogénéité ou analogie entre elles et ces dernières.

c'est-à-dire une autre puissance morbide dont l'action ressemble beaucoup à celle de la maladie.

§ VII. Comme les aliments sont nécessaires à l'homme qui se porte bien, de même les médicaments ont été trouvés salutaires dans les maladies ; mais ils ne le sont pas d'une manière absolue, et ne le sont que d'une manière relative.

Les aliments purs, pris jusqu'à cessation de la faim et de la soif, entretiennent nos forces en réparant les pertes qu'entraîne l'exercice de la vie, et sans porter le désordre dans les fonctions des organes, sans nuire à la santé.

Mais les substances auxquelles on donne le nom de médicaments sont d'une nature tout à fait opposée. Elles ne nourrissent point. Ce sont des excitants contre nature, destinés uniquement à modifier notre corps sain, à troubler la vie et les fonctions des organes, à faire naître des sensations désagréables, en un mot à déranger la santé et provoquer des maladies.

Il n'existe pas un seul médicament qui n'ait cette tendance (1), et toute substance qui ne la possède point n'est pas un médicament. Cette règle ne souffre aucune exception.

(1) Un médicament qui, donné seul, sans mélange, et en quantité suffisante, à un homme bien portant, produit un effet déterminé, c'est-à-dire une série déterminée de symptômes propres, conserve, même aux plus faibles doses, la tendance à faire naître ces phénomènes. A de très petites doses déjà, les médicaments héroïques manifestent leur action sur les personnes en santé, même robustes. Ceux dont l'action est moins puissante exigent que, pour ces expériences, on les donne en quantités considérables. Mais les plus faibles de tous ne développent leur action absolue que chez les sujets exempts de maladie qui sont très délicats, irritables et sensibles. Les uns et les autres, c'est-à-dire les plus faibles comme les plus forts, manifestent également leurs effets absolus dans les maladies, mais alors tellement mêlés avec les symptômes morbides, qu'il faut la plus grande habitude pour pouvoir les distinguer.

C'est uniquement par cette propriété de faire naître une série de symptômes morbides spécifiques chez l'homme bien portant, que les médicaments peuvent guérir les maladies, c'est-à-dire éteindre l'irritation morbide en lui opposant une contre-irritation appropriée.

Assez semblable, sous ce rapport, aux miasmes spécifiques des maladies (celui de la variole, celui de la rougeole, le venin de la vipère, la bave des animaux enragés, etc.), chaque médicament simple suscite une maladie particulière, une série de symptômes déterminés, que nul autre médicament au monde ne peut produire exactement semblable.

Comme chaque plante diffère des autres par sa forme extérieure, son mode propre d'existence, sa saveur, son odeur, etc., comme chaque minéral ou chaque sel s'éloigne de tous les autres, tant par ses qualités physiques que par ses propriétés intimes, de même, tous les médicaments diffèrent les uns des autres sous le rapport de leurs vertus médicinales, c'est-à-dire de la faculté qu'ils ont de rendre malade. Chacun d'eux détermine, d'une manière qui lui est exclusivement propre, une modification dans l'état présent de notre santé.

La plupart des substances appartenant au règne animal et au règne végétal (1) sont médicamenteuses dans

(1) Les animaux et végétaux dont nous nous servons, à titre d'aliments, l'emportent sur les autres en ce qu'ils contiennent davantage de parties nutritives, et en ce que les vertus médicinales dont ils jouissent à l'état grossier tantôt sont peu prononcées, et tantôt, lorsqu'elles ont une grande énergie, peuvent être détruites par la dessiccation, par l'expression du suc nuisible, par la fermentation, par l'exposition à la fumée, par l'action de la chaleur, ou par l'addition du sel marin, du sucre, mais principalement du vinaigre. Il suffit que le suc récemment exprimé d'une

leur état grossier ; celles qui proviennent du règne minéral le sont, et dans cet état, et après avoir subi des préparations.

Les médicaments ne manifestent jamais leur véritable puissance absolue d'une manière plus pure que chez les hommes en pleine santé, pourvu qu'on ait soin de les donner seuls et sans nul mélange.

Déjà plusieurs des plus actives parmi ces substances ont été essayées chez des sujets bien portants, et l'on a recueilli les symptômes auxquels elles donnent lieu (1).

Si l'on veut approfondir davantage cette nouvelle source de connaissances, il faut essayer l'un après l'autre tous les médicaments, forts et faibles, en éloignant avec soin les circonstances accessoires capables d'exercer une influence quelconque, et noter les symptômes qu'ils font naître, dans l'ordre de leur apparition. De cette manière, on aura un tableau exact de la forme morbide que chacune des substances médicamenteuses a par elle-même le pouvoir de provoquer chez les personnes qui jouissent de la santé (2).

plante vénéneuse reste pendant une journée dans un lieu tempéré, pour que la fermentation alcoolique s'y développe, et lui fasse déjà perdre beaucoup de ses vertus médicinales ; mais l'y laisse-t-on un ou deux jours encore, la fermentation acétique s'est emparée de lui, et toutes ses propriétés médicinales spécifiques ont disparu, le sédiment qui s'y forme est alors incapable d'exercer aucune action nuisible, comme l'amidon de froment.

(1) Si l'on compare les cures qui ont quelquefois été obtenues par l'effet d'un hasard heureux, à l'aide de ces mêmes médicaments, l'homme même le plus imbu de préjugés ne pourra s'empêcher de reconnaître l'analogie frappante qui existe entre les symptômes provoqués par eux chez les personnes bien portantes et ceux par lesquels étaient caractérisées les maladies dont ils ont procuré la guérison.

(2) Quand on se propose d'étudier ainsi les effets de médicaments peu énergiques, il faut en faire prendre, à jeun, une dose assez forte,

En procédant ainsi, on se procurera une suffisante quantité d'agents propres à exciter des maladies artificielles, ou, en d'autres termes, de médicaments, pour avoir la facilité de choisir lorsqu'il s'agira de traiter une maladie naturelle.

Alors, après avoir scrupuleusement examiné la maladie qu'on se propose de traiter, c'est-à-dire noté tous les phénomènes appréciables, dans l'ordre de leur succession, en signalant avec soin les symptômes les plus graves, il ne reste plus qu'à opposer à cette maladie un agent médicinal capable d'exciter par lui-même tous les symptômes qui la caractérisent, ou du moins la plupart d'entre eux, les plus considérables, les plus singuliers, et de les faire naître dans le même ordre, pour la guérir à coup sûr, promptement et sans retour.

mais toujours unique, et de préférence sous forme de dissolution. Veut on apprendre à connaître aussi les symptômes qui ne se sont point montrés cette fois, on peut répéter l'expérience, soit sur une autre personne, soit sur le même sujet, pourvu alors que ce soit seulement quelques jours après, quand il ne reste plus aucune trace de l'action de la première dose. Le même esprit d'exactitude et de scepticisme doit présider encore à l'annotation des symptômes provoqués. Si les médicaments sont très faibles, il faut non-seulement qu'on les donne à dose fort élevée, mais encore que la personne bien portante soit d'une constitution délicate et très impressionnable. On admet sans hésiter les symptômes saillants, évidents; quant à ceux qui semblent équivoques, on ne les inscrit qu'avec doute, jusqu'à ce que des expériences nouvelles les aient confirmés. En s'informant de ces symptômes médicinaux, il faut éviter toute espèce de suggestion avec non moins de soin qu'on en doit apporter à cette même recherche quand elle a pour objet les symptômes des maladies. On s'en tient généralement au récit spontané de la personne mise en expérience, sans rien imaginer, sans rien extorquer en quelque sorte par des questions indiscrètes : il importe surtout de ne rien suggérer, eu égard à la manière d'exprimer les sensations. Quant à la recherche des symptômes médicamenteux parmi ceux de la maladie primitive, c'est un sujet d'une très haute portée qu'il faut laisser aux maîtres dans l'art d'observer.

Le résultat de cette méthode conforme à la nature est infaillible ; il est tellement certain, sans exception, et sa rapidité dépasse à tel point toute attente, que nulle autre manière de traiter les maladies ne saurait rien offrir d'analogue.

Mais ici il faut avoir égard à la grande et importante différence qui existe entre le traitement positif et le traitement négatif, ou, comme on est dans l'usage de les appeler, entre le traitement radical et le traitement palliatif.

L'action des médicaments simples sur l'homme en santé détermine d'abord des phénomènes et des symptômes qu'on peut appeler la maladie positive provoquée spécifiquement par ces substances, ou leur effet positif et primitif.

Quand cet effet est passé, il survient, par des transitions difficiles à apercevoir(1), le contraire précisément de ce qui avait eu lieu d'abord, des symptômes directement opposés et négatifs, qu'on nomme effet consécutif. C'est ce qui arrive surtout aux médicaments tirés du règne végétal.

Maintenant, si l'on applique à une maladie un médicament dont les symptômes positifs ou premiers aient la plus grande analogie avec les siens, c'est là un traitement positif ou curatif ; il arrive ce qui doit avoir lieu d'après la seconde proposition expérimentale, c'est-à-dire une amélioration prompte et durable, qu'on peut compléter en redonnant le médicament à des doses de plus en plus faibles et de plus en plus éloignées, si la première ou les deux premières doses n'ont pas suffi pour procurer une entière guérison.

(1) Pendant ce laps de temps, des symptômes du premier ordre alternent encore avec ceux du second ordre, jusqu'à ce que ces derniers prennent le dessus, et qu'on n'aperçoive plus qu'eux seuls.

De cette manière, en effet, on oppose à l'irritation contre nature existant dans le corps une autre irritation morbide aussi analogue que possible, mais prépondérante, et qui l'éteint complétement, parce que deux irritations contre nature ne peuvent subsister à la fois dans le corps de l'homme, et qu'il s'agit ici d'irritations de même nature (1).

A la vérité, on introduit par là une nouvelle maladie dans le corps, mais avec cette différence, quant au résultat, que la maladie primitive a été éteinte par celle qu'on a excitée artificiellement, et que la durée de cette dernière, après la victoire qu'elle a remportée, expire au bout d'un laps de temps bien moins long que celui de toute maladie naturelle quelconque, même de la plus courte.

Un fait digne de remarque, c'est que, quand le médicament positif ou curatif correspond exactement par ses symptômes primitifs à ceux de la maladie qu'on veut combattre avec lui, il ne se manifeste aucun des symptômes consécutifs ou réactionnaires de ce médicament, et que son action cesse entièrement au moment où l'on devrait s'attendre à voir commencer l'apparition de ses effets négatifs. Si la maladie était de nature aiguë, elle disparaît dans le peu d'heures que la nature assigne à la durée des symptômes médicamenteux primitifs, et il ne reste que la guérison. Il y a là véritable extinction dynamique mutuelle.

(1) Ainsi, quand un homme, non accoutumé aux liqueurs fortes, s'est épuisé par un exercice forcé, et se plaint d'une chaleur brûlante, d'une soif dévorante et de pesanteur dans les jambes, une seule gorgée d'eau-de-vie suffit quelquefois pour dissiper ces accidents en moins d'une demi-heure, parce que l'eau-de-vie a coutume de les produire, pendant son action primitive, chez les personnes qui n'ont pas l'habitude d'en boire.

Dans les cas les plus heureux, les forces reviennent donc sur-le-champ, et l'on ne voit aucune trace des convalescences qu'il est si ordinaire d'observer.

Une autre vérité non moins surprenante, c'est qu'il n'existe pas un seul médicament qui, appliqué d'une manière curative, soit plus faible que la maladie à laquelle il convient. Nulle irritation morbide naturelle ne résiste à une irritation morbide médicamenteuse ayant la plus grande analogie possible avec elle.

Si l'on n'a pas seulement fait choix du remède positif, si l'on a en outre rencontré la dose convenable, et des doses d'une incroyable exiguïté suffisent pour les traitements curatifs, le médicament détermine, dans l'heure qui s'écoule après la prise de la première dose, une aggravation qui dure rarement jusqu'à trois heures, et que le malade considère comme une exaspération de sa maladie, mais qui n'est autre chose que la manifestation des symptômes primitifs, dont l'intensité, un peu supérieure à celle des accidents morbides, avec lesquels ils ont généralement une grande analogie, motive et explique son erreur momentanée.

En pareil cas, la première dose suffit ordinairement pour guérir une maladie aiguë.

Mais si la première dose du médicament curatif parfaitement approprié n'est pas un peu plus forte que la maladie, et qu'en conséquence l'aggravation particulière dont je viens de parler n'ait point lieu pendant la première heure, la maladie n'en est cependant pas moins éteinte en grande partie, et il ne faut plus que quelques doses, de moins en moins fortes, pour l'anéantir complétement (1).

(1) Dans les maladies très chroniques, il est nécessaire, après le réta-

Si l'on n'a pas soin alors de diminuer toujours les doses, si on les laisse aussi fortes, ou même qu'on les accroisse, à la maladie primitive, qui a déjà disparu, succède une sorte de maladie médicinale artificielle, qu'on a ainsi excitée sans nécessité (1).

Mais les choses se passent d'une tout autre manière dans les traitements palliatifs, où l'on emploie un médicament dont l'effet positif et primitif est le contraire de la maladie.

Presque immédiatement après l'administration d'un pareil médicament, il survient une sorte d'amélioration, un refoulement pour ainsi dire instantané de l'irritation morbide, mais qui dure peu, comme, par exemple, lorsqu'on applique de l'eau froide sur une brûlure. Ces médicaments sont ce qu'on appelle des palliatifs.

Les palliatifs n'empêchent l'irritation morbide d'agir sur l'organisme que pendant la durée de leurs symptômes primitifs, parce qu'ils déterminent alors dans le corps une irritation qui est le contraire de la maladie ; mais ensuite la réaction, qui s'exerce en sens inverse

blissement parfait de la santé, de donner encore pendant quelques mois une très petite quantité des médicaments qui ont triomphé, mais en ayant soin d'éloigner toujours de plus en plus les doses, afin d'éteindre les dernières traces d'un mal auquel l'organisme était habitué depuis des années, et de détruire jusqu'à celles qui ne sont plus assez fortes pour tomber sous nos sens.

(1) Mais si l'on s'aperçoit que le sujet a besoin de continuer à prendre une dose pareille, ou même plus forte, du médicament curatif, pour ne point éprouver de récidive, c'est un signe certain que la cause productive de la maladie subsiste encore (et il faut la détruire si l'on veut que la guérison se soutienne), ou que le malade a commis, soit quelque écart de régime (qu'il a abusé du thé, du café, de l'eau-de-vie), soit quelque faute de conduite (allaitement par une femme faible, abus des plaisirs vénériens, vie trop sédentaire, irritation continuelle du caractère).

de l'action primitive, vient coïncider avec l'irritation morbide primitive et l'aggraver (1).

Pendant la réaction du palliatif, et quand ce dernier a été mis de côté, la maladie empire. La douleur d'une brûlure est plus vive quand on retire la main de l'eau froide, qu'elle ne l'était avant l'immersion.

Comme, dans le traitement curatif et positif, il survient, pendant la première heure, une petite aggravation, à laquelle succède ordinairement une amélioration et une guérison qui n'en sont que plus durables, de même, dans le traitement palliatif, on observe, pendant la première heure, presque instantanément même, une amélioration fallacieuse, qui diminue de moment en moment, et qui, à l'expiration de l'action primitive, purement palliative ici, non-seulement laisse reparaître la maladie telle qu'elle était avant qu'on fît prendre le médicament, mais y ajoute encore un peu de l'effet con-

(1) L'ignorance de cet axiome expérimental a été cause que jusqu'ici les médecins n'ont guère choisi que des palliatifs pour le traitement des maladies ; l'apparence de soulagement qui résultait de là presque instantanément les induisait en erreur. De même les parents d'un enfant mal élevé se font illusion quand ils croient le guérir de ses caprices et de sa turbulence par des friandises. L'enfant se tait, à la vérité, aussitôt après avoir reçu un premier gâteau ; mais ce palliatif demeure sans effet au prochain accès de méchanceté ; il faut en donner davantage, et chaque jour de plus en plus, jusqu'à ce qu'enfin tout reste inutile. L'enfant n'en est devenu que plus opiniâtre, plus méchant, plus turbulent. Ses parents, dignes de compassion, cherchent alors d'autres palliatifs, des joujoux, des habits neufs, des paroles flatteuses, qui finissent également par ne plus être d'aucun secours, et produire peu à peu un effet contraire, c'est-à-dire ajouter à la maladie morale primitive. Tandis que si, dans le principe, on eût eu recours à la sévérité, et qu'en cas de récidive on n'eût pas hésité à y revenir, on aurait guéri le mal d'une manière positive et durable, on l'aurait coupé par la racine. Ce moyen augmente bien d'abord la turbulence et les cris de l'enfant, mais il n'en produit par la suite que plus de calme et un changement plus avantageux dans les manières.

sécutif de ce dernier, qui, par cela même que l'effet primitif était le contraire de l'état morbide préexistant, a une grande analogie avec celui-ci. Le résultat définitif est donc l'aggravation et l'exaspération de la maladie.

Vient-on alors à répéter le palliatif, la première dose ne suffit déjà plus ; il faut l'accroître (1), et continuer sans cesse à l'élever, jusqu'à ce que le médicament ne soulage plus du tout, ou que les effets coïncidents de ces doses toujours croissantes aient déterminé des accidents, qui, lorsqu'ils sont parvenus à un certain degré, font souvent taire la maladie primitive, et lui en substituent une autre, nouvelle et au moins aussi grave (2).

Ainsi, il n'est pas rare qu'une insomnie chronique cède pour quelque temps à des doses journalières d'opium prises le soir, parce que l'effet primitif de cette substance, qui agit ici comme palliatif, est de porter au sommeil ; mais comme son effet secondaire est de pro-

(1) On en trouvera des exemples, entre autres, dans J.-H. Schultes, *Dissertatio qua corporis humani momentanearum alterationum specimina quædam expenduntur*. Halle, 1741, § 18. On ne se borne pas à accroître les doses, fréquemment aussi on change de palliatifs, du moins dans les affections chroniques qui en admettent plusieurs, par exemple dans l'hystérie. Là, on prescrit l'asa fœtida, le castoréum, le galbanum, le sagapenum, l'esprit de corne de cerf, la teinture de succin, enfin l'opium à doses toujours croissantes, parce que chacune de ces substances ne produisant, dans ses effets primitifs, qu'un état à peu près contraire à la maladie, et non pas analogue à elle, elle ne soulage qu'une ou deux fois, après quoi son action devient toujours de plus en plus faible, et finit par se réduire à rien. On varie ces médicaments jusqu'à ce qu'on en ait épuisé la liste, ou jusqu'à ce que le malade se lasse d'un traitement qui n'a pas de fin, ou jusqu'à ce que les effets consécutifs aient amené une nouvelle maladie qui exige un autre mode de traitement.

(2) A-t-on ensuite le bonheur de faire cesser cette maladie engendrée par le palliatif, l'affection primitive reparaît d'ordinaire, ce qui prouve, conformément à la première proposition expérimentale, qu'elle n'avait été que suspendue et non anéantie ou guérie.

duire l'insomnie, c'est-à-dire d'ajouter à la maladie primitive, on est obligé d'augmenter continuellement la dose jusqu'à ce qu'une insupportable constipation, une anasarque, un asthme ou quelque autre des maux consécutifs de l'opium interdise de l'employer plus longtemps.

Mais quand on n'administre que quelques doses du palliatif contre un mal habituel, et qu'on le suspend avant qu'il ait pu provoquer de graves symptômes accessoires, on ne tarde pas à se convaincre qu'il ne pouvait rien contre la maladie primitive; que loin de là même il l'aggravait par son action secondaire, que par conséquent il ne procurait en réalité qu'un secours négatif. Ainsi, par exemple, le malade qu'on voulait guérir d'une insomnie chronique se plaignait-il seulement de dormir trop peu, une dose d'opium prise le soir lui procure bien sur-le-champ une sorte de sommeil; mais s'il cesse au bout de quelques jours l'emploi de ce moyen, qui n'agit ici que comme palliatif, alors il ne peut plus dormir du tout (1).

§ VIII. L'emploi des médicaments à titre de palliatifs n'est utile et nécessaire que dans un petit nombre de cas, dans ceux surtout où la maladie s'est développée rapidement et menace d'un danger presque instantané.

(1) Mais si l'on a un état soporeux à combattre, l'opium, qui, dans les effets primitifs, est une irritation fort analogue à cette maladie, la guérira, et à la plus faible dose possible; si quelques-uns de ses symptômes primitifs, par exemple le ronflement pendant un sommeil qui n'est guère qu'un assoupissement, avec la bouche béante, les pupilles tournées en haut, les yeux à demi ouverts, la loquacité en dormant, l'engourdissement en se réveillant, etc., rencontrent des symptômes analogues dans la maladie, comme le typhus en offre fréquemment des exemples, la guérison aura lieu d'une manière prompte et durable, sans convalescence, parce qu'alors l'opium sera remède positif et curatif.

Ainsi, par exemple, dans l'asphyxie par congélation, après les frictions à la peau et l'exposition graduelle à une température de plus en plus élevée, rien ne rend plus promptement à la fibre musculaire son irritabilité, aux nerfs leur sensibilité, qu'une forte infusion de café, dont l'action primitive est d'accroître la mobilité de la fibre et le sentiment de toutes les parties de notre corps, qui, par conséquent, se trouve être un palliatif dans le cas en question. Mais ici il y a danger à temporiser, et d'ailleurs on n'a point à combattre un état morbide soutenu ; car, dès que la sensibilité et l'irritabilité ont été ranimées, même par un palliatif, l'organisme qui n'a subi aucune lésion rentre dans ses droits, et le jeu des fonctions reprend de lui-même, sans qu'on ait besoin de recourir à nul autre moyen.

De même, il peut y avoir des cas de maladies chroniques, par exemple de convulsions hystériques ou d'asphyxies, où l'influence temporaire d'un palliatif (comme l'odeur d'une plume grillée) soit indiquée d'une manière pressante, uniquement pour remettre le malade dans son état ordinaire de maladie, qui n'offre aucun danger, et qui ensuite exige, pour être guéri, l'action plus durable et toute différente de médicaments curatifs.

Mais quand un palliatif n'opère pas en peu d'heures ce qu'on attend de lui, on ne tarde pas à voir se manifester les inconvénients dont j'ai parlé plus haut.

Dans les maladies aiguës, celles même qui parcourent le plus rapidement leurs périodes, il est plus convenable à la dignité du médecin, et plus avantageux pour le malade, de traiter par des moyens positifs ou curatifs. De cette manière, on triomphe d'elles plus sûrement, en général aussi plus promptement, et sans convalescence.

Cependant les inconvénients des palliatifs se réduisent à peu de chose dans les maladies aiguës légères (1). Les principaux symptômes disparaissent en grande partie après chaque dose de ces médicaments, jusqu'à ce que le cours naturel de la maladie soit arrivé à son terme, moment où l'organisme, qui n'a pas eu le temps d'être mis trop en désordre par les effets consécutifs des moyens dont on s'est servi, rentre dans ses droits, et peu à peu triomphe simultanément de la maladie elle-même et des accidents consécutifs du médicament.

Mais si le malade guérit pendant qu'on fait usage des palliatifs, il aurait guéri également sans nul remède; il aurait guéri dans le même laps de temps, parce que les palliatifs ne raccourcissent jamais les périodes naturelles des maladies aiguës, et il se serait plus aisément rétabli ensuite, d'après les motifs que je viens d'indiquer. Une seule circonstance, celle que les palliatifs apaisent de temps en temps les symptômes les plus gênants, fait que ce mode de traitement semble au malade et à ceux qui l'entourent l'emporter sur l'abandon de la maladie à elle-même, quoiqu'il n'ait pas de prééminence réelle. Donc, le traitement curatif et positif a, même dans les maladies qui parcourent rapidement leurs périodes, un avantage incontestable sur tous les soulagements qu'on peut obtenir à l'aide des palliatifs, parce qu'il abrége la durée de l'affection, la guérit réellement avant qu'elle ait fourni sa carrière entière, et

(1) Une circonstance encore rend les palliatifs inconvenants, c'est qu'ordinairement on n'emploie chacun d'eux que pour faire taire un seul symptôme morbide, et que les autres symptômes sont, ou négligés, ou combattus par d'autres palliatifs produisant tous des effets consécutifs qui entravent la guérison.

ne laisse aucun symptôme après elle, si le remède a été choisi de telle manière qu'il corresponde parfaitement au cas.

§ IX. On pourrait objecter contre ce mode de traitement que, depuis l'existence de la médecine, les médecins ne s'en sont point encore servis, et que cependant ils ont guéri des malades.

L'objection n'est que spécieuse. Car depuis qu'il y a une médecine, les maladies qui réellement ont guéri d'une manière prompte et durable par des médicaments, et dont le rétablissement n'a pas été l'effet du temps, de l'écoulement complet du terme assigné aux maladies aiguës, ou de la prépondérance insensible et graduelle de l'énergie du corps, ont guéri, quoique à l'insu du médecin, d'après la méthode que je viens d'exposer, c'est-à-dire par l'action curative d'un médicament (1).

Cependant il est arrivé quelquefois (2) aux méde-

(1) Pour juger de cela, il faut choisir, dans les écrits d'un observateur dont l'exactitude et la véracité ne soient pas douteuses, le cas où la guérison rapide, non d'une maladie aiguë, dont la nature est de se terminer d'elle-même en un laps de temps assez court, mais d'une maladie chronique, a été obtenue sans récidive par un seul médicament et non par un mélange de drogues contradictoires. A coup sûr, ce médicament était très analogue à la maladie, dans ses effets primitifs, puisque la guérison a été durable. Si c'eût été un palliatif, donné à dose toujours croissante, l'apparente guérison ne se serait pas soutenue, ou du moins aurait été suivie d'affections consécutives. Sans un remède positif ou curatif, on ne peut jamais obtenir une guérison prompte, douce et durable. Dans les cas où des mélanges de drogues ont procuré des guérisons rapides et soutenues, on trouve que la substance prédominante est également de nature positive, ou bien le mélange forme un composé dont chaque ingrédient ne remplit pas sa fonction propre, mais est modifié par les autres dans sa tendance, de sorte qu'après les mutuelles neutralisations dynamiques, il reste une puissance médicinale inconnue, à l'égard de laquelle nul mortel ne saurait deviner pourquoi elle a agi comme elle l'a fait.

(2) C'est ce qui est arrivé à Hippocrate ; d'autres médecins ont reconnu

cins de soupçonner que la véritable guérison tient à cette aptitude des médicaments, aujourd'hui confirmée par une foule de faits, à cette tendance qui leur est inhérente de provoquer des symptômes analogues à ceux de la maladie. Mais ce rayon de vérité a rarement pénétré dans l'esprit de notre école, perdue au milieu d'un nuage de systèmes.

§ X. Après qu'on a trouvé le remède en suivant cette marche tracée par la nature elle-même, il reste encore un point important, qui est de déterminer la dose.

Un médicament positif ou curatif peut, sans qu'il y ait de sa faute, produire le contraire de ce qu'il devrait opérer, lorsqu'on l'emploie à des doses exagérées. En pareil cas, il engendre même une maladie plus forte que ne l'était celle qui existait auparavant.

Quand on tient la main plongée pendant quelques minutes dans l'eau froide, on y ressent une diminution de chaleur, c'est-à-dire du froid : les veines s'effacent, les parties molles sont affaissées sur elles-mêmes et moins volumineuses, la peau est pâle et le mouvement difficile. Ce sont là quelques-uns des effets primitifs de l'eau froide sur l'homme en santé. Mais si l'on retire la main de l'eau et qu'on l'essuie, il ne se passe pas longtemps avant qu'un état de choses contraire ait lieu ; la

depuis que la propriété qu'a la rhubarbe d'exciter le mal de ventre est la cause de sa vertu d'apaiser la colique, comme la propriété vomitive de l'ipécacuanha est celle de la vertu qu'il a d'arrêter à petites doses le vomissement. De même, Detharding a vu que l'infusion de feuilles de séné, qui donne des coliques aux personnes bien portantes, les guérit chez l'adulte, et il croit que ce résultat doit tenir à l'analogie des effets. Je passe sous silence le conseil que d'autres (J. D. Major, A. Brendel, A. F. Dankwerts, etc.) ont donné de guérir les maladies par d'autres maladies provoquées artificiellement.

main devient plus chaude que l'autre, on y remarque une turgescence plus prononcée dans les parties molles, les veines sont plus saillantes, la peau est plus rouge, le mouvement plus vif et plus énergique, en un mot la vie semble y être exaltée. C'est là l'effet secondaire ou consécutif de l'eau froide sur le corps de l'homme qui se porte bien.

C'est aussi là environ la dose la plus forte à laquelle on puisse employer l'eau froide, avec un succès durable, comme moyen positif ou curatif, dans un état de débilité pure qui est analogue à ses effets primitifs dans le corps en santé. Je dis la plus forte dose, parce que, quand il s'agit d'exposer le corps entier à cette eau, et que la température de celle-ci est très basse (1), on est obligé d'abréger la durée de l'application, afin d'abaisser la dose au degré convenable.

Mais si la dose de ce remède se trouve considérablement élevée sous tous les rapports, ses effets primitifs exaspèrent les symptômes morbides propres au froid, jusqu'à produire un état de maladie que la partie dont on veut par là guérir la faiblesse ne peut ou peut à peine faire cesser. Si la dose est portée plus haut encore, si l'eau est très froide (à 40° F.), la surface exposée à son action fort étendue (2), et la durée de l'immersion plus longue qu'elle n'a coutume de l'être (3), il s'ensuit l'engourdissement du membre entier, une crampe des muscles, souvent même la paralysie (4), et si le corps

(1) Proportionnellement à tel degré de faiblesse, 70° F. pourraient être un froid aussi considérable que 60° pour une faiblesse moins grande.

(2) Par exemple toute la jambe.

(3) Par exemple pendant deux heures.

(4) A la vérité, il y a des exemples de bons effets produits par des doses même excessives du médicament positif ou curatif, dans certains

entier est demeuré une heure ou davantage plongé dans l'eau froide, la mort ou du moins l'asphyxie par congélation arrive chez l'homme bien portant ; mais elle se fait beaucoup moins attendre quand l'action du froid s'exerce sur un corps affaibli.

Il en est de même pour tous les médicaments, même pour ceux qui s'administrent à l'intérieur.

L'homme accablé de chaleur, de soif et de fatigue, qu'une seule gorgée d'eau-de-vie restaure dans l'espace d'une heure, comme je l'ai dit plus haut, tomberait dans une syncope (probablement mortelle) si, en pareil cas, au lieu d'une seule gorgée, il buvait un ou deux litres d'eau-de-vie à la fois, c'est-à-dire s'il prenait le même remède positif, mais à une dose excessive, qui le rend nuisible.

Qu'on ne croie pas que ce caractère nuisible des doses exagérées appartienne uniquement aux substances employées comme médicaments positifs ou curatifs. Les palliatifs aussi produisent de grands inconvénients lorsqu'on en force la dose ; car les médicaments sont des substances nuisibles par elles-mêmes, qui ne deviennent remèdes que par l'appropriation, sous des doses convenables, de leur tendance naturelle à rendre ma-

cas réservés aux maîtres de l'art. Ainsi j'ai vu l'effet paralysant primitif d'une très grande dose de froid exercer manifestement un effet curatif sur un homme dont le bras droit, déjà paralysé presque en entier depuis plusieurs années, était toujours froid et comme engourdi. Un jour de fête, cet homme voulut aller prendre du poisson dans un étang gelé pour régaler ses parents et ses amis. Ne pouvant saisir ces animaux avec son bras gauche, il était obligé de s'aider des faibles mouvements qu'exécutait encore le membre paralysé. Pendant plus d'une demi-heure il resta ainsi occupé dans de l'eau à la glace. Le résultat fut que le bras paralysé ne tarda pas à se gonfler et à s'enflammer ; mais au bout de quelques jours il était guéri et aussi robuste que l'autre, sans la moindre trace de paralysie, qui avait disparu à jamais.

lade aux maladies qui ont avec elles une analogie positive ou négative.

Ainsi, pour nous borner à l'exemple tiré des moyens négatifs ou palliatifs, une main glacée se rétablit promptement dans l'atmosphère d'une chambre chaude (à 80° F.); cette chaleur modérée agit ici comme un moyen doué d'une tendance contraire à celle du froid, c'est-à-dire comme palliatif, sans nuire sensiblement, parce que la dose n'est pas trop forte, et qu'elle n'a besoin d'être employée que très peu de temps, pour guérir le faible état morbide qui s'est développé avec rapidité.

Mais que la main déjà rendue tout à fait immobile et insensible par le froid, c'est-à-dire gelée, vienne à être plongée subitement, pendant une heure, dans de l'eau à 120 degrés, température que l'autre main pourrait encore supporter, elle meurt sans rémission; la gangrène s'empare d'elle, et elle tombe.

Un homme robuste, qui s'est fortement échauffé, ne tarde pas à reprendre ses sens dans une atmosphère d'une température modérée (d'environ 65° F.), sans éprouver aucun dommage appréciable de la part de ce palliatif; mais qu'aussitôt après ce violent échauffement, il reste plongé pendant une heure dans une rivière, immersion que son corps non échauffé supporterait pendant le même laps de temps sans en souffrir, et on l'en retirera mort, ou atteint du plus dangereux typhus.

L'eau froide soulage palliativement une partie qui a été brûlée; mais si l'on y appliquait sur-le-champ de la glace, elle tomberait en sphacèle.

Il en est de même aussi des moyens internes. Si une femme qui s'est beaucoup échauffée à la danse avalait une grande quantité d'eau à la glace, chacun sait ce qu'il en résulterait d'ordinaire, et cependant une petite cuillérée de la même eau ne lui aurait pas fait de mal, quoique ce soit précisément le même palliatif, seulement à moindre dose. Mais, quelque échauffée qu'elle puisse être, elle se rétablit d'une manière sûre et durable si l'on fait choix d'un moyen curatif dont les effets primitifs correspondent à l'état où elle se trouve, et qu'on administre ce moyen à une dose suffisamment exiguë, c'est-à-dire si on lui fait avaler un peu de thé chaud, avec une petite quantité de liqueur spiritueuse (1), et qu'elle se promène lentement dans une chambre peu échauffée; tandis qu'un grand verre d'eau-de-vie lui aurait attiré une fièvre ardente.

§ XI. Celui qui observe avec attention peut seul avoir une idée du degré auquel la susceptibilité du corps à l'égard des irritations mécaniques s'exalte dans les maladies. Cette exaspération surpasse toute croyance quand la maladie est arrivée à une haute intensité. Un malade atteint du typhus, que nous voyons plongé dans le coma, insensible aux secousses qu'on lui imprime et sourd à tous les bruits, revient promptement à lui sous l'influence d'une dose minime d'opium, fût-elle même un million de fois moins forte que celle qu'aucun médecin aurait jamais prescrite.

La sensibilité d'un corps très malade pour les stimu-

(1) Ce dernier exemple fait voir en même temps la justesse de la proposition que, quand l'état de la maladie est porté au plus haut degré, et qu'il ne reste plus que quelques heures pour guérir, l'emploi du moyen curatif ou positif à très faible dose est infiniment préférable à celui des palliatifs, quand bien même on ne donnerait d'abord ceux-ci qu'en très petite quantité. En supposant que les palliatifs ne nuisent point, toujours est-il certain qu'ils ne sont pas utiles; tandis que la plus faible dose du moyen curatif parfaitement approprié peut arracher à une mort certaine, dans les cas même où l'on n'a plus à disposer que de quelques heures pour procéder à la guérison.

lations médicamenteuses est portée, dans beaucoup de cas, à un tel point qu'on voit agir sur ce corps et commencer à l'exciter, des puissances dont on a même été jusqu'à nier l'existence, parce qu'elles ne font rien ni sur l'homme en santé, ni dans quelques maladies qui sont sans rapports avec elles. Je citerai ici pour exemple la force héroïque du magnétisme animal, de cette influence immatérielle d'un corps humain vivant sur un autre, qui s'exerce dans certains modes de contact ou de quasi-contact, et produit une excitation si énergique sur les personnes qu'une constitution délicate et une grande sensibilité rendent très sujettes tant aux émotions vives qu'aux mouvements résultant d'une irritabilité musculaire très développée. Cette force animale ne se montre pas le moins du monde entre deux personnes robustes et saines, non parce qu'elle n'existe point, mais parce qu'elle est beaucoup trop faible pour pouvoir ou devoir se manifester entre personnes bien portantes; tandis qu'elle n'agit souvent qu'avec trop d'intensité dans les états morbides de la sensibilité et de l'irritabilité, comme le font également des doses minimes d'autres médicaments curatifs chez un sujet très malade.

Il en est de même des applications du barreau aimanté et du contact avec d'autres métaux, dont les effets médicamenteux sont absolument insensibles dans le corps doué de la santé.

D'un autre côté, il est aussi vrai que surprenant que les personnes même les plus robustes, lorsqu'elles sont atteintes de maladies chroniques, ne peuvent, malgré toute la force de leur constitution, et quoiqu'elles supportent sans inconvénient diverses irritations nuisibles fort énergiques, comme les excès dans le boire et dans le manger ou l'abus des purgatifs, ne peuvent, dis-je, prendre une dose minime du médicament positif qui convient à leur affection, sans en ressentir l'impression avec tout autant de force qu'un enfant à la mamelle.

§ XII. Il est, en médecine, un petit nombre de substances qui agissent presque uniquement d'une manière chimique, les unes en condensant la fibre vivante, tout aussi bien que la fibre morte (comme le tannin), en diminuant sa cohésion, sa roideur (comme les graisses); les autres, soit en s'emparant des substances nuisibles, qui peuvent exister dans le corps ou du moins dans les premières voies, comme la chaux ou les alcalis neutralisent les acides dans l'estomac, comme l'eau hydrosulfurée se combine avec certains oxydes métalliques, soit en les décomposant, comme il arrive aux alcalis et au foie de soufre à l'égard des sels métalliques, soit enfin en détruisant chimiquement des parties du corps, comme le fer rouge. Si l'on excepte ces substances peu nombreuses, les opérations pour la plupart mécaniques de la chirurgie, et quelques corps nuisibles et insolubles qui se sont introduits du dehors dans l'économie, les autres médicaments agissent d'une manière purement dynamique (1), et guérissent sans provoquer d'évacua-

(1) La méthode curative et dynamique ramenant les maladies à la santé d'une manière aussi prompte et immédiate que puissante et douce, tous les moyens appelés généraux, révulsifs et évacuants, qui bouleversent l'organisme contre le vœu de la nature, comme les vomitifs, les purgatifs, les sudorifiques, etc., sont inutiles et nuisibles. Les médicaments qui produisent ces effets violents et révolutionnaires ne le font pour la plupart que par l'excès de leurs doses. En abusant ainsi des vomitifs, on n'aperçoit pas plusieurs des propriétés spécifiques du tartre stibié, de l'ipécacuanha, de l'asaret, etc., qui, à petites doses, peuvent les rendre des médicaments beaucoup plus salutaires dans d'autres circonstances. De même, les nombreuses substances médicinales dont on est dans l'usage d'abuser pour provoquer ces purgations et évacuations, dont

tions, sans occasionner de révolutions violentes, ni même appréciables.

Cette action dynamique des médicaments est presque entièrement spirituelle, comme la vitalité elle-même, qui se réfléchit sur l'organisme. Elle l'est surtout d'une manière évidente pour les remèdes positifs ou curatifs, avec cette particularité singulière qu'une trop forte dose peut nuire et occasionner des désordres graves dans le corps, tandis qu'une dose faible, aussi minime même que possible, peut ne pas rester sans produire un effet salutaire, pourvu que le moyen soit bien indiqué.

La seule condition presque qui soit nécessaire pour que l'effet se développe pleinement et amène la guérison, c'est que le médicament convenable entre en contact avec la fibre vivante et sensible ; mais peu importe l'exiguïté de la dose qui agit dans cette intention sur les parties sensibles du corps vivant.

Si une certaine petite dose de teinture étendue d'opium

le vrai médecin n'a presque jamais ou n'a que très rarement besoin, sont destinées à remplir des indications bien autrement utiles que celles qu'on leur a connues jusqu'à présent : ce n'est que quand on les fait prendre en excès qu'elles déterminent cet effet tumultueux, et presque tous les autres médicaments peuvent devenir vomitifs ou purgatifs lorsqu'on en abuse au même degré. Les prétendus signes de saburres dans les premières voies et de turgescence de la bile, l'amertume de la bouche, le mal de tête, l'anorexie, le dégoût, les nausées, le mal de ventre et la constipation réclament ordinairement de tout autres moyens que des purgatifs et des vomitifs : la maladie, envisagée dans tout son ensemble, est souvent guérie en peu d'heures par quelques gouttes de la substance curative qui convient, et ces symptômes menaçants disparaissent avec elle, sans évacuations, d'une manière tellement insensible qu'on ne sait ce qu'ils sont devenus. Il n'y a qu'un petit nombre de cas où il soit permis de recourir à de tels évacuants : c'est quand l'estomac ou le canal intestinal est surchargé d'aliments indigestes, ou contient soit des corps étrangers, soit quelque poison.

est capable d'enlever un degré déterminé de somnolence contre nature, la centième partie, la millième même de cette dose suffit presque toujours pour arriver au même but, et l'on peut atténuer bien davantage encore la dose, sans que la plus minime cesse de produire les mêmes effets curatifs que la première.

J'ai dit que la mise en contact du médicament avec la fibre vivante et sensible est presque la seule condition de son action. Cette propriété dynamique a une portée telle qu'il est tout à fait indifférent pour le résultat que le contact ait lieu avec telle ou telle partie, pourvu seulement qu'elle soit dépouillée d'épiderme. Peu importe que le médicament dissous pénètre dans l'estomac, reste dans la bouche, ou soit appliqué sur une plaie, sur un point dénudé quelconque de la peau.

Quand on n'a point à craindre d'évacuations, disposition vitale particulière de l'organisme qui a la puissance spéciale d'anéantir l'énergie dynamique d'un médicament, l'introduction de ce dernier dans le rectum ou dans le nez remplit pleinement les vues du médecin, c'est-à-dire que, s'il a le pouvoir de le faire, il n'en guérit pas moins efficacement un certain mal d'estomac, un genre particulier de céphalalgie, une espèce de point de côté, une crampe dans le mollet, ou tout autre mal siégeant dans une partie qui n'a point de connexions anatomiques avec celle à laquelle on l'applique.

Il n'y a que l'épiderme dont la surface du corps est recouverte qui apporte quelque obstacle à l'action des médicaments sur la fibre sensible qu'il recouvre; mais cet obstacle n'est point insurmontable. Les médicaments agissent aussi à travers l'épiderme, seulement ils le font avec moins de force. Leur action alors est plus faible quand ils sont en poudre, plus énergique lorsqu'ils sont dissous, et d'autant plus prononcée dans ce dernier cas que la dissolution se trouve mise en rapport avec une surface plus étendue.

Cependant l'épiderme est plus mince sur quelques points, où par conséquent aussi l'action s'exerce avec plus de facilité. Tels sont le bas-ventre, surtout au creux de l'estomac, les aines, le creux des aisselles, le pli des bras, l'intérieur des poignets, le creux du jarret, etc. Ces points sont les plus sensibles à l'action des médicaments.

Le frottement ne contribue guère à favoriser l'action des médicaments qu'en rendant la peau plus sensible, et la fibre plus susceptible d'être impressionnée par la puissance médicinale spécifique, qui de là s'étend en rayonnant dans tout l'organisme.

Si l'on frotte les cuisses jusqu'à exalter la sensibilité, et qu'ensuite on applique dessus de l'onguent mercuriel, le résultat est le même que si l'on avait frictionné ces parties avec l'onguent.

La vertu spécifique des médicaments demeure la même, qu'on les emploie à l'extérieur ou à l'intérieur, qu'on les mette en contact avec la fibre sensible par le dehors et par le dedans du corps.

L'oxyde noir de mercure, pris par la bouche, guérit les bubons vénériens d'une manière au moins aussi prompte et aussi sûre que les frictions aux cuisses avec l'onguent napolitain. L'immersion des pieds dans une dissolution étendue de sublimé corrosif guérit les ulcères à la bouche aussi rapidement et aussi sûrement que l'ingestion de cette liqueur dans l'estomac, surtout si l'on a soin de frictionner la partie avant de la baigner.

La poudre de quinquina étalée sur le bas-ventre, guérit la fièvre intermittente que ce médicament a la propriété de guérir lorsqu'on le fait prendre à l'intérieur.

Mais comme l'organisme malade est généralement beaucoup plus sensible à l'action dynamique des médicaments, de même aussi la peau des personnes malades l'est plus que celle des sujets qui se portent bien. Il suffit d'une petite quantité de teinture d'ipécacuanha versée dans le pli du bras, pour faire cesser la tendance à vomir chez des personnes très malades.

§ XIII. La seule puissance médicinale de la chaleur et du froid semble ne point être aussi exclusivement dynamique que celle des autres médicaments. Lorsque ces deux agents sont employés à titre de remèdes positifs, la plus petite dose possible ne suffit pas pour produire l'effet. Il faut que tous deux soient à haute dose, c'est-à-dire aient une assez grande intensité, si l'on veut que leur action salutaire s'accomplisse rapidement. Mais cette apparence est fallacieuse. La puissance du froid et du chaud n'est pas moins dynamique que celle des autres médicaments, et la différence tient à l'habitude que nos corps ont déjà de l'influence qu'elle exerce à certaines doses. Pour que le froid et la chaleur puissent remplir l'office de médicaments, il faut les pousser au delà du degré accoutumé, peu s'il s'agit d'un effet positif, beaucoup si l'on n'a en vue qu'un effet négatif ou palliatif.

Une chaleur égale à celle du sang est déjà, pour la plupart des habitants de nos climats, supérieure à celle dont ils ont l'habitude ; de sorte qu'un bain de pieds à 98° ou 99° F. est assez chaud, quand il n'existe pas d'autres symptômes, pour faire cesser d'une manière positive la chaleur dans la tête ; mais veut-on procurer un soulagement palliatif dans un cas de brûlure, on a besoin déjà d'une eau beaucoup plus froide que celle dont nous sommes accoutumés à baigner les parties saines de notre corps, et d'autant plus froide, jusqu'à un certain degré néanmoins, que l'inflammation est plus forte (1).

Ce que je viens de dire relativement à la nécessité d'accroître un peu le froid et le chaud quand on veut les employer dans des vues curatives, s'applique aussi à tous les autres médicaments dont le malade a déjà contracté l'habitude. Ainsi, chez les personnes qui sont accoutumées au vin, à l'eau-de-vie, à l'opium, au café, etc., il faut donner ces substances à des doses un peu plus fortes que celles qui sont passées en habitude.

La chaleur et le froid appartiennent, avec l'électricité, à la catégorie des excitations médicinales dynamiques les plus diffusibles. L'épiderme ne peut ni diminuer, ni arrêter leur action, probablement parce que cette membrane leur sert en quelque sorte de conducteur et de véhicule. Il en est sans doute de même à l'égard du magnétisme animal, de l'action médicinale du barreau aimanté, et en général de la puissance exercée par l'application des métaux à l'extérieur. Le galvanisme semble pénétrer un peu moins facilement à travers l'épiderme.

§ XIV. Quand nous prenons la peine d'y faire atten-

(1) Dans le cas même où l'inflammation est considérable, on n'a d'abord besoin que d'eau à environ 70° F., pour procurer un soulagement palliatif; mais d'heure en heure il faut en prendre qui soit un peu plus froide, si l'on veut que le soulagement persiste tel qu'il a été dès le principe. Il faut accroître de temps en temps l'intensité du froid, comme on est obligé d'augmenter la dose des autres palliatifs qui s'administrent à l'intérieur.

tion, nous reconnaissons promptement que la nature est en état de produire les plus grands effets avec des moyens simples et souvent très faibles. L'imiter en cela doit être le but des efforts de l'esprit humain. Mais plus nous accumulons ensemble de moyens pour atteindre à un seul but, plus nous nous écartons de notre modèle, plus les résultats auxquels nous arrivons sont mesquins.

Avec un petit nombre de moyens simples employés l'un après l'autre, mais plus souvent encore avec un seul, nous pouvons ramener les plus grands désordres de l'économie malade à l'état naturel d'harmonie, nous pouvons guérir, et parfois en très peu de temps, les maladies les plus chroniques, en apparence incurables; tandis que, sous l'influence de moyens mal choisis et mêlés en grand nombre les uns avec les autres, nous voyons les moindres maux dégénérer en maladies graves et incurables.

Laquelle de ces deux méthodes choisira celui qui vise à la perfection?

C'est toujours à un seul moyen simple, exempt de tout mélange, qu'il appartient de produire les effets les plus salutaires, pourvu qu'on l'ait bien choisi, qu'il soit le plus approprié, et qu'on le donne à la dose convenable. Jamais il n'est nécessaire d'employer simultanément deux de ces moyens.

Nous donnons un médicament pour détruire la maladie entière avec le secours de cette seule substance, ou, si ce but ne peut être complétement atteint, pour voir, après que le remède a épuisé son action, quels sont les accidents qui exigent encore qu'on les combatte. Un, deux ou tout au plus trois médicaments suffisent pour anéantir la plus grande maladie. Si la guérison n'a pas lieu, c'est à nous qu'il faut s'en prendre; la faute n'en est ni à la nature ni à la maladie.

Voulons-nous pouvoir juger de ce qu'un remède opère et laisse encore à faire dans une maladie; nous ne devons donner qu'un seul médicament simple à la fois. Une addition quelconque ne fait qu'embrouiller le point de vue, et comme, s'il nous est à la rigueur possible de connaître les symptômes de l'action d'un remède simple, il ne nous l'est point d'apprécier les forces combinées et en partie décomposées les unes par les autres d'un mélange de médicaments, nous sommes hors d'état, quand nous voulons faire le départ et des effets du moyen et des symptômes morbides, de distinguer, parmi les changements survenus, quels sont ceux qui doivent être mis sur le compte de la maladie, ou qui dépendent de tel ou tel ingrédient; par conséquent aussi nous ne pouvons savoir laquelle de ces drogues doit désormais être abandonnée ou continuée, ni quelle substance doit être substituée à l'une ou à l'autre, ou à toutes. Dans un pareil traitement, nul phénomène ne saurait être ramené à sa vraie cause. Sur quelque point que nous dirigions nos regards, nous ne rencontrons qu'incertitude et obscurité.

La plupart des substances médicinales simples déterminent, chez l'homme qui se porte bien, une série souvent fort étendue de symptômes positifs. Le médicament approprié peut donc souvent renfermer, dans ses effets primitifs, le type de la plupart des symptômes appréciables de la maladie qu'on veut traiter, avec plusieurs autres types analogues qui le rendent également apte à guérir d'autres maladies.

Maintenant, la seule chose que nous ayons à désirer, c'est qu'un médicament convienne, ou, en d'autres termes, qu'il ait par lui-même la faculté de produire la plupart des symptômes qu'on découvre dans les maladies; que par conséquent il soit en état, quand on l'emploie comme remède ou comme contre-irritation, de détruire ou d'éteindre ces mêmes symptômes dans le corps malade.

Nous voyons qu'une seule substance simple possède cette propriété dans toute sa plénitude, quand on la choisit convenablement.

Il n'est donc jamais nécessaire d'employer plus d'un médicament simple à la fois, quand on en trouve un qui s'adapte bien au cas morbide.

Il est très probable aussi, il est même certain que, dans un mélange de plusieurs médicaments, chacun d'eux en particulier n'agit plus d'une manière à lui propre sur la maladie, et ne peut plus, troublé comme il l'est par ses concurrents, exercer la tendance spécifique qui lui appartient, mais que l'un agit à l'opposite de l'autre, et que tous modifient ou détruisent mutuellement leurs effets; en sorte que le concours de plusieurs forces décomposées l'une par l'autre dans le corps, donne lieu à un résultat moyen que nous ne pouvons désirer, parce qu'il nous est impossible de le prévoir d'avance, ni même seulement de le soupçonner.

En effet, l'expérience nous apprenant qu'une irritation générale en éteint ou en réprime une autre, suivant qu'il y a entre elles soit analogie, ou antilogie, soit une grande différence d'intensité, quand plusieurs médicaments agissent ensemble sur le corps, l'action des uns détruit en partie celle des autres (1), et il ne reste pour

(1) Voilà pourquoi les doses souvent énormes de divers médicaments héroïques qui entrent dans certaines formules compliquées ne produisent fréquemment pas d'effets bien remarquables. Une de ces drogues violentes, prise seule à pareille dose, aurait causé la mort dans beaucoup de cas.

attaquer la maladie que la portion d'action qui n'a été combattue par rien dans le mélange. Or nous ne pouvons savoir si cette action restante convient ou non, parce que nous n'avons aucun moyen de calculer ce qui doit rester.

Tout cas morbide quelconque n'exigeant jamais qu'un seul médicament simple, aucun médecin digne de son titre n'aura la fantaisie de recourir à des mélanges, et de travailler ainsi lui-même en sens inverse du but auquel il veut atteindre. Ce sera, au contraire, un signe infaillible qu'il est sûr de son affaire, si on le voit ne prescrire qu'une seule substance, qui, étant bien choisie, ne peut manquer de guérir la maladie d'une manière prompte, douce et durable.

§ XV. Si les accidents sont légers et en petit nombre, c'est une incommodité insignifiante, qui réclame à peine l'usage des médicaments, et qui n'a besoin que d'un changement de régime pour guérir.

Mais si l'on n'aperçoit qu'un ou deux symptômes graves, chose d'ailleurs assez rare, le cas est plus épineux que quand il y a un grand nombre de symptômes. Il serait difficile alors que le premier remède qu'on prescrit convînt parfaitement, soit parce que le malade n'a pas l'aptitude nécessaire pour bien décrire tout ce qu'il éprouve, soit parce que les accidents eux-mêmes sont peu prononcés et peu sensibles.

Dans cette circonstance rare, on prescrit une ou tout au plus deux doses du médicament que l'on juge être le mieux approprié de tous.

Il arrivera quelquefois que ce médicament soit précisément celui qui convient ; mais comme le plus souvent ce ne sera pas lui qu'il aurait fallu employer, on découvrira ensuite des accidents jusqu'alors inaperçus, ou qui prendront plus de développement. Ces symptômes, appréciables, quoique faibles, pourront servir à tracer un portrait plus exact de la maladie, d'après lequel on appréciera avec plus de certitude le remède approprié.

§ XVI. La répétition des doses d'un médicament se règle d'après la durée de son action. S'il agit d'une manière positive ou curative, une amélioration s'est déjà manifestée quand il a épuisé son influence, et une seconde dose anéantit le reste de la maladie. Quelques heures peuvent s'écouler sans inconvénient entre la cessation de l'action de la première dose et l'administration d'une seconde. La portion déjà éteinte de la maladie ne saurait se renouveler, et quand bien même on laisserait le malade sans médicaments pendant plusieurs jours, l'amélioration due à la première dose n'en continuerait pas moins à demeurer sensible.

Loin donc qu'il y ait de l'inconvénient à temporiser en pareil cas, trop d'empressement à répéter la dose peut, au contraire, faire manquer la guérison, parce qu'alors la nouvelle dose qu'on donne produit l'effet d'un accroissement de la première, et peut par cela même devenir très nuisible.

J'ai déjà dit que la plus faible dose possible d'un médicament positif suffit pour obtenir un effet plein et entier. S'agit-il d'une substance dont l'action dure longtemps, comme celle de la digitale, qui se prolonge jusqu'au septième jour, si l'on répète cette dose trois ou quatre fois par jour, la quantité absolue du médicament qui, avant l'expiration du septième jour, se trouve vingt à trente fois plus forte, ne peut manquer de nuire (1), puisqu'un vingtième ou un trentième de cette

(1) Il faut encore avoir égard à une autre circonstance. On ne voit pas trop d'où cet effet peut dépendre, mais il n'en est pas moins vrai qu'une

quantité aurait déjà suffi pour opérer la guérison.

Après que la première dose du médicament employé comme moyen curatif a épuisé son action, on examine s'il convient d'en prescrire une seconde de cette même substance. Si la maladie a diminué dans tout son ensemble, non pas seulement pendant la première demi-heure qui a suivi la prise, mais plus tard, pendant toute la durée d'action de la première dose, et que la diminution soit devenue d'autant plus sensible que cette durée approchait davantage de son terme; ou bien si, comme il arrive soit dans les maladies très chroniques, soit dans celles dont le retour des paroxysmes n'a point lieu durant ce laps de temps, aucune amélioration sensible ne s'est manifestée, mais qu'il ne se soit cependant montré non plus aucun nouveau symptôme considérable, alors il est presque toujours certain dans le premier cas, et probablement dans le second, que le médicament était approprié d'une manière positive, et qu'on doit prescrire une seconde, quelquefois même une troisième dose, si les circonstances l'exigent, si la première dose n'a pas produit une guérison entière, comme elle le fait souvent dans les maladies aiguës.

Lorsque le médicament dont on a fait choix pour obtenir une guérison positive n'excite presque aucun

même dose de médicament qui suffirait pour procurer la guérison si on ne la répétait que quand la substance a complétement cessé d'agir, exerce une influence dix fois plus forte si l'on vient à la fractionner et à en donner les fractions à de courts intervalles, pendant le temps que dure l'action du médicament. Par exemple, la durée d'action d'un médicament est de cinq jours, et une dose de dix gouttes suffit pour guérir; si l'on divise cette dose de manière à faire prendre deux fois par jour une goutte, l'effet total au bout des cinq jours n'est pas le même que celui qu'auraient produit les dix gouttes prises à la fois, mais infiniment plus fort, en supposant toutefois que le médicament soit le remède positif et curatif de la maladie.

symptôme qui n'ait déjà été observé auparavant, on conclut de là qu'il est le remède convenable, et à coup sûr il guérira la maladie primitive, quand bien même le malade et les assistants n'apercevraient point d'amélioration dans les commencements. En d'autres termes, quand le remède curatif amende la maladie primitive dans toute son étendue, il ne peut produire aucun symptôme fâcheux.

Toute aggravation d'une maladie qui survient pendant l'usage d'un médicament, toute addition de symptômes qui n'avaient point appartenu jusqu'alors à cette maladie, tient uniquement à l'action de ce médicament, quand elles ne se manifestent pas peu d'heures avant une mort inévitable, ou quand elle n'est point la suite d'un écart de régime, d'une violente excitation de quelque passion, d'une révolution irrésistible de la nature par l'apparition ou la cessation des règles, l'invasion de la puberté, la conception ou l'accouchement. Toujours alors ce sont des symptômes du médicament, que celui-ci produit de lui-même, au détriment du malade, soit parce qu'il n'avait pas été bien choisi, à titre de remède positif, soit parce qu'on l'a employé trop longtemps et en trop grande quantité, à titre de palliatif.

Une aggravation de la maladie par des symptômes nouveaux d'une grande intensité pendant l'action des deux premières doses d'un remède curatif, n'annonce jamais que la dose ait été trop faible et qu'on doive l'augmenter, mais prouve que le médicament n'était point approprié au cas morbide contre lequel on l'a employé.

Cette addition de forts symptômes étrangers à la maladie ne ressemble en rien à l'aggravation dont j'ai parlé plus haut, et que les symptômes morbides primitifs éprouvent durant les premières heures qui suivent l'administration d'un remède positif ou curatif. Ce phénomène, dû à la prédominance des symptômes médicinaux, annonce seulement que le remède, bien choisi d'ailleurs, a été employé en trop grande dose, et, à moins que la dose n'ait été énorme, il disparaît au bout de deux, trois ou tout au plus quatre heures, en faisant place à un rétablissement durable de la santé, ce qui arrive presque toujours avant l'expiration du terme fixé à l'action de la première dose, en sorte qu'une seconde est généralement inutile dans les maladies aiguës.

§ XVII. Cependant il n'y a point de remède positif, quelque bien choisi qu'il ait été, qui ne puisse exciter de petits symptômes nouveaux pendant son usage, chez des malades très-irritables et très sensibles, parce qu'il est presque impossible qu'il y ait entre les symptômes d'un médicament et ceux d'une maladie la même ressemblance absolue qu'entre deux triangles dont les angles et les côtés sont égaux. Mais l'énergie propre de la vitalité suffit, et au delà, pour faire disparaître cette légère aberration, dont on ne s'aperçoit même pas, à moins que le malade ne soit d'une délicatesse excessive.

Si un malade doué d'une sensibilité moyenne éprouve, pendant l'action de la première dose, quelque petit symptôme qu'il n'avait point encore ressenti jusqu'alors, et qu'en même temps la maladie primitive semble diminuer, il n'est pas possible, du moins dans une affection chronique, de reconnaître exactement, à cette première dose, si le remède dont on a fait choix a réellement un caractère curatif. Il faut, après que cette dose a épuisé son action, en donner une seconde pareille, dont les résultats seuls pourront décider la question. Cette fois, en effet, si le médicament n'est point parfaitement approprié, on verra survenir encore un nouveau symptôme, non pas le même que la première fois, mais presque toujours un autre, et quelquefois plusieurs, d'une intensité d'ailleurs plus forte, sans que la guérison de la maladie, envisagée dans tout son ensemble, ait fait des progrès appréciables. Si, au contraire, le médicament convient, cette seconde dose efface presque jusqu'à la moindre trace du nouveau symptôme, et la guérison marche d'un pas plus rapide, sans qu'il survienne davantage d'obstacles.

Cependant, si la seconde dose provoquait la manifestation de quelque nouveau symptôme peu important, et qu'il ne fût pas possible de trouver un médicament mieux approprié, ce qui tiendrait alors ou à l'inhabileté du médecin ou à l'insuffisance des moyens dont on a étudié jusqu'ici les effets purs, on parviendrait encore, dans les maladies chroniques et dans les affections aiguës qui ne parcourent pas trop rapidement leurs périodes, à faire disparaître le nouvel accident, et à obtenir la guérison, quoique avec un peu plus de temps, en diminuant les doses. En pareil cas, l'énergie de la vitalité n'est pas non plus sans influence.

§ XVIII. Ce n'est pas une preuve de mauvais choix du médicament, quand ses effets primitifs ne couvrent d'une manière positive que les symptômes principaux de la maladie, et n'agissent que comme palliatif sur d'autres d'une intensité médiocre ou faible. En pareil cas, la véritable puissance curative du médicament l'emporte toujours, et la santé se rétablit sans accidents pendant ou après le traitement. L'expérience n'a point encore décidé la question de savoir s'il est bon alors d'augmenter la dose du médicament, quand on est obligé de le répéter.

§ XIX. Lorsque, dans une maladie chronique, en continuant l'emploi d'un médicament curatif, sans accroître la dose, il survient avec le temps de nouveaux symptômes qui n'appartiennent point à la maladie primitive, comme les deux ou trois premières doses n'en ont pas moins agi presque sans obstacle, on est fondé à chercher la cause de cette contrariété, non pas dans le choix mal fait du remède, mais dans le régime, ou dans quelque autre influence puissante venue du dehors.

Si, au contraire, le remède positif a été choisi parfaitement en rapport avec le cas morbide bien étudié, s'il a été prescrit à une dose suffisamment atténuée, si même, au besoin, il a été répété après que la première dose avait épuisé son action, les maladies aiguës ou chroniques, quelque graves ou invétérées qu'elles soient, guérissent d'une manière si rapide, si complète et si insensible, que le malade semble passer presque subitement à la santé, comme par une sorte de nouvelle création ; mais il faut pour cela que le traitement ne soit point contrarié par quelque irrémissible révolution de la nature, par des passions violentes, par d'énormes écarts de régime, ou par des désorganisations profondes d'organes essentiels.

§ XX. On ne saurait méconnaître l'influence du régime et du genre de vie sur la guérison ; mais le médecin ne doit en prendre la direction que dans les maladies chroniques : car, dans les affections chroniques, l'état de plein délire seul excepté, un instinct infaillible parle en termes si clairs et si précis, qu'il suffit de prescrire au malade et aux assistants de ne pas contrarier le vœu de la nature par des interdictions ou par des instances déplacées.

IV.

L'OBSERVATEUR EN MÉDECINE.

En médecine, l'observation suppose, ce qu'on ne rencontre même pas à un degré médiocre chez les médecins ordinaires, la capacité et l'habitude de bien saisir les phénomènes qui ont lieu, soit dans les maladies naturelles, soit dans les états morbides artificiellement provoqués chez les personnes en santé par les médicaments dont on fait l'essai, et de les peindre d'une manière naturelle, de les rendre par les expressions les plus convenables.

Pour bien apercevoir ce qui se présente à observer chez les malades, il faut y consacrer sa pensée tout entière, sortir en quelque sorte de soi-même, et s'attacher pour ainsi dire de toute la puissance de son esprit au sujet ; c'est le seul moyen de ne rien laisser échapper de ce qui existe réellement, et d'accueillir par les sens éveillés tout ce qu'ils peuvent saisir.

Il faut alors imposer silence à l'imagination, s'abstenir des conjectures, éviter les interprétations, les spéculations. L'observateur n'est là que pour saisir les phénomènes, pour constater ce qui a lieu. Son attention seule doit veiller non-seulement à ce que rien ne lui échappe, mais encore à ce que les choses qu'il aperçoit soient comprises telles qu'elles sont réellement.

Cette faculté d'observer rigoureusement n'est jamais tout à fait innée ; elle s'acquiert en grande partie par l'exercice, et se perfectionne par l'éducation des sens, c'est-à-dire par une critique sévère des aperçus que nous saisissons rapidement dans les objets extérieurs. Le sang-froid, le calme et la droiture du jugement ne lui sont pas moins nécessaires qu'une continuelle défiance de la faculté que nous avons de saisir les phénomènes.

La haute importance de notre objet doit nous faire diriger tous nos efforts vers l'observation ; il faut qu'une patience longuement éprouvée, et forte de l'appui de la volonté, nous maintienne dans cette direction jusqu'à ce que nous soyons devenus bons observateurs.

Pour nous former à cette faculté, nous avons besoin d'être versés dans la lecture des meilleurs écrivains de la Grèce et de Rome, qui nous apprennent à penser juste, à bien sentir, à exprimer simplement et convenablement nos sensations. Nous avons besoin aussi de l'art du dessin, qui exerce notre vue, et par suite nos autres sens, à saisir les véritables traits des objets, à les représenter tels qu'ils s'offrent à nous, sans que l'imagination y ajoute rien, tout comme les mathématiques nous enseignent à mettre la sévérité nécessaire dans nos jugements.

Muni de tels moyens, l'observateur médical ne manquera pas son but, principalement s'il a sans cesse devant les yeux la haute dignité de sa profession, qui le rend vicaire du Tout-Puissant pour créer en quelque sorte de nouveau l'existence de ses semblables, détruite par la maladie. Il sait que les observations relatives aux objets du ressort de la médecine doivent être recueillies dans une disposition d'esprit pure et simple, comme sous les yeux du Dieu qui voit tout, du juge de nos pensées, et qu'elles doivent être rédigées sous l'inspiration d'une conscience pure, pour les communiquer au monde ; car il n'ignore pas non plus que, parmi tous les biens dont nous jouissons ici-bas, nul n'est plus digne de piquer notre zèle que la vie et la santé de nos frères.

La meilleure occasion d'exercer et de perfectionner notre talent pour l'observation, nous est fournie par les essais de médicaments sur nous-mêmes. Évitant toute influence médicinale étrangère, toute impression morale qui pourrait apporter le moindre trouble, celui qui se livre à cette importante expérimentation, a son attention entière tendue sur les moindres changements qui s'opèrent en lui, afin que ses sens soient toujours ouverts pour les bien saisir et les exprimer fidèlement.

En continuant cette recherche scrupuleuse de tous les changements qui surviennent en lui, l'observateur acquiert la faculté d'apercevoir toutes les sensations, quelque compliquées qu'elles soient, que lui fait éprouver le médicament sur lequel il expérimente, toutes les modifications, même les plus délicates, que cette substance apporte en lui, et, après s'en être fait une idée claire et précise, d'en écrire le narré en termes appropriés et qui ne laissent rien à désirer.

Là seulement il est possible à celui qui débute de faire des observations pures, exactes et dégagées de toute cause de trouble, parce qu'il sait qu'il ne se trompera pas soi-même, que personne ne lui dira rien de faux, et que c'est lui-même qui sent, voit et remarque ce qui se passe dans son propre intérieur. C'est ainsi qu'il s'exerce à observer ensuite sur les autres avec non moins d'exactitude.

Dans les recherches pures et exactes, il devient évident pour nous que toute la symptomatologie de la médecine vulgaire n'est qu'une œuvre superficielle, et que la nature a coutume d'apporter, par la maladie ou les médicaments, tant de modifications diverses à la manière de sentir et d'agir de l'homme, que des termes généraux sont absolument insuffisants pour exprimer les symptômes morbides souvent si compliqués, lorsqu'on veut représenter avec vérité et complétement les changements qui se sont opérés.

On n'a pas encore vu de peintre assez négligent pour laisser de côté les spécialités des traits d'une personne dont il veut faire le portrait, ou pour s'imaginer qu'il suffit de tracer deux trous ronds comme des yeux, au-dessous du front, de mettre entre eux un trait perpendiculaire figurant le nez, et sous ce trait un autre transversal représentant la bouche. Nul peintre n'a encore agi de cette manière en retraçant les traits d'une personne; aucun naturaliste non plus n'a suivi cette marche en décrivant une production quelconque de la nature.

Une pareille méthode n'a été adoptée que par la séméiologie de la médecine vulgaire, dans sa description des phénomènes morbides. Là les sensations si infiniment variées, là les souffrances si prodigieusement multipliées des malades, sont si peu peintes, quant à leurs particularités, à leurs différences, aux complications de la douleur, à ses degrés, à ses nuances, en un mot sont si peu exprimées par des descriptions exactes et complètes, qu'on voit tous ces phénomènes englobés dans un petit nombre de termes généraux qui ne disent rien à l'esprit, tels que sueur, chaleur, fièvre, mal de tête, mal de gorge, angine, asthme, toux, mal de poitrine, point de côté, mal de ventre, défaut d'appétit, mal de dos, mal de hanche, affection hémorrhoïdale, dysurie, douleurs dans les membres (qu'on appelle à volonté goutteuse ou rhumatismale), éruption cutanée, spasmes, convulsions, etc. Avec de si plates expressions, les souffrances infiniment variées des malades sont rendues dans les observations (à l'exception parfois de quelque grand symptôme qui est très frappant dans tel ou tel cas) de telle sorte que toutes les descriptions se ressemblent, et semblent avoir été jetées dans le même moule.

Pour accomplir d'une manière si superficielle et avec tant de négligence le plus important de tous les actes, l'observation des malades et des différences infinies que présentent les modifications survenues en eux, il faut avoir un grand mépris des hommes, et ne pas attacher le moindre prix à savoir, soit distinguer les états morbides d'après ce qu'ils ont de particulier, soit choisir, dans chaque cas spécial, le remède qui seul y soit approprié.

Le médecin consciencieux qui cherche sérieusement à connaître ce que les maladies qu'il veut guérir ont de spécial, afin de pouvoir leur opposer le remède convenable, procède avec beaucoup plus de soin à la distinction de ce qui est susceptible de frapper ses sens. La langue qu'il parle lui suffit à peine pour exprimer par des mots convenables les innombrables variétés des symptômes qu'offre l'homme malade. Il ne laisse échapper aucune sensation, quelque étrange qu'elle soit, qu'un médicament éprouvé sur lui-même lui a procurée, sans chercher à la rendre en des termes intelligibles pour tout le monde, afin de pouvoir, lorsqu'il s'agit de guérir, approprier au portrait fidèlement tracé de la maladie le remède qui lui ressemble le plus dans l'ensemble de ses symptômes, et qu'il sait être le seul apte à la faire disparaître. Il est donc vrai que l'observateur attentif et soigneux peut seul devenir un vrai médecin.

Tant qu'à force d'observations exactes, de recherches assidues et de comparaisons rigoureuses, on n'a pu rapporter les innombrables phénomènes morbides que la nature semble produire toujours différents les uns des autres et infiniment variés, à des maux primitifs jouissant réellement d'une existence fixe, il est évident que tout cas isolé de maladie, tel qu'il se présente à nous, doit être traité homœopathiquement, d'après l'ensemble des symptômes qu'il offre, méthode bien préférable encore, pour obtenir la guérison, à toutes celles dont la médecine s'est servie jusqu'à présent.

La médecine reçue jusqu'à ce jour s'était imaginé que la manière la plus facile d'en finir à l'égard du traitement de ces phénomènes morbides si variés, consistait à établir de sa propre autorité, sur le papier, une liste de formes de maladies, destinées, suivant elle, à représenter et à embrasser tous les cas qui se rencontrent au lit du malade. Les médecins donnaient à cette œuvre de leur part le nom de *pathologie.*

Voyant l'impossibilité de traiter avec efficacité chaque cas de maladie dans son isolement, ils crurent devoir, parmi cette foule en apparence incalculable de phénomènes morbides auxquels la nature donne lieu, choisir quelques états où tel symptôme reparaît le plus fréquemment à peu près le même, les ériger en formes fondamentales, et, après leur avoir assigné des caractères généraux qu'on rencontre assez souvent dans les maladies, après leur avoir donné des noms particuliers, les proclamer autant de maladies fixes et toujours semblables à elles-mêmes. Ayant ainsi fabriqué des formes de maladies, ils en donnèrent la réunion comme l'ensemble de toutes les maladies existantes, comme la pathologie elle-même, afin de pouvoir au moins établir pour ces formes conventionnelles des plans spéciaux de curation, dont l'ensemble constitua alors ce qu'ils appelèrent *thérapeutique.*

C'est ainsi qu'on fit de nécessité vertu. Mais on ne réfléchit pas aux inconvénients qui devaient résulter de cette marche contraire à la nature; on ne pensa point que ces créations arbitraires qui font violence à la nature finiraient, en traversant les siècles, par être considérées comme une œuvre symbolique non susceptible de perfectionnement (1).

Celui qui, appelé alors comme médecin, se trouvait dans le cas de rechercher à quelle maladie nominale son malade était en proie, devait, en ne voyant pas les symptômes que la pathologie assigne à cette forme, admettre que c'était par pur accident qu'ils ne se rencontraient point dans ce cas, et qu'ils auraient bien pu exister, quoiqu'ils ne s'offrissent pas; quant aux autres accidents qui avaient lieu chez son malade, mais que son traité de pathologie ne lui retraçait point dans la définition de la maladie nominale, l'art lui prescrivait de les regarder comme non essentiels, comme accidentels en quelque sorte, comme des branches gour-

(1) Malheureusement ce doux rêve s'évanouit lorsqu'on consulte les nombreux traités de pathologie avec leurs dénominations et leurs descriptions variées des maladies, lorsqu'on compare les cent cinquante définitions connues de la fièvre, ainsi que les méthodes aussi nombreuses de traitement qu'on indique contre elle dans les thérapeutiques, et qui prétendent toutes à l'infaillibilité. De laquelle d'entre ces méthodes les prétentions sont-elles fondées? Ne suffit-il pas de cela même pour prouver qu'elles sont toujours apocryphes et contraires à la nature?

mandes, des symptômes de symptômes, indignes de toute attention.

Ce n'est qu'en ajoutant et retranchant ainsi d'une manière arbitraire à l'état morbide placé réellement sous les yeux, que la subtilité scolastique parvenait à construire la série des maladies, telles qu'elles sont établies dans la pathologie, et à démontrer au lit des malades l'existence de ces maladies, auxquelles la nature n'avait jamais songé.

Que nous importent, disent les pathologistes et leurs livres, la présence de tous les symptômes qui appartiennent à une maladie, ou l'absence de tel d'entre eux qui peut manquer? Le médecin ne doit pas s'arrêter à de semblables minuties; son tact, la pénétration de son œil clairvoyant (1), qui plonge dans la nature intime du mal, suffit pour, à la première vue du malade, reconnaître ce dont il est atteint, à quelle forme morbide pathologique il est en proie, quel nom on doit donner à sa maladie, et, avec le secours de la thérapeutique, quelles recettes on doit employer contre elle.

Voilà comment ont été créées les formes mensongères de maladies qu'on prête ensuite au malade sur la foi de la pathologie, et qui rendent si facile au médecin de trouver au moment même, dans sa mémoire, quelques formules, dont la thérapeutique tient déjà d'avance un bon nombre en réserve contre ces maladies nominales.

(1) Quel est l'homme d'honneur qui, n'ayant point été mis en clairvoyance par un magnétiseur, pourrait se vanter d'avoir la vue assez perçante pour pénétrer à travers chair et os, jusqu'à l'essence intime des choses dont le Créateur seul peut avoir la conception, et pour laquelle les mortels n'auraient ni idées, ni langage, quand bien même elle viendrait à leur être dévoilée ? N'est-ce pas là le comble du charlatanisme et de l'impudence ?

Mais d'où ont pu provenir les recettes contre ces noms de maladies? quelle révélation divine les a procurées si directement?

Tantôt ce sont des formules provenant d'un praticien renommé, qui les employa dans tel ou tel cas de maladie auquel il avait arbitrairement imposé tel nom tiré de la pathologie, qui les composa avec élégance et d'une manière conforme, sinon aux exigences réelles du cas, du moins aux préceptes de la chimie et de la pharmacie, en réunissant dans sa tête, et d'après les règles d'un art important, qu'on appelle *art de formuler*, plusieurs drogues diverses dont les noms lui étaient bien connus; formules sous l'empire desquelles le malade ne mourait du moins pas, et se rétablissait peu à peu, grâce à son tempérament et à la bonté divine. Tantôt ce sont des recettes que, sur la demande d'un libraire qui sait combien les formulaires ont de débit, un barbouilleur avide fabrique dans son grenier, en prenant pour guide les vertus que les matières médicales attribuent aventureusement et mensongèrement à chaque substance médicamenteuse.

Cependant, si le médecin trouvait la maladie de son malade trop peu correspondante à l'une des formes morbides de la pathologie pour pouvoir lui appliquer ainsi un nom déterminé, il était libre, d'après ses livres, de l'attribuer à une source éloignée et cachée, afin de diriger le traitement en conséquence de cette hypothèse. Ainsi, par exemple, lorsque jadis le malade avait eu une fois des douleurs dans les reins et le dos, sa maladie passait pour des hémorrhoïdes, soit latentes, soit remontées çà ou là; s'il avait le ventre tendu, des selles muqueuses, de l'inappétence alternant avec de la voracité, ou même seulement des démangeaisons dans le nez, c'était d'une affection vermineuse qu'il s'agissait; s'il avait éprouvé quelquefois des douleurs, peu importe lesquelles, dans les membres, on devait voir en lui une goutte larvée, ou même encore incomplétement développée; puis on traitait d'après cette prétendue cause interne de maladie. Quand on rencontrait des accès de douleurs dans le bas-ventre, on en accusait des spasmes. Si le sang se portait souvent au visage, ou s'il y avait de fréquentes hémorrhagies nasales, nul doute que le malade ne fût pléthorique. Le malade venait-il à maigrir beaucoup pendant le traitement, chose fort naturelle, c'était contre l'étisie qu'il fallait s'armer. Avait-il en outre un caractère irritable, la faiblesse nerveuse se présentait à combattre. S'il toussait, on soupçonnait un catarrhe caché, ou même une disposition latente à la phthisie pulmonaire. S'il ressentait de temps en temps des douleurs dans le côté droit du ventre, ou même seulement dans l'épaule droite, nul doute qu'il ne fût affecté d'une hépatite latente, ou d'une squirrhosité occulte du foie. Pour régler convenablement la cure d'une ancienne éruption cutanée ou d'un ulcère aux jambes, il fallait imaginer une âcreté dartreuse, un vice scrofuleux; de même qu'une douleur chronique à la face dénotait la présence d'un virus cancéreux. Après avoir combattu en vain cet état morbide interne, enfant de conjectures, par les moyens indiqués dans les livres, si le malade avait épuisé la ressource des eaux minérales, regardées comme bonnes dans tous les cas indistinctement, il ne restait plus qu'à le soumettre aux lavements de Kaempf pour détruire de prétendues obstructions des capillaires du bas-ventre, et à l'accabler de ces ridicules injections jusqu'à ce qu'il demandât grâce.

Avec tant de conjectures si faciles à imaginer, on ne pouvait jamais manquer de plans de traitement pour remplir les jours de souffrances du malade; car il y a des recettes en abondance pour toutes les maladies nominales; on en trouvait de nouveaux aussi longtemps que le permettaient sa bourse, sa patience ou la durée de sa vie.

Cependant, non! nous pouvons encore procéder d'une manière plus savante et plus ingénieuse, et chercher la cause des maux dont l'homme est affligé dans les profondeurs d'abstractions physiologiques, examiner si la sensibilité, l'irritabilité ou la nutrition souffrent en plus ou en moins, tandis que les différences qualitatives infinies que ces trois manifestations de la vie peuvent et doivent offrir ne nous occuperont point, dans la crainte de trop accroître les motifs et les sujets de nos conjectures. Nous chercherons seulement à deviner si ces trois dimensions de la vie sont trop ou trop peu tendues. La première, la seconde ou la troisième d'entre elles est-elle, à notre avis, affectée de trop ou de trop peu, nous pouvons hardiment manœuvrer en conséquence, à l'exemple de la nouvelle secte chémiatrique, qui a trouvé que l'azote, l'hydrogène et le carbone sont les âmes des médicaments, c'est-à-dire la seule chose active et salutaire en eux; que le carbone, l'hydrogène et l'azote régissent et accroissent ou dépriment à volonté l'irritabilité, la sensibilité et la nutrition, qu'ils ont, par conséquent, le pouvoir de guérir toutes les maladies. Malheureusement les partisans de cette secte n'ont point encore pu s'accorder entre eux sur la question de savoir si c'est par leur analogie ou par leur opposition avec les substances de l'organisme qu'agissent les influences extérieures.

Mais afin que les médicaments possédassent réellement ces substances, qu'ils ne renfermaient pas jusqu'ici, autant qu'on peut s'en souvenir, on les leur conféra formellement à tous dans le silence du cabinet, et une matière médicale fut créée, qui décréta ce que chacun d'eux devait contenir d'azote, d'hydrogène et de carbone.

Est-il possible de pousser plus loin l'arbitraire médical, ou de se jouer plus audacieusement de la vie des hommes ?

Combien durera encore ce jeu sans responsabilité sur l'existence de ses semblables?

N'est-il pas temps, après vingt-trois siècles, aujourd'hui surtout que le genre humain semble s'éveiller par toute la terre afin de recouvrer ses droits, n'est-il pas temps enfin que le jour de la délivrance luise pour l'humanité souffrante, qu'ont tourmentée jusqu'ici non pas seulement les maladies réelles, mais encore les remèdes dirigés contre d'imaginaires maladies, au gré de la fantaisie délirante de médecins tirant vanité de l'antiquité de leur art?

Faut-il que les fatales déceptions du charlatanisme médical se prolongent encore de nos jours?

Les prières du malade, pour qu'on écoute le récit de ses souffrances, doivent-elles se perdre dans les airs?

Ou bien les plaintes si évidemment variées des malades expriment-elles autre chose que les particularités de la maladie dont chacun est atteint? Ce langage si frappant de la nature, qui s'exprime en termes bien clairs dans les accidents si diversifiés dont le malade est atteint, quel serait son but, sinon de mettre le médecin compatissant à portée de reconnaître aussi exactement que possible l'état maladif, afin qu'il puisse distinguer les nuances même les plus délicates qui existent entre lui et tout autre?

La nature, qui est si bienfaisante et qui déploie si hautement sa toute-puissance en notre faveur, par le simple, sage et admirable don qu'elle nous a fait d'exprimer les modifications survenues dans notre manière de sentir et d'agir au moyen de signes et de sons, aurait-elle agi sans but, sans intention de nous mettre à portée de rendre notre état de souffrance, et d'employer à cet effet le seul genre de peinture qui ne puisse pas induire le médecin en erreur? La maladie, comme qualité, ne peut point parler, elle ne saurait se raconter elle-même; mais celui qui en est porteur peut l'exprimer par les divers signes du malaise et des souffrances qu'il ressent, par les plaintes que lui arrachent les accidents auxquels il est en proie, par les changements que les sens signalent en lui. Or, c'est là précisément ce que la fausse sagesse des médecins vulgaires croit digne à peine d'être pris en considération; c'est ce qu'elle regarde, quand elle s'en aperçoit, comme une chose insignifiante, comme une minutie empirique, comme une action fort irrationnelle de la part de la nature, qui ne saurait s'accommoder avec ses livres de pathologie. C'est ce qu'elle remplace par une image factice d'un état morbide intérieur qu'elle n'a jamais vu, par un portrait mensonger qu'elle substitue dans son délire au portrait fidèle et vrai, tracé par la nature, de l'état individuel de chaque cas morbide, et contre lequel, fière de ce qu'elle appelle son tact médical, elle dirige toutes les armes de sa matière médicale.

Et quelles armes encore? Des doses considérables de médicaments, c'est-à-dire, chose qu'on doit bien remarquer, de substances énergiques qui, lorsqu'elles ne peuvent porter secours, doivent nuire et nuisent réellement au malade, puisque la qualité de tout médicament, quel qu'il soit, tient uniquement à la faculté qu'il possède, après avoir été mis en contact avec le corps vivant et sensible, de lui faire éprouver une certaine modification morbide. Ces substances doivent donc rendre les malades plus malades encore qu'ils ne le sont, lorsqu'elles n'ont point été choisies avec le plus grand soin, afin que leur faculté spéciale s'accommode bien à l'état morbide. Or, ce sont de pareils corps, nuisibles par eux-mêmes, souvent très nuisibles, utiles seulement dans le cas approprié à leur usage, et inconnus sous le rapport de leur action véritable et spécifique, qu'on prend au hasard ou d'après l'indication du recueil de mensonges appelé matière médicale, qu'on en tire comme d'une roue de loterie, qu'on mêle ensemble, quand on ne trouve pas le mélange tout fait dans le formulaire, pour martyriser encore davantage le malade en lui administrant ce barbare assemblage d'odeur et de saveur repoussantes. Est-ce pour son bien qu'il le prend? Non, grand Dieu, c'est à son détriment. Un acte si contraire à la nature et à la raison, répété d'heure en heure, selon l'ordonnance, doit le plus ordinairement aggraver d'une manière visible son état, aggravation que le malheureux, dans son ignorance, attribue à la malignité de la maladie. Pauvre malade! que peuvent faire des substances si énergiquement nuisibles quand elles ne sont pas convenablement placées, et qu'on les amalgame ainsi au gré des caprices de l'école médicale dominante, sinon rendre plus fâcheux encore un état qui l'est déjà par lui-même?

Et l'on voudrait demeurer dans cette funeste route, dédaignant la vérité qui se fait entendre à haute et intelligible voix, parce que, depuis un temps immémorial, il est reçu de tourmenter ainsi méthodiquement les malades pour leur argent !

Quel homme, n'eût-il en son cœur que la moindre étincelle de la crainte de Dieu, voudrait ne pas abandonner de pareilles erreurs !

En vain crois-tu étouffer la voix redoutable de ta conscience par ce pitoyable subterfuge que les autres agissent comme toi, et que l'usage est, depuis des siècles, de se conduire ainsi ; en vain cherches-tu à t'étourdir par les railleries de l'athéisme, par les fumées des boissons qui voilent la raison ; le saint, le tout-puissant vit, et avec lui son éternelle et immuable justice !

Comme ce qui se passe dans l'organisme de l'homme vivant ne peut être aperçu de nous, comme nous ne saurions le connaître, ni dans l'état de santé, ni dans celui de maladie, tant que nous serons hommes et non pas dieux, comme, par conséquent, toute conclusion appliquée de l'extérieur à l'intérieur est fallacieuse, que la connaissance des maladies ne peut point être un problème de métaphysique, qu'on ne saurait non plus la créer en imagination, et qu'elle est le pur résultat de l'expérience acquise par les sens, puisque la maladie, en sa qualité de phénomène, ne peut être aperçue qu'à la faveur de l'observation, il suit de là que tout homme impartial n'a point de peine à sentir que, l'observation attentive nous faisant trouver tous les cas de maladie différents dans la nature (1), on ne doit attacher aux cas morbides réels aucun nom tiré de la pathologie humaine, et qu'en général il ne peut presque point y

(1) A l'exception des maladies qui sont produites par des miasmes fixes ou des causes toujours semblables à elles-mêmes.

avoir d'image hypothétique qu'on cherche à se faire d'une maladie quelconque qui ne soit imaginaire et contraire à la vérité.

Les maladies ne sont autre chose que des changements survenus dans la manière dont nous nous trouvons régulièrement quand nous nous portons bien. Comme ce changement ne consiste que dans l'apparition de certains accidents, de symptômes morbides, de modifications appréciables aux sens, qui diffèrent de l'état où l'on se trouvait auparavant, puisque après l'enlèvement de tous ces accidents et symptômes rien autre chose ne peut rester que la santé, le médecin ne saurait non plus, pour découvrir ce qui se présente à guérir dans les maladies, les considérer autrement que comme l'expression des changements appréciables survenus chez le malade.

Par conséquent, le médecin loyal, à qui sa conscience ne permet pas d'imaginer une image mensongère du mal qu'il doit guérir, ou de le donner légèrement pour une des formes déjà reçues dans la pathologie, qui, en un mot, prend sérieusement à cœur de savoir ce que la maladie actuelle offre de particulier, afin d'être mis par là en état de guérir son malade avec certitude, celui-là l'observera exactement avec le secours de tous ses sens; il se fera raconter en détail ses souffrances par lui-même et par ceux qui le soignent, et il mettra le tout par écrit sans y rien ajouter, sans en rien retrancher : alors il aura une image fidèle et vraie de la maladie, et par suite une connaissance exacte de tout ce qui peut être objet de guérison dans ce cas; il aura une connaissance réelle de la maladie.

Les maladies ne pouvant être que des changements apportés à l'état régulier dans lequel on se trouve pendant la santé, et toute modification apportée à la manière dont se sent un homme bien portant étant une maladie, la guérison ne saurait non plus être autre chose qu'une modification par l'effet de laquelle l'état non régulier redevient état régulier et de santé.

Si donc personne ne peut nier que les médicaments soient les moyens de guérir les maladies, ils devront aussi avoir la puissance de modifier l'état de l'homme.

Comme il ne peut y avoir aucune modification de l'état dans lequel se trouve l'homme en santé qui ne rende ce dernier malade de bien portant qu'il était, les médicaments, qui ont le pouvoir de guérir, qui, par conséquent, peuvent modifier l'état de l'homme, même de celui qui jouit de la santé, doivent, dans leur action sur ce dernier, provoquer certains accidents, certains symptômes, certaines aberrations du type de la santé.

Supposons maintenant, ce que personne ne contestera non plus, qu'en fait de guérison le principal devoir du médecin soit de connaître par avance le médicament dont on est fondé à espérer le rétablissement du malade avec le plus de certitude possible; comme la guérison au moyen des médicaments n'a lieu qu'en vertu d'un changement opéré dans l'état du sujet, avant de faire choix d'une substance médicinale pour l'administrer, il doit savoir ce qu'elle est en état de produire chez l'homme, sous peine de se rendre coupable d'une imprudence impardonnable: car si tout médicament énergique rend déjà malade l'homme qui se porte bien, un médicament qu'on choisit sans le connaître, et par conséquent sans qu'il soit approprié au cas, doit nécessairement rendre le malade plus malade encore qu'il ne l'était.

Les efforts de tout homme qui se consacre à la guérison des maladies doivent donc tendre avant tout à lui faire connaître par avance les effets des médicaments au moyen desquels il peut accomplir, avec le plus possible de certitude, la guérison ou l'amélioration des cas morbides individuels, c'est-à-dire qu'avant de commencer l'exercice de la médecine il doit s'être instruit parfaitement des modifications spéciales que chaque substance médicamenteuse peut produire chez l'homme, afin d'être en état de choisir, dans chaque cas maladif, le médicament apte à provoquer la modification la plus appropriée à la guérison.

Maintenant, il est impossible que les modifications susceptibles d'être produites par les médicaments se fassent connaître d'une manière plus pure, plus certaine et plus complète, que par l'action de ces substances sur l'homme bien portant. On ne conçoit même pas d'autre voie par laquelle il fût praticable d'arriver à connaître, d'une manière tant soit peu claire, les véritables changements qu'ils sont susceptibles d'occasionner en nous ; car ce qu'ils manifestent avec les réactifs chimiques ne met en évidence que leurs propriétés chimiques, sans qu'on ait rien à en conclure relativement à l'organisme vivant de l'homme. Les changements qu'ils provoquent chez les animaux auxquels on les fait prendre n'annoncent que ce qu'ils peuvent déterminer dans ces êtres, d'après la nature spéciale de chacun, mais ne conduit à aucune conclusion par rapport à ce qu'on doit attendre de leur part chez l'homme, dont l'organisation diffère en tout point de celle des animaux, et qui n'a pas la même manière de sentir ni d'agir qu'eux. Si même on les donnait dans des maladies de l'homme, croyant par là connaître mieux leurs effets, les symptômes qui leur appartiendraient en propre, et à eux seuls, ne se prononceraient jamais clairement au milieu des symptômes morbides déjà existants, ils ne se dessineraient pas purement, et de manière qu'il fût permis de distinguer quels dépendent du remède, quels doivent être attribués à la maladie. Aussi ne trouve-t-on pas un mot de la connaissance des effets vrais et purs des médicaments dans la matière médicale ordinaire, qui va puiser ses fables sur les vertus des drogues dans les résultats de l'administration des mélanges de médicaments contre des maladies dont les livres se contentent même fort souvent de rapporter les noms que la pathologie a imaginés pour elles.

Il ne nous reste que la voie simple de la nature pour connaître avec certitude, évidence et pureté, les vertus des médicaments chez l'homme, c'est-à-dire les changements qu'ils peuvent apporter dans notre état. Nous devons faire prendre ces substances à des personnes bien portantes, qui soient assez attentives pour observer sur elles-mêmes ce que chacune produit de changements particuliers, et qui notent avec soin les symptômes, les modifications dans l'état du moral et du physique résultant de leur action. En effet, pendant la durée de l'action d'un médicament, si l'on est à l'abri de toute grande affection morale ou de toute autre influence nuisible du dehors, il ne peut rien survenir, chez un sujet bien portant, qui ne dépende du médicament, puisque alors il n'y a que celui-ci qui domine son existence tout entière.

Avant d'entreprendre le plus important de tous les actes, la guérison d'une maladie, le médecin doit avoir la connaissance la plus complète du plus grand nombre possible de médicaments. Cette condition est de rigueur pour se hasarder à donner des substances qui, prescrites mal à propos, sont si nuisibles et mettent fréquemment la vie en danger.

C'est uniquement de cette manière que le médecin

consciencieux procède dans l'action la plus grave et la plus sérieuse qu'il puisse accomplir, dans l'acquisition de la connaissance des effets purs des médicaments, et dans l'appréciation des cas individuels de maladies d'après les indications claires et hautement exprimées de la nature. Cette voie est la seule par laquelle il procède d'une manière conforme à la nature et avec conscience, en supposant même qu'il ne sût point encore quels symptômes morbides, artificiellement excités chez l'homme en santé par des médicaments, la nature a destinés à éteindre des symptômes donnés dans des maladies naturelles.

Ce problème ne peut non plus être résolu ni par des spéculations, ni par des raisonnements *à priori*, ni par des créations de l'imagination. L'expérience et l'observation peuvent seules en procurer la solution.

Or, ce n'est pas une seule expérience, ce sont toutes les expériences faites avec soin qui démontrent à quiconque veut se convaincre que, parmi les médicaments dont on a éprouvé les effets purs, les seuls aptes à guérir un cas donné de maladie avec promptitude, avec facilité et d'une manière durable, sont ceux qui ont la faculté de produire par eux-mêmes des états maladifs semblables chez l'homme bien portant, et que ceux-là ne manquent jamais de la guérir. A la place de la maladie naturelle s'établit dans l'organisme la maladie médicamenteuse artificielle, qui est un peu plus forte, et qui, désormais, occupant seule la vie, s'éteint rapidement en raison de l'exiguïté de la dose, laissant le corps sans maladie, c'est-à-dire homœopathiquement guéri.

Si donc la bienfaisante nature nous montre dans la médecine homœopathique le seul moyen certain et infaillible d'enlever complétement, avec facilité et d'une manière durable, la totalité des symptômes d'une maladie, c'est-à-dire tout ce qui la constitue telle, si toutes les cures entreprises de cette manière nous font voir les guérisons les plus infaillibles, qui pourrait être assez insensé pour refuser son propre avantage et celui de ses semblables, pour vouloir conserver, au détriment des malades, de vieilles méthodes curatives que rien ne saurait défendre, et dont l'imagination a fait tous les frais?

Je sais bien que quand des préjugés ont pris racine dans notre esprit, et acquis par leur ancienneté une sorte de caractère de sainteté, il faut beaucoup de courage pour en secouer soi-même le joug, et que, sans une force peu commune de jugement, on ne parvient point à se débarrasser de toutes les folies dont notre impressionnable enfance a été rebattue comme d'autant d'oracles, et à les échanger contre des vérités nouvelles.

Mais le calme que nous procure une conscience tranquille compense mille et mille fois les efforts qu'il doit nous en coûter pour cela.

Est-ce que de vieux mensonges deviennent des vérités par le seul fait de leur ancienneté? Est-ce que la vérité, n'eût-elle été trouvée que depuis une heure, ne porte point en elle le cachet de l'éternité? Perdrait-elle son caractère de vérité parce qu'on vient seulement de la découvrir? Y a-t-il une découverte où une vérité qui n'ait point commencé par être nouvelle?

V.

ESCULAPE DANS LA BALANCE (1).

Après avoir reconnu la faiblesse et les erreurs de mes maîtres et de mes livres, je tombai dans un état d'indignation mélancolique, qui m'aurait presque dégoûté d'étudier la médecine. J'étais sur le point de croire que l'art tout entier se réduisait à rien, et qu'il n'y avait pas moyen de le perfectionner. Je m'abandonnai à mes réflexions solitaires, et résolus de n'y mettre un terme que quand je me serais enfin arrêté à un parti décisif.

Habitant de la terre, me disais-je, combien est borné le nombre de tes jours ici-bas, et que de difficultés tu rencontres à chaque instant pour te procurer une existence supportable, quand tu veux rester dans la voie de la morale ! Mais toutes ces joies que tu payes si cher, que sont-elles encore lorsque la santé te manque ?

Et combien de fois n'arrive-t-il pas que la santé se dérange, qu'elle soit troublée par des malaises plus ou moins graves ? Comment calculer le nombre des maladies et des douleurs sous le poids desquelles les mortels ploient et se traînent péniblement vers le terme de leur existence, et qui ne les épargnent pas même au milieu des fumées de la gloire, ou des jouissances du luxe ? Cependant, ô homme, que ton origine est noble, ta des-

(1) Ce fragment a paru en 1805.

tinée grande, le but de ta vie élevé ! N'es-tu pas destiné à te rapprocher par des sensations qui assurent ton bonheur, par des actions qui relèvent ta dignité, par des connaissances qui embrassent l'univers, du grand esprit qu'adorent les habitants de tous les systèmes solaires ? Se pourrait-il que le souffle divin qui t'anime et qui t'inspire une si noble activité fût condamné à succomber, sans que rien pût lui apporter secours, sous l'influence de ces petits dérangements du corps auxquels nous donnons le nom de maladies ?

Oh ! non, l'être infiniment bon, lorsqu'il permit aux maladies de blesser ses enfants, savait bien qu'il avait déposé quelque part un art au moyen duquel ces puissances matyrisantes pourraient être enchaînées et anéanties. Mettons-nous donc sur les traces de cet art, le plus noble de tous. Il est possible cet art salutaire ; il doit être possible, il doit même déjà exister.

Ne voyons-nous pas effectivement de temps en temps un homme échapper, comme par miracle, à une maladie mortelle ? Les annales de la médecine ne nous signalent-elles pas des cas où des maladies qui semblaient ne devoir se terminer que par une mort déplorable, ont été rapidement vaincues, et ont fait place à une santé parfaite ?

Combien sont rares ces cas éclatants, où la guérison a dépendu davantage du remède que de la vigueur du jeune âge, que de l'influence inaperçue d'une ou plusieurs circonstances accessoires ! Mais fussent-ils plus nombreux que je n'en aperçois, s'ensuivrait-il de là que nous pussions réussir à les imiter ? Ce sont des points isolés dans l'histoire du genre humain : on ne peut reproduire qu'une très faible partie des traits sous lesquels ils se sont offerts une seule fois, et une imitation complète est chose presque impossible. Nous voyons seulement que de grandes guérisons ont pu avoir lieu ; mais comment ont-elles pu arriver, dans lesquelles des circonstances dont nous disposons se sont-elles effectuées, et quels moyens employer pour faire naître absolument les mêmes conditions dans d'autres cas, voilà ce que nos yeux n'aperçoivent point. Peut-être aussi n'est-ce point en cela que consiste l'art de guérir envisagé d'une manière générale. Ce qu'il y a de certain, c'est que cet art existe, mais non dans nos têtes, mais non dans nos systèmes.

Cependant, me dira-t-on, nous voyons tous les jours des malades qui recouvrent la santé entre les mains du médecin instruit, de l'homme médiocre et même de l'être le plus profondément ignorant. Sans doute, répondrai-je. Mais voici ce qui arrive alors.

La plupart des maladies pour lesquelles on appelle un médecin sont des affections aiguës, c'est-à-dire des dérangements de la santé qui n'ont qu'un court espace de temps à parcourir pour revenir à la santé ou conduire à la mort. Le malheureux succombe-t-il, son médecin accompagne modestement le cercueil. Vient-il à guérir, il faut que la nature ait eu bien de la force pour triompher à la fois et de la maladie et de l'action des médicaments, qui s'exerce généralement en sens inverse de ce qu'elle devrait être. Or, cette force, la nature l'a souvent, elle l'a même dans le plus grand nombre des cas.

Dans les dyssenteries qui règnent en automne, on voit guérir à peu près autant de malades parmi ceux qui, sans prendre de médicaments, règlent leur genre de vie d'après les sages suggestions de la nature, que parmi ceux qui sont traités suivant la méthode de Brown ou de Stoll, de Fr. Hoffmann ou de Vogler. Des deux côtés aussi le nombre des morts est à peu près égal, et cependant tous les médecins qui ont traité des sujets guéris entre leurs mains se vantent d'avoir procuré la guérison par la puissance de leur art. Que doit-on conclure de là? Assurément on ne dira pas que tous ont traité convenablement leurs malades, mais peut-être sera-t-on fondé à dire que tous les ont mal traités. Combien il y a de prétention à tant se vanter de ce qu'on a pu faire dans une maladie qui guérit d'elle-même toutes les fois qu'elle n'est pas très intense et que le malade ne commet aucun grand écart de régime.

Je pourrais ainsi passer en revue la série entière des maladies aiguës, et je trouverais que le rétablissement de tous les malades qui ont été traités d'après des méthodes opposées n'est point une guérison due à la médecine, mais un retour spontané à la santé.

Tant qu'on ne pourra pas dire, par exemple dans une épidémie presque générale de dyssenterie : Donnez-moi les malades que vous jugerez être le plus dangereusement atteints, et je vais les guérir, les guérir promptement, les guérir sans qu'il leur reste aucune affection consécutive; tant qu'on ne pourra pas prendre un pareil engagement et le remplir, on ne sera point admis non plus à se vanter d'avoir le talent de guérir la dyssenterie, et à réfuter ceux qui regardent comme des guérisons spontanées celles que le médecin s'attribue.

Souvent aussi, je le dis avec douleur, souvent les malades guérissent, comme par enchantement, d'affections aiguës très graves, lorsqu'ils laissent de côté les médicaments presque tous si désagréables qui leur sont ordonnés parfois avec tant de prodigalité. Dans la crainte de blesser, ils ne se vantent pas de cette heureuse idée, et la guérison laisse croire au public que le médecin leur a été d'un grand secours. Il arrive à plus d'un malade de se rétablir ainsi d'une manière presque miraculeuse, parce qu'au lieu de prendre les remèdes et de suivre le régime qu'on leur prescrit, ils s'abandonnent sans contrainte à leur propre caprice, c'est-à-dire aux impulsions si puissantes de l'instinct, et font usage des choses bizarres pour lesquelles ils ont souvent une appétence irrésistible. On a vu le cochon, la choucroute, les pommes de terre, les harengs, les huîtres, les œufs, la pâtisserie, l'eau-de-vie, le vin, le punch, le café et autres choses sévèrement interdites par le médecin, procurer fréquemment la guérison rapide de maladies qui, soumises à la méthode tracée par l'école, n'auraient pas manqué de se terminer en peu de temps par la mort.

Voilà ce que sont les prétendues cures de maladies aiguës; car les puissantes répressions d'épidémies pestilentielles par la séquestration des contrées et des personnes infectées, par des fumigations, etc., sont des mesures de sage police et non des guérisons médicales.

Mais l'impuissance de l'art se montre à nu dans les lieux séquestrés eux-mêmes, où l'on ne peut plus songer à isoler les malades de ceux qui se portent bien. Là tout ce qui doit mourir meurt, sans que Galien, Boerhaave ou Brown y puissent rien, et il n'échappe à la mort que ce qui n'était pas mûr pour elle. Là le tombeau dévore infirmiers et médecins, apothicaires et chirurgiens.

Cependant on ne saurait disconvenir que, même dans ces calamités si décourageantes pour un art fanfaron, il se présente des guérisons, rares à la vérité, mais si évidemment dues à des médicaments, qu'on ne peut retenir sa surprise de voir quelques victimes se soustraire ainsi aux mains de la mort déjà étendues sur elles. Ces faits-là nous prouvent qu'il y a réellement un art de guérir.

Mais comment cet art a-t-il agi alors, à quels moyens le succès est-il réellement dû, quels étaient les caractères précis de la maladie, toutes circonstances qu'il nous faut connaître afin de pouvoir imiter dans d'autres cas la conduite qui a été tenue dans celui-là? Voilà malheureusement ce que nous ne savons pas. On n'a pas mis assez de soin ou à observer ou à décrire le cas. Mais le moyen dont on s'est servi? Non, ce n'est pas un remède unique qu'on a donné; comme toutes les recettes portant le vernis de la science, c'était un élixir, une poudre, une mixture, en un mot un mélange de médicaments différents. Dieu sait laquelle de ces drogues a été utile (1). Le malade a pris en outre une tisane préparée avec plusieurs herbes dont le médecin ne se souvient pas bien, et le malade lui-même ne saurait trop dire combien il a bu de cette tisane.

Comment imiter avec succès dans un cas semblable en apparence, quand on ne connaît exactement ni le cas lui-même, ni la conduite qui a été tenue? Aussi tous

(1) Qu'on ne m'objecte pas que tous ces ingrédients n'ont produit effet que par leur réunion, et qu'il faut n'ajouter ni ne retrancher rien au mélange, si l'on veut imiter le fait. Les drogues nombreuses ne sont jamais d'une égale bonté, d'une égale efficacité, dans deux pharmacies, ou dans une même pharmacie, en des temps différents. Un médicament d'ailleurs varie d'un jour à l'autre, chez le même pharmacien, suivant qu'on ajoute tel ou tel ingrédient au mélange avant l'autre, qu'aujourd'hui on broie l'une des drogues ou le tout plus fort qu'un autre jour, que le tout est plus ou moins chaud, la pesée est plus ou moins exacte, le pharmacien lui-même plus ou moins attentif ou distrait, etc. Consultez G. Weber, *Codex des médicaments homœopathiques, ou Pharmacopée pratique et raisonnée*. Paris, 1854, in-12.

les résultats que des imitateurs ont pu vouloir en déduire depuis sont-ils illusoires ; le fait est perdu à jamais pour la postérité. On voit seulement qu'il est possible de guérir, mais on ne voit pas comment il est possible de le faire et comment un semblable cas, que personne ne saurait préciser, serait susceptible de contribuer au perfectionnement de la médecine.

J'entends dire que, le médecin n'étant qu'un homme, on doit user d'indulgence à son égard, quand il s'agit de maladies épidémiques séquestrées par un cordon sanitaire, où il ne peut guère éviter d'agir avec précipitation, mais que, dans les maladies chroniques, le même embarras n'a pas lieu, qu'alors il a le temps et le sang-froid nécessaires pour prouver, contre Molière, Guy Patin, Agrippa, Valesius, Cardan, Rousseau et Arcésilas, qu'il peut, non-seulement guérir les malades qui se rétablissent d'eux-mêmes, mais encore guérir tous ceux qui s'adressent à lui, et accomplir tout ce qu'on exige de lui. Plût à Dieu qu'il en fût ainsi ! Mais ce qui fait voir que les médecins eux-mêmes sentent leur insuffisance dans les maladies chroniques, c'est qu'ils évitent autant qu'il est possible de s'en charger. On en appelle un auprès d'une personne âgée, qui est tombée en paralysie depuis quelques années, et on le prie d'exercer ses talents sur ce malade. Naturellement il n'avoue pas combien l'art est impuissant entre ses mains, et cherche des détours pour sortir d'embarras. Il lève les épaules, il donne à entendre que le malade n'a point assez de force pour supporter un traitement, qui presque toujours, en effet, doit porter une atteinte profonde à l'économie et la débiliter singulièrement; il expose, en composant son maintien et son air, les conditions défavorables de la saison et du temps, il insinue qu'on doit ajourner la cure à une époque plus propice, et attendre que le printemps ait fait renaître les herbages salutaires, ou bien il parle d'eaux minérales éloignées, où des guérisons de ce genre ont été obtenues, et où le malade pourra être conduit dans six ou huit mois, si le ciel lui accorde de vivre jusque-là. Quoi qu'il en soit, voulant néanmoins conserver le malade, sans se compromettre, et tirer parti de la circonstance, mais ne sachant au juste quelle conduite tenir, il fait des prescriptions sur le résultat desquelles aucune donnée certaine ne lui permet de compter. Tantôt c'est l'asthénie qu'il cherche à combattre par des stimulants internes ou externes; tantôt c'est le ton de la fibre qu'il veut ranimer à l'aide d'une foule d'extraits amers (1) qui lui sont inconnus; il essaie de fortifier les organes digestifs par le quinquina, ou de purifier la masse du sang par des décoctions d'herbes dont les propriétés ne lui sont pas mieux connues, ou de résoudre l'engorgement des glandes et des capillaires du bas-ventre, qu'il soupçonne sans jamais l'avoir vu, par une foule de substances salines, métalliques et végétales, ou d'expulser par des purgatifs certaines impuretés qui préoccupent son imagination, et de rétablir pour quelques heures les évacuations retardées. Là il s'attaque à un principe arthritique, ici à une gonorrhée répercutée, à un vice psorique, ou à quelque autre âcreté semblable. Un changement s'opère sans contredit, mais ce n'est pas celui sur lequel on comptait. Peu à peu, sous prétexte d'affaires pressantes, le médecin s'éloigne, et enfin, lorsque

(1) A chaque instant on lit dans les observations publiées, même par les médecins distingués : « Je donnai alors les amers, » comme si les plantes amères ne différaient pas toutes les unes des autres, sous le rapport des effets particuliers.

les parents du malade le serrent de près, il les console en leur disant que l'art est trop faible en pareil cas. Et c'est sur cet oreiller commode, l'impuissance d'un art si fier cependant, qu'il s'endort ordinairement dans une multitude de maladies chroniques, la goutte, la phthisie pulmonaire, les ulcères invétérés, les contractures, les innombrables hydropisies et cachexies, l'asthme chronique, l'angine de poitrine, les douleurs, les spasmes, les éruptions cutanées, les dérangements des facultés intellectuelles, et tant d'autres que je pourrais citer encore.

Nulle part le néant de la médecine n'est plus sensible que dans les anciennes affections corporelles dont il n'y a presque pas de famille qui n'ait à souffrir dans l'un ou l'autre de ses membres, et contre lesquelles elle a vainement mis à l'essai l'habileté prétendue de tous les médecins proches et éloignés. Les malheureux traînent en silence le fardeau de leurs maux indomptables, et délaissés par la main secourable de l'homme, ils n'ont plus d'autre ressource que de chercher des consolations dans le sein de la religion.

Mais ce sont là des maladies notoirement incurables, vont dire les médecins de l'école, en haussant les épaules d'un air de compassion ; nos livres déclarent qu'on ne saurait les guérir ! Comme si des millions d'infortunés qui souffrent pouvaient trouver quelque motif de consolation dans cet aveu d'impuissance ! Comme si l'être qui a créé ces malheureux n'avait pas créé aussi des moyens propres à leur porter secours ! Comme s'il n'était point pour eux également la source éternelle d'une bonté sans bornes, à l'égard de laquelle l'amour maternel le plus tendre n'apparaît que comme une ombre à côté de l'éclat du soleil !

J'entends dire encore à l'école, pour s'excuser, qu'il faut attribuer l'incurabilité de ces maux aux vices de nos institutions politiques, à notre genre de vie si éloigné de ce qu'il serait dans l'état de nature, aux suites énervantes d'un luxe qui se reproduit sous mille formes diverses, et qu'il n'y a rien de plus facile que de justifier l'impuissance de l'art en pareil cas.

Ainsi, vous croyez que la sagesse infinie qui veille aux intérêts du genre humain, n'a pas su faire entrer les complications de nos pactes sociaux et notre régime factice dans le plan qu'elle a tracé pour assurer notre bonheur, pour éloigner de nous les maux et les souffrances ! Quel genre de vie serait assez singulier pour que l'homme ne pût pas s'y accoutumer sans détruire irrévocablement sa santé? Le lard de phoque et l'huile de baleine qui, avec un pain fait d'arêtes de poissons grillées, forment la nourriture du Groënlendais (1), n'excluent pas plus la santé que l'usage continuel du lait adopté par l'habitant des montagnes de la Suisse, que la nourriture entièrement végétale du pauvre Allemand, que la nourriture presque exclusivement animale du riche Anglais. S'imaginerait-on donc que le magnat hongrois s'accoutume moins facilement, et avec plus de danger pour sa santé, aux vingt et trente plats qui garnissent sa table, que le Chinois à sa maigre bouillie de riz, le montagnard saxon à ses pommes de terre, l'insulaire de la mer du Sud à ses fruits grillés d'arbre à pain, l'highlandais d'Écosse à ses gâteaux d'avoine, etc.

J'accorde volontiers que le conflit de passions discordantes et de jouissances multipliées, l'indolence et le

(1) Prichard, *Histoire naturelle de l'homme*. Paris, 1843, t. II, p. 279.

défaut d'exercice, peuvent occasionner, dans les palais des grandes villes, des maladies plus nombreuses et plus rares que celles qu'on rencontre sous le toit rustique d'une chaumière de village. Mais tout cela ne change rien au fond. Notre médecine se montre aussi impuissante contre les coliques auxquelles l'homme du peuple est sujet dans la basse Saxe, le tsœmer des Hongrois et des Transylvains, la radesyge des Norwégiens, le sibbens des Écossais, le hotme des Lapons, la pellagre des Lombards, la plique de quelques nations Slaves, et plusieurs autres affections du simple habitant des campagnes, en diverses contrées de la terre, que contre les maladies des hommes plus raffinés qui peuplent nos grandes villes. En faudrait-il donc une différente pour les uns et pour les autres? Si la vraie médecine avait été trouvée, ne devrait-elle pas suffire partout?

Elle n'existe pas, il est vrai, dans nos livres, dans nos écoles, dans nos têtes; mais elle existe en elle-même, elle est possible.

Il arrive quelquefois à un médecin gradué d'opérer, comme par l'effet du hasard, une cure dont tout le monde s'étonne et qui le surprend lui-même; mais, parmi les nombreux moyens qu'il a mis en usage, il ignore quel est celui auquel le succès doit être rapporté. Assez souvent aussi, un de ces médecins sans titre qu'on appelle charlatans, opère des cures non moins surprenantes. Mais ni lui ni son confrère titré ne savent extraire de cet événement la vérité vivante et féconde. L'un et l'autre sont incapables de dire quelle est la substance qui a été réellement utile, et de la désigner avec certitude au milieu du fatras dans lequel elle est comme noyée. Ni l'un ni l'autre ne détermine exactement le cas dans lequel cette substance s'est montrée salutaire, et où elle pourrait à coup sûr le redevenir encore. En un mot, ni l'un ni l'autre ne sait tirer de là une vérité dont l'application soit générale, une méthode curative assurée, qui convienne à tous les cas futurs et qui ne manque jamais son effet. Ce qu'ils ont observé, quoique fort remarquable, ne peut presque jamais être d'aucune utilité pour l'avenir. On entrevoit seulement qu'une médecine réellement efficace est possible ; mais, dans ce cas, comme dans cent autres semblables, on acquiert l'intime conviction qu'elle ne s'est point encore élevée au rang de science, qu'on ne connaît même pas la voie où il faut la chercher, qu'on ignore comment l'apprendre et l'enseigner aux autres. C'est comme si elle n'existait pas pour nous.

Cependant, parmi ces cures éclatantes, d'ailleurs peu communes, il s'en trouve beaucoup qui, malgré tout le bruit qu'elles ont pu faire, ne méritent pas qu'on les imite, car elles ont été obtenues par ce qu'on appelle vulgairement des médecines de cheval, c'est-à-dire par les moyens les plus violents, prodigués à des doses énormes, et qui ont mis les malades à deux doigts de leur perte. Dans les luttes effroyables de la vie contre la mort, la nature n'a pu prendre ainsi le dessus que parce que la balance penchait un peu de son côté, sans qu'on s'en fût aperçu d'abord. Un pied déjà dans la tombe, les malades se sont ranimés et ont échappé à la destruction.

Une cure opérée par deux scrupules de résine de jalap ne le cède en rien à l'elléborisme des anciens médecins de la Grèce et de Rome (1).

(1) Voyez *Dissertation historique et médicale sur l'Elleborisme*

De pareilles cures ressemblent assez à des meurtres ; l'issue seule les soustrait à la vindicte des lois, et leur prête même les couleurs d'une bonne action, d'un bienfait.

Ce ne peut point être là l'art divin qui, de même que le grand agent de la nature, doit produire les grands effets d'une manière simple, douce et inaperçue, avec les plus petits moyens.

La méthode que nos médecins vulgaires suivent généralement dans le traitement des maladies se rapproche beaucoup de ces effrayantes cures révolutionnaires. Ils arrivent en partie au but, mais à l'aide de moyens nuisibles. Par exemple, ils traitent une maladie qu'ils ne connaissent pas et qui est accompagnée d'enflure générale. En raison de cette enflure, c'est à leurs yeux une maladie qui se représente journellement. Sans hésiter, ils la nomment *hydropisie*, comme si un seul symptôme faisait l'essence de toute une maladie, et de suite ils procèdent au traitement. Enlevons l'eau, et tout sera dit. On se met à l'ouvrage, et l'on n'épargne pas les purgatifs drastiques décorés du titre d'hydragogues. Le ventre s'affaisse, les bras, les jambes et le visage redeviennent maigres et effilés. Voyez, disent-ils, ce que je puis faire, quelle est la puissance de mon art! Nous avons triomphé d'une maladie aussi grave que l'hydropisie! Il n'y a qu'une petite difficulté, c'est qu'il est survenu une maladie nouvelle, à laquelle personne ne songeait, une maudite lientérie, que nous devons maintenant attaquer avec d'autres armes.

Voilà comme ils se consolent de temps en temps. Cependant il est impossible de dire que la guérison a été

dans Hahnemann, *Études de médecine homœopathique*. Paris, 1855, t. II, p. 155 à 228.

obtenue quand l'emploi de moyens énergiques et inconvenants n'a fait qu'enlever à la maladie une partie de sa forme extérieure, et lui a donné un aspect différent. Changer une maladie en une autre, n'est point guérir.

Plus je déchiffre les cures ordinaires, et plus j'acquiers de certitude qu'elles ne sont pas des conversions directes de la maladie en santé, mais des révolutions causées dans la marche naturelle des choses par des médicaments qui, bien que n'étant point à proprement parler convenables, n'avaient cependant point assez de force pour déterminer l'apparition d'une autre forme morbide. Voilà ce qu'on appelle des guérisons.

Je suis parvenu, dit un médecin, à guérir cette dame de l'hystérie dont elle était atteinte.

Non! vous n'avez fait que changer la forme de sa maladie, qui a pris celle d'une métrorrhagie.

Quelque temps après, je l'entends se vanter d'avoir guéri l'hémorrhagie utérine.

Mais ne voyez-vous pas que la peau brunit, que le blanc des yeux prend une teinte jaune, que les selles sont d'un gris blanc, que les urines ont acquis une couleur orangée?

C'est ainsi que marchent les prétendues guérisons, comme les actes successifs d'une seule et même tragédie.

Les cas les plus heureux sont encore ceux où la révolution opérée par les médicaments produit une autre maladie qui fait, si l'on peut s'exprimer ainsi, que la nature oublie l'ancienne, la laisse s'échapper et ne s'occupe plus que de la nouvelle, jusqu'à ce qu'une circonstance favorable la débarrasse également de cette dernière. Il y a plusieurs choses qui peuvent produire ce résultat : la renonciation aux médicaments, la vigueur de la jeunesse, l'apparition ou la cessation des règles au temps fixé par la nature, un événement qui influe sur le bonheur. Ou bien, ce qui est rare, mais arrive cependant quelquefois comme un quine à la loterie, la guérison tient à ce que, parmi les médicaments qui ont été prescrits pêle-mêle, il s'en trouve un approprié au cas.

Ainsi, les erreurs dans les étiquettes que les pharmaciens apposent sur leurs médicaments, ont souvent été l'occasion de guérisons surprenantes ; mais de semblables événements sont-ils des titres de recommandation pour un art qui, jusqu'à présent, s'est montré le plus incertain de tous ? Je ne le pense point.

Le médecin ordinaire n'entend souvent par guérison qu'une action violente exercée sur le corps avec des choses prises dans l'officine d'un apothicaire, ou avec un régime tout différent de celui que suivait le malade, et calculé d'après les préceptes de l'école. Il faut que le malade soit bien abattu avant que je puisse lui porter secours ; s'il m'était donné seulement de le faire mettre au lit ! Mais le médecin n'ajoute pas qu'il est aussi facile, infiniment plus facile même, de passer du lit dans le cercueil, que du lit à la guérison.

Les médecins qui partagent les principes de la théorie de l'excitement ont pour usage de prescrire presque partout un régime directement contraire à celui que suivait le malade : leur secte le veut ainsi. Ils ordonnent du jambon, des consommés, de l'eau-de-vie, dans des cas souvent où la seule odeur de la viande donne des nausées au malade, qui ne peut supporter que l'eau froide. Ils ne lui épargnent pas non plus les remèdes violents, à des doses énormes.

Les uns et les autres sont autorisés par leurs écoles à suivre cette marche. Point de doses pour rire, disent-ils, agissez hardiment, énergiquement, aussi fort que vous le pourrez. Ils ont raison si, par *traiter*, on doit entendre *révolutionner*.

Mais comment se fait-il qu'un art aussi nécessaire que la médecine ait fait si peu de progrès pendant les trente-cinq siècles écoulés depuis Esculape? Quels obstacles a-t-il donc rencontrés? car ce que les médecins ont fait jusqu'à ce jour est à peine la centième partie de ce qui aurait pu et dû être fait.

Tous les peuples qui jouissent des bienfaits de la civilisation, ceux même qui ne les goûtent que d'une manière imparfaite, ont senti la nécessité, l'inestimable prix de cet art. Ils le supposaient chez ceux qui se donnaient pour médecins. Les médecins eux-mêmes ont, dans presque tous les temps, affecté devant leurs malades d'en avoir pleine et entière possession; mais, entre eux et dans leurs écrits, ils ont cherché à masquer les lacunes et les contradictions de leur prétendue science, en épuisant les ressources de la dialectique à construire des systèmes avec des conjectures, des hypothèses et des définitions, et entassé même systèmes sur systèmes, afin que chaque secte, son chef en tête, pût se vanter d'avoir élevé un temple digne du dieu qui y rend ses oracles à tout venant.

Les temps les plus reculés font seuls exception sous ce rapport.

Jamais on ne fut plus près de découvrir l'art de guérir qu'à l'époque d'Hippocrate. Cet observateur scrupuleux cherchait la nature dans la nature. Il décrivait les maladies exactement, sans y rien ajouter, sans emprunter des couleurs à la peinture, sans se permettre aucun raisonnement. Nul médecin n'a surpassé depuis son talent pour l'observation pure. Une seule branche de la médecine manquait encore à ce favori de la nature, sans quoi il aurait possédé l'art tout entier : c'est la connaissance des remèdes et de leur emploi. Mais il n'affectait pas non plus d'avoir cette connaissance : il avouait même qu'elle lui manquait, en ne prescrivant presque aucun médicament, et se contentant de soumettre le régime à quelques règles.

Tous les siècles postérieurs à Hippocrate ont dégénéré ; ils se sont tous plus ou moins écartés de la voie tracée par lui, si l'on en excepte les derniers partisans de l'honorable secte des empiriques, et jusqu'à un certain point Arétée (1).

Les sophistes pénétrèrent en médecine. Quelques-uns cherchèrent l'origine des maladies dans un principe ennemi général, dans un poison produisant presque tous les maux qu'il fallait combattre et anéantir. De là l'idée de ces antidotes réunissant un nombre immense d'ingrédients, qui devaient guérir presque tous les maux ; de là cette thériaque, ce mithridate et autres compositions analogues tant célébrées depuis Nicandre jusqu'à nous. C'est de ces temps anciens que date la malheureuse idée qu'en mêlant ensemble beaucoup de drogues, il ne peut manquer de s'en trouver une dans le nombre qui soit apte à vaincre l'ennemi de la santé, en admettant même qu'on connût peu ou qu'on ne connût pas du tout la tendance de chacune. Cette opinion fut partagée par Galien et par Celse, par les derniers

(1) Quelque pittoresques que soient ses descriptions de maladies, ce ne sont cependant que des tableaux de généralités extraites de plusieurs cas individuels. Hippocrate n'en avait point agi ainsi, mais les pathologistes modernes ont suivi la même marche qu'Arétée.

médecins grecs et par les Arabes. On ne s'en est pas départi au renouvellement des écoles de médecine, à Bologne, Padoue, Séville et Paris, pendant le moyen âge. Elle domine encore dans toutes les écoles modernes.

Durant toute cette grande période, qui embrasse presque deux mille ans, l'observation pure des maladies fut négligée. On voulait montrer plus d'art, et l'on allait à la recherche des causes premières de ces maladies, parce qu'on s'imaginait qu'après les avoir trouvées il serait facile de choisir des remèdes contre elles. Galien imagina dans cette vue un système, celui des quatre qualités et de leurs degrés, et jusqu'à un siècle et demi avant le nôtre, ce système fut suivi aveuglément dans tout notre hémisphère. Mais, en s'étayant de toutes ces chimères, on ne guérissait pas plus qu'avant leur invention; loin de là même, on guérissait moins.

Quand il fut devenu plus facile de communiquer ses idées et de se faire un nom en fabriquant des hypothèses, quand on put lire les écrits des autres sans de grands frais, en un mot après l'invention de l'imprimerie, les systèmes se multiplièrent et se renversèrent les uns les autres jusqu'aux temps les plus rapprochés de nous. Alors les maladies furent attribuées tantôt à l'influence des astres, tantôt à celle des mauvais génies et des sorciers; elles le furent par les alchimistes à leur sel, à leur soufre et à leur mercure; par Sylvius, à l'acide, à la bile et à la pituite; par les iatromathématiciens et les mécaniciens, à la forme des particules, à la pesanteur, à la pression, au frottement, etc.; par les humoristes, à certaines âcretés des humeurs; par les solidistes, à des changements dans la tonicité de la fibre et l'état des nerfs; par Reil, à une modification dans la composition intime et la forme des molécules; par les iatrochimistes, à la production de divers gaz, etc. Nos souvenirs sont pleins encore de la manière dont Brown et ses partisans expliquaient les causes des maladies, et de la hardiesse avec laquelle ils voulaient réduire le grand art à deux seuls axiomes. Je passe sous silence les gigantesques et ridicules efforts de la philosophie dite naturelle.

On ne voulut plus voir les maladies telles qu'elles étaient, ni se contenter de ce qu'on voyait; mais on voulut toujours en chercher *à priori* la source, que nous ne découvrirons jamais dans des régions inabordables aux mortels. Nos bâtisseurs de systèmes se complaisaient dans ces régions hyperphysiques, où il leur était facile de ne pas perdre de terrain; car dans cet empire sans bornes de l'imagination est roi celui qui s'élève le plus au delà des cinq sens. Le vernis de supériorité qu'ils savaient se donner en construisant ces colosses aériens masquait leur impuissance dans l'art de guérir lui-même.

On me dira cependant que, depuis l'invention de l'imprimerie, les sciences préliminaires de la médecine, l'histoire naturelle et la physique en général, l'anatomie, la physiologie, la chimie et la botanique en particulier, ont fait de notables progrès.

Oui, sans doute; mais une chose qui mérite les plus profondes méditations, c'est de rechercher comment il se fait que ces connaissances, qui étendent effectivement beaucoup le savoir du médecin, n'ont cependant contribué en rien à perfectionner l'art de guérir lui-même. Leur influence immédiate se réduit à fort peu de chose, et il y eut des temps où leur abus nuisit à la médecine pratique.

On a vu les anatomistes se dire en possession d'expliquer les fonctions du corps vivant, et prétendre que ce qu'ils savaient de la situation des parties internes suffisait pour se rendre raison des phénomènes mêmes de la maladie. Les membranes ou le tissu cellulaire d'un organe étant, suivant eux, la continuation des membranes ou du tissu cellulaire d'un autre organe, rien de plus facile que de concevoir d'après cela les métastases. Si cette ressource venait à manquer, il se trouvait toujours bien quelque petit filet nerveux, pouvant servir comme de pont pour le transport de la maladie d'une région du corps dans une autre. Aussitôt après la découverte du système des vaisseaux lymphatiques, l'anatomie s'empressa de montrer aux médecins la route que les substances médicamenteuses doivent suivre dans cet appareil pour arriver à la partie du corps où leur action secourable est nécessaire, et elle n'épargna pas ces démonstrations matérielles si nuisibles au véritable art de guérir. Plus d'une fois même elle régna en despote, refusant le titre de médecin à quiconque dirigeait le scalpel autrement qu'elle ne l'avait prescrit, et ne savait pas dire sur-le-champ le nom du moindre enfoncement à la surface d'un os, ou l'insertion du plus petit muscle, de muscles même qui souvent n'étaient redevables de leur individualité qu'à ses dissections. Les examens d'un aspirant au doctorat roulaient alors en grande partie sur l'anatomie; quand il la savait par cœur, quand il la connaissait jusqu'au pédantisme, on le déclarait médecin consommé.

La physiologie n'avait jamais regardé qu'à travers le prisme des hypothèses, des explications grossièrement mécaniques et des axiomes scolastiques, lorsque Haller entreprit de démontrer qu'il n'y a que les sens et la véritable expérience qui puissent nous faire connaître les phénomènes du corps humain en santé. La science ne s'est guère enrichie depuis ce grand homme. On y a seulement ajouté le peu que des substances, des forces ou des lois nouvellement découvertes pouvaient nous apprendre touchant les fonctions de l'économie (1). Mais, même avec toutes ces ressources, il est peu de fonctions qu'elle soit capable d'expliquer d'une manière conforme à la vérité.

La physique a été fréquemment assez peu modeste pour s'immiscer dans l'explication des phénomènes de la santé et de la maladie ; ainsi, elle a prétendu que les lois de la production, de la combinaison et de la propagation du calorique et de l'électricité dans le monde inorganique pouvaient servir, sans nul changement et sans la moindre exception, à rendre raison des opérations de la vie.

Mais nulle des sciences préliminaires du médecin n'a égalé la chimie sous le rapport des prétentions. Il est de fait qu'elle explique quelques-uns des phénomènes du corps de l'homme bien portant et malade, et qu'elle nous sert de guide dans la préparation de plusieurs médicaments. Mais on ne saurait croire combien de fois il lui est arrivé d'usurper la domination dans les théories physiologiques et pathologiques, et de se montrer prompte à autoriser l'emploi de tels ou tels remèdes.

Je répète qu'il est digne de toutes nos méditations de rechercher comment ces sciences, si recommandables à tant d'autres égards, et qui ont marché d'un pas si rapide depuis moins d'un demi-siècle, n'ont cependant pas contribué d'une manière notable à perfectionner le traitement des maladies.

Essayons d'en trouver la cause.

(1) Voyez C. F. Burdach, *Traité de physiologie.*

L'anatomie nous montre bien l'extérieur de toutes les parties qui peuvent être séparées par le couteau, la scie ou la macération; mais elle ne nous met point à portée d'en contempler l'intérieur. Lors même que nous ouvrons un viscère nous n'apercevons que l'extérieur de ses surfaces internes. Quand nous anatomiserions des animaux ou même des hommes vivants, nos regards n'en plongeraient pas davantage dans l'intérieur des fonctions exécutées par les parties que nous aurions sous les yeux. Les meilleurs microscopes n'accroissent pas non plus la portée de notre vue à cet égard, lorsque la réfraction ne les rend point pour nous une source d'illusions. Partout et de toutes les manières nous ne voyons que les dehors des organes, qu'une substance grossière; notre œil terrestre n'aperçoit jamais l'essence intime et les détails de l'opération.

Il est vrai qu'en réunissant des expériences pures et des méditations impartiales aux données fournies par l'anatomie, la physique et la chimie, nous sommes arrivés à nous faire une assez grande masse de propositions vraisemblables sur les fonctions et les phénomènes vitaux du corps humain en santé, parce que, dans le corps qu'on appelle sain ou bien portant, les phénomènes se reproduisent avec assez de similitude, ce qui a permis de les observer souvent et comparativement sur tous les points de vue des connaissances qui y ont quelque rapport. Mais ce n'en est pas moins une vérité, et très décourageante, que les notions anthropologiques ou physiologiques commencent à nous être inutiles précisément aussitôt que le corps s'éloigne de la santé. Toute explication d'un acte morbide tirée de ce que nous savons sur les fonctions en santé n'est qu'une pure illusion, qui s'écarte plus ou moins de la vérité. Du moins manquons-nous alors de signes auxquels nous puissions reconnaître l'exactitude de ces explications ainsi transportées d'un domaine dans un autre, et de temps en temps elles sont réfutées par l'expérience, qui les juge en dernier ressort. Ainsi une explication ne convient point à l'état morbide par cela seul qu'elle s'applique à l'état de santé. Que nous en fassions l'aveu on non, il n'est que trop vrai qu'au moment où nous cherchons à contempler anthropologiquement l'état du corps malade, un voile épais s'étend sur nos connaissances physiologiques, qui auparavant jetaient un si vif éclat. Tout notre savoir en physiologie s'écroule quand il s'agit d'expliquer les phénomènes qui ont lieu dans un corps malade. Il n'en reste presque rien, rien du tout même, dont nous puissions tirer parti. A la vérité, l'application forcée des axiomes de l'anthropologie à la pathologie nous permet bien d'arriver à une sorte d'explication, mais ce n'est jamais là qu'une illusion, une erreur capable d'égarer.

La chimie ne devrait pas prétendre à expliquer, d'une manière exacte, la marche anormale des fonctions du corps malade, elle qui déjà y parvient si rarement lorsqu'il ne s'agit encore que de l'état de santé. Nous dit-elle ce qui devrait avoir lieu d'après ses axiomes, c'est tout autre chose qui arrive. La vitalité l'emporte sur elle dans l'état de santé, et plus encore dans celui de maladie, où tant d'autres puissances inconnues exercent aussi leur action. Elle ne devrait pas non plus s'immiscer à prononcer sur l'opportunité ou l'inopportunité des médicaments, puisque ce qu'il y a de nuisible et de salutaire dans ces substances ne rentre pas dans le point de vue sous lequel elle les envisage, et qu'elle n'a point de principes, point de mesure, qui lui permettent de juger si elles seront ou non utiles dans les divers cas morbides.

Ainsi, l'homme qui s'adonne à l'art de guérir a toujours été isolé, délaissé par ses sciences accessoires tant vantées, abandonné par ses systèmes hyperphysiques; tous ces prétendus secours font défaut lorsqu'il se présente seulement une fièvre intermittente qui n'a pas voulu céder aux évacuants et au quinquina.

Que faire en pareil cas? demande-t-il à ses oracles; quelle conduite tenir pour arriver à un résultat certain? Un profond silence est la seule réponse qu'il reçoive.

Il rentre alors en lui-même, et la malencontreuse idée lui vient que son irrésolution, relativement à ce qu'il doit faire dans ce cas, dépend de ce qu'il ne connaît point la nature intime de la fièvre intermittente. Il feuillette vingt des ouvrages les plus célèbres, et si les auteurs ne se sont pas copiés les uns les autres, il trouve autant d'explications différentes qu'il a ouvert de livres. Laquelle de ces explications doit-il choisir pour guide? Elles se contredisent toutes.

Je vois bien, se dit-il, que cette marche ne peut me mener à rien.

Dès lors, il ne s'inquiète plus de la fièvre intermittente, et ne s'attache qu'à savoir quels sont les médicaments qui, indépendamment du quinquina et des évacuants, ont été préconisés par l'expérience de tous les temps. Il ouvre de nouveau ses livres, et il apprend, à sa grande surprise, qu'une foule immense de remèdes sont devenus célèbres contre la fièvre intermittente.

Par lequel commencer, que donner ensuite, et par où terminer? Il promène ses regards tout autour de lui; mais nul ange conducteur ne lui apparaît, et nulle inspiration du ciel ne lui souffle à l'oreille quelle est la substance qu'il doit choisir parmi un si grand nombre.

Quoi de plus naturel, quoi de plus conforme à la faiblesse humaine, qu'en l'absence de tout ce qui pourrait diriger son choix, il prenne le fâcheux parti de mêler ensemble un grand nombre des antifébriles les plus renommés, et de faire prendre le mélange à son malade? Quel autre moyen d'échapper à l'embarras où il se trouve que de réunir ainsi plusieurs drogues? Personne ne pouvant lui dire si l'une d'elles possède une nature différente de celle des autres, il croit n'avoir rien de mieux à faire que d'en introduire plutôt plus que moins dans sa formule (1). Et quand bien même, pense-t-il, chaque ingrédient différerait des autres par sa manière d'agir, ce qu'il y aurait encore de plus profitable serait de multiplier dans la mixture le nombre des substances qui sont réputées antipyrétiques.

Ce serait jouer de malheur, pense-t-il, si, parmi le grand nombre de substances qu'il fait entrer dans son élixir, ses pilules, son électuaire, sa potion, son apozème, il ne s'en trouvait pas une au moins capable de

(1) Les médecins savants cherchent à excuser la complication de leurs recettes journalières, en disant que la plupart des ingrédients y ont été introduits d'après des vues rationnelles, c'est-à-dire d'après les indications qui, chaque fois, se présentaient, et que toute recette, construite d'après les règles de l'art, doit avoir une forme orthodoxe, c'est-à-dire comprendre une *base* ou substance fondamentale, un *correctif* propre à obvier aux inconvénients de la base, un *adjuvant* destiné à couvrir les faiblesses de cette même base, et un *excipient* ou *véhicule* qui donne la forme au tout. De ces deux excuses, la première repose sur un fait imaginaire, et la seconde sur des subtilités scolastiques; car comment se fait-il que l'opium ajouté ne procure pas de sommeil, que les sels neutres ne produisent pas d'effet laxatif, ou que l'eau de sureau ne porte point à la peau? Pourquoi les mélanges qui contiennent ces diverses substances ne produisent-ils point ces divers effets, dans la majorité des cas, si les indications qui ont déterminé à les admettre étaient exactes?

faire du bien. Il peut se faire que la substance utile soit le médicament le plus frais et le plus énergique, et que les autres moins utiles, ou même propres à retarder la guérison, qui l'accompagnent, soient les moins actives. Espérons-le, et rapportons-nous en au hasard.

Periculosæ plenum opus aleæ! Que penser d'un art qui base ses opérations sur le hasard?

Maintenant, que ce médicament composé soit efficace, ou qu'il ne le soit pas, je demande comment on a appris que telle ou telle drogue convient dans la fièvre intermittente?

Les matières médicales, me répond-on, le disent, en traitant de chacune.

Mais, d'où leur viennent ces renseignements? Indiquez-moi les auteurs qui ont employé chacune de ces drogues, seule et sans mélange, dans des fièvres intermittentes.

Oh! je ne le puis. Les uns citent des garants, ou d'autres matières médicales, à l'appui de ce qu'ils avancent. Les autres ne font aucune citation, et ne disent cependant pas d'où ils savent ce qu'ils nous enseignent.

Feuilletons cependant les ouvrages de ceux qu'on nous donne pour garants.

La plupart ne doivent pas la conviction qu'ils étalent à leurs propres expériences. Ils citent d'autres matières médicales, ou bien Ray, Tabernæmontanus, Tragus, Fuchs, Tournefort, Bauhin, Lange, etc.

Et ceux-ci, que disent-ils?

Ils renvoient à la pratique domestique. Des paysans, des gens sans instruction, ont constaté le fait dans telle ou telle contrée.

Et les autres garants, que nous apprennent-ils?

Ils disent avoir employé avec succès telle ou telle

drogue simple, non pas seule à la vérité, mais mêlée avec d'autres, comme il convient à un médecin savant de le faire. Cependant, ils n'en pensaient pas moins que l'heureuse issue devait leur être attribuée, et non point mise sur le compte des autres drogues.

Belle consolation! excellente conviction que celle qui repose sur une simple opinion dénuée de toute probabilité!

En un mot, presque toutes les autorités, en ce qui concerne les effets des substances médicinales simples, reposent finalement, ou sur l'emploi tumultueux de ces drogues mêlées avec d'autres, ou sur la pratique domestique, c'est-à-dire sur les essais faits au hasard par des personnes étrangères à l'art, et qui ont trouvé telle ou telle substance utile dans telle ou telle maladie, comme si celui qui n'est pas médecin pouvait distinguer les maladies!

C'est là vraiment une source bien certaine et bien pure pour notre fière matière médicale! Et cependant, si l'homme étranger à l'art n'avait pas fait des essais à ses risques et périls, s'il n'avait pas transmis ses expériences à d'autres, nous ignorerions le peu même que nous savons de la plupart des médicaments; car, si j'excepte ce qu'ont fait un petit nombre d'hommes de mérite, comme Conrad Gesner, Stœrck, Cullen, Alexander, Coste et Willemet (1), qui ont employé des médicaments simples, sans nul mélange, soit dans des maladies déterminées, soit chez des sujets bien portants, tout ce que les médecins nous apprennent n'est qu'opinion, croyance, mensonge. Marc Herz pensait que le phellandre avait guéri la phthisie ulcéreuse, quoiqu'il l'eût

(1) *Matière médicale indigène*, Nancy, 1793, in-8.

donné conjointement avec plusieurs autres choses (1). Quand Lange assure que le vulgaire emploie fréquemment la plante seule dans cette maladie, ce qu'il dit est d'un bien plus grand poids pour moi que l'opinion du conseiller Herz, par la raison toute simple qu'il s'agit chez l'un du phellandre mêlé avec d'autres drogues, et chez l'autre du même végétal exempt de tout mélange.

La matière médicale n'était pas dans un plus chétif état aux temps même les plus reculés. Alors elle avait pour source les récits de guérisons par des simples consignés dans les tables votives. Dioscoride (2) et Pline ont évidemment eu sous les yeux les grossières découvertes du vulgaire en écrivant ce qu'ils nous ont laissé sur les effets de médicaments simples. Ainsi, nous n'aurions point fait un pas de plus au bout de dix et de vingt siècles! Source unique de nos connaissances sur les vertus des substances médicinales, combien tu es trouble! Et voilà ce dont le corps savant des médecins se contente dans un siècle aussi éclairé que le nôtre, lorsqu'il s'agit de la chose la plus importante pour les mortels, du plus précieux de tous les biens terrestres, la vie et la santé de l'homme! Ne soyons donc pas surpris du résultat.

Si, après de tels antécédents, quelqu'un se trouvait encore qui espérât que la médecine fît un seul pas vers la perfection en suivant cette voie, il faudrait que la na-

(1) Tel est le procédé généralement suivi, et inexcusable, de tous nos médecins. Jamais ils n'ordonnent une substance seule; toujours ils la mêlent avec d'autres choses, c'est-à-dire, pour parler le langage scientifique, qu'ils écrivent des recettes. On ne peut appeler *recette*, dit Gruner, que ce qui, renferme plusieurs ingrédients. Ainsi vous vous crevez les yeux, afin d'y voir plus clair!

(2) *De materia critica,* cur. C. Sprengel, Lipsiæ, 1829, 2 vol. in-8.

ture lui eût refusé toute faculté de distinguer la vraisemblance de l'impossibilité.

Pour combler la mesure des erreurs et des illusions dans l'emploi des médicaments contre les maladies, on a imaginé la pharmacie moderne, art dont l'existence repose sur le mélange de ces substances. Jamais les formules composées ne tomberont dans un discrédit absolu, tant que le corps maintenant si puissant des apothicaires conservera son influence.

Temps malheureux du moyen âge, qui produisirent un Nicolas Myrepsus, à l'exemple duquel parurent ensuite tant d'antidotaires et de codes en Italie et en Allemagne! Auparavant, les apothicaires n'étaient que des marchands non privilégiés de médicaments simples, des droguistes. Tout au plus vendaient-ils aussi, mais sans y être obligés, un peu de thériaque et de mithridate, avec quelques emplâtres, onguents et sirops à l'usage des galénistes.

Le médecin n'achetait que chez ceux qui débitaient des marchandises de bonne qualité, et il mêlait ensemble ces drogues simples d'après ses propres lumières. Personne ne l'empêchait non plus de les donner à ses malades avant d'en avoir opéré le mélange.

Mais depuis que les gouvernements ont introduit des Dispensaires, c'est-à-dire des recueils de médicaments composés dont on doit avoir provision, il est devenu nécessaire de réunir les apothicaires en corporation, et de leur donner, en échange de l'obligation qui leur était imposée, un monopole en vertu duquel leur nombre se trouve fixé et restreint, afin qu'ils ne puissent pas se nuire les uns aux autres par la concurrence, et que les drogues dispendieuses ne s'altèrent point par défaut de débit suffisant.

L'autorité ayant commis la faute de sanctionner ces mélanges informes dans les dispensaires, il était effectivement équitable qu'elle accordât aux pharmaciens le privilége exclusif de les débiter. Mais son premier tort a été de prêter appui à l'art absurde des mixtures; car, sans son intervention, le commerce des substances médicinales simples serait resté ce qu'il était auparavant, et l'on n'aurait point eu besoin de ces priviléges d'apothicaires, qui peu à peu ont porté un préjudice incalculable à la médecine.

Tous les dispensaires, depuis les plus anciens jusqu'aux plus modernes, ont donné à chaque formule composée un nom bien sonore, emprunté de la maladie qu'elle était destinée à guérir, et après chaque formule vient une instruction sur la manière de s'en servir, avec des éloges sans fin. Par là les jeunes médecins se trouvèrent poussés à employer les médicaments composés de préférence aux simples, d'autant plus que les premiers avaient pour eux la sanction des gouvernements.

Les apothicaires une fois investis du privilége, leur intérêt était d'accroître autant que possible le nombre des mélanges, dont ils tiraient bien plus de profit que des drogues simples. C'est ainsi que le petit dispensaire in-octavo de Valerius Cordus fit place peu à peu aux Codes in-folio de Vienne, de Prague, d'Augsbourg, de Brandebourg, de Wurtemberg, etc. Dès lors, il n'y eut plus une seule maladie connue contre laquelle le dispensaire n'offrît une foule de médicaments composés, ou au moins de formules accompagnées d'éloges pompeux; dès lors, on fut homme de l'art achevé, pourvu qu'on tînt entre les mains un de ces recueils de recettes sanctionnées par l'autorité locale. Que pouvait-il, en effet, manquer à celui qui voulait guérir les maladies? Combien on lui avait rendu facile l'étude et l'application du grand art!

Ce n'est que dans ces derniers temps qu'on a fait subir quelques modifications à cet état de choses. Les formules des dispensaires ont reçu des noms moins empreints de charlatanisme, et l'on a diminué la liste des composés surtout qui doivent exister tout préparés d'avance dans les pharmacies. Mais il reste encore un bon nombre de formules magistrales (1).

Le temps avait fini par obliger à rayer les perles, les pierres gemmes, les bézoards, la licorne, etc., jadis d'un si grand rapport pour les apothicaires; les préparations des médicaments avaient été simplifiées, personne ne demandait plus de l'alcool cohobé dix fois, ou du calomélas qui eût subi douze sublimations, et l'introduction de taxes plus sévères pour les pharmaciens menaçait de convertir leurs anciennes mines d'or en simples mines d'argent, lorsque tout à coup les choses prirent inopinément une tournure des plus favorables à leurs intérêts, et par cela même d'autant plus préjudiciable à la médecine.

Les anciens règlements relatifs à la médecine (2) avaient déjà commencé à donner aux apothicaires le monopole de la préparation des médicaments composés, et à restreindre sous ce rapport l'action des médecins. Mais les lois nouvelles ont mis la dernière main à cette œuvre en interdisant aux médecins jusqu'à la faculté même de convertir les médicaments simples en médica-

(1) Voyez Jourdan, *Pharmacopée universelle, ou conspectus de toutes les pharmacopées*, Paris, 1840, 2 vol. in-8.

(2) Par exemple, *Constitutiones Friderici II, imperatoris*.

ments composés, et de fournir aucune drogue médicinale quelconque à leurs malades (1).

On ne pouvait travailler d'une manière plus efficace à la ruine de la médecine.

Trois motifs avaient pu donner lieu à ces dispositions législatives ; on avait pu se demander :

1° Y a-t-il chez les médecins modernes incapacité assez notoire de préparer les médicaments composés, et même de peser convenablement les substances simples, pour qu'on doive leur interdire cette faculté, comme aux sages-femmes le maniement du forceps? Si cette cruelle supposition était fondée, comment les médecins pourraient-ils formuler des recettes, c'est-à-dire prescrire la manière de mêler ensemble plusieurs médicaments, quand on les jugerait incapables d'exécuter eux-mêmes ce qu'ils ordonneraient à d'autres de faire?

2° Ou bien n'en a-t-on agi ainsi que dans l'intérêt des apothicaires, auquel la dispensation des remèdes par les médecins eux-mêmes aurait porté atteinte? Si la médecine n'existait dans le monde qu'à cause des apothicaires, si nos frères ne tombaient malades que pour nourrir les pharmaciens, si des hommes instruits devaient se faire médecins, moins pour guérir leurs semblables que pour contribuer à enrichir ceux-ci, alors on concevrait que la dispensation des médicaments fût interdite aux médecins et livrée au monopole des apothicaires.

Ou enfin, l'a-t-on fait dans l'intérêt des malades? On devrait croire que tel a été, en effet, le but des lois relatives à l'exercice de la médecine. Examinons s'il a été atteint avec celles qui sont en vigueur.

(1) Voyez Trébuchet, *Jurisprudence de la médecine, de la chirurgie et de la pharmacie en France*, Paris, 1834, p. 346.

En ne dispensant pas lui-même les médicaments, le médecin perd l'habileté nécessaire pour exécuter les procédés qu'exige le mélange de plusieurs médicaments, qui la plupart du temps exercent une action chimique les uns sur les autres et se décomposent plus ou moins. Peu à peu il devient de moins en moins exercé à cet art, et finit par ne plus pouvoir donner aucune formule détaillée (1), par en écrire même qui énoncent des substances incompatibles, et par devenir ainsi la risée du pharmacien. Dès lors, il se trouve entièrement à la merci de ce dernier. Il faut que le docteur et son malade se contentent de ce qu'il plaît à l'apothicaire, ou même à son apprenti, de faire.

Le médecin veut-il, par exemple, prescrire sous forme de poudre de la myrrhe et du camphre à parties égales, le défaut d'habitude dans les manipulations lui laisse ignorer que ces deux substances ne peuvent jamais produire une poudre, et qu'elles donnent lieu à une masse onctueuse, à une sorte de liquide, lorsqu'on les broie longtemps ensemble. Ou bien alors le pharmacien, pour jouer pièce au médecin, envoie la bouillie, en place de poudre, avec des annotations pleines de sarcasmes, ou bien il trompe le docteur, pour conserver ses bonnes grâces, et donne au malade autre chose que la prescription, une poudre brune quelconque ayant l'odeur du camphre. Un médecin prescrit-il, contre l'hémoptysie une poudre d'alun et de sel commun broyés ensemble ? Quoique ces deux sels soient,

(1) Voilà comme on arrive à un résultat qui déjà, en effet, est presque général aujourd'hui. Le médecin en est réduit à ne plus oser imaginer lui-même une recette ; il est forcé de copier toutes celles dont il a besoin dans quelque dispensaire connu, pour ne pas s'exposer au danger de commettre des contradictions et des inconséquences pharmaceutiques.

chacun à part, une substance sèche, cependant ce n'est point une poudre qui résulte de leur trituration en commun, mais un liquide, ce que ne pouvait deviner le médecin qui n'a point l'habitude de dispenser lui-même les remèdes. Que fera l'apothicaire en pareil cas? Il ne lui reste que l'alternative de blesser le docteur, ou de le tromper.

Est-il possible que de telles collisions, et mille autres du même genre, tournent jamais au profit des malades?

Des méprises de toute espèce que l'apothicaire ou ses délégués commettent, dans les mélanges, soit par ignorance ou précipitation, soit par défaut d'exactitude, ou par calcul d'intérêt privé, sont pour les connaisseurs qui analysent ces mélanges, un problème de solution souvent difficile et même parfois impossible, lorsqu'il s'agit d'ingrédients tirés du règne végétal. Combien la difficulté ne doit-elle pas être plus grande encore pour le médecin qui n'a jamais eu occasion de pratiquer la pharmacie, à qui même l'opération d'associer des médicaments est interdite! Comment reconnaîtra-t-il les méprises ou les falsifications qu'un autre aura pu commettre en exécutant ses prescriptions? S'il ne s'en aperçoit pas, ce qui se conçoit aisément dans l'état borné de ses connaissances, quels inconvénients ne peut et ne doit-il pas résulter de là pour les malades? Et s'il ne les découvre point, comment empêcher les garçons du pharmacien de rire à ses dépens, lorsqu'il a le dos tourné?

En privant le médecin du droit de dispenser lui-même les médicaments, les choses tournent dans tous les cas au plus grand profit de l'apothicaire. D'après quelle taxe vérifier ses mémoires? Et s'il craint un contrôle, sa conscience ne tolère-t-elle pas qu'il remplace une substance dispendieuse par une autre qui l'est moins, substitutions que beaucoup de pharmaciens ont poussées jusqu'à la fourberie? De pareils méfaits se commettent depuis plus de quinze cents ans. Le petit livre de Galien, περὶ ἀντιβαλλομένων, nous révèle déjà des traits de ce genre, et l'on pourrait composer une petite bibliothèque de tous les livres qui ont été publiés sur les falsifications et les tromperies que se permettent les apothicaires.

Quelle confiance avoir, d'après cela, dans un traitement qui a pour but de guérir les malades!

Mais, dira-t-on, les lois sur l'exercice de la médecine n'ont pas songé aux pharmaciens seulement; elles se sont occupées aussi des médecins, qui reçoivent tant par recette.

Ainsi on accorde au médecin la même somme pour la recette qu'il copie dans un dispensaire imprimé, que pour celle dont la conception lui coûte une heure de travail! Étonnez-vous de ce qu'il aime mieux faire des copies, dont il peut exécuter un grand nombre dans une seule matinée! Étonnez-vous de ce qu'il écrit beaucoup, plus même que ne l'exigent les intérêts du malade, puisqu'il est payé en raison du nombre de ses recettes, et qu'il a besoin du prix de recettes multipliées pour assurer son existence ou pour vivre dans la splendeur!

Adieu donc, art de guérir! adieu, salut des malades!

A part même tout ce qu'il y a d'humiliant pour un savant, pour un artiste de premier ordre, comme devrait être le médecin, à se faire payer d'après le nombre de ses copies ou de ses pas, il est bien certain que l'institution manque son but. La médecine se trouve réduite à la condition d'une profession vulgaire, et son exercice devient le plus mécanique de tous les métiers : le médecin écrit des recettes, sans s'inquiéter du résultat, et prend ses honoraires.

Comment pourrait-on le rendre responsable du résultat, puisque ce n'est pas lui qui prépare les remèdes (1)? Cette préparation est confiée par l'État à un autre qui n'a rien non plus à démêler avec ce résultat, les cas exceptés où il commet d'énormes erreurs, et qu'on ne peut soumettre à aucun contrôle pour les inexactitudes sans nombre qu'il commet dans la préparation des remèdes composés, parce que, la plupart du temps, il est impossible, quand une fois le mélange est fait, d'apporter la preuve de ce qui devrait déposer contre lui.

L'art de guérir ayant pour but le salut des hommes, c'est-à-dire le plus noble et le plus important de tous les actes, la nature même des choses voudrait qu'il fût défendu au médecin, sous peine correctionnelle, ou sous peine de mort, de faire préparer par d'autres les remèdes nécessaires à ses malades : il devrait être tenu de les préparer lui-même, afin de pouvoir répondre des effets qui en résultent.

Mais personne n'aurait jamais imaginé *à priori* qu'il pût être défendu au médecin de préparer lui-même ce qu'il emploie pour sauver la vie de ses semblables.

L'autorité aurait dû bien plutôt défendre à un Titien, à un Guido Reni, à un Michel-Ange, à un Corrége, à un Raphaël, à un Mengs, de préparer eux-mêmes les couleurs dont ils se servaient, et leur enjoindre de les

(1) A proprement parler, un traitement est une sorte de contrat que le malade passe avec le médecin seul : *do ut facias*. Le médecin lui promet secours, lui promet des remèdes salutaires et préparés aussi bien que possible. Mais il ne dépend pas de lui de remplir cette promesse, les lois lui en interdisent la faculté ; la promesse doit être remplie par un tiers qui n'est pas lié avec le malade par un contrat. Quelle inconséquence !

acheter dans telle boutique de préférence à telle autre. Alors leurs tableaux, au lieu d'être d'inimitables chefs-d'œuvre, seraient devenus des peintures vulgaires et des enseignes de cabaret. Mais il y aurait eu moins de mal à cela qu'à mettre en danger la vie même du plus vil esclave, qui toujours reste homme, en le forçant à prendre des médicaments incertains, préparés par des personnes autres que celles qui ont sa confiance.

Si, au milieu d'un tel état de la législation, il venait à se trouver un médecin qui eût la sagesse de renoncer à cette funeste coutume de prescrire des mélanges de nombreux médicaments, et qui, dans l'intérêt de ses malades, comme dans celui de la science, voulût ne recourir jamais qu'à des drogues simples, dont la bonté fût facile à constater, il serait bafoué jusqu'à ce qu'il eût abandonné une méthode si fatale à la bourse des apothicaires. Il en serait réduit ou à supporter des persécutions mortelles, ou à changer de marche et à se remettre aux formules composées. Dans une pareille alternative, quel parti prendront quatre-vingt-dix-neuf médecins sur cent? le savez-vous? Moi, je le sais bien!

Adieu donc, art de guérir! adieu, salut des malades!

VI.

LETTRE A UN MÉDECIN DU HAUT RANG

SUR L'URGENCE D'UNE RÉFORME EN MÉDECINE (1).

Je ne puis résister, mon cher ami, au désir de vous dévoiler ma façon de penser tout entière et mes convictions, dont il y a longtemps déjà que j'ai envie de faire confidence au public.

Depuis dix-huit ans je me suis écarté de la route battue en médecine. C'était un supplice pour moi de marcher toujours dans l'obscurité, avec nos livres, lorsque j'avais à traiter des malades, et de prescrire, d'après telle ou telle hypothèse sur les maladies, des choses qui ne devaient non plus qu'à l'arbitraire leur place dans la matière médicale. Je me faisais un cas de conscience de traiter les états morbides inconnus de mes frères souffrants par ces médicaments inconnus (2), qui, en leur qualité de substances très actives, peuvent, quand ils n'ont pas le cachet d'une rigoureuse appropriation, que le médecin ne saurait leur donner, puisqu'on n'a point

(1) Publiée en 1808, et adressée à Hufeland.

(2) Nous avons, sur le compte d'un grand nombre de médicaments, une foule de conjectures qui se croisent et que les faits réfutent à chaque instant, un fatras de renseignements physiques et chimiques; mais nos livres ne disent pas dans quels cas déterminés de maladies ils conviennent et procurent à coup sûr la guérison. Ils nous sont presque tout à fait inconnus sous le point de vue, à proprement parler, médical.

encore examiné leurs effets propres, peuvent si facilement, dis-je, faire passer de la vie à la mort, ou produire des affections nouvelles et des maux chroniques, souvent plus difficiles à éloigner que ne l'était la maladie primitive. Devenir ainsi le meurtrier ou le bourreau de mes frères était pour moi une idée si affreuse et si accablante que, dans les premiers temps de mon mariage, je renonçai à la pratique pour ne plus m'exposer à nuire, et m'occupai exclusivement de chimie et de travaux littéraires.

Mais j'eus bientôt des enfants. Des maladies graves vinrent fondre sur ces êtres chéris, qui étaient ma chair et mon sang. Mes scrupules redoublèrent en voyant que je ne pouvais leur procurer un soulagement certain.

Où trouver des secours, des secours assurés, avec notre théorie des médicaments qui ne repose que sur de vagues observations, souvent même sur de pures conjectures, avec ces innombrables doctrines des maladies qui remplissent nos nosologies? Celui-là seul peut rester calme au milieu d'un pareil labyrinthe, qui croit sans examen tout ce qu'on a dit sur les vertus des médicaments, parce qu'il le rencontre dans cent volumes, qui regarde comme autant d'oracles non-seulement les définitions que nos pathologistes donnent des maladies, mais encore les prétendues cures de ces maladies d'après des vues arbitraires dont nos thérapeutiques sont remplies, qui n'attribue point les morts survenues dans sa pratique à son habitude de tirer, pour ainsi dire, à la cible en aveugle, qui ne voit pas qu'il doit s'en prendre à l'incertitude et au néant de son art, si entre ses mains les maladies aiguës s'aggravent et se prolongent, si les affections chroniques se montrent rebelles pour la plupart; qui met le tout, mort et exaspération, sur le compte seul de l'incurabilité du mal, de la désobéissance du malade, ou d'autres petites circonstances semblables, et qui a la conscience assez large pour se contenter de pareilles excuses, pour continuer à combattre les maladies, qu'il regarde à travers le prisme de ses systèmes, avec des médicaments jusqu'ici inconnus, dont l'action n'est pas sans influence sur la vie et la mort.

Où donc trouver des secours certains? disait en soupirant le père accablé des plaintes et des douleurs de ses chers enfants. Partout, autour de lui, ténèbres et désert! point de soulagement pour son cœur oppressé!

Huit années de pratique exercée avec la plus scrupuleuse attention m'avaient déjà fait connaître le néant des méthodes curatives ordinaires. Je ne savais que trop, par ma triste expérience, ce qu'on devait attendre des préceptes de Sydenham et de F. Hoffmann, de Boerhaave et de Gaubius, de Stoll, de Quarin, de Cullen et de de Haen.

Cependant, peut-être est-il dans la nature même de la médecine, comme l'ont déjà dit plusieurs grands hommes, de ne pouvoir s'élever à un plus haut degré de certitude?

Blasphème, idée honteuse, m'écriai-je en me frappant le front! Quoi! la sagesse infinie de l'esprit qui anime l'univers n'aurait pas pu produire des moyens d'apaiser les souffrances causées par les maladies, auxquelles elle a cependant permis de venir affliger les hommes!

La souveraine bonté paternelle de celui que nul nom ne pourrait désigner d'une manière digne de lui, qui pourvoit largement aux besoins même des animalcules invisibles pour nous, qui répand avec profusion la vie et le bien-être dans toute la création, serait capable d'un acte tyrannique, et n'aurait pas voulu que l'homme fait à son image pût, avec le souffle divin qui le pénètre et l'anime, trouver dans l'immensité des choses créées des moyens propres à débarrasser ses frères de souffrances souvent pires que la mort elle-même! Lui, le père de tout ce qui existe, verrait de sang-froid le martyre auquel les maladies condamnent la plus chérie de ses créatures, et il n'aurait pas permis au génie de l'homme, qui cependant rend tout possible, de trouver une manière facile et sûre d'envisager les maladies sous leur véritable point de vue, et d'interroger les médicaments pour arriver à savoir dans quel cas chacun d'eux peut être utile, peut fournir un secours réel et assuré!

J'aurais renoncé à tous les systèmes du monde plutôt que d'admettre un tel blasphème.

Non! Il y a un Dieu, un Dieu bon, qui est la bonté et la sagesse mêmes! Il doit donc y avoir aussi un moyen créé par lui, d'envisager les maladies sous leur véritable point de vue et de les guérir avec certitude, un moyen qui ne soit pas caché dans des abstractions sans fin et dans des hypothèses dont l'imagination seule fait les frais.

Mais pourquoi ce moyen n'a-t-il point été trouvé depuis vingt ou vingt-cinq siècles qu'il y a des hommes qui se disent médecins?

C'est parce qu'il était trop près de nous et trop facile, c'est parce qu'il ne fallait pour y arriver ni brillants sophismes, ni séduisantes hypothèses.

Bien, me dis-je! Puisqu'il doit y avoir un moyen sûr et certain de guérir, tout comme il y a un Dieu, le plus sage et le meilleur des êtres, je quitterai le champ ingrat des explications ontologiques, je n'écouterai plus les opinions arbitraires, avec quelque art qu'elles aient été réduites en systèmes, je ne m'inclinerai plus devant l'autorité de noms célèbres; mais je chercherai tout près de moi, où il doit être, ce moyen auquel personne n'a songé, parce qu'il était trop simple, parce qu'il ne paraissait point assez savant, parce qu'il n'était point entouré de couronnes pour les maîtres dans l'art de construire des hypothèses et des abstractions scolastiques. Il ne pouvait convenir qu'à moi seul, qui ne voulais pas, pour complaire à un système, pour flatter un chef de secte, livrer mes enfants en danger à la mort que leur aurait préparée la pratique vulgaire. Aussi n'ai-je point tiré vanité du petit livre (*la Médecine de l'expérience*, voy. p. 285) dans lequel j'ai fait connaître ce moyen. Il suffisait à ma satisfaction de l'avoir trouvé, de l'avoir présenté à mes frères sous les formes simples qui conviennent à la vérité, et de leur avoir ouvert une nouvelle route, autant qu'il était possible de le faire par écrit, c'est-à-dire sans démonstration au lit du malade dans un hôpital.

Quant à moi, voici de quelle manière je m'engageai dans cette voie nouvelle. Comment parviendrais-tu, me suis-je dit, à savoir pour quels états morbides les médicaments ont été créés? Emploieras-tu *experimenta per mortes* dans les maladies elles-mêmes? Oh! non; les vingt-cinq siècles pendant lesquels on a suivi cette seule route apprennent assez qu'elle ne conduit qu'à l'illusion, et jamais à la certitude.

Tu dois, pensai-je, observer la manière dont les médicaments agissent sur le corps de l'homme quand il se trouve dans l'assiette tranquille de la santé. Les changements qu'ils déterminent alors n'ont pas lieu en vain, et doivent certainement signifier quelque chose; car, sans cela, pourquoi s'opéreraient-ils? Peut-être est-ce là la seule langue dans laquelle ils puissent exprimer à l'observateur le but de leur existence ; peut-être les modifications et les sensations qu'ils produisent dans l'organisme de l'homme en santé, où leur voix n'est point étouffée par celle des symptômes morbides, est-elle la seule manière dont ils puissent révéler à l'observateur sans préjugés leur tendance spéciale, l'énergie positive et pure en vertu de laquelle ils agissent sur le corps, c'est-à-dire détruisent l'harmonie qui constitue la santé, et la rétablissent quand elle a été troublée par la maladie !

Je me dis ensuite : comment les médicaments pourraient-ils produire ce qu'ils accomplissent dans les maladies, autrement qu'en vertu de cette propriété dont ils jouissent de modifier le corps de l'homme qui se porte bien (1)? Ils ne sauraient assurément guérir que de cette manière.

Mais si les effets que les médicaments produisent dans les maladies dépendent uniquement de la propriété en vertu de laquelle ils opèrent des changements chez l'homme en santé, il s'ensuit que celui parmi les symptômes duquel on trouve l'ensemble des symptômes caractéristiques d'un cas morbide quelconque, doit avoir le pouvoir de guérir sûrement cette maladie, puisqu'il y a une très grande analogie entre les accidents

(1) Cette propriété varie certainement dans chaque minéral, dont chacun, par conséquent, offre une série particulière de phénomènes, d'accidents et de sensations. Chaque genre de plantes doit aussi avoir une action médicinale distincte ; les espèces elles-mêmes doivent également différer entre elles, sous ce rapport, puisque la constance de leurs caractères extérieurs indique déjà que ce sont des êtres différents. La providence nous a donc dispensé abondamment les puissances curatives ! Il ne faut donc plus que des hommes assez sages, assez indépendants, pour secouer les chaînes du préjugé, et pour renoncer aux théories. Prends patience, humanité souffrante !

auxquels cette dernière donne lieu et ceux que lui-même provoque chez l'homme bien portant. Il s'ensuit, en un mot, que les médicaments ne peuvent guérir que des maladies analogues à celles qu'eux-mêmes ont l'aptitude de produire, et qu'ils ne déterminent que des effets morbides qu'ils ont le pouvoir de guérir dans les maladies.

Si je ne me trompe, continuai-je à me dire, il en doit être ainsi ; car autrement, comment serait-il possible que la fièvre tierce et la fièvre quotidienne dont j'ai obtenu la guérison radicale, il y a quelques semaines, par le moyen d'une ou deux gouttes de teinture de quinquina, offrissent des symptômes presque identiques avec ceux qu'hier et aujourd'hui j'ai observés sur moi-même, lorsque, par forme d'expérience, j'ai pris peu à peu, quoique bien portant, quatre gros de bon quinquina?

Dès lors, je me mis à recueillir les accidents que les observateurs avaient vus de temps en temps résulter des médicaments introduits en certaine quantité dans l'estomac d'hommes bien portants, et qu'ils avaient consignés sans intention dans leurs livres. Mais comme je n'obtenais ainsi qu'un bien petit nombre de renseignements, je commençai à essayer plusieurs substances médicinales sur des sujets en pleine santé, et je reconnus que les accidents qu'elles déterminaient correspondaient d'une manière surprenante à ceux des états morbides qu'elles étaient susceptibles de guérir facilement et sans récidive.

Je ne pus alors me dispenser de regarder comme une proposition incontestable qu'il faut renoncer à toutes discussions ontologiques sur la maladie, sujet à jamais énigmatique, qu'il suffit à celui qui veut guérir de considérer chaque maladie comme un groupe de symptômes et de sensations, pour pouvoir l'anéantir sans résistance, à l'aide d'une substance médicinale capable de produire par elle-même des symptômes morbides analogues chez un sujet bien portant, sous la condition toutefois que le malade évite les causes appréciables de cette maladie, si l'on veut que la guérison soit durable.

Je reconnus que cette manière d'envisager les maladies, en embrassant tous les symptômes qu'offre chaque cas particulier, était la seule exacte, la seule qui convînt pour la guérison ; que les formes morbides admises dans nos nosologies, ces portraits construits avec des fragments détachés de ces disparates, ne devaient plus empêcher désormais que nous prissions une idée vraie des maux offerts par la nature au lit du malade ; que les thérapeutiques ne pouvaient plus induire le médecin consciencieux en erreur, avec leurs indications curatives arbitrairement imaginées, et qu'on n'avait plus besoin de se perdre en discussions métaphysiques et scolastiques sur l'impénétrable cause première des maladies, cette marotte du rationalisme, qui n'a jamais conduit qu'à des méthodes chimériques de traitement.

Je reconnus que la seule manière de guérir était trouvée, sans nulle addition de la part des hommes, sans le moindre vernis scientifique.

Mais cette route n'avait point encore été suivie ! Je fus obligé de m'y lancer seul, livré à mes propres forces, aidé de mes seules ressources. Je le fis avec confiance et succès.

Choisis les médicaments d'après les symptômes qu'une observation répétée t'a appris être produits par eux dans le corps de l'homme en santé, donne-les dans le cas de maladie qui t'offrira un groupe de symptômes compris dans la série de ceux que telle ou telle substance est capable de produire par elle-même, et tu guériras la maladie sûrement, tu la guériras facilement. En d'autres termes, cherche quel est le médicament qui, parmi les symptômes provoqués par lui dans le corps d'un homme bien portant, offre de la manière la plus complète l'ensemble de ceux que présente un cas présent de maladie, et ce médicament procurera la guérison avec certitude, avec facilité.

Cette loi que j'ai puisée dans la nature même des choses, je la suis déjà depuis bien des années, sans avoir jamais eu besoin de recourir aux méthodes de la médecine vulgaire. Depuis douze ans, je n'ai plus besoin de purgatifs pour évacuer la bile ou la pituite ; plus de tisanes rafraîchissantes, plus de résolutifs ou d'incisifs, plus d'antispasmodiques, de calmants ou d'hypnotiques, plus d'irritants ni de fortifiants, plus de diurétiques ou de sudorifiques, plus de rubéfiants et de vésicants, plus de sangsues ni de ventouses, plus de cautères, en un mot, plus de ces moyens que la thérapeutique générale des divers systèmes prescrit pour remplir d'imaginaires indications curatives. Depuis lors, j'ai guéri uniquement d'après la loi de la nature que je viens d'énoncer, et dont je ne me suis pas écarté une seule fois.

Et quel a été le résultat? Il a été ce qu'il devait être. Je n'échangerais pas contre tous les biens les plus vantés de la terre la satisfaction que cette manière de procéder m'a procurée.

Dans le cours de ces recherches, qui ont exigé tant d'années, j'ai fait une découverte importante. J'ai reconnu qu'en agissant sur l'homme bien portant, les médicaments donnent lieu à deux séries opposées de symptômes, dont les uns paraissent aussitôt ou peu de temps après que la substance a été introduite dans l'estomac ou mise en contact avec une partie quelconque, tandis que les autres, entièrement contraires, se manifestent peu après la disparition des premiers. J'ai constaté, en outre, que le seul cas où les médicaments procurent un secours durable, est celui où il y a concordance entre les symptômes qu'ils déterminent pendant les premières heures de leur action sur l'homme sain et ceux de la maladie qu'on veut combattre, parce qu'alors cette dernière est anéantie avec une promptitude incroyable par la maladie très analogue à laquelle la substance médicinale donne lieu. C'est là ce que j'appelle la *Méthode curative* ou *radicale*, parce qu'elle seule guérit d'une manière durable, avec certitude et sans maux consécutifs.

D'un autre côté, j'ai reconnu aussi, ce qu'il est maintenant facile de prévoir, qu'en suivant la marche inverse, qui est celle qu'adoptent ordinairement les écoles (*contraria contrariis curentur*), c'est-à-dire en opposant les effets primitifs des médicaments à des symptômes morbides contraires, par exemple l'opium à une insomnie habituelle ou à une diarrhée chronique, le vin à une faiblesse invétérée, les purgatifs à un resserrement de ventre habituel, on n'obtient qu'une guérison *palliative*, un soulagement de quelques heures seulement, parce que, ce laps de temps écoulé, arrive la seconde période de l'action médicamenteuse, qui amène le contraire de l'effet primitif, c'est-à-dire un état analogue à celui de la maladie qu'on veut combattre, et qui, par conséquent, ne fait qu'ajouter à celle-ci, que l'aggraver.

Toutes les fois qu'il arrive à la médecine ordinaire de

combattre des symptômes par des médicaments (1), elle ne le fait jamais que d'après les règles consacrées par l'usage, c'est-à-dire d'une manière palliative. Jusqu'à présent, elle ne connaît point le procédé curatif que je viens d'indiquer.

Mais cette découverte est tellement importante que, si on la mettait en pratique, l'expérience apprendrait bientôt à chacun qu'il n'y a qu'en appliquant les médicaments d'après la méthode curative *similia similibus*, qu'on obtient un résultat durable, en très peu de temps et à l'aide des plus faibles doses, tandis que la méthode palliative, suivie par tous les médecins sans exception, ne peut soulager que pendant quelques heures, après quoi le mal reparaît plus fort qu'auparavant, à moins que, ce qui arrive souvent, le médecin ne donne quelques jours de durée à ce mieux momentané, en répétant et augmentant chaque fois les doses. Mais, d'un autre côté, par ces hautes doses d'un médicament qui n'est point curatif et homœopathique, il provoque, comme effets consécutifs, de nouveaux états morbides, qui sont fréquemment plus difficiles à guérir que la maladie primitive, et qui assez souvent aussi se terminent enfin par la mort.

On voit, sans qu'il soit nécessaire d'insister là-dessus, que cette méthode palliative ne peut être d'aucune efficacité dans les maladies chroniques, et ramener à une santé parfaite ceux qui en sont atteints. Aussi l'expérience nous apprend-elle que jusqu'à présent nulle affection chronique n'a été guérie en peu de temps par la médecine, et que s'il arrive quelquefois aux malades de

(1) En effet, outre sa pratique de modérer certains symptômes, la médecine ordinaire en a beaucoup d'autres encore qui sont plus arbitraires et plus inconvenantes, s'il est possible.

se rétablir, ce résultat tient à un changement heureux produit soit par l'activité spontanée de la nature, soit par un médicament convenable que le hasard avait glissé parmi ceux dont il a été fait usage, soit enfin par d'autres circonstances fortuites.

Outre ces atteintes souvent irréparables que la méthode palliative porte à la santé des hommes, elles a encore l'inconvénient de consommer une incroyable quantité de médicaments dispendieux, qu'elle est obligée de prodiguer à des doses parfois énormes pour produire seulement quelque apparence de résultat favorable. Ainsi on a vu Jones employer à Londres cent livres de quinquina dans une année, et il est des médecins qui, annuellement, ont besoin de plusieurs livres d'opium.

C'est l'inverse précisément avec la méthode curative. Comme elle n'a besoin que de la plus petite excitation médicamenteuse pour éteindre promptement une excitation morbide analogue, ses besoins en substances médicinales de bonne qualité se réduisent à si peu de chose, même pour celles dont elle use le plus, que je me fais scrupule d'en donner seulement une évaluation approximative, dans la crainte d'exciter par trop de surprise.

En suivant cette méthode, qui diffère de toutes les autres, qui leur est presque entièrement opposée, le médecin guérit avec une certitude surprenante les maladies chroniques même les plus invétérées ; et quand, parmi les médicaments bien connus, il en trouve un qui leur convient parfaitement, c'est en un laps de temps dont le peu de durée dépasse toute croyance qu'il les guérit, sans laisser subsister aucune douleur, aucune incommodité.

Maintenant, si la principale, la seule mission du médecin est, comme je le crois, de guérir les maladies, de débarrasser ses frères d'une foule de maux qui les empêchent de goûter les jouissances de la vie, leur rendent souvent l'existence insupportable, et fréquemment mettent leur vie en danger, ou bouleversent leur raison, comment celui dans le sein duquel bat un cœur sensible, où brûle la plus petite étincelle des nobles sentiments qu'inspire à l'homme le désir d'être utile à ses semblables, pourrait-il hésiter un seul instant à choisir cette méthode infiniment meilleure que toutes les autres, et à fouler aux pieds les croyances des écoles, eussent-elles même pour elles trois mille ans de date? Les écoles ne nous enseignent point à satisfaire notre conscience en guérissant les hommes ; mais elles nous apprennent ce qu'il faut faire pour se donner aux yeux du monde des airs de savoir et de profondeur. Il n'y a que l'homme sans énergie qui regarde des préjugés nuisibles comme une chose sainte et inviolable, parce qu'ils existent : le vrai sage, au contraire, les foule joyeusement aux pieds, afin de faire place à la vérité éternelle, qui n'a pas besoin de la rouille du temps, des attraits de la nouveauté ou de la mode, et des déclamations de l'esprit de système, pour obtenir sanction.

Il fallait que quelqu'un ouvrît enfin la lice, et je l'ai fait.

La voie est frayée aujourd'hui. Tous les hommes de conscience peuvent la suivre.

Mais si cette méthode, que la contemplation calme de la nature et le mépris des préjugés consacrés m'a fait découvrir, est en contradiction directe avec tous les dogmes de nos écoles, comme autrefois les prédications lancées par Luther du haut de la chaire de Wittenberg l'étaient avec l'esprit de la hiérarchie sacerdotale, la faute n'en est ni à mes vérités ni à celles de Luther (1).

Réfutez-les, ces vérités, si vous le pouvez, en faisant connaître une méthode curative plus efficace encore, plus sûre et plus agréable que la mienne ; ne les réfutez pas par des mots, dont nous n'avons que trop déjà.

Mais si l'expérience vous prouve, comme à moi, que ma méthode est la meilleure, servez-vous-en pour guérir, pour sauver vos semblables, et faites-en honneur à Dieu.

(1) Le peu de positif qu'il y a dans le nombre immense des ouvrages de médecine consiste dans la cure découverte par hasard de deux ou trois maladies produites par un miasme qui reste toujours semblable à lui-même, la fièvre intermittente automnale des marais, le mal vénérien et la gale des ouvriers en laine. On pourrait y joindre encore cette grande découverte fortuite de la préservation de la variole par la vaccine. Or, ces trois ou quatre cures ne s'opèrent qu'en vertu de mon principe *similia similibus*. La médecine n'a rien autre chose de positif à nous offrir depuis les temps d'Hippocrate ; la guérison de toutes les autres maladies lui est restée inconnue.

VII.

VALEUR DES SYSTÈMES EN MÉDECINE,

CONSIDÉRÉS

SURTOUT EU ÉGARD A LA PRATIQUE QUI EN DÉCOULE (1).

La manière dont les diverses parties constituantes de l'homme font corps ensemble, dont elles réagissent les unes sur les autres et sur les puissances qui agissent sur elles du dehors, dont elles produisent les organes nécessaires à l'exercice de la vie, et dont ces organes forment un tout, un individu vivant et bien portant, ne peut être expliquée, comme on a toujours tenté de le faire jusqu'ici, ni par les principes de la mécanique, de la physique ou de la chimie, ni par les lois auxquelles les liquides et solides obéissent dans la nature inorganique, ni par la gravitation ou le frottement, ni par le choc ou la force d'inertie, ni par les lois de l'attraction, de la cohésion ou de la répulsion, ni par la figure des parties, ni par les lois de l'élasticité, de l'expansion ou de la contractibilité des corps inorganiques, ni par celles de la propagation de la lumière et de la production de la chaleur, ni enfin par les phénomènes du magnétisme, de l'électricité et du galvanisme.

Quoique toutes les parties constituantes du corps

(1) Ce morceau a paru en 1808.

humain se rencontrent dans le reste de la nature, cependant elles exercent toutes ensemble, pour répondre aux exigences de la vie et des autres destinations de l'homme, une action si particulière, que cette manière absolument spéciale de se comporter à l'égard les unes des autres et du monde extérieur, ne peut être appréciée que d'après elle-même, et se refuse aux explications empruntées à la mécanique, à la statique, à la physique, à la chimie. Les théories que l'on construit depuis des siècles ont toutes paru forcées et sans fondement, lorsqu'on les a soumises au creuset de l'expérience et à une critique impartiale.

Cependant, malgré tant de déceptions, les physiologistes et les pathologistes en sont toujours revenus à ces hypothèses, non dans l'espoir d'être conduits par elles à des explications dont l'art de guérir aurait retiré quelque profit, mais parce qu'ils mettaient leur orgueil à tout expliquer, même l'impossible. Ils croyaient ne pouvoir traiter les maladies, ces états anormaux du corps humain, qu'après avoir saisi les lois qui président à l'état normal et anormal de l'organisme humain.

Ce fut là la première et la principale illusion qu'ils se firent à eux-mêmes et au monde. C'est cette malheureuse croyance qui, depuis Galien jusqu'à nous, a rendu la médecine un théâtre d'hypothèses baroques, et souvent contradictoires, d'explications, de démonstrations, de conjectures, de dogmes et de systèmes, dont les funestes effets sont incalculables. L'étudiant s'imaginait être en possession de l'art de reconnaître et guérir les maladies, quand il s'était farci la tête de ces hypothèses gratuites, bien propres à la lui bouleverser, à l'éloigner autant que possible du véritable point de vue sous lequel on doit considérer et les maladies et leur traitement.

Les observateurs, même médiocres, apercevaient bien de temps en temps une foule de faits attestant que les théories atomistiques et chimiques des fonctions chez l'homme en santé et des changements intérieurs survenus dans les maladies, étaient fausses; mais pour sortir de cet abîme, on se jetait dans celui non moins dangereux de la superstition, parce qu'on ne pouvait renoncer à l'idée que c'est un devoir pour le médecin de tout expliquer.

Tantôt on imaginait un principe spirituel dirigeant et dominant toutes les actions de l'organisme dans l'état de santé et dans celui de maladie; tantôt on croyait avoir trouvé la cause des tempéraments et des complexions, comme aussi celle des maladies et des épidémies, dans l'influence de corps célestes que des millions de lieues séparent de nous; tantôt enfin on appliquait au corps humain les vieilles idées mystiques qui se rattachent au nombre trois; on voyait en lui une miniature de l'univers, et l'on croyait l'expliquer par les faibles et misérables données que nous avons sur l'ensemble de la création.

Voilà comment les chefs des sectes médicales et leurs adhérents s'éloignaient tous plus ou moins de la vérité, dans leurs appréciations de la santé, des maladies et du traitement réclamé par ces dernières. Des milliers d'in-folio, d'in-quarto et d'in-octavo, bien propres à nous dégoûter d'une semblable manie, et à faire regretter un temps si mal employé, témoignent assez que tous ces immenses efforts n'ont abouti qu'à des folies dangereuses.

Mais si les hypothèses physiologiques et pathologiques

ont été plus nuisibles qu'utiles à l'art de traiter les maladies, ce dont tout homme impartial sera forcé de convenir, à quoi donc servent-elles ?

Le médecin, répond-on, ne saurait se passer d'un fil théorique, auquel il puisse en quelque sorte ramener ses méditations et ses actions, et se tenir lui-même près du lit des malades. Tout homme qui n'est pas un simple manœuvre, aime à se rendre compte de la nature des objets dont il s'occupe, et de l'état dans lequel il va les mettre.

Oui, répliquai-je ; mais il faut que ce fil ne soit ni un fil d'araignée, ni un guide propre à égarer ; sans quoi il nuit plus que si l'on n'en avait pas du tout.

Il est certain que les matériaux dont le mécanicien se sert ont des propriétés physiques et chimiques, et que l'ouvrier ne peut les mettre convenablement en œuvre qu'après avoir appris à connaître aussi bien que possible ces propriétés.

Mais les choses sont bien différentes quand il s'agit d'objets dont l'essence consiste dans des manifestations de vie, notamment lorsqu'il est question de traiter le corps de l'homme pour ramener ses modifications morbides à l'état de santé, ou son esprit pour le développer et l'ennoblir. Dans l'un et l'autre cas, l'objet sur lequel on opère ne saurait être ni jugé ni traité d'après les principes physiques ou chimiques, comme le fer du forgeron, le bois du charpentier, les couleurs du teinturier.

Tous deux, le médecin et l'instituteur, ne peuvent donc point être tenus, avant de se mettre à opérer sur le corps et l'esprit de l'homme, d'avoir une connaissance préalable de leur objet, qui les dirige, en quelque sorte, par la main, jusqu'à la fin de leurs travaux. L'un et l'autre ont besoin de connaissances d'un autre genre, parce que leur objet, l'individu vivant, est d'une tout autre nature.

Ils ne sauraient non plus tirer aucun parti des rêveries métaphysiques et mystiques que de présomptueux oisifs ont imaginées sur l'essence intime de l'organisme, sur la vie, l'excitabilité, la sensibilité et la nutrition du corps, sur la nature de l'esprit, considéré comme chose absolue.

Lequel de nos systèmes ontologiques sur la nature intime, pour nous impénétrable, de l'âme humaine, serait propre à aider l'instituteur dans l'accomplissement de sa noble tâche? Il pourrait se perdre dans le dédale des abstractions sur le moi et le non-moi, sur l'essence de l'esprit en lui-même, etc., qui sont sorties du cerveau malade des sophistes de tous les temps; mais ce que ces subtilités transcendantales lui fourniraient d'utile et d'applicable, ne compenserait pas la peine qu'il aurait prise à les étudier. Il n'est point donné aux mortels de connaître l'essence de l'esprit humain *à priori*.

L'instituteur sage est bien pénétré de cette vérité. Aussi s'épargne-t-il des fatigues inutiles, et pour acquérir toutes les connaissances que son objet exige de lui, il s'en tient à l'*à posteriori,* à ce que l'âme nous laisse apercevoir d'elle par ses manifestations d'activité, à la psychologie expérimentale. Il ne peut et n'a pas besoin d'en savoir davantage.

Le médecin est dans le même cas. Ce qui unit les parties vivantes du corps humain de manière à en faire un si admirable organisme, ce qui les détermine à se comporter d'une manière si directement contraire à leur primitive nature physique ou chimique, ce qui les anime et les pousse à de si surprenantes actions automatiques, cette force fondamentale enfin ne peut point être représentée comme un être à part : on ne fait que l'entrevoir de loin, mais elle échappe à toutes nos investigations, à toutes nos perceptions. Nul mortel ne connaît le *substratum* de la vitalité, ou la disposition intime *à priori* de l'organisme vivant. Nul mortel ne peut approfondir un pareil sujet, ni seulement même en décrire l'ombre ; qu'elles parlent en prose ou en vers, les langues humaines n'expriment à cet égard que des chimères ou du galimatias.

Pendant les deux mille ans qu'on s'est occupé de philosophie et de médecine, on n'a point fait le plus petit pas dans la connaissance *à priori* de la vitalité du corps organisé, ni de la force intellectuelle qui agit dedans. Toutes les phrases dépourvues de sens par lesquelles on a cru établir des démonstrations, toutes les subtilités des sophistes sur cet objet, dont la connaissance nous est inabordable, n'ont abouti à rien ; le vrai sage, le philosophe modeste les a toujours envisagées avec dégoût.

On ne saurait même pas concevoir un moyen qui fût susceptible de nous mener à cette connaissance.

Jamais, non, jamais les mortels n'arriveront à l'intuition de ce qui se cache dans le sanctuaire des idées du Dieu créateur, infiniment au delà des bornes de notre intelligence.

Par conséquent, tout ce que le médecin peut savoir de son objet, l'organisme vivant, tout ce qu'il a besoin d'en savoir, se borne à ce que les sages d'entre nous, un Haller, un Blumenbach, un Wrisberg, un Burdach (1), ont entendu sous le nom de physiologie, et ce

(1) *Traité de physiologie, considérée comme science d'observation.* Paris, 1837-1841, 9 vol. in-8.

qu'on pourrait appeler biologie expérimentale, c'est-à-dire aux phénomènes appréciables pour nos sens du corps humain en santé, considérés isolément et dans leurs connexions. L'impossible, c'est-à-dire le comment ces phénomènes ont lieu, est totalement exclu du cercle de nos connaissances nécessaires en physiologie.

Je passe à la pathologie, où la même fureur des systèmes qui tourne la tête aux physiologistes métaphysiciens a enfanté aussi tant d'hypothèses sur l'essence intime des maladies, sur ce qui fait que les maladies de l'organisme deviennent maladies, en un mot sur ce qu'on a appelé la cause prochaine ou intérieure.

Nul mortel n'a une idée nette de ce qu'on cherche ici, quand bien même il serait donné à quelque être créé d'imaginer un moyen propre à nous fournir l'intuition de ce qui constitue l'essence d'une maladie en elle-même. Cependant une foule de sophistes ont affecté l'air important de gens qui posséderaient cette clairvoyance.

La pathologie humorale, cette doctrine chère surtout au peuple, qui considère le corps malade comme un vase plein d'impuretés de toutes espèces et d'âcretés décorées de noms grecs, produisant tantôt des congestions et des dégénérescences de liquides et de solides, tantôt la putridité, tantôt la fièvre, en un mot tout ce dont un malade peut se plaindre, et réclamant des remèdes adoucissants, délayants, purifiants, incisifs, incrassants, rafraîchissants, évacuants, la pathologie humorale, dis-je, avait traversé un grand nombre de siècles, en luttant de temps en temps contre quelque système nouveau, tel que ceux des iatromathématiciens, des iatrochimistes, des solidistes, etc., lorsqu'un homme parut, qui, de même que s'il eût plongé ses regards dans l'intérieur de la nature, soutint, avec une inconcevable audace, qu'il n'y a qu'une seule force fondamentale de la vie, que cette force ne fait qu'augmenter ou diminuer, s'accumuler ou s'épuiser dans les maladies, et qu'on ne doit envisager celles-ci que sous le point de vue de la faiblesse ou de l'excès de force. Cet homme enleva les suffrages de tout le monde médical, preuve palpable qu'on n'avait jamais été convaincu ni satisfait des idées reçues jusqu'alors, qu'elles n'avaient produit que l'effet d'un nuage flottant dans l'esprit. On saisit avidement cette doctrine, dont l'étroitesse passa pour de la simplicité. Toutes les autres forces fondamentales de la vie, qui ne sont cependant point invraisemblables, quoiqu'elles ne contribuent non plus en rien à l'art proprement dit de guérir, furent mises de côté pour n'avoir plus à réfléchir beaucoup sur les maladies et leur traitement. Il ne s'agissait que de déterminer arbitrairement le degré de l'excitabilité d'après l'échelle du maître, pour remonter ou rabaisser cette force, et la ramener au niveau, à l'aide de moyens excitants et déprimants; car les médicaments avaient été aussi réduits tous au rôle d'agents distincts seulement les uns des autres par la quotité de leur puissance excitante. Et qu'était donc cette excitabilité? Pouvait-on en donner une idée appréciable? Brown ne nous étourdissait-il pas par des mots n'offrant aucun sens clair? Ne nous conduisait-il pas à admettre un mode de traitement des maladies qui, ne convenant que dans un petit nombre de cas, et là même n'étant appropriés qu'en partie, devait, dans l'immense quantité des autres, avoir pour résultat une aggravation ou une prompte mort?

L'école transcendantale vint ensuite, qui refusa d'admettre une force fondamentale unique de la vie. On vit paraître le dualisme, et nous eûmes la philosophie dite naturelle. Les voyants étaient en grand nombre; chacun envisageait les choses sous un nouvel aspect, chacun forgeait un nouveau système; il n'y eut qu'une seule sorte d'aliénation mentale qui leur fût commune à tous, celle de vouloir non-seulement nous rendre clairement compte de l'essence *à priori* et de la nature intime des choses par l'intuition de leur propre moi intérieur, mais encore se donner eux-mêmes pour les créateurs du tout, et construire à leur manière de leur propre fonds. Tout ce qu'ils ont fait entendre sur la vie en elle-même et sur l'essence de l'homme était, comme l'ensemble de leurs dogmes, tellement inintelligible, qu'on n'y pouvait trouver aucun sens. La parole humaine, qui ne convient que pour exprimer des perceptions reçues par les sens, ou des idées collectives déduites de ces perceptions, et dont chacune, pouvant aisément se traduire en exemples concrets, se rapproche par là des conditions de la sensibilité, la parole humaine se refusait à rendre leurs images poétiques; aussi se torturaient-ils l'esprit à imaginer de nouveaux mots ronflants dont ils composaient des périodes inintelligibles, exprimant des subtilités tellement excentriques et transcendantales, qu'on était embarrassé de deviner s'ils avaient voulu écrire une satire des abus de l'esprit, ou une élégie sur sa perte. Nous devons à la philosophie naturelle d'avoir tourné et désorganisé la tête d'un grand nombre de jeunes médecins. Mais elle a eu trop de présomption jusqu'ici pour s'occuper beaucoup des maladies et de leur traitement. Esprit aérien et sans corps, elle voltige au delà du système solaire, loin des bornes de la réalité; elle ne semble pas songer de longtemps encore à quitter ces hautes régions pour descendre dans le cercle d'action de la pratique, et au fait elle ne le peut guère, car elle est perdue dans les espaces imaginaires.

Cependant elle a poussé depuis peu une branche qui paraît vouloir se rapprocher davantage de la médecine. Cette autre école a réchauffé l'hypothèse des anciennes fonctions animales, naturelles et vitales, quoique sous de nouveaux noms, pour expliquer la nature des maladies. Mais par quelle voie s'imagine-t-elle arriver à reconnaître jusqu'à quel point la sensibilité et la reproduction, qu'elle attribue arbitrairement aux organes, sont exaltées, abaissées ou changées de nature dans un cas individuel, à laquelle de ces trois aptitudes principales une maladie donnée doit être rapportée de préférence, quel état absolu résulte de là pour l'organisme entier, et comment on peut arriver sûrement à la connaissance du remède nécessaire? Quel problème immense, mais insoluble, et dont la solution serait pourtant indispensable pour que le système pût être utile à l'art de guérir! D'ailleurs quelles idées précises, concrètes, intelligibles, se rattachent à ces trois mots, irritabilité, sensibilité et reproduction? car il ne faut pas jouer sur des mots vides de sens.

Aucune de ces stériles hypothèses *à priori* ne saurait procurer, dans les cas individuels, une idée exacte des maladies, capable de nous faire trouver le remède propre à chacune de ces dernières, ce qui cependant doit être l'unique but de l'art de guérir. Comment se justifier devant la saine raison, lorsqu'on veut que le médecin praticien range parmi les choses qu'il lui importe d'étudier ces subtilités théoriques dont on ne peut jamais faire la moindre application?

L'être le plus conséquent et le meilleur de tous a

prouvé sa sagesse infinie en rendant impossible à l'homme ce qui lui était inutile.

Le moraliste sait que, la connaissance ontologique de l'essence intime de l'âme humaine lui étant refusée, parce qu'elle ne pouvait lui servir à rien, il n'a besoin, outre la psychologie expérimentale, que de l'histoire des erreurs pratiques de l'esprit et du cœur de l'homme, et de la connaissance des moyens par lesquels il peut, à chaque cas particulier, ramener l'homme égaré dans le sentier de la vertu.

Socrate, qui connaissait si bien le cœur humain, qui avait un sentiment si exquis de la moralité et de ce qui rend les habitants de la terre vraiment heureux, Socrate n'avait besoin que de connaître l'histoire des fautes commises par ceux qui l'approchaient pour les ramener à la vertu par des arguments appropriés et par le meilleur de tous, son propre exemple. Il savait qu'Aristodème méprisait la divinité; il apprécia d'après ses actions les symptômes de ce mal moral, il reconnut les préjugés qui l'éloignaient des sentiments religieux, et cette connaissance lui suffit pour le corriger, pour l'amener à faire spontanément l'aveu des motifs qui le déterminèrent à changer de principes. Jamais, pour atteindre à son noble but, il n'eut besoin de se livrer à des spéculations ontologiques sur l'essence de l'esprit humain en lui-même, ou sur la nature métaphysique de tel ou tel vice de l'âme.

De même le médecin n'a besoin que d'une connaissance historique de la manière dont l'organisme humain se comporte dans l'état de santé et de celle dont la maladie individuelle se manifeste, pour pouvoir porter secours à cette dernière, lorsque ensuite il vient à trouver le moyen convenable. Il ne peut en apprendre plus, parce qu'il ne lui aurait servi à rien d'en savoir davantage.

Est-ce donc que la dignité de la médecine consisterait plus à imaginer des théories qu'à acquérir l'habileté nécessaire pour guérir des malades? Alors ces grands faiseurs de phrases, qui ne savaient point agir, devaient effectivement monter au premier rang!

Cependant si les spéculations et les systèmes métaphysiques sur l'essence intime des maladies, en supposant qu'ils eussent quelque fondement, avaient de l'utilité pour l'homme qui veut guérir des malades, et il me semble que ce dont on fait tant de bruit devrait en avoir au moins quelque peu, ne serait-il pas à présumer que les fabricants de systèmes et leurs adhérents ont été meilleurs médecins que d'autres, puisqu'ils possédaient ce qu'ils disaient être la véritable, la plus solide base de la médecine?

Mais, hélas! c'est précisément au lit du malade qu'avorte la jactance avec laquelle ils se disent maîtres du secret de la nature; personne plus qu'eux n'est impuissant à soulager les malades et sujet à leur nuire.

Nul fondateur ou adhérent d'aucun des nombreux systèmes de médecine n'aurait pu suivre rigoureusement ses principes dans la pratique sans porter le plus grand préjudice à ses malades, sans leur faire beaucoup plus de mal que ne l'aurait fait la privation absolue des secours de l'art. Toujours ils ont été obligés, pour ne pas voir succomber tous ceux qui s'adressaient à eux, ou de recourir à l'inaction, à ce qu'on appelle la médecine expectante, ou, malgré leurs protestations publiques d'attachement à tel ou tel système, d'en revenir aux méthodes moins nuisibles de la thérapeutique générale des anciens temps, aux évacuants, aux dérivatifs et aux palliatifs de l'humorisme et du saburralisme.

Mais les généralités mêmes de leur méthode curative prouvent déjà clairement qu'une véritable philosophie ne les dirigeait pas dans leur conduite, que la raison n'était pas le but de leurs efforts.

On devrait penser qu'aux maladies qu'ils croyaient avoir définies *à priori* d'une manière bien savante et ramenées à des principes très simples, ils n'opposaient jamais qu'un seul médicament simple à la fois, une substance dont les effets eussent été étudiés par eux dans toute leur latitude, la plus connue de ces substances, la plus appropriée au cas présent, la seule qui pût s'y montrer utile, et cela d'après cette règle générale à laquelle personne ne saurait se soustraire, qu'on ne doit point chercher à obtenir par plusieurs moyens ce qui peut être opéré par un seul.

Mais il n'en est rien. Lorsqu'il s'agissait de la chose principale, des applications de leurs théories et si simples et si belles, en un mot de la pratique, ils demeuraient attachés à l'ancienne routine, à laquelle ils ajoutaient seulement quelque nouveau médicament introduit par la mode. Ce seul fait prouve que leurs systèmes avaient été construits pour éblouir et non pour être utiles.

A la honte de l'intelligence humaine, ils ne combattaient les maladies que par des mélanges de plusieurs médicaments, dont chacun ne leur était en outre connu que d'une manière superficielle, et ces mélanges, ils en donnaient souvent plusieurs à la fois, plusieurs dans une même journée. *Haud leve obstaculum penitiori virium in medicamentis cognitioni objicit, quod rarissimè simplicia, sed ut plurimùm composita, nec hæc sola, sed aliorum usu interpolata usurpentur*. (F. Hoffmann.) Cette conduite suffit pour réfuter tout ce que ces aprioristes disent de leur prétendue simplicité philosophique. Pas un médecin sur la terre, ni parmi les constructeurs de systèmes, ni parmi leurs sectaires, qui emploie une seule substance simple dans les maladies, et qui attende qu'elle ait épuisé son action pour en donner une autre !

Quand bien même on connaîtrait parfaitement les vertus de chaque substance médicinale simple, il n'en serait pas moins absurde de donner ainsi plusieurs drogues à la fois. C'est là traiter en aveugle et recourir à des méthodes tumultueuses ; car combien l'effet de tant de moyens entassés pêle-mêle doit être confus ! ne doit-il pas être impraticable de faire à chacun sa part du résultat, pour être à même, dans la suite, d'augmenter, de diminuer ou d'omettre l'un ou l'autre d'entre eux ! Tous ensemble ils produisent un effet moyen, auquel personne ne sait en quoi chacun d'eux a contribué ; on ignore quel est celui qui a modifié tel ou tel autre dans son action, qui même a agi en sens inverse de lui, et a neutralisé son effet dans le mélange.

Le cas devient plus grave encore, et l'action de prescrire des mélanges de médicaments plus coupable, quand on pense que souvent toutes les substances ainsi entassées, ou du moins la plupart d'entre elles, ont chacune en particulier une action puissante, mais inconnue.

Si réunir ainsi dans une seule formule une foule de substances énergiques dont on ne connaît pas l'action, qui souvent n'est que présumée ou arbitrairement admise ; donner le tout à la fois, et fréquemment même plusieurs mélanges semblables l'un après l'autre, sans attendre que chacun ait épuisé son action, et agir ainsi sur des malades dont les souffrances n'ont été jugées que d'après des idées théoriques, envisagées qu'à travers le prisme de systèmes arbitraires ; si c'est là de la médecine, et non une dangereuse inconséquence, je ne sais plus ce qu'on doit entendre par médecine, ce qu'on doit appeler inconséquence dangereuse.

A cela, pour dire quelque chose, on a coutume de répondre qu'en admettant plusieurs ingrédients dans une formule, on les choisit d'après les symptômes et d'après les diverses indications fournies par l'état intérieur du corps.

Comme si une seule substance médicinale, pourvu qu'on la connût bien, ne pouvait pas répondre à plusieurs indications, à un grand nombre, souvent même à toutes ! Comme si les indications dont on reconnaît la pluralité pouvaient être remplies par une association de drogues dont on ignore la puissance propre, dont les actions s'exercent les unes sur les autres et se modifient ou se détruisent dans le mélange !

Cette manie de mêler les drogues ensemble est la ressource obligée de celui qui, ayant fort peu de notions sur chacun des ingrédients en particulier, se console de ne savoir indiquer aucune substance simple qui soit appropriée au cas morbide, en pensant que, parmi le grand nombre de celles dont son mélange est composé il s'en trouvera par hasard une qui frappera juste. Qu'une pareille méthode réussisse quelquefois, ou qu'elle échoue, toujours est-il vrai que, dans un cas comme dans l'autre, elle ne nous apprend rien, et n'avance point l'art d'un seul pas.

Si elle a opéré un changement en mieux, auquel des ingrédients du mélange doit-on rapporter le résultat ? C'est ce qui reste à jamais caché.

Il faut, dit-on, redonner dans un autre cas pareil le même mélange ou les mêmes mélanges l'un après l'autre et en suivant le même ordre !

Pauvre tête ! Mais jamais un cas ne se reproduit exactement identique ; la chose est impossible.

Ajoutons qu'il est impossible qu'un mélange de médicaments soit préparé deux fois de la même manière exactement, surtout à de longs intervalles, par bien des motifs : la même formule reproduit souvent des mélanges fort différents lorsqu'on la fait exécuter chez plusieurs apothicaires à la fois.

Enfin il n'est point du tout probable qu'un malade ait pris juste la quantité indiquée d'une drogue souvent désagréable à l'odorat et au goût, et qu'elle lui ait été donnée exactement au temps marqué. Est-on certain seulement qu'il ait pris la moindre parcelle d'un médicament qui lui répugnait, et qu'il n'y ait pas substitué quelque moyen domestique moins désagréable, auquel appartiendrait l'honneur du succès ?

Maintenant si l'état du malade ne s'améliore pas pendant l'emploi du médicament composé ; si, loin de là même, il empire d'une manière quelconque, à quelle substance, parmi tant de drogues, faudra-t-il attribuer ce résultat, afin de pouvoir dans la suite la rayer de la formule ?

C'est ce qu'on ne peut savoir, me répondra-t-on, et l'on fait bien alors de ne plus donner le mélange.

Comment ! n'ai-je donc point guéri la maladie par un seul des ingrédients, qu'après avoir longtemps employé sans succès la formule de mon prédécesseur, j'ai fini par en extraire, attendu qu'il devait être le seul convenable dans le cas que j'avais sous les yeux ?

Qu'il est donc peu sage de prescrire des mélanges,

souvent si répugnants à l'œil, à l'odorat et au goût, de médicaments à l'égard desquels on ignore comment chacun d'eux agit quand il est seul et quand il se trouve associé aux autres !

On me répond que les vertus des médicaments ne sont point inconnues. Mais je demande alors si le peu de mots qu'on trouve sur chacun dans la matière médicale constitue une connaissance exacte (1). Souvent ce n'est autre chose qu'une liste de noms de maladies dans lesquelles la substance est dite avoir été utile, fréquemment même une liste fort longue, pour rendre le mensonge plus patent (2). Je dis des *noms* de maladies ; car on ne sait à quels états corporels on a donné ces noms, quelle sagesse a présidé à leur application !

Et où les auteurs de matière médicale ont-ils donc puisé ces données? Ils ne les tiennent sans doute pas d'une révélation immédiate ! Vraiment, on serait presque tenté de le croire ; car elles ne pouvaient leur venir de la pratique des médecins, qui, on le sait, croyant au-dessous de leur dignité de ne prescrire qu'un seul médicament dans une maladie, aiment mieux voir leurs malades périr et la médecine ne jamais s'élever au rang des arts, que de renoncer à leur prérogative d'écrire des formules composées d'après les principes reçus.

(1) F. Hoffmann s'exprime avec franchise à cet égard : *Quo magis in artis exercitio utile est veras et non fictas medicamentorum, pro tam diversa corporum et morborum ratione, vires intimius nosse, eo magis utique dolendum, imo mirandum est, quod, si dicere licet, quod res est, perpauca sint remedia quorum virtutes et operationes certe ac recte perspectæ, sed pleræque spem atque expectationem curantis frustrentur, quia veræ pharmacorum facultates in Democriti quasi puteo adhuc latitant !... pauca certe supersunt, quæ fidæ et expertæ virtutis, plurima vero infida, suspecta, fallacia, ficta.*

(2) Et combien ces mensonges sont dangereux ! *In nullo mendacio majus est periculum, quam in medico.* (Pline.)

Si donc la presque totalité de ce que les matières médicales disent relativement aux vertus des substances médicinales simples n'a point été puisé dans l'expérience (1)

(1) Quoique la matière médicale puisse et doive être la fille de l'expérience, il lui a fallu ployer sous le joug des hypothèses, et changer plus d'une fois de forme pour obéir aux caprices des systèmes dominants en médecine. Les médicaments que les anciens employaient comme alexipharmaques, céphaliques, spléniques, utérins, durent prendre plus tard les fonctions d'antispasmodiques et de nervins. Lorsque le système n'admettait que la rigidité et la laxité de la fibre pour causes des maladies, la matière médicale fut obligée d'enrégimenter dans l'une ou l'autre de ces deux catégories les substances qui avaient servi jusqu'alors à remplir d'autres indications. Si la doctrine régnante avait besoin de purifiants ou de moyens propres à détruire des âcretés, les mêmes drogues qui, jadis, avaient été appelées diaphorétiques, eccoprotiques, diurétiques, s'empressaient de prendre les noms nouveaux de mondifiants, antiscorbutiques, antiscrofuleux, antipsoriques. Quand il ne fallut plus à Brown que des excitants et des débilitants de l'excitement, les mêmes substances qui autrefois avaient figuré sous tant d'autres étiquettes, se formèrent aussitôt en deux cohortes, et s'y répartirent à leur gré ; mais comme on avait encore besoin d'excitants fixes et d'excitants diffusibles, l'arbitraire tira bientôt d'embarras : on créa des médicaments pour l'un et l'autre titre, comme s'il s'agissait seulement de créer, et que les agents médicinaux dussent, au gré d'un homme, accepter l'une ou l'autre fonction ! Comme si l'action du quinquina était moins prompte à se répandre dans l'organisme, et sa réaction moins durable, que celle de l'opium, qu'on ne connaissait pas mieux ! Dans l'état où les choses ont été jusqu'à présent, l'inventeur d'un système n'avait qu'à dicter aux médicaments le nouveau rôle dont ils devaient se charger, et ils étaient tenus de se laisser employer à ce titre jusqu'à ce qu'un nouveau système leur eût donné un nouveau baptême, et les eût appelés, non moins arbitrairement, à de nouvelles fonctions. J'entends dire que quand on connaît l'action des substances médicinales dans leurs principes constituants chimiques, prérogative dont jouit le système le plus moderne, on peut procéder d'une manière parfaitement conforme à la nature. D'après cela, les unes sont classées parmi les carbonifères, les autres parmi les hydrogénifères, etc. Mais il ne manque assurément pas de carbone, d'hydrogène et d'azote dans le chou, le bœuf, le froment. Où sont donc là les vertus médicinales qu'on accorde si libéralement à ces principes ? Qu'attendre d'un art qui cependant règne sur la vie des hommes, quand il est ainsi livré à l'imagination et à l'arbitraire ?

des savants médecins, à laquelle on ne peut guère rien emprunter de semblable, d'où l'ont-elles donc tiré?

La plupart des vertus assignées aux médicaments simples n'ont été originairement adoptées que dans la pratique domestique, et mises en avant par des personnes étrangères à l'art, qui souvent ne pouvaient ni juger de la qualité des substances, ni en indiquer le vrai nom, ni moins encore préciser la maladie où elles prétendaient l'avoir trouvée utile. Je dis qu'elles prétendaient, car elles non plus ne se faisaient pas scrupule au besoin de donner plusieurs remèdes populaires immédiatement l'un après l'autre, de sorte qu'en dernière analyse on ignore lequel a été utile, dans la supposition même où l'état morbide aurait été bien apprécié, ce qui n'a jamais lieu entre de pareilles mains.

Ces notions vagues ont été réunies d'une manière sèche et superficielle, entassées sans ordre et parsemées d'opinions superstitieuses ou de conjectures, par les anciens pharmacologistes, Matthiole, Tabernæmontanus, Gesner, Fuchs, Lonicer, Ray, Tournefort, Bock, Lobel, Thurneisser, l'Ecluse, Bauhin, etc., qui les ont fondues avec ce que Dioscoride avait écrit dans le même esprit, et sans indiquer aucune source. C'est de ces catalogues, dressés sans nulle critique, qu'est remplie notre matière médicale, en apparence si savante. Telle est son origine (1). Chaque auteur n'a fait, depuis lors, que copier ceux qui l'avaient précédé.

(1) Une des circonstances qui prouvent combien nos matières médicales se sont fait peu de scrupule de puiser à ces sources impures, c'est qu'elles assignent aux médicaments simples des propriétés fondées originairement sur de simples conjectures de nos superstitieux ancêtres, sur des contes de bonnes femmes, ou sur des qualités n'ayant aucun rapport avec elles. Ainsi la racine d'orchis, que les anciens croyaient propre à raffermir les facultés viriles, parce qu'elle représente deux testicules,

Les traités peu nombreux qui font exception sous ce rapport, comme ceux de Bergius et de Cullen, n'en sont que plus maigres, eu égard à l'indication des médicaments. Ces deux écrivains ne nous apprennent

passe encore aujourd'hui pour être analeptique et aphrodisiaque. Le millepertuis est encore estimé dans les blessures, parce que les anciens le croyaient capable de les guérir, à cause du suc rougeâtre que rendent ses fleurs jaunes, quand on les écrase entre les doigts. D'où la chélidoine, l'écorce d'épine-vinette et le curcuma tirent-ils leur rénommée contre la jaunisse, sinon de ce qu'autrefois on regardait leur suc ou leur matière colorante jaune comme un indice certain de l'efficacité qu'ils devaient déployer dans cette affection ? La chélidoine, en particulier, ne doit-elle pas son nom et sa réputation, dans les maladies des yeux, à l'ancienne fable suivant laquelle les hirondelles se servaient de cette plante pour rendre la vue à leurs petits aveugles ? Le sang-dragon continue encore, en raison de son nom et de sa couleur rouge, à être prôné dans le saignement des gencives et les hémorrhagies. On prétend que le *Ranunculus Ficaria* et le *Scrophularia nodosa* conviennent dans les hémorrhoïdes borgnes, uniquement parce que les racines de ces deux plantes offrent des nodosités. C'est parce que la garance contient une couleur rouge, qu'elle a passé pour un moyen propre à faire couler les règles, et la propriété de teindre en rouge les os des animaux qui en mangent l'a fait recommander comme un bon remède dans les maladies des os. La saponaire passe toujours pour être un précieux fondant et détersif, parce que la décoction de sa racine mousse à l'instar de l'eau de savon, quand on la bat. La réputation qu'a le savon de fondre les obstructions et les indurations ne se rattache-t-elle pas à l'opinion qu'il doit agir dans le corps vivant de la même manière que dans les opérations domestiques ou chimiques? Parce que les ébénistes employaient trois bois colorés, sous le nom commun de santal, il a fallu leur accorder à tous trois une même propriété dépurative, quoique le santal jaune et le blanc proviennent d'un tout autre arbre que le rouge, et produisent des effets très violents, des effets fâcheux, dont la matière médicale ne dit pas un mot. Parce que le quinquina est amer et styptique, on a cru que les écorces amères et astringentes du maronnier d'Inde, du saule, etc., agissaient de même que lui, comme si la saveur pouvait décider de la manière d'agir. Quelques plantes, la petite centaurée surtout, sont très amères : de cela seul on a conclu qu'elle pourrait remplacer la bile de l'homme. La racine du *Carex arenaria* ayant quelque ressemblance extérieure avec la salsepareille, on a imaginé de la substituer à cette dernière. L'anis étoilé ayant presque rien de positif, parce qu'ils ont, le dernier surtout, laissé de côté tout ce qui leur semblait vague et incertain.

Un seul entre mille, Murray (1), indique les cas dans lesquels les médicaments ont été employés. Mais les autorités y sont ordinairement opposées les unes aux autres, celles qui affirment à celles qui nient, et il n'est pas rare que la décision reste enveloppée dans un nuage de doutes. Souvent l'auteur termine en exprimant le regret, comme il aurait pu le faire presque partout, que la substance n'ait point été employée seule, mais associée avec plusieurs autres. Lui aussi donc nous abandonne au milieu des ténèbres. D'ailleurs, les autorités dont il s'appuie nous laissent fréquemment dans l'incertitude sur la véritable nature de la maladie dans laquelle le moyen a été employé.

Ce qui prouve à quel point les assertions de presque tous ces observateurs sont incertaines, c'est qu'en général ils assurent que le moyen n'a jamais nui entre leurs mains, et n'a jamais entraîné le moindre inconvénient, même lorsqu'il n'a point été utile. Cette proposition ne souffre pas d'exceptions suivant eux. C'est encore là une assertion manifestement contraire à la vérité.

Qu'apprend-on dans cette matière médicale même, qui cependant est la meilleure de toutes? Assurément très peu de faits positifs! Et c'est des seuls instru-

le goût et la saveur de l'anis, il a été, d'après cela, rangé, comme celui-ci, parmi les béchiques, quoique quelques parties de l'arbre qui le produit soient employées aux Philippines pour préparer un poison meurtrier. Voilà ce qu'on appelle une source philosophique et expérimentale de la matière médicale!

(1) *Apparatus medicaminum*, Gottingue, 1796, 8 vol. in-8.

ments propres à rétablir la santé qu'il s'agit! Dieu de justice!

Qu'on pense combien doit nuire l'emploi de ces moyens, dont à peine un sur cent est connu, dans les maladies qui sont aussi diversifiées que les nuages, dont le nombre est immense, dont la connaissance coûte tant de peines, même en suivant les meilleures méthodes!

Il y a plus encore : qu'on pense combien est précaire, je dirais volontiers aveugle, une méthode de traitement qui consiste à combattre par des médicaments presque inconnus, qu'on entasse dans une ou plusieurs formules, des états morbides méconnus et envisagés à travers le prisme coloré de systèmes fantastiques.

Ainsi, malgré les transformations presque continuelles qu'ont subies depuis plus de deux mille ans les théories physiologiques, pathologiques et thérapeutiques, au gré des systèmes physiques, atomistiques, chimiques, idéalistiques, pneumatiques et mystiques, la connaissance des véritables propriétés des médicaments simples est encore dans l'enfance, et, quoique notre siècle ait marché vers la perfection sous tous les autres rapports, il n'y a encore qu'une très petite partie des maladies auxquelles l'homme est sujet qu'on soit en état de guérir de manière à ne pas pouvoir douter que l'honneur de la guérison appartient réellement au médecin. Les autres demeurent incurables, comme elles l'étaient avant Galien; ou le traitement médical leur fait prendre d'autres formes nouvelles, ou l'énergie vitale en triomphe avec le temps, surtout lorsqu'à l'insu du médecin, le malade s'abstient de prendre aucun remède; ou quelquefois elles guérissent par un événement fortuit, sans que personne ait entrevu la liaison de l'effet à la cause, ou enfin elles s'éteignent au terme commun de toutes les souffrances du genre humain.

Tel est le véritable, mais effrayant état dans lequel a été jusqu'à présent la médecine qui, tout en promettant salut et santé, ronge l'existence de tant d'habitants de la terre.

Que je m'estime heureux d'avoir indiqué à ceux qui compatissent aux maux de leurs frères et qui brûlent de les soulager, des principes plus purs et conduisant au but en ligne droite !

Honte, dans les annales de l'histoire, à celui dont les déceptions et les créations fantastiques paralysent un art destiné au soulagement des malheureux !

Que celui qui contribue à rendre cet art plus salutaire en soit récompensé par le calme d'une conscience satisfaite et par une inflétrissable couronne civique !

VIII.

CONSEILS A UN ASPIRANT AU DOCTORAT (1).

J'ai parcouru vos cahiers sur la thérapeutique de votre célèbre professeur. Vous avez raison de tout apprendre, de tout écrire. Il faut bien savoir ce que les hommes ont dit avant nous, ce qu'ils disent à côté de nous. Souvent aussi il m'arrive de demander aux malades ce qu'ils pensent de leur mal, à quel ensorcellement ils l'attribuent, à quels moyens sympathiques ils ont eu recours. J'aime à savoir quelle idée les gens se font des choses. Vous en agissez de même à l'égard de ces cahiers, dans lesquels vous trouvez les fables que des hommes qui se regardent comme de sages médecins ont débitées sur des choses qu'ils ne comprennent point et que personne au monde ne peut approfondir *à priori*. Il y a là nécessairement bien des propositions hasardées, que la nature et l'expérience ne justifient point. Il y a aussi beaucoup de fatras, qui du moins sent le travail et l'étude, parce qu'il est exprimé dans un style fleuri et métaphorique. Là, un pôle oxygène et un pôle hydrogène dans le corps, des facteurs stimulés, un système ganglionnaire, un centre de la vie végétative, un système irritable et un système sensible, faisant tous deux bande à part, jouent la comédie et remplissent les

(1) Publiés en 1809.

rôles que nous-mêmes avons imaginés pour eux. Ce sont de jolies ombres chinoises sur la muraille. Mais arrivons-nous au lit du malade, l'un verra un *synochus systematis irritabilis*, là où l'autre, élève du même maître, soutiendra avec opiniâtreté qu'il y a précisément le contraire, car les signes qu'on assigne en chaire à ces deux états sont aussi peu essentiels et distinctifs que vagues et incapables d'être précisés. Mais quand bien même l'un des deux assistants aurait deviné l'opinion de l'auteur du système, qu'en résulterait-il d'avantageux pour l'art de guérir? Rien! On aurait beau se rompre la tête à créer une théorie sur l'essence de la fièvre, qu'elle ne nous apprendrait pas ce qui peut et ce qui doit soulager les malades. Le château de cartes reste isolé dans son imposante majesté; il est vide dans l'intérieur, et ne contient pas même l'indice du moyen convenable pour guérir la maladie dont on prétend que l'essence doit nous y être révélée par une inspiration d'en haut. *O quanta species, cerebrum non habet!* Tout ce clinquant théorique n'est pas dans le même rapport avec le problème de la conduite à tenir, que les prémisses avec la conclusion d'un syllogisme : non! c'est comme la trompette ou le tambour dont un charlatan se sert pour appeler autour de lui les spectateurs devant lesquels il va faire ses tours de passe-passe. Car ce que le professeur pense devoir être utile dans telle ou telle circonstance est admis par lui d'une manière arbitraire, sans principes fixes, sans appui de l'expérience. Ce sont de pures assertions. La matière médicale presque entière est passée en revue à l'occasion d'un seul genre de fièvre. Donnez, messieurs, au malade, des infusions de plantes amères et aromatiques (par conséquent aussi de coloquinte, de scille, d'agaric, de fève Saint-Ignace, de noix vomique, de bois de santal, de bois de rose?), ou des oléo-sucres, dans du thé (par conséquent aussi de l'huile de laurier-cerise ou d'amandes amères?).

Toutes nos définitions de la fièvre, toutes nos distinctions subtiles sur le pouls, qui varie presque à chaque heure et à la moindre modification du moral, sont des choses brillantes sans doute, mais inutiles, qui, au lit du malade, où il s'agit de guérir, font l'effet d'un nuage devant nos yeux. Ce nuage, qui intercepte la lumière, au lieu de la répandre, nous empêche de voir et le véritable état du malade, et ce qui pourrait lui porter efficacement secours.

Interrogez-vous seulement vous-même. Demandez-vous si, après avoir appris tout cela par cœur, vous en pourriez tirer parti pour reconnaître la vraie forme d'une maladie et la guérir. Nous pouvons bien traiter à droite et à gauche avec les moyens sans nombre qui nous sont proposés. Mais y en a-t-il un parmi eux qui soit le meilleur, le plus convenable de tous? quel est, dans cette foule, celui qui, seul et de préférence à tous les autres, peut et doit procurer la guérison? voilà ce que nous continuons toujours à ignorer, voilà ce que le professeur lui-même ne sait pas, sans quoi il n'aurait désigné que ce seul remède et se serait abstenu de nommer les autres. Que le professeur de thérapeutique s'exprime en termes bien choisis sur des choses que personne ne saurait apercevoir, et sache donner un vernis de science aux hypothèses créées par lui-même, ses préceptes ont des dehors imposants, une apparence de fondement. Mais quand il est question d'en faire l'application, quand il s'agit de guérir un malade, but réel et final de l'art, tout cet étalage théorique lui devient inutile; il se jette à corps perdu dans l'empirisme, et semblable au routinier le plus incapable de penser, il vous donne une longue liste de médicaments, en vous laissant le soin de choisir. Mettez tous les noms dans un sac, et tirez-en au hasard un ou plusieurs ; peu importe lesquels sortiront; vous pouvez prendre l'un ou l'autre. Ici, où il s'agit de guérir, empirisme grossier, syncrétisme absurde ; là, où il n'est question que de théories, phrases mystiques et inintelligibles, aussi sublimes que les oracles de la pythonisse de Delphes. Mais n'allez pas vous incliner respectueusement devant ce murmure magique. Ce n'est qu'un vain bruit, sans rapport avec le désir que vous éprouvez de procurer des secours faciles, certains et rapides à vos frères malades ; c'est une cloche qui tinte, une coquille qui résonne.

IX.

L'ALLOPATHIE.

UN MOT D'AVERTISSEMENT AUX MALADES

DE TOUTES LES CLASSES (1).

L'allopathie, ou la méthode curative de l'ancienne école médicale, se vante de posséder depuis deux mille cinq cents ans l'art de détruire la cause des maladies dont elle entreprend le traitement, et, au contraire de l'homœopathie, qui n'a pas ce pouvoir, d'être la seule qui opère des cures dirigées contre les causes, la seule qui guérisse d'une manière rationnelle.

Mais pour que les allopathes puissent détruire la cause des maladies chroniques, qui font sans contredit la majorité des affections auxquelles l'homme est sujet, il aurait fallu du moins que cette cause leur fût connue. Or, elle leur a été inconnue dans tous les siècles, et ils furent tout surpris quand les découvertes récentes de l'homœopathie leur apprirent que toutes les maladies chroniques dépendent uniquement de trois miasmes, vérité dont l'ancienne école n'avait jamais eu le moindre soupçon.

La vraie cause des maladies chroniques leur ayant toujours été inconnue, il s'ensuit que jusqu'à présent

(1) Publié en 1831.

ils ont dirigé leurs coups contre des causes fausses, et que, ne détruisant pas la véritable, dont ils n'avaient aucune notion, ils n'ont jamais pu non plus guérir réellement ces maladies.

Les résultats prouvent ce que j'avance ici ; car, si l'on excepte les seules maladies provenant du miasme vénérien chancreux, dans lesquelles le mercure, trouvé empiriquement par des hommes étrangers à la médecine, procurait des secours réels, toutes les autres maladies chroniques ne faisaient que s'aggraver et devenir incurables sous l'influence de tous les moyens déployés contre elles par l'ancienne école, et aucune n'était guérie, ramenée à la santé. A l'affection dont un homme est atteint en substituer, par l'action des médicaments, une plus grave et seulement d'aspect différent, puis, comme on le fait d'ordinaire, prétendre que celle-ci est survenue par hasard, que le médecin ne doit aucun compte de son apparition, ce n'est pas guérir les malades et les rendre à la santé, mais leur nuire et les bercer d'illusions.

C'est à tort que les médecins de l'ancienne école donnaient les divers caractères, parfois purement imaginaires, et les différents phénomènes des maladies chroniques, qui ne sont que des produits et des manifestations de la cause primitive, pour la cause elle-même de ces affections, et combattaient tantôt le refroidissement, le catarrhe et le rhumatisme, tantôt la goutte, les obstructions du système de la veine porte, les hémorrhoïdes, des engorgements des vaisseaux lymphatiques, des indurations, des principes morbifiques dans les humeurs, un état saburral ou muqueux des premières voies, la faiblesse de l'estomac et des organes digestifs, celle des nerfs, le spasme, la pléthore, l'inflammation chronique, l'hydropisie, etc. Ils croyaient voir dans ces états la cause à détruire, et quand, par leurs procédés, ils étaient parvenus à les diminuer ou à les faire disparaître, ils s'imaginaient avoir anéanti cette cause.

Mais, après qu'un de ces caractères ou états avait été diminué ou supprimé par la violence de leurs médicaments, il ne manquait jamais de reparaître à sa place quelque autre phénomène morbide, produit différent de la cause fondamentale. Comment donc l'état primitif aurait-il pu être cette cause, puisque sa cessation n'amenait pas une véritable guérison, ne rétablissait pas la santé, et qu'il s'ensuivait un nouvel état morbide, toujours même plus grave? D'où venait donc alors primitivement ce qu'on croyait être le caractère de la maladie? De quoi dépendaient la propension du malade à se refroidir, le catarrhe, le rhumatisme, la goutte, les obstructions du système de la veine porte, les hémorrhoïdes, les engorgements des vaisseaux lymphatiques, les indurations, l'état muqueux et saburral des premières voies, l'âcreté apparente du sang, la faiblesse de l'estomac et des organes digestifs, l'état fébrile, la faiblesse nerveuse, le spasme, la pléthore, l'inflammation chronique, l'hydropisie, etc.? Quelle source primitive devait-on assigner à ces états, puisqu'ils ne sont qu'autant de formes diverses du prétendu caractère de la maladie, des manifestations différentes du mal interne, en un mot, des symptômes, dont attaquer un seul par des médicaments, après lui avoir faussement donné le nom de cause, c'est dans la réalité ne faire qu'une mauvaise médecine symptomatique, quoique en agissant ainsi on prétende se conduire d'une manière rationnelle et combattre la vraie cause de la maladie? Quelle était, à proprement parler, la cause fondamentale de ces maux et phénomènes secondaires alternants, cause dont la seule destruction peut procurer une guérison radicale et durable, constituer un traitement véritablement rationnel? Voilà ce que les médecins de l'ancienne école n'ont jamais su, et ce qu'aujourd'hui encore ils ne veulent point apprendre (1) de l'homœopathie. Cependant, ils n'ont rien rabattu jusqu'à ce jour de leurs hautes prétentions au rationalisme des méthodes jamais salutaires et constamment funestes qu'ils emploient contre les maladies chroniques. Y eut-il jamais de forfanterie à la fois plus ridicule et plus pernicieuse pour le genre humain, si on la juge d'après son résultat général et constant!

Quant à ce qui concerne le traitement des maladies aiguës, l'expérience montre également que quand ceux qui sont atteints de ces affections restent abandonnés à leur seule force vitale, sans nulle coopération de l'allopathie, ils guérissent en général beaucoup plus vite et plus sûrement que lorsqu'ils se soumettent aux méthodes accréditées par l'ancienne école; dans ce dernier cas, il en meurt plus d'un qui, sans de si malencontreux secours, aurait pu résister; beaucoup aussi restent après plus souffrants qu'ils ne l'étaient auparavant, et d'ordinaire finissent par périr misérablement des suites du traitement qu'on leur a fait subir, tandis que, livrés à eux-mêmes, ils se seraient rétablis.

Ce résultat tient à ce que l'allopathie assigne un faux caractère aux maladies aiguës, afin de les mettre en harmonie avec le plan de traitement adopté par elle. Ainsi, nous la voyons supposer une pléthore pour cause fondamentale, et saigner copieusement, dans la pleurésie et la péripneumonie aiguës, où il lui aurait suffi, comme

(1) Il y a moins de honte à ne pas savoir une chose qu'à refuser de l'apprendre.

l'enseigne et le pratique l'homœopathie, de faire cesser l'irritation morbide du système artériel par des doses faibles de médicaments internes, pour éteindre en peu d'heures la maladie tout entière, sans avoir besoin d'épuiser les forces du malade, qui ne peut plus ensuite les recouvrer, ou ne les récupère qu'après avoir langui longtemps.

On ne conçoit pas que les allopathes puissent regarder comme un grand péché de ne pas saigner, qu'ils saignent copieusement dans les maladies inflammatoires, par exemple dans les inflammations de poitrine, qu'ils s'en soient fait à eux-mêmes une loi inviolable, et qu'ils veuillent imposer également cette loi aux médecins dont la pratique est plus heureuse que la leur.

Si cette méthode était aussi salutaire qu'ils le disent, comment se ferait-il que plus d'un sixième des malades qui périssent chaque année entre leurs mains, succombent à des maladies inflammatoires, ainsi que le témoignent leurs propres tableaux de mortalité ? Il n'en serait pas mort un sur douze si ces malheureux n'étaient pas tombés entre des mains avides de sang, s'ils avaient été abandonnés à leur propre nature.

La phthisie pulmonaire enlève annuellement des centaines de milliers d'individus à la fleur de leur âge. Allopathes ! vous avez leur mort sur votre conscience ! Car s'en trouve-t-il un seul parmi eux dont la maladie n'ait point pris sa source dans vos belles méthodes curatives, dans les émissions sanguines et le traitement antiphlogistique auxquels vous avez eu recours sans raison contre une phlegmasie de poitrine antérieure ? Cette manière insensée et barbare de traiter la pleurésie par la saignée, les sangsues et les débilitants, fait chaque année descendre au tombeau des milliers d'hommes qui succombent ensuite à la fièvre nerveuse, à l'hydropisie, à la phthisie pulmonaire. Vraiment! c'est une excellente manière d'anéantir en masse et sourdement le noyau du genre humain!

Est-ce là guérir, guérir d'une manière rationnelle, guérir la cause?

Parmi les personnes atteintes de pleurésie, même très aiguë, que l'homœopathie rétablit, et la plupart du temps avec une promptitude merveilleuse, on n'en trouvera pas une seule qui meure ensuite de consomption et de phthisie pulmonaire; car l'homœopathie ne guérit les inflammations de poitrine en apparence les plus mortelles, qu'en faisant cesser l'état morbide du système sanguin par des médicaments internes peu nombreux, doux, mais appropriés, qui souvent apaisent le désordre, avec les douleurs, dans le court espace de vingt-quatre heures, et ménagent les forces des malades, puisqu'ils rendent inutiles toutes les émissions sanguines, tous les moyens débilitants. Elle sait, en effet, ce que les médecins de l'ancienne école ne savent pas, et malheureusement ne veulent point savoir, que les fortes inflammations aiguës de la poitrine (et d'autres parties) sont uniquement dues à l'explosion d'un miasme psorique caché dans l'intérieur du corps, et que nul de ceux qui sont exempts de la psore n'est atteint de ces affections. Elle sait comment s'y prendre, après avoir apaisé le désordre inflammatoire de la circulation, pour guérir la psore sans délai au moyen de remèdes appropriés, afin qu'elle ne puisse plus désormais exercer dans les poumons les ravages qui en amènent si aisément la destruction. Et elle parvient d'autant plus sûrement à son but, qu'elle n'a point, comme fait toujours l'allopathie, gaspillé, par des saignées et des rafraîchissants antipathiques, les forces vitales si nécessaires à la réaction qu'exciteront les remèdes antipsoriques qu'il lui reste à mettre en usage.

A l'égard des autres maladies aiguës, l'allopathe ne les traite pas non plus, comme l'homœopathe, d'après les particularités qu'elles présentent dans chaque cas spécial, mais uniquement d'après le nom pathologique qu'elles ont reçu dans son école, et d'après le plan de conduite que ses livres tracent pour chacun de ces noms. Ainsi, quelque différentes que les fièvres intermittentes soient les unes des autres, au lieu d'opposer à chacune le remède spécifique contre elle, il les supprime toutes par le quinquina à fortes doses, souvent répétées pendant plusieurs semaines. Mais le malade n'est point par là rendu à la santé ; il n'éprouve plus, à la vérité, des alternatives de froid et de chaleur ; mais il est devenu malade d'une autre manière, et plus qu'il ne l'était durant sa fièvre ; car on lui a donné une maladie quinique, qui souvent durera plusieurs années.

Les sectateurs de la médecine qui se dit rationnelle trouvent de même, pour les autres maladies sporadiques, épidémiques et contagieuses, des noms tout établis dans leurs livres, et pour chaque nom qu'il leur plaît d'assigner à la maladie régnante, un certain plan de traitement, modifié seulement de temps en temps par la mode, plan dont la fièvre, quoique peut-être absolument inconnue jusqu'alors et n'ayant encore jamais existé, doit s'accommoder, qu'il lui convienne ou non. Celui qui n'a pas la force de résister doit périr.

Telle n'est point la conduite de l'homœopathe. Il juge la maladie d'après son individualité, d'après les particularités qu'elle offre dans chaque cas spécial, sans se laisser entraîner à de faux traitements par aucun nom systématique ou pathologique, et il la guérit presque toujours à l'aide d'un médicament choisi d'après les symptômes qu'il a recueillis.

Mais je reviens aux maladies chroniques, bien autrement nombreuses, qui, d'après la manière dont l'ancienne médecine les envisage, ont fait jusqu'ici de la terre une véritable vallée de désolation. Je vais montrer que, même en ce qui les concerne, la dangereuse et nuisible allopathie est infiniment au-dessous de la bienfaisante et salutaire homœopathie.

Sans connaître la véritable et unique cause de ces maladies, l'allopathe les traite par une multitude de médicaments, dont les fortes doses se succèdent avec rapidité, et sont fréquemment continuées pendant longtemps. Son but est d'accabler la maladie; mais quels médicaments emploie-t-il pour cela? Des substances qui, à son insu, exercent sur l'homme une tout autre action que celle qui serait nécessaire pour procurer la guérison.

Aussi est-ce avec raison qu'on donne à ces médicaments dont il fait ainsi usage, le nom d'allopathiques (ἀλλοῖα, *aliena, ad rem non pertinentia*), et que sa méthode elle-même porte celui d'allopathie.

Mais comment s'est-il fait qu'au grand détriment des malades on ait adopté des médicaments qui ne conviennent pas? Évidemment, ce n'est point par malice. C'est donc par ignorance! Les médecins de l'ancienne école se servent de ces substances parce qu'ils ne connaissent pas leurs vraies propriétés, leurs véritables effets sur le corps humain, parce que l'usage est établi de les employer dans telle ou telle maladie, parce que les livres prescrivent d'en agir ainsi, et que dans les écoles on leur a enseigné à suivre cette marche.

Mais comment a-t-il pu se faire qu'en les employant dans les maladies, depuis tant de siècles que cette méthode est accréditée, ils n'aient pas peu à peu remarqué les particularités qu'offre chaque médicament dans son action sur l'homme, et déduit de là les cas dans lesquels il convient réellement à titre de remède?

A cette question, on répond en disant que les médecins de l'école possédaient et possèdent encore une méthode infaillible pour se préserver de connaître le mode d'action propre à chaque médicament, et pour le rendre inaccessible à leurs yeux, à leur observation.

L'aspirant au doctorat doit prouver, par des formules de sa propre composition, qu'il possède le noble talent, indispensable à l'allopathie, d'accoupler plusieurs médicaments, et d'en former une recette construite d'après les règles de l'art. Il doit donc éviter avec soin d'employer jamais aucune substance médicinale seule.

Toute recette composée de plusieurs drogues différentes annonce sans réplique que celui qui l'a écrite est un allopathe, un adepte de l'incorrigible école qui a régné jusqu'à présent en médecine.

Je demande au lecteur de me dire en conscience comment il serait possible que de tels médecins, quoique leur nombre s'élève à plusieurs millions depuis tant de siècles, fussent arrivés à connaître les spécialités de chaque substance médicinale, en ne faisant jamais usage que de pareils mélanges?

Quand bien même on donnerait ces mélanges à un homme parfaitement bien portant et exempt de tout symptôme morbide, quand bien même les mélanges ne seraient composés que de deux ingrédients seulement (1), serait-il jamais possible de dire avec certitude quels sont, parmi les effets qu'on verrait survenir, ceux qui appartiennent à l'une ou à l'autre substance?

Or, si en faisant prendre à une personne en santé un mélange composé seulement de deux substances différentes, on n'acquiert jamais une notion précise de l'action que chacune d'elles exerce sur le corps, parce que le mélange ne peut produire qu'un effet moyen, n'est-il pas bien plus impossible encore d'apprécier l'action spéciale de chacun des ingrédients constituant un mélange donné à un malade, c'est-à-dire à un homme dans l'état normal duquel il est déjà survenu une foule de changements?

Qui ne voit, d'après cela, que les médecins de l'ancienne école n'ayant d'ailleurs jamais essayé sérieusement de médicaments simples sur des personnes saines, ont tous dû être, depuis l'origine jusqu'à ce jour, dans une ignorance complète et absolue des effets véritables, purs et spéciaux, de chaque substance médicinale, si l'on excepte ceux en petit nombre que quelques-unes d'entre elles manifestent jusque dans les mélanges où on les fait entrer, et qui ne pouvaient même pas rester inaperçus au vulgaire, comme l'effet purgatif du séné, stupéfiant de l'opium, sialagogue du mercure,

(1) D'après cette ancienne médecine, si contraire au bon sens, c'est à proprement parler, plus de deux et trois ingrédients différents qui doivent entrer dans une recette formulée selon les règles de l'art, probablement afin que celui qui en fait usage ne puisse jamais entrevoir quelle est celle des diverses substances qui a été utile ou qui a nui, afin qu'il n'arrive jamais à savoir quelle action chacune d'elles exerce sur le corps, dans quelle maladie par conséquent elle peut être employée à coup sûr. Mais depuis que l'homœopathie a fait pénétrer quelques rayons de lumière, on voit quelques allopathes qui n'admettent plus que deux ingrédients dans leurs recettes, et qui, d'après cela, prétendent traiter par des remèdes simples. Comme si deux et un étaient la même chose!

vomitif de l'ipécacuanha, antitypique du quinquina, et quelques autres encore.

Les allopathes sont donc de purs artisans, qui n'ont et ne veulent avoir aucune connaissance des instruments qu'ils emploient!

Mais parmi les artisans des plus bas étages, s'en trouve-t-il un seul qui soit dans le même cas? Il n'y a que le médecin de l'ancienne école qui offre un tel exemple!

Et malgré cette incroyable irrationalité, ses partisans se vantent hautement d'être les seuls médecins rationnels! Eux, qui ignorent complétement la cause fondamentale de toutes les maladies chroniques non vénériennes, ils prétendent être les seuls dont les méthodes curatives soient dirigées contre les causes! Et avec quoi traitent-ils? avec des substances dont ils ne connaissent point, dont ils évitent même de connaître l'action pure!

Y a-t-il forfanterie plus ridicule? absence plus complète de bon sens? néant plus absolu de savoir médical?

Voilà, pauvres malades, ce que sont tous les médecins ordinaires. Voilà ceux qui, dans tous les pays civilisés, occupent les places, et lancent l'anathème contre toute idée favorable aux intérêts du genre humain, mais contraire à ceux de leur communauté! Voilà ceux qui dirigent partout les hôpitaux, où tant d'êtres souffrants soupirent en vain après la guérison! Voilà ceux qui partout approchent des puissances de la terre, et remplissent les chaires des universités! Voilà ceux dont nos villes fourmillent, depuis l'homme au grand nom qui fatigue chaque jour deux attelages à visiter soixante ou quatre-vingts malades pendant une ou deux minutes au plus, jusqu'à l'humble praticien qui épuise ses jambes à multiplier des visites toujours moins rétribuées que celles de son brillant confrère !

Si tous ces médecins n'étaient qu'inutiles, le mal serait déjà bien assez grand. Mais ils portent préjudice aux malades et les ruinent. Sans le savoir, sans s'en douter seulement, sans le vouloir, ils nuisent par leurs doses énormes de médicaments, presque toujours mal choisis, qu'ils répètent chaque jour, plusieurs fois même par jour, qu'ils continuent souvent pendant longtemps, sans négliger de les accroître lorsqu'elles ne sont d'aucun secours.

Que doit penser le public éclairé, d'hommes qui depuis vingt-cinq siècles, n'ont pas su voir que chaque dose d'une substance médicinale exige des jours et même des semaines pour accomplir son action sur le corps humain, vérité mise hors de doute par les expériences et les observations multipliées de l'homœopathie? Ce public, jusqu'à présent dupe d'illusions, que doit-il penser d'hommes qui, malgré la publicité donnée à cette grande vérité, continuent de prescrire les médicaments à plusieurs doses par jour, de manière que chacune étant troublée dans son action par celle qui lui succède de trop près, il ne peut résulter de là rien de bon, de salutaire, mais seulement une nouvelle atteinte portée à la santé?

Le lecteur impartial et sensé aura de la peine à comprendre comment, sur toute la surface de la terre, les médecins ont pu persister si longtemps dans cette pernicieuse méthode de traiter les maladies chroniques.

Ce que je dis ici de la manière dont les médecins de l'ancienne école traitent les maladies serait incroyable, si nous n'en trouvions l'explication dans leur ignorance complète de la vraie marche suivie par la nature, dans leur manque de connaissance du rapport qui existe entre les substances médicinales et le corps humain, et dans l'absurde croyance qui leur fait regarder tous les médicaments comme des choses absolument et toujours salutaires, quelque fortes, répétées et croissantes qu'en puissent être les doses.

Mais la moindre observation aurait suffi pour leur apprendre que cette proposition est radicalement fausse, que le contraire seul est vrai, et que tout médicament est, par lui-même, une substance nuisible à la santé, qui ne peut devenir salutaire que quand on l'administre dans un cas approprié de la maladie, à une dose convenable, et en temps utile.

Cette vérité, la plus indispensable de toutes à celui qui veut guérir, c'est moi qui l'ai proclamée le premier. Dans les premiers moments de la surprise qu'elle leur causa, les allopathes semblèrent l'admettre, comme s'ils l'eussent connue depuis longtemps. Mais le temps a prouvé qu'ils persistaient dans leur aveuglement.

Autrement ils n'auraient pas continué à traiter les maladies chroniques sans chercher quelle est la vertu spéciale de chaque médicament, à employer des mélanges de drogues inconnues, à en multiplier et forcer continuellement les doses, sans s'inquiéter de l'effet qui pouvait en résulter pour les malades.

Il sera facile d'apercevoir jusqu'à quel point cette aveugle méthode doit nuire, quand on saura que tout médicament est une substance qui produit des maladies; qu'en conséquence tout médicament énergique donné pendant longtemps, à des doses répétées plusieurs fois par jour et de plus en plus élevées, à l'homme même qui jouit de la meilleure santé, le rend infailliblement malade, d'une manière appréciable au dehors, puis de moins en moins perceptible (1), mais par cela même plus pénétrante, et produisant alors des maux durables. Effectivement, la force vitale conservatrice, qui est toujours active en nous, ne cesse jamais de chercher à détourner le préjudice que ces fréquentes atteintes portent à la vie elle-même, par des changements morbides qu'elle détermine dans les organes. Elle exalte l'activité de l'un, qu'elle rend plus sensible et douloureux, diminue celle de l'autre, qui devient insensible et s'engorge ; elle enlève l'irritabilité à certaines parties et les frappe même de paralysie ; en un mot, elle provoque autant de changements morbides, dans le physique et le moral du corps, qu'il en faut pour détourner le danger auquel la vie est exposée par les attaques hostiles des doses continuellement renouvelées du médicament, c'est-à-dire qu'elle fomente en silence une foule de désorganisations et d'organisations pathologiques, qui sont autant de désordres internes et externes, désormais permanents. Si le médicament a été employé pendant longtemps, cette maladie médicinale, car on ne saurait trouver un nom plus convenable pour la désigner, devient tellement stable et fixe, que, même après qu'on a interrompu l'usage de la substance médicinale et cessé de soustraire au corps ses humeurs et ses forces, la force vitale ne peut plus parvenir à en triompher, à rétablir la santé, à ramener l'ordre normal.

De même la force vitale, incessamment occupée à la conservation de notre organisme, met les parties sen-

(1) Cet effet n'est jamais moins prononcé que quand on n'accroît pas les doses. Alors le médecin allopathe cherche à se persuader que le corps du malade s'est habitué au médicament, et qu'on doit, par conséquent, accroître la dose. Préjugé absurde et funeste aux malades.

sibles de la main des ouvriers à l'abri de l'action des causes de lésion ou de destruction, en les couvrant d'une couche épaisse et dure de matière cornée, qui garantit la peau, les nerfs, les vaisseaux sanguins et les muscles. Mais que l'ouvrier vienne à cesser ses rudes travaux, et ne manie plus que des choses molles, une année entière au moins s'écoulera avant que la force vitale ait pu le délivrer de cette cuirasse, qui ne lui est plus nécessaire.

C'est dans le même sens que, pour sauver au moins la vie, la force vitale institue à l'intérieur du corps des préservatifs organiques et dynamiques contre les impressions nuisibles et hostiles des doses élevées et continuellement reproduites des médicaments allopathiques. Voilà pourquoi elle détermine dans notre organisme des changements constituant une maladie médicamenteuse stable, et qui dure souvent plusieurs années, maladie que nul art humain ne saurait guérir, et que la force vitale seule a le pouvoir de dissiper, avec le temps, pourvu toutefois qu'après la cessation de l'emploi du médicament, il lui reste encore assez d'énergie pour cela.

Si donc, au lieu d'être guéri d'une manière douce, prompte et durable, par l'homœopathie, un homme atteint d'une maladie chronique non vénérienne tombe entre les mains d'un allopathe, qui, d'après l'usage de son école, le soumette à l'usage prolongé de médicaments héroïques, mais incapables de détruire le miasme psorique, et les lui prodigue à des doses toujours croissantes, on conçoit aisément dans quel triste état d'incurabilité, même absolue, il finira par tomber. Sa maladie primitive ne sera diminuée en rien, et de plus, il aura des altérations organiques dans les parties les plus essentielles au bien-être et à la vie. En outre de l'affection primordiale, il aura des maladies médicamenteuses stables, provoquées par le quinquina, l'opium, le mercure, l'iode, l'acide prussique, l'arsenic, la valériane, la digitale, etc., qui toutes ensemble formeront une hydre à mille têtes contre laquelle il n'y a et ne peut plus y avoir ici-bas le moindre secours à espérer.

Si, de plus, le médecin qui prétend avoir traité d'une manière rationnelle n'a point épargné les débilitants, comme c'est l'ordinaire; si, croyant trouver la cause du mal dans une âcreté des humeurs ou dans la pléthore, il a tiré souvent du sang, multiplié les bains chauds, prodigué les purgatifs et gaspillé les sucs nourriciers les plus précieux, oh! alors la maladie médicamenteuse chronique, engendrée par ce traitement officiel, est devenue si irrévocablement immuable, qu'il ne faut pas même songer à voir jamais le malade se rétablir, et qu'il n'y a plus qu'une mort lente qui puisse le débarrasser des souffrances dont l'art de son médecin l'a accablé.

Craignez, je vous en prie, d'inviter qu'on assiste à l'ouverture du cadavre! Vous vous en garderiez bien si vous saviez ce que l'homme éclairé pourrait en conclure contre vous! A part des défauts innés de conformation, qui sont assez rares, et peut-être quelques résultats des vices du défunt, quelles anomalies trouvez-vous là qui ne soient pas en grande partie les produits de vos manœuvres funestes, de votre ignorance médicale et thérapeutique! Vous ne voyez rien qui ait existé avant votre traitement, comme vous seriez bien tenté de le dire aux assistants, mais toutes choses qui sont devenues ce qu'elles sont par le fait de ce traitement. Vous avez sous les yeux la preuve de l'incurabilité du mal, non pas avant qu'il tombât entre vos mains, mais depuis qu'il y a été. Il ne vous sert à rien d'étaler ici votre savante terminologie anatomique; car l'homme qui voit clair n'aperçoit pas comment elle serait un gage de votre habileté comme médecin. Ce n'est pas l'anatomie pathologique, mais, à votre honte, l'anatomie thérapeutique, qu'enrichit le résultat de l'autopsie, malgré toutes vos subtiles déclamations.

Quand bien même les débilitations dont je viens de parler auraient été évitées dans le traitement des maladies chroniques d'origine psorique, la plus parfaite médecine qu'on connaisse, l'homœopathie, est impuissante à guérir les maladies médicinales engendrées par l'usage prolongé de doses considérables et fréquentes des médicaments, fût-ce même d'une seule substance médicinale; car où pourrait-il y avoir des moyens de faire que les altérations organiques qui sont là n'aient point eu lieu? Il faut bien moins encore songer à des antidotes contre les maux chroniques provoqués par des mélanges de médicaments. Guérir de pareilles atteintes à la vie est une tâche qui, évidemment, dépasse le pouvoir de la médecine la plus rationnelle; car s'il est certain que la force conservatrice peut seule faire naître en nous des changements organiques durables, pour préserver la vie soit des miasmes chroniques, soit des atteintes hostiles de doses considérables et longtemps prolongées de médicaments allopathiques, il ne l'est pas moins qu'elle seule a le pouvoir de détruire son ouvrage, de faire disparaître ces changements, et de ramener les organes à leur état normal, sous la double condition toutefois qu'elle ait assez de temps et d'énergie encore à sa disposition.

Les sujets jeunes, robustes, non affaiblis, et stricts

d'ailleurs à observer le régime convenable, sont les seuls chez lesquels la force vitale puisse faire disparaître peu à peu, en deux, trois, quatre années, les altérations organiques qu'elle-même a péniblement enfantées pour détourner les agressions de puissances médicinales hostiles. Encore faut-il pour cela que la psore ait été guérie homœopathiquement; car notre force vitale ne peut jamais en triompher seule, pas plus qu'elle n'est éteinte par les absurdes traitements de l'allopathie, qui se croit si sage.

Mais si le malade est avancé en âge, si le chagrin, les contrariétés, la crainte ou la misère pèsent sur lui, si en outre il a été affaibli par des émissions sanguines, des purgations, etc., il ne lui reste plus d'autres perspective que de s'éteindre lentement, sort inévitable de ceux qui sont tombés entre les mains des médecins les plus renommés de l'ancienne école. Personne ne peut plus rien faire pour eux.

Il y a de la cruauté à poignarder un ennemi par derrière ; mais n'y en a-t-il pas davantage, quand on a promis secours à un malade, et qu'il est facile de le guérir d'une manière certaine par les remèdes appropriés, d'user les ressorts de sa vie par des moyens cachés de destruction, et de lui créer une existence misérable, aux tourments continuels de laquelle il ne voit d'autre terme qu'une mort dont la lenteur à venir lui fait envier le sort de celui qui périt sous le couteau d'un assassin !

Après ces considérations qui brisent le cœur sur le danger qu'il y a de tomber, comme malade, entre les mains de gens que leur faux savoir rend vains jusqu'à la folie, je ne puis m'empêcher d'inviter mes modestes confrères, les homœopathes (*O multa mecum pejoraque passi, durate et vosmet rebus servate secundis*), à ne pas compromettre notre art divin et infaillible dans les maladies naturelles, en voulant l'appliquer à ces affections monstrueuses créées par le génie malfaisant de l'allopathie, et à ne point s'exposer par là aux sarcasmes des médecins célèbres de l'ancienne école, qui n'ont épargné aucune peine pour les rendre, à beaux deniers comptant, incurables. Laissez-les d'abord ramener le malade, s'ils le peuvent, à l'état où il était avant qu'ils eussent épuisé leur savoir-faire sur lui.

Je les prie de se borner, pour le moment, aux malades qui n'ont point encore été travaillés par les médecins de l'école ancienne, fussent-ils de la classe la plus pauvre, et atteints des maladies chroniques naturelles les plus graves. Qu'ils se contentent du moindre salaire, pourvu qu'ils soient bien convaincus que les faibles ressources du malade ne lui ont pas permis de recourir aux allopathes, et l'ont préservé des tristes résultats qu'entraînent les médicaments employés hors de propos. Si leurs peines sont peu récompensées, du moins auront-ils l'inexprimable satisfaction de rétablir la santé d'une manière certaine et prompte, à la honte de l'allopathie, qui ne peut point guérir, qui ne sait que rendre les maladies plus graves et incurables par un déluge de médicaments. Par là, ils dessilleront peu à peu les yeux du public. A l'homœopathie seule il appartient, quand une maladie n'a point été défigurée par l'art funeste des allopathes et que les forces vitales sont encore suffisantes, de rétablir la santé comme par enchantement, sans se vanter de sa rationalité et de son aptitude à détruire les causes.

Tant que la médecine douce, naturelle et certaine, l'homœopathie, n'était point encore trouvée, l'homme de bien, le philanthrope, devait déplorer sincèrement que les médecins de l'ancienne école errassent au hasard dans la profonde obscurité de leur ignorance effroyablement savante, et que leur zèle à traiter les maladies naturelles, loin d'en procurer la guérison, ne fît que les aggraver et les rendre incurables. Car comment débrouiller un tel chaos d'hypothèses sans fondement, d'axiomes thérapeutiques contraires à la nature, et d'absurdes mélanges de médicaments inconnus dans leur action propre? Comment séparer le vrai du faux, et ramener tant de méthodes curatives à une seule naturelle et toujours salutaire? Les médecins étaient alors à plaindre, ainsi que les malades auxquels leur art prétendu causait de si grands préjudices. Mais depuis qu'on a trouvé la seule vraie médecine, celle qui, dans les maladies naturelles non altérées, ramène promptement et sûrement la santé par des médicaments doux, spécifiques, bien préparés et en petite quantité, depuis que cette médecine s'est fait connaître dans toute l'Europe par des actes surprenants, ceux qui la rejettent et la persécutent ne sont plus à plaindre. Leur persistance à suivre la méthode homicide des anciens les rend un objet de mépris et d'horreur. L'impartiale histoire flétrira leurs noms, pour avoir dédaigné les secours qu'ils auraient pu donner à des malades dignes de compassion, s'ils n'avaient pas fermé méchamment leurs yeux et leurs oreilles à la grande et salutaire vérité.

X.

RÉFLEXIONS

SUR LES TROIS MÉTHODES ACCRÉDITÉES

DE TRAITER LES MALADIES (1).

La véritable cure des maladies ne paraissant pas avoir été trouvée encore, il n'y a jusqu'à présent que trois méthodes de traitement reçues; la cure du nom, celle du symptôme et celle des causes.

§ Ier. *Cure du nom*. Cette méthode est la plus commode de toutes, celle qui, depuis l'antiquité la plus reculée, a compté le plus de partisans. Le malade a-t-il la goutte, donnez-lui de l'acide sulfurique; le remède du rhumatisme est le mercure; le quinquina convient dans la fièvre intermittente, le simarouba dans la dyssenterie, la scille dans l'hydropisie. Ici le seul nom de la maladie prétendue suffit pour déterminer l'empirique à employer un moyen dont une expérience grossière et non concluante a cru parfois remarquer les bons effets dans des maladies qu'on appelait sans plus de façon goutte, rhumatisme, fièvre intermittente, dyssenterie, hydropisie, et qu'on ne décrivait pas d'une manière exacte, qu'on ne distinguait pas non plus soigneusement d'affections semblables.

(1) Publiées en 1809.

Cependant les insuccès par trop fréquents de cette pratique routinière, qui a quelque chose de trop repoussant pour que je puisse m'y arrêter longtemps, déterminèrent de temps en temps ses partisans les moins aveugles à chercher plusieurs remèdes pour chaque nom de maladie. Les observations grossières de la médecine domestique, oracles des anciens antidotaires, ou des spéculations fantastiques, étaient la source impure à laquelle cette méthode puisait abondamment ses remèdes.

On disait alors : si A ne produit rien, prenez B, et si celui-là non plus n'a aucun effet, vous pourrez choisir parmi C, D, E, F ; et G, H et K m'ont souvent été d'un puissant secours. D'autres vantent par-dessus tout J et L. J'en connais qui ne tarissent point dans les éloges qu'ils prodiguent à M, U et Z, à N, R ou T ; S et X ne seraient pas non plus à dédaigner dans cette maladie. Tout récemment un Anglais a prétendu qu'il n'y avait rien de meilleur contre elle que Q ; je l'essaierai à la première occasion.

Combien de fois, dit un autre praticien, ne m'est-il pas arrivé jadis de guérir la fièvre intermittente avec le quinquina ? Cependant, depuis quelques années, il s'est offert à moi un grand nombre de cas dans lesquels ce moyen a échoué. Une fièvre intermittente contre laquelle l'écorce du Pérou avait été employée pendant longtemps en vain, je dirais même presque avec inconvénient pour le malade, a été rapidement guérie par une de mes voisines à l'aide d'une infusion de camomille. Un de mes confrères prétend avoir fait cesser par une couple de vomitifs deux fièvres intermittentes qui n'avaient voulu céder ni à cette tisane de camomille, ni au quinquina à très fortes doses. J'ai suivi son exemple dans les cas où ces deux derniers remèdes ne produisaient rien, mais les vomitifs n'ont pas eu non plus de résultat : il me vint alors à l'idée de recourir au sel ammoniac, et mon malade guérit. Cependant il m'est arrivé aussi de ne rien obtenir du sel ammoniac, après avoir vainement mis en usage le quinquina, la camomille et les vomitifs. J'avais lu quelque temps auparavant que la racine de gentiane et la noix vomique réussissaient quelquefois dans la fièvre intermittente ; je les essayai donc. La gentiane eut du succès dans deux cas, et la noix vomique dans trois autres, où la gentiane et les moyens précédents s'étaient montrés inertes. On prétend que la belladone guérit très bien aussi la fièvre intermittente, lorsque tous les autres remèdes sont insuffisants, et l'on a dit la même chose du poivre d'Espagne, de la poudre de James, du calomélas. L'écorce du marronnier d'Inde jouit également d'une grande célébrité, mais je n'ai pas beaucoup de confiance en elle, sans trop savoir pourquoi. Nous savons que l'opium est parfois une précieuse ressource. Mais dernièrement j'ai rencontré une fièvre quarte dont un robuste paysan était tourmenté depuis déjà dix-huit mois, et qui avait résisté à tous les moyens imaginables ; à ma grande surprise, elle fut guérie par quelques gouttes de teinture de fève Saint-Ignace, qu'un professeur étranger avait envoyées au malade. Enfin, je ne dois pas taire entre nous qu'il est des fièvres intermittentes contre lesquelles moi et mes confrères avons épuisé tout notre art, que le bourreau guérit quelquefois avec des gouttes rouges, contenant à coup sûr de l'arsenic, quoiqu'on puisse citer aussi un assez grand nombre de fiévreux que ce remède a rendus hydropiques, ou même a fait descendre au tombeau. Tant la fièvre intermittente est parfois capricieuse et opiniâtre !

Ami! ne vois-tu donc pas que c'étaient là des fièvres intermittentes diverses, ou plutôt des maladies typiques entièrement différentes les unes des autres? Quand bien même il se pourrait qu'une fièvre intermittente fût opiniâtre et capricieuse, pourquoi se montrerait-elle si facile envers tel ou tel remède? Ne t'aperçois-tu donc pas qu'il y a plus d'une fièvre typique, qu'il y en a peut-être de vingt sortes, qu'un empirisme stupide a jetées dans un même moule, les donnant ensuite pour une seule espèce, et voulant les guérir toutes par un seul moyen, tandis que chacune exige un remède particulier, sans que, pour cela, on soit fondé à dire que la maladie a des caprices ou de l'opiniâtreté!

Oh! le médecin praticien n'a ni le temps ni le loisir de faire des distinctions si délicates entre maladies qui se ressemblent, et de chercher des médicaments appropriés à chacune. Quand le malade nous dit qu'il y a une fièvre intermittente, nous lui donnons d'abord un ou deux vomitifs; si son état ne s'améliore pas, si même il empire, nous lui faisons prendre le quinquina; si le quinquina ordinaire, ou le quinquina royal à hautes doses, ne procurent point la guérison, nous administrons...

Ainsi, vous donnez sans choix, en aveugles, une substance après une autre, jusqu'à ce que vous rencontriez la bonne! Cependant vous n'agissez ainsi qu'aussi longtemps que vous le permettent la patience, la bourse et la vie des malades. Votre serviteur, monsieur le docteur!

Voilà d'où sont provenues ces longues colonnes de médicaments simples, qu'on dit être tous indistinctement propres à guérir un malade.

C'est avec ces listes de drogues que les médecins

élégants, pour se donner un vernis de rationalisme, tout en sacrifiant à l'empirisme le plus grossier, ont fabriqué leurs recettes composées. Pour cela, ils ont pris au hasard trois, quatre, cinq où six des substances dont leurs manuels indiquent les noms aux articles fièvre intermittente, hydropisie, etc., et, à l'aide d'un sirop ou d'une eau distillée, ils ont fait du tout un mélange conforme aux règles de l'art. Ce n'est toujours là qu'une guerre contre des noms de maladies, mais bien plus méthodique, et avec plus d'armes à la fois. Si l'un des ingrédients du mélange ne produit rien, il faudra bien qu'un autre opère. Dès lors, chacun craignit de passer pour un ignorant en ne prescrivant qu'un seul remède à la fois (1). L'empirisme ne pouvait pas aller plus loin, ni la raison tomber plus bas.

§ II. *Cure du Symptôme.* Cependant, l'impossibilité de trouver des remèdes certains pour des noms vagues de maladies, détermina quelques médecins plus consciencieux que les autres à mieux étudier ces dernières. On sépara les unes des autres celles qui paraissaient être dissemblables ; on rechercha les points de contact que beaucoup d'entre elles ont ensemble, et celles qu'on crut être les plus affines, furent distribuées en classes, ordres, genres et espèces, soit d'après l'analogie de leurs causes occasionnelles, des fonctions qu'elles lésaient, ou du siége qu'elles occupaient dans le corps, soit d'après les nuances du ton de la fibre, soit enfin d'après un ou plusieurs symptômes communs.

(1) Rien, dans la nature, n'est moins connu et n'a été moins étudié que les vertus des médicaments. Espère-t-on donc parvenir à les connaître autrement qu'en les employant seul à seul? ou bien imaginerait-on qu'une seule drogue qui conviendrait serait moins puissante contre une maladie qu'un mélange de plusieurs substances agissant en sens inverse les unes des autres?

Par cet aperçu historique des affinités et dissemblances apparentes, on espérait nous faire mieux connaître la nature des innombrables maladies, et nous persuader que nous en savions assez sur leur compte pour pouvoir procéder de suite à leur traitement. Quelques-uns, les pathologistes ordinaires, cherchaient leur salut dans les généralisations; d'autres, les nosologistes, dans les subdivisions.

Cependant, ces tentatives ne furent heureuses, même entre les mains d'un Vogel ou d'un Wichmann, qu'autant qu'elles tendaient à faire connaître la marche de quelques maladies épidémiques reparaissant souvent avec des caractères assez bien déterminés, ou des affections endémiques portant un cachet de fixité, ou enfin des maladies provenant d'une cause évidente, comme les accidents produits par certains poisons, tels que le plomb et la vapeur du charbon, ou l'infection par des miasmes toujours identiques, telle que la syphilis et la gale, quoique, même dans ces cas-là, il se présentât des différences échappant à la description, qui changeaient souvent tout à fait la face des choses.

Quant aux autres maladies, par exemple les hydropisies, les exanthèmes chroniques, les ulcères, les flux de sang et de mucosité, les innombrables nuances de douleurs, les fièvres hectiques, les spasmes, les affections dites nerveuses, etc., comme, malgré certaine analogie qu'on remarquait aussi entre elles, elles diffèrent néanmoins les unes des autres, sous le rapport de leurs autres symptômes, à tel point que, dans la plupart des circonstances, chaque cas morbide doit être considéré comme un individu à part, toutes les descriptions générales qu'on en pouvait donner, non-seulement étaient inutiles, mais encore induisaient en erreur.

Je ne prétends pas révoquer en doute les services que les nosographes ont rendus à la science, et je me borne à rappeler qu'ils n'ont pas été beaucoup plus heureux dans la curation des maladies que ceux qui traitaient ces dernières d'après leurs noms (1).

Ce furent eux principalement qui, après avoir perdu l'espoir d'arriver à la découverte du remède par la description de la maladie, imaginèrent d'adapter à chaque série des maux groupés dans leurs cadres, un plan de traitement applicable à tous ceux qu'elle renfermait, c'est-à-dire des méthodes curatives fondées sur des indications générales, et mises en pratique avec des moyens généraux. Les saburres du canal alimentaire indiquent les évacuations par haut et par bas ; la chaleur exige des rafraîchissants ; les flux demandent des styptiques ; la putridité, des antiseptiques ; les douleurs, des anodins ; la faiblesse, des fortifiants ; les spasmes, des calmants ; la constipation, des laxatifs ; la suppression d'urine, des diurétiques ; la sécheresse de la peau, des diaphorétiques. Ce fut alors que, d'après une interprétation souvent forcée des données de l'expérience, on inventa les évacuants, les rafraîchissants, les antiseptiques, les anodins, les fortifiants, les antispasmodiques, les apéritifs, les diurétiques, les su-

(1) La description, même la plus exacte et la plus conforme à la nature des maladies même les plus constantes, comme les endémies, ne donne jamais le nom du remède. Quelque fidèle que soit le portrait de la pellagre, du yaws, du sibbens, du pian, du radesyge, de la plique, etc., il ne dit pas un mot du spécifique qui peut guérir ces maux d'une manière prompte, sûre et radicale, et qui, caché encore dans le sein de la nature, se dérobe à nos regards. Qu'attendre, d'après cela, quant à l'indication du moyen curatif, des descriptions générales de maladies qui sont moins constantes, plus vagues et moins fréquemment semblables à elles-mêmes ?

dorifiques. Dès ce moment la thérapeutique se trouva tout d'un coup établie. Pour la compléter on y ajouta quelques autres genres de remèdes propres à combattre des symptômes fréquemment imaginaires, tels que les incisifs, les dissolvants, les atténuants, les involvants, etc.

Je ne sais lequel des deux empirismes on pourrait préférer à l'autre, le traitement du nom de la maladie ou celui du nom de quelques symptômes. Quoi qu'il en soit, cette méthode avait beaucoup plus d'attrait pour les demi-savants, elle se présentait plus que la plupart des autres sous les dehors du rationalisme ; aussi fut-elle généralement adoptée par tous ceux qui voulaient se faire regarder comme de vrais et savants médecins. De toutes les fausses méthodes curatives, c'est aussi celle-là qui durera le plus longtemps, parce qu'elle n'oblige pas à penser et réfléchir beaucoup. Il est très flatteur pour celui qui l'adopte d'avoir, ou du moins de passer pour avoir la puissance de provoquer la sueur ou les urines, d'apaiser les douleurs, d'exciter, de relâcher, d'inciser, de révulser, de fortifier, de rafraîchir ; ici de suspendre les spasmes, là d'arrêter la putridité ; et le tout d'après les ordres qu'il donne aux cohortes de ses médicaments. Mais le praticien sait combien il lui arrive souvent de ne pas pouvoir exécuter toutes ces choses, et d'être trompé dans son attente par les médicaments que ses maîtres lui marquent du cachet de moyens généraux.

Admettons qu'il y ait en effet des moyens généraux capables parfois d'exciter certainement la sueur, de pousser à coup sûr aux urines, de calmer manifestement les douleurs, de fortifier, résoudre, purger ou faire vomir sans jamais y manquer, d'exercer une puissante action incisive sur la pituite, de rafraîchir dans tous les cas, d'éteindre tous les spasmes, d'arrêter tous les flux trop copieux, de transporter sans inconvénient les congestions d'un point sur un autre où elles offrent moins de danger; quand bien même tous ces effets auraient lieu, la maladie serait-elle guérie pour cela? Oh non! elle ne le serait point dans la majorité des cas. On aurait produit un résultat évident, mais on n'aurait pas rétabli la santé, qui est cependant le but qu'on se propose.

Le médecin, avec son opium, apaise la toux et les douleurs de poitrine pour quelques heures; mais la toux douloureuse n'en revient que plus terrible après. Avec la même substance, il procure un lourd sommeil; mais en se réveillant, le malade n'est point rafraîchi, l'insomnie et l'anxiété ne font qu'augmenter ensuite. De tout cela le médecin ne prend aucun souci; il augmente la dose du palliatif, ou se contente d'avoir montré qu'il peut calmer la toux et faire dormir, dût le malade s'en trouver plus mal, dût-il même en périr. *Fiat justitia et pereat mundus.*

Voilà une hydropisie : l'urine coule peu abondamment : le docteur veut en rendre l'émission plus copieuse. La scille se trouve placée en tête de son piquet de diurétiques. Heureusement, elle détermine sur-le-champ la sortie d'une grande quantité d'urine; mais, malheureusement, sous l'influence prolongée de ce médicament, l'urine va toujours en diminuant de plus en plus. Il survient des symptômes d'inflammation et de gangrène; l'anorexie, la débilité et l'agitation augmentent avec l'enflure. Quand tout est devenu inutile, le docteur laisse mourir tranquillement son malade, satisfait d'avoir montré qu'il a le pouvoir de faire couler l'urine pendant quelques jours.

La scille a été employée des milliers de fois comme diurétique, sans qu'on se soit jamais aperçu qu'elle ne l'est qu'à titre de palliatif. Mais combien il est rare qu'elle ait guéri l'hydropisie ! Tout au plus a-t-elle produit ce résultat quand la maladie tenait à une suppression des règles.

Le médecin appelé près d'un malade le juge atteint d'une affection gastrique ; il le purge et repurge. Mais la fièvre augmente, un goût putride se développe dans la bouche, l'haleine et les excréments deviennent plus fétides, le blanc des yeux plus jaune, la langue plus chargée et plus brune, les idées s'embrouillent, les lèvres tremblent, un assoupissement soporeux remplace le sommeil, etc. Le médecin voit avec regret son malade marcher d'un pas rapide à la mort, mais il s'applaudit d'avoir en sa puissance les moyens d'expulser vigoureusement les saburres. Qu'avez-vous, dit-il, à un autre? J'ai été cruellement tourmenté, on dirait que ma tête va s'ouvrir tant elle est douloureuse, j'éprouve des spasmes dans l'estomac, et il me remonte sans cesse de la bile jusqu'à la bouche. Vous pourriez bien être menacé d'une fièvre bilieuse, prenez de suite ce vomitif. Le malade rend des flots de bile, il a vomissements sur vomissements : il est sur le point d'exhaler l'âme, le voile de la mort semble s'étendre sur ses yeux, et une sueur froide inonde tout son corps. J'ai fait ce que je devais, dit en lui-même le médecin, j'ai cherché à évacuer la mauvaise bile.

Il en serait de même si nous parcourions la liste entière des moyens généraux. Le cher docteur fait beaucoup, mais ne fait pas ce qu'il doit ; il produit des effets évidents, mais rarement procure la santé.

L'expérience, s'il voulait écouter ses leçons, pourrait

mille et mille fois lui apprendre qu'il lui suffit, dans l'hydropisie, de faire cesser la disposition morbide pour que la sérosité s'écoule d'elle-même par des voies que la nature sait choisir mieux que personne, et qu'il est aussi rare d'obtenir la guérison par le seul emploi des diurétiques et des purgatifs que par celui de la ponction; pour que le malade guérisse, il faut qu'un hasard heureux fasse que l'évacuant soit en même temps le remède propre à éteindre la maladie de laquelle l'hydropisie dépend.

La même expérience pourrait lui enseigner que nulle douleur ne cesse d'une manière durable si ce n'est par l'application d'un remède convenable à la maladie qui la provoque; qu'il est très rare, par conséquent, que l'opium apaise sans retour les douleurs, parce qu'il est rare que cette substance soit le véritable remède de la maladie qui leur donne naissance.

Il ne sait pas, parce qu'il veut bien l'ignorer, que l'opium est le remède par excellence des maladies les moins douloureuses et où il y a le plus de propension au sommeil. Il fait parade du pouvoir qu'il a d'endormir les douleurs pour quelques heures, mais les conséquences, il ne s'en inquiète point. *Nil nisi quod ante pedes est.*

Dans les cas où ses vues étroites lui faisaient croire à la nécessité d'évacuer de pleins baquets de mucosités et de matières alvines, par toutes sortes de vomitifs et de purgatifs, une seule goutte de teinture d'arnica suffit pour enlever, souvent en deux heures, la fièvre, le mauvais goût dans la bouche et les coliques, pour nettoyer la langue, et pour ramener les forces au point où elles étaient auparavant.

Mais les révolutions de bile à la suite d'un accès de

colique ou de chagrin, comment les enchaîner, si l'on n'expulse pas cette humeur par le vomissement? Aveugles que vous êtes! une seule dose, une quantité inappréciable du médicament approprié procurera un calme parfait avant que vingt-quatre heures se soient écoulées, et sans qu'il sorte du corps un seul atome de bile : le malade n'est point mort, comme il le serait après avoir pris votre vomitif; il est guéri.

Combien de fois n'abuse-t-on pas de la saignée et du nitre contre des symptômes de chaleur! Mettez de côté vos tempérants, qui abrégent la vie, guérissez par un moyen approprié à la maladie de laquelle dépend l'accélération du pouls, et la chaleur cessera d'elle-même. Cependant, je vois qu'il ne s'agit pas pour vous de guérir la maladie, mais seulement d'apaiser la chaleur. Alors ouvrez les grosses artères jusqu'à l'écoulement de la dernière goutte de sang; par là vous arriverez plus sûrement et plus complétement à votre but!

Voilà ce qui arrive toujours avec vos moyens généraux. Ils servent à vous montrer quelquefois sous les dehors d'un puissant médecin, mais il est rare que celui qui guérit lentement et péniblement leur doive sa guérison.

Mais les cas sont fréquents aussi où les moyens généraux ne produisent pas ce que vous exigez d'eux. Combien de fois n'arrive-t-il pas que vos antiphlogistiques augmentent l'inflammation, que vos fortifiants accroissent la faiblesse, que vos évacuants exaspèrent les symptômes des saburres du canal alimentaire, que vos résolutifs rendent le mucus plus abondant et la dureté du basventre plus grande, que vos calmants donnent plus de vivacité aux douleurs, que vos révulsifs impriment plus d'activité aux congestions, que vos diaphorétiques rendent la peau plus sèche, et vos diurétiques l'urine moins abondante encore !

Et comment se fait-il que, dans les cas même où, avec leur secours, vous parvenez à supprimer pour quelque temps tel ou tel symptôme, à provoquer telle ou telle évacuation, la maladie prend cependant une plus mauvaise tournure? N'ai-je donc pas raison de dire que ces moyens n'étaient pas ceux qui convenaient pour la guérir?

Ainsi l'homme qui ne sait pas nager s'épuise en efforts mal combinés de ses bras et de ses jambes, qui ne font que l'enfoncer plus vite.

Cependant la médecine ordinaire ne pousse même pas la sollicitude jusqu'à descendre aux détails des symptômes. Quand nous avons passé les premières années de la pratique, années bien dures où l'on se torture l'esprit pour trouver ce qui convient le mieux aux malades, et où la conscience conserve encore le droit de se faire écouter, quand nous sommes un peu au fait de la routine, alors c'est un vrai plaisir d'être médecin. Il ne s'agit plus que d'avoir un air suffisant, une voix de ténor qui commande le respect, l'art de bien gesticuler avec les trois premiers doigts de la main droite ; en un mot quelque chose de grave dans toute sa personne, pour posséder tout le savoir-faire du routinier, cet art divin que nul précepte ne peut enseigner. On conçoit bien d'ailleurs que les détails de la toilette, de l'ameublement, de l'équipage et du domestique doivent être en parfaite harmonie avec le reste.

Ces minuties ont beau absorber toutes nos facultés pendant les vingt-quatre heures de chaque jour, nous n'en sommes que plus heureux comme médecins. Entre nous soit dit, notre pratique entière repose sur deux ou trois innocentes mixtures déjà connues dans les pharmacies, deux ou trois poudres composées, qui s'appliquent à tous les cas, une précieuse teinture nervine et fortifiante, quelques juleps et une couple de pilules les unes purifiantes, les autres apéritives ; mais nous nous en trouvons fort bien. Mes chevaux couverts de sueur s'arrêtent à la porte de N ; respectueusement soutenu par les domestiques, je descends de voiture avec l'empressement d'un homme qui apporte le salut, mais toutefois avec dignité et d'un air grave. Déjà l'on a ouvert les deux battants de la porte qui mène à la chambre du malade ; les assistants, muets, la tête baissée, la vénération, la confiance et la prière peintes dans les traits, s'empressent de conduire le sauveur vers le lit. Comment avez-vous passé la nuit, mon cher? voyons votre langue... et votre pouls. On cessera la poudre que j'ai prescrite hier, cette potion sera prise toutes les demi-heures, alternativement avec ces pilules, après quoi on donnera ce julep. Aspirer lentement une prise de tabac, prendre sa canne et son chapeau, faire à chacun une salutation proportionnée à l'influence qu'on lui suppose dans la maison, voilà le grand jeu, durant au plus deux ou trois minutes, que nous faisons payer à titre de visite, et que nous répétons autant de fois dans la journée que la mine affligée des assistants le rend nécessaire, car c'est là pour nous le baromètre du danger, que nous n'avons jamais ni le temps ni le loisir d'examiner lui-même. Et combien faites-vous par jour de semblables visites? Croyez-vous donc, cervelle étroite, que je pourrais tenir ma maison sur un pied décent, si je ne faisais pas plusieurs douzaines de visites dans le cours de chaque matinée? Mais c'est là un travail d'Hercule! Ha, ha, ha!... Écrire à la hâte sur une bande de papier une des huit ou dix formules que je sais sur le bout de mon doigt, la première qui me vient à l'esprit, sans me casser la tête à réfléchir, vous appelez cela un travail d'esprit? Il m'est bien plus difficile de trouver maintenant une paire de chevaux pour remplacer les miens qui sont hors de service! *Hoc opus, hic labor!* Je suis bien plus en peine de dresser le menu du repas que je donne dans quinze jours, afin qu'il n'y manque rien sous le rapport de la rareté des mets et de l'élégance du service. *Et hoc opus, et hic labor!*

Les remèdes favoris jouent aussi un grand rôle. Sans être en état de dire pourquoi, l'un fait entrer des coquilles d'huîtres préparées dans presque toutes ses formules; un autre met partout de la magnésie ou de l'esprit de Mindererus; un troisième ne peut écrire presque aucune recette sans y glisser du nitre purifié; celui-ci veut du rob de chiendent dans toutes ses prescriptions, et celui-là donne à tous ses malades de l'extrait de pissenlit, ou mêle à tout du quinquina, qu'il convienne ou non. La plupart des routiniers ont chacun un remède favori, sans savoir pourquoi. On ne peut rien imaginer de plus empirique. Comment! les maladies, qui sont si étonnamment variées, et dont chacune exige un remède spécial, s'accommoderaient toutes d'une seule et même substance que le docteur a prise sous sa haute protection? Mettre toujours sur un même numéro, annonce un mauvais joueur de loterie. Il devra bien gagner quelquefois; mais combien gagnera-t-il, ou plutôt combien perdra-t-il? car il perd réellement toutes les fois qu'il ne gagne pas. N'est-ce pas là se rendre ridicule aux yeux du monde entier?

§ III. *Cure de la cause.* Les maladies peuvent être partagées en deux classes, sous le rapport pratique, celles qui dépendent d'une cause visible, matérielle, et celles dont la cause est immatérielle, dynamique.

Les maladies de la première classe, celles qui dépendent d'une cause visible, simple, matérielle, par exemple d'une écharde enfoncée dans le doigt, d'une pierre avalée, d'une concrétion développée dans les voies biliaires ou dans la vessie, de noyaux accumulés dans le cœcum, d'un acide caustique introduit dans l'estomac, d'une pièce d'os enfoncée dans le crâne, d'un excès de longueur du frein de la langue, etc., sont infiniment moins nombreuses que celles de la seconde classe.

L'indication curative n'est point équivoque dans ces maladies. D'un accord unanime, elle consiste à éloigner la cause matérielle, que cette cause soit purement mécanique, ou purement chimique, ou qu'elle participe de l'un et de l'autre caractère. Cette élimination suffit ordinairement pour procurer la guérison, à moins qu'il n'y ait eu lésion très grave de l'organe.

Nous n'avons donc pas à insister sur ce point. Ce qui doit nous occuper ici, c'est la guérison des maladies de la seconde classe, comprenant l'innombrable troupe des autres affections qu'on appelle plus particulièrement maladies aiguës, demi-aiguës et chroniques, avec toutes les incommodités et indispositions qui dépendent d'une cause matérielle et dynamique.

Il est dans la nature de l'esprit humain de chercher autour de lui les causes des phénomènes. Aussi, dès qu'une maladie paraît, voit-on chacun s'empresser de l'attribuer à une cause quelconque, à celle qu'il juge être la plus influente. Mais on se tromperait en concluant de cette tendance irrésistible que la connaissance des causes est nécessaire pour opérer la guérison.

La seconde classe ne renferme que très peu de maladies dont la cause nous soit connue de nom; mais elle n'en contient aucune dont nous connaissions l'essence de cette cause. Nul esprit créé ne peut pénétrer dans l'intérieur même de la nature. Cependant, on croit connaître et le nom et la chose en ce qui concerne les maladies. Le médecin vulgaire a cela de commun avec le peuple, qu'il se figure pouvoir assigner nominativement une cause à tout changement survenu dans la santé; les médecins les plus sages en apparence s'imaginent même pouvoir pénétrer dans l'essence intime des maladies, et les guérir d'après cela.

La nature même des choses veut qu'il nous soit impossible de jamais approfondir l'essence de la plupart des causes dynamiques venues du dehors.

Que n'a-t-on pas déjà dit de l'influence des saisons et de celle du temps, sur la production des maladies! On fait remonter à une année entière, ou du moins à plusieurs mois avant l'apparition d'une épidémie, le récit des différents états du baromètre et du thermomètre, des variations du vent, des nuances d'humidité et de sécheresse de l'atmosphère, et sans hésiter on met la maladie meurtrière sur le compte des circonstances qui ont régné pendant cet espace de temps, comme s'il y avait entre elles un rapport nécessaire de causalité. Mais, en admettant même que ces circonstances, ou du moins la différence des saisons, entrent pour quelque chose dans ce qui occasionne ou contribue à occasionner des maladies d'espèce particulière, quel faible secours des événements auxquels on ne saurait rien changer, puisqu'ils dépendent de l'atmosphère et de la révolution du globe, offrent-ils pour établir des indications d'après lesquelles le médecin puisse être utile dans l'épidémie régnante? Si la saison, si l'état présent de l'atmosphère ont été réellement cause du mal présent, que nous importe de le savoir, puisque nous n'en pouvons pas déduire le remède approprié au mal qui afflige le pays?

La frayeur, la crainte, l'aversion, la colère, le chagrin, le refroidissement, etc., sont des impressions que nous ne pouvons soumettre à une analyse physique.

Nous ignorons comment et jusqu'à quel point ces impressions modifient le corps humain, et quelles sont précisément les maladies qu'elles lui attirent. Notre ignorance à cet égard est telle que nous n'avons point fait un pas de plus, quant au traitement, lorsqu'on nous a indiqué le nom de la cause présumée, lorsqu'on nous a dit que c'était la frayeur ou la crainte, le chagrin ou la colère. Les spéculations même les plus abstraites sur la nature métaphysique de la frayeur ne fournissent pas au praticien le moindre indice qui l'éclaire sur la marche à suivre pour en guérir les suites, ne prononcent jamais le nom du remède spécifique des accidents aigus de la frayeur, qui est l'opium.

Il est aisé de dire que la gale dépend du vice psorique, la syphilis du vice vénérien, la petite vérole du vice variolique, la fièvre quarte de l'air des marécages. Mais en articulant ces noms, nous n'en sommes pas plus avancés relativement à la connaissance et au véritable traitement des maladies. Les miasmes morbides nous sont aussi inconnus dans leur essence intime que les maux eux-mêmes qui dépendent d'eux. Cette essence est absolument inabordable à nos sens, et ce que l'école nous apprend de la cause occasionnelle des maladies ne nous fera jamais entrevoir quels sont les remèdes qui leur conviennent réellement. Ce que nous avons appris jusqu'ici touchant ces remèdes a été un pur effet du hasard, le résultat d'une expérience aveugle. Jamais la cause de la maladie ne signalera la voie qu'il faut suivre pour les chercher et les trouver.

Quelle connaissance de la cause et de la nature intime des maladies endémiques pourrait suffire à nous révéler les véritables remèdes de ces affections? Il y aura toujours, pour nous autres faibles mortels, un abîme sans fond entre cette prétendue connaissance et la découverte du moyen curatif. Jamais la raison ne pourra découvrir une connexion logique entre l'une et l'autre. Quand bien même Dieu nous révélerait les changements invisibles qu'un miasme chronique détermine dans l'intérieur des parties les plus déliées de notre corps, là où l'œil de l'anatomiste ne peut plus plonger, quand bien même notre esprit, qui n'a de réceptivité que pour des impressions venues par les sens, serait capable de recevoir une instruction si transcendentale, cette connaissance intuitive ne nous mènerait point encore à celle du remède spécifique, du seul qui ne manque jamais son effet.

Ni le nom du goître, ni la cause probable de cette maladie, l'habitation dans des gorges de montagnes, ne souffle à notre esprit le nom du remède que le hasard a fait découvrir dans l'éponge brûlée.

Pourquoi donc affichons-nous l'orgueilleuse prétention de guérir les maladies d'après leurs causes dynamiques?

Les accidents et maux produits par les poisons domestiques et pharmaceutiques ont trouvé, dans ces derniers temps, des remèdes qui leur sont appropriés en partie; mais ce n'est ni par des spéculations sur la nature intime de ces maladies, ni par des recherches physiques ou chimiques sur leurs causes, les poisons, qu'on est arrivé à la connaissance de ces moyens spécifiques; c'est par une voie bien plus courte et beaucoup plus conforme à la nature. Il n'y a pas longtemps encore qu'on cherchait, souvent avec un résultat très fâcheux, à expulser ces substances nuisibles par des purgatifs ou des vomitifs, comme s'il se fût agi d'agents mécaniques introduits dans l'estomac et les intestins. Aujourd'hui on sait combattre plusieurs d'entre elles comme des causes morbides de la seconde classe, comme des causes de nature dynamique, et leur opposer les antidotes qui conviennent réellement : elles déterminent un changement dans le corps entier, d'une manière particulière à elles, que nous ne connaissons point, et leurs effets ne peuvent jamais être guéris comme des irritations simplement locales, ou purement mécaniques, ainsi qu'on le croyait jadis.

D'autres ont agi d'une manière plus savante, et comme s'ils avaient reçu l'inspiration d'en haut ; ils ont partagé les poisons en âcres, narcotiques, narcotico-âcres, etc. Puis ils sont partis de cette classification arbitraire pour prescrire non moins arbitrairement les moyens qu'on doit employer. Nous avons là une image fidèle de la manière dont l'école procède quand elle juge les maladies naturelles et leur assigne des remèdes. Arbitraire, vanité, suffisance et orgueil !

La belladone et la noix vomique se trouvèrent logées dans la catégorie des poisons narcotiques, et on leur donna tout aussi cavalièrement pour antidotes les acides végétaux, le suc de citron et le vinaigre. Malheureusement pour nos classificateurs, on pouvait les soumettre ici à une épreuve péremptoire, et les convaincre d'erreur par l'autorité des faits. Il s'est trouvé, en effet, que les acides végétaux sont les moyens qui aggravent le plus les accidents de la belladone et de la noix vomique. Et voilà comme souvent c'est précisément le contraire de ce qu'ils affirment qui est vrai.

Sed sæculorum commenta delet dies.

Comment aurait-il pu venir à l'esprit des partisans de cette école, qu'une de ces substances énergiques a pour antidote l'opium, et l'autre le camphre, ainsi que l'expérience l'a constaté?

Cependant, on ne s'en est point tenu à imaginer des causes extérieures pour les maladies, ou à prêter à celles-ci une nature arbitraire, d'après laquelle on leur assignait non moins arbitrairement des remèdes. On a été plus loin encore, et l'on a créé aussi des causes internes.

L'orgueilleuse prétention de dériver la plupart des maladies d'une ou de plusieurs causes internes devint alors la source de diverses sectes médicales, déraisonnant toutes à l'envi les unes des autres.

L'une de ces sectes, qui ne fut pas la plus nuisible, exprimait la vie en quelque sorte spéciale, et les particularités, les effets propres de chaque organe, par le nom figuré d'*archée*, sorte d'âme de chaque partie, et croyait qu'une partie quelconque venant à souffrir, c'était son archée qu'il fallait apaiser ou ramener à une autre série d'idées. Il me semble que cette secte a fait par là même l'aveu de l'impuissance dans laquelle elle était de concevoir la production des maladies et de satisfaire aux exigences de ces choses surnaturelles.

D'autres ont cherché à nous persuader que la prédominance de l'acide était la cause prochaine de toutes les maladies, théorie en conséquence de laquelle ils ne prescrivaient que des alcalis. A cette secte essaya de se rallier l'ancienne école qui attribuait toutes les maladies aiguës, les épidémies surtout, à un poison commun, souvent engendré de lui-même dans l'intérieur du corps, et qui, d'après cette idée, s'imaginait également pouvoir les combattre presque toutes par des terres absorbantes, alcalines, mais spécialement par les bézoards et par des mélanges d'opium avec les plus forts aromates (thériaque, mithridate, philonium). L'abus qu'elle faisait des poudres terreuses s'est propagé jusqu'à nous, et le démon qui la poussait à faire un usage si empirique, si universel, de l'opium, s'est emparé de quelques sectes modernes, qui ont inventé d'autres causes pour autoriser l'application presque générale qu'elles font d'un moyen indiqué seulement dans quelques cas.

C. L. Hoffmann s'est cru non moins en droit qu'un autre d'ériger en vérité générale sa croyance particulière, que presque toutes les maladies proviennent d'une sorte de putréfaction, et qu'on doit les traiter par les moyens que l'école indique comme étant antiputrides.

Personne ne lui conteste ce droit, non plus qu'à d'autres chefs de secte, qui, ne voyant dans les maladies que des âcretés du sang, ont imaginé des remèdes contre l'atrabile, contre les virus psorique, arthritique, scrofuleux, rachitique, et Dieu sait contre quelles autres âcretés, jusqu'à ce qu'enfin les modernes se jetèrent dans l'extrême opposé, exclurent les humeurs du nombre des causes morbides, et n'attribuèrent plus la production des maladies qu'aux seules parties solides.

C'est ainsi que les pauvres maladies furent rattachées par le caprice, tantôt à telles causes et tantôt à telles autres. Cependant elles ne se laissaient pas attaquer pour cela, et restaient toujours en possession tranquille.

Qu'on n'aille pas croire que, somme totale, une secte ait guéri plus de maladies qu'une autre. Ce qu'on voulait, ce n'était pas guérir, mais imaginer des causes de maladies, spéculer sur la manière dont celles-ci se développent, et bâtir là-dessus des systèmes. Aussi les maladies ne guérissaient-elles pas plus après qu'avant, à moins qu'elles ne le voulussent bien, c'est-à-dire qu'il ne se présentât quelque circonstance particulière pour amener ce résultat à l'improviste.

La doctrine des âcretés humorales a dominé longtemps parmi les hommes. Mais comme il n'était pas très facile d'imaginer des spécifiques contre chacune de ces âcretés, on s'en tenait ordinairement en grande partie aux évacuants. Si l'on excepte quelques tisanes empiriques et quelques eaux minérales accréditées par le hasard, auxquelles le médecin humoriste commandait de passer dans le sang, pour l'adoucir, pour le corriger, pour en séparer les impuretés d'une manière en quelque sorte magique, et les expulser du corps au moyen des urines ou de la transpiration; la manœuvre de cette école consistait principalement à tirer le mauvais sang, ou à évacuer les humeurs impures par le haut ou par le bas.

Comment! elle voulait ne tirer que le mauvais sang! Par quel miracle réussissait-elle à séparer le mauvais du bon dans les vaisseaux, à cribler en quelque sorte ce liquide, de manière à ne laisser sortir que ce qui ne valait rien, et à conserver ce qui était de bonne qualité? Où trouver une tête assez grossièrement organisée pour croire de pareilles choses? Qu'importe! on versait toujours des flots de sang, de ce suc vital pour lequel Moïse déjà avait tant de respect.

Les sectes humorales raffinées, outre l'altération du sang, avaient encore, pour excuser leurs effrayantes et impitoyables émissions sanguines, une pléthore dont elles supposaient presque partout l'existence. De plus, elles visaient encore par là à dériver, à diminuer le ton, et à remplir une foule d'autres indications accessoires suggérées par leur science. On voit qu'à l'instar d'autres sectes, elles procédaient d'une manière arbitraire, mais avec l'intention bien formelle, non pas de guérir, c'eût été une chose trop vulgaire, mais de donner le plus brillant vernis de rationalisme à leurs spéculations.

Les humoristes partisans des saburres avaient d'aussi excellentes raisons, des vues tout aussi sages, pour justifier leurs innombrables vomitifs, leurs doux et forts purgatifs. Voyez quelle quantité d'impuretés ont été retirées du sang! regardez le pot de nuit! Quand tout aura été expulsé, alors seulement le corps sera débarrassé de toutes les humeurs peccantes. Pensez, en outre, à la masse d'impuretés qui chaque jour se déposent des aliments et des boissons, et qui s'accumulent; il faut pourtant bien les évacuer souvent, si l'on veut que le malade échappe à la mort. Voyez aussi comme la plupart des malades se plaignent d'avoir le ventre tendu, douloureux, ou du moins d'éprouver de la gêne dans les hypochondres, d'avoir la langue chargée et un mauvais goût dans la bouche. Qui ne reconnaîtrait, d'après cela, que les saburres des premières voies sont le foyer de toutes les fièvres, la cause de presque toutes les maladies? Oui, certes, il faut évacuer, il faut le faire souvent et avec énergie, afin d'enlever le germe des maladies. Ce qui prouve déjà l'excellence de notre méthode, c'est que nous sommes généralement aimés. Avec nous, le malade sent, pour son argent, l'effet que le médicament produit en lui, et voit de ses yeux les ordures que nous lui faisons sortir du corps! Qui oserait nier que cette médecine ne soit dans les goûts du peuple? Qui doutera que notre église ne soit la seule orthodoxe?

Cher frère, dit une autre branche de l'école saburrale, il n'y a qu'un seul point sur lequel je ne suis point d'accord avec vous, c'est que vous voulez dériver toutes les maladies de la bile. Moi, je prétends qu'elles dépendent toutes de la présence du mucus dans les premières voies. Il faut inciser et dissoudre ce mucus, il faut, vous dis-je, en purger le corps avec soin, si vous voulez couper les maladies par la racine. Toutes vos fièvres bilieuses et putrides sont des fièvres muqueuses larvées, toutes les maladies imaginables proviennent du mucus; et quoique les malades traités d'après notre méthode soient obligés d'attendre assez longtemps leur guérison, nous n'en pouvons pas moins nous vanter d'avoir un système bien fondé et excellent.

Blennophile, suivant l'usage des médecins, allait continuer à s'étendre sur les avantages de son système, lorsque Eucholos, impatienté d'entendre nier que la bile fût une cause générale de maladie, ne put s'empêcher de soutenir cette thèse dans un discours non moins énergique. La bile doit être évacuée, telle fut la fin de sa philippique ; elle doit l'être sans hésitation et par toutes les voies, par le haut comme par le bas, car c'est d'elle que découlent toutes les maladies.

Ainsi le monde fut pendant plus d'un demi-siècle balayé par le haut et par le bas ; chacun aurait pu croire qu'il n'y restait plus d'impuretés. On se trompe, dit Kaempf; il s'en faut de beaucoup que tout ce qu'il y a d'impur ait été enlevé ; du moins les moyens qu'on a employés par le bas n'étaient-ils rien moins que suffisants pour faire maison nette. On a été chercher la source des maladies là où elle n'était point. Sans cela, d'où viendraient ces centaines d'affections nerveuses hypochondriaques, tourments jusqu'ici indéchiffrables des grands de la terre; d'où ces maladies de la poitrine, du foie, de la peau et de la tête; et, que dis-je, d'où toutes ces autres maladies, si ce n'est d'obstructions dans le bas-ventre? Il faut, par des centaines de lavements résolutifs, fondre ces obstructions et les amener au dehors, si l'on veut se soustraire à la mort. Dieu! combien le monde a été aveugle jusqu'à présent, pour n'avoir pas découvert plus tôt ce seul remède possible de la seule cause possible de toutes les maladies! Et réellement nulle méthode n'était plus commode pour le praticien : nulle autre ne pouvait cacher aussi bien le vague de ses indications que celle-là, qui, le soustrayant au contrôle du simple bon sens, lui permettait de travailler dans les ténèbres, et après plusieurs centaines de clystères, d'amener au dehors les obstructions revêtues des formes les plus affreuses. Faire cuire des œufs dans un chapeau est un enfantillage, en comparaison d'un pareil tour de force.

Si seulement je possédais, dit en soupirant Tyron, tous les signes auxquels on peut sur-le-champ reconnaître les obstructions; si je savais seulement ce que c'est que ces obstructions; quels points des intestins sont assez indolents pour héberger avec tant de tranquillité de pareils hôtes protéiformes et d'où proviennent leur teinte grisâtre, leur figure, leur consistance, leur odeur, telles que Kaempf nous les a présentées réduites sous forme de tables! Je ne me sens point du tout à mon aise! quel esprit céleste me dira s'il y a des signes extérieurs certains pour les reconnaître, si moi-même je ne nourris pas de tels monstres dans mes viscères!

Ne t'afflige pas, cher Tyron, de ne pouvoir arriver là avec tes cinq sens. Le jeu des obstructions et des lavements désobstruants est fini. C'était une pure manœuvre de finance, si ce n'était une pieuse fraude de l'inventeur. Avec de nombreux lavements on peut convertir le gros instestin du campagnard, même le mieux portant en organe producteur de matières contraires à l'ordre naturel des choses, de masses muqueuses diversement configurées et de corps durs qui jouent toutes les couleurs.

D'autres visionnaires modernes sont atteints d'une manie voisine de celle-là ; ils admettent l'engorgement des capillaires du bas-ventre dans presque toutes les maladies qu'ils ne peuvent guérir. Mais ils n'ont point non plus indiqué de signes au moyen desquels on parvient à reconnaître cet engorgement d'une manière certaine. C'est donc encore une terreur panique pour les pauvres malades qu'on intimide si aisément ! c'est donc encore une riche occasion de pêcher dans l'eau trouble ! Mais consolez-vous ! De suite ils ont trouvé sous leur bonnet de coton les dissolvants les plus aptes à combattre cette nouvelle cause. Songez à cette multitude d'eaux minérales qui sourdent journellement de la terre pour le plus grand bien de leurs divers médecins inspecteurs, et qui ont déjà, sans que nous sachions comment, le pouvoir de guérir toutes les maladies imaginables, qui par conséquent ne peuvent manquer de résoudre aussi les engorgements des capillaires du bas-ventre et des glandes mésentériques ! Pensez, en outre, à la saponaire, à la dent-de-lion, aux remèdes antimoniaux, qui ont surtout été imaginés pour narguer la chimie, aux savons d'antimoine qui se détériorent d'heure en heure, aux savons ordinaires eux-mêmes, au fiel de bœuf, à la racine de chiendent, et par-dessus toutes choses à ces nobles sels neutres, qui sont pour nous plus que vent et marée, et que nous connaissons au moins de nom! Que pourriez-vous avoir que tous ces moyens ne parvinssent à résoudre?

Voilà qui est bien dit!

Mais avez-vous jamais vu qu'ils résolvent de pareils engorgements, et comment ils s'y prennent pour cela? Quelle révélation divine vous a dit que c'étaient là des fondants, puisque l'expérience n'apprend rien aux sens sur ce sujet, ne peut rien mettre au grand jour de ce qu'ils opèrent dans les ténèbres? Êtes-vous même bien persuadé de l'existence réelle des engorgements dont vous parlez tant? Savez-vous que ces glandes réputées par vous obstruées, ont été trouvées par Sœmmerring les plus pénétrables de toutes aux injections mercurielles? Savez-vous que quand vous avez donné du muriate de baryte ou du muriate de chaux avec succès dans quelques cas de scrofules, vous ne résolviez rien, comme vous vous l'imaginiez, mais enleviez seulement l'acide trouvé par Fischer dans ces glandes et qui les faisait se tuméfier? Où sont donc maintenant vos obstructions? De quelle valeur sont vos fondants, puisqu'il n'y a rien à fondre?

Mais d'où proviennent cette foule de maladies qui enlèvent la moitié des enfants avant leur cinquième année? Pour moi, dit l'un, je trouve que le travail de la dentition est presque la seule cause des maladies et de la mortalité chez les enfants. Si l'on veut y regarder de près, on verra qu'ils souffrent de leurs maudites dents dès les premières semaines de leur existence, et cet état de choses continue pendant quelques années. Ces pauvres petits êtres sont tourmentés sans cesse par leurs dents, dont il y a toujours l'une ou l'autre qui veut percer. Ainsi leurs lamentations, leurs caprices, leur habitude de mettre les doigts dans la bouche, la bave qui les inonde, leur pâleur, leurs diarrhées, la grosseur de leur ventre, les réveils en sursaut, leur agitation continuelle, leurs spasmes, leurs accidents fébriles ; en un mot, tout ce qui leur arrive est attribué, quand nous ne pouvons les guérir, non point à notre ignorance, mais à une cause non moins immuable que la fatalité des Turcs. Dès lors, les parents n'ont rien à nous imputer. Mais si le cher enfant vient à être pris d'une maladie trop connue, de la coqueluche, de la rougeole, de la petite vérole, etc., et qu'il en meure, nous avons l'excellente ressource de dire que la dentition était en jeu. Par là également nous sortons d'embarras, lorsqu'après ces maladies, il reste des affections consécutives, atrophie, toux, diarrhée, ptérygion, cécité, ulcères tantôt sur un point et tantôt sur un autre. La seule dentition est cause de tous ces fâcheux résultats. Dieu bénisse celui qui a imaginé la dentition difficile ! Il est fâcheux seulement que ces misérables enfants de paysans poussent leurs deux rangées de dents blanches sans s'en apercevoir, sans avoir besoin de nous ; car un temps pourrait bien ne pas tarder à venir où l'on s'avisât de croire que la bonne nature sait faire percer les dents sans le secours de l'homme, et qu'elle les produit tranquillement dans la bouche, comme les perles, lorsque la malencontreuse activité des médecins et le genre de vie des citadins, qui engendre tant de maladies chez les enfants, n'y mettent point obstacle.

Un confrère s'éleva brusquement contre cette déclaration de principes, et comme tout doit être exagéré dans le monde, il soutint que les vers sont l'unique cause des maladies de l'enfance. Il poussa même son système jusqu'à faire dépendre des vers une foule de fièvres épidémiques chez les enfants, parce que ceux-ci en rendent fort souvent dans le cours de ces affections. A ce compte, je suis surpris de ce qu'il ne se met pas aussi à chercher dans les vers intestinaux les causes de la variole, de la rougeole et de la scarlatine, puisque les matières alvines en contiennent de même dans ces maladies. Est-il parvenu à guérir des enfants par le moyen du fer, du semen-contra, du jalap en poudre ou du calomélas, et a-t-il vu sortir des vers par le bas, ce sont, à son avis, ces animaux qui ont déterminé la maladie, même lorsque l'enfant n'a point rendu de vers, mais seulement des mucosités, que l'effet purgatif du jalap et du calomélas ne manque jamais d'amener au dehors. C'est toujours là pour lui du mucus à vers. Mais qu'a donc de particulier le mucus des vers lombrics pour qu'on puisse si aisément le distinguer de tout autre? Et le fer, le jalap, le semen-contra, le calomélas, ne guérissent-ils pas aussi d'autres maladies que celles qui ont été déterminées par des vers? L'expérience m'a convaincu du contraire pour ce qui regarde le semen-contra; quant aux trois autres médicaments, tous les médecins savent ce qu'ils doivent en penser.

D'ailleurs, ce que vous donnez pour des signes de la présence des vers, la tension du bas-ventre, la faim dévorante alternant avec l'anorexie, les démangeaisons au nez, le cercle bleu autour des yeux, la dilatation des pupilles, la sortie même de quelques vers lombrics, sont-ils bien réellement des symptômes d'une maladie vermineuse? ne peuvent-ils pas être plutôt des symptômes d'un mal coexistant avec des vers, et qui, loin d'être l'effet de ces derniers, en serait, au contraire, la cause? Ce mal ne persiste-t-il pas après que l'enfant a déjà rendu plusieurs vers? ne dure-t-il pas souvent jusqu'à la mort, après laquelle on ne trouve quelquefois point de vers dans le cadavre?

Si parce qu'on trouve quelquefois les intestins percés d'outre en outre, on prétendait mettre cette perforation sur le compte des vers, on pourrait répondre qu'une pareille agression de leur part contre les parois du réservoir qui leur sert de domicile est si peu dans leur nature que, chez les enfants robustes, ils habitent souvent le canal intestinal jusqu'à l'âge adulte, en nombre même parfois très considérable, sans donner lieu à aucun accident, et qu'ils ne se déterminent à une action aussi peu naturelle que celle de perforer les intestins, qu'autant qu'ils y ont été poussés par une maladie existant chez l'enfant.

Écartons ces matérielles causes occasionnelles des maladies, s'écrie le solidiste; elles ne conviennent point à notre siècle engoué de métaphysique! La faiblesse nerveuse, voilà la source de la plupart des maladies qui affligent aujourd'hui la race humaine. Faiblesse des nerfs et relâchement de la fibre, il n'y a rien autre chose. Toutes les maladies de notre âge peuvent être ramenées là! — Dites-nous, mon cher, quels sont les moyens de guérir cette faiblesse nerveuse qui exclut toutes les autres causes. — Quels peuvent-ils être, sinon ceux qui surpassent tous les autres, le quinquina, le fer et les extraits amers? — Et comment cela se fait-il donc? — Notez bien que tout ce qui est amer tonifie, pour parler le langage de Cullen; ce qui grippe la langue comme les sels ferrugineux, doit fortifier la fibre, et que citerait-on qui l'emporte à cet égard sur le quinquina, écorce avec laquelle on peut tanner les peaux? or, il n'y a presque rien autre chose à faire dans les maladies, qu'à guérir la faiblesse nerveuse, à relever le ton de la fibre ; donc ces médicaments remplissent toutes les indications. — Sans doute, si tout ce que vous venez de dire était vrai ; si les innombrables maladies n'apportaient pas, dans la manière d'être et de se comporter du solide vivant, d'innombrables différences qu'un cerveau étroit peut seul avoir la prétention d'embrasser sous un nom unique ; si vous connaissiez toutes les substances amères et les nuances infinies qu'elles offrent dans leurs effets ; si le quinquina ne cessait pas d'être un moyen puissant lorsque l'eau de chaux lui a enlevé tous ses principes tannants ; si tous les effets du fer pouvaient être dérivés de son astringence !

J'entends un autre dire que ces causes des maladies ne sont point encore assez raffinées pour notre siècle, sans compter que la méthode curative porte l'empreinte d'idées par trop grossières. La nature des maladies et leur traitement sont bien autrement subtils ! Ce qui en fait la base n'est rien de moins que la substance des gaz.

Au nouveau système chimique seul appartient d'ouvrir les portes de la vie.

Sachez que tous les désordres qui ont lieu dans nos fonctions tiennent au défaut ou à l'excès d'oxygène, de calorique, d'hydrogène, d'azote ou de phosphore ; que par conséquent on ne peut guérir qu'avec des moyens propres à suroxygéner ou désoxygéner, à surcaloriser ou décaloriser, à surhydrogéner ou déshydrogéner, à surazoter ou désazoter, à surphosphorer ou déphosphorer.

Voilà qui sonne fort bien en théorie, et qui fait un très bon effet sur le papier. C'est aussi dans l'esprit des idées à la mode. Mais alors, dans chaque cas de maladie, j'ai besoin d'une assistance surnaturelle qui me particularise ces généralités, qui me révèle si telle affection dépend de l'excès ou du défaut d'oxygène ou d'azote, qui m'indique quels sont les antidotes chimiques de cet état chimique individuel ; car toutes ces choses, quoique déduites avec vraisemblance de la spéculation, ne sont que des produits de notre esprit et ne peuvent jamais être atteintes par nos sens. Toute assertion qui a la moindre vérité pour base, a aussi une utilité pratique.

Il nous faut aller un peu plus haut encore, assure un célèbre professeur de dynamologie nourri du lait éthéré de la philosophie critique. Nous devons remonter à la source primitive des maladies, aux changements dans la composition et la forme de la matière. Mais cette maxime ontologique a beau se rapprocher autant que possible de la vérité *à priori* pour le philosophe qui s'est familiarisé avec la science de la nature en général et avec la constitution probable de notre organisme en particulier, le médecin praticien ne peut en tirer absolument aucun parti : il lui est impossible de l'appliquer au traitement des maladies. De même, ce que Bruce nous apprend des sources éloignées du Nil n'a pas la moindre utilité pratique dans le Delta. Cependant le physicien dont je parle ici s'est, dans ses vues particulières sur les maladies et principalement sur les fièvres, beaucoup plus rapproché des données pures de l'expérience qu'on n'aurait dû s'y attendre, et là il a laissé aux probabilités beaucoup moins de latitude que ne l'avaient fait ses crédules prédécesseurs. Si l'esprit de système guide chacun de ses pas, il ne manque jamais de dire avec loyauté quand l'abstraction marche en sens inverse de l'expérience, et il a beaucoup d'estime pour cette dernière. Le médecin qui sait penser peut se former en lisant ses écrits, pourvu qu'en arrivant au lit du malade, il n'oublie pas que les vues qui ont peut-être mérité son approbation ne sont que des pensées individuelles, de simples aperçus, et qu'on ne saurait jamais en faire sortir le moindre remède curatif.

Mais le côté de l'art médical que Wilmans tourne aux regards du médecin capable de réfléchir, me paraît être celui de tous qui se rapproche le plus de la vérité. Qu'on s'en tienne cependant à ses seuls prolégomènes, si l'on ne veut pas manquer le droit chemin. Quant à ses divisions, on y voit déjà régner l'esprit de l'école. En médecine, toutes les spéculations qui découlent du pur empirisme tendent à particulariser.

Quant à l'art de manier les sophismes de la dialectique, à la hardiesse des assertions, à l'impudence dans les éloges prodigués à sa propre personne, et au mépris des modifications infinies que la nature a si visiblement introduites dans les maladies et leurs remèdes, nul chef de secte en médecine n'a égalé Brown, cet empirique par excellence, qui, n'étant pas lui-même praticien, réduisit toutes les indications curatives possibles à deux, exciter et diminuer l'excitation, et proclama la plus grande de toutes les absurdités médicales, en disant qu'il ne peut y avoir que deux ou trois maladies différentes seulement par plus ou moins d'excitement, avec une masse correspondante d'excitabilité. A l'aide d'une pareille doctrine, la thérapeutique était bientôt construite. Prends pour remède des choses excitantes et des choses qui soient le moins possible excitantes (1).

(1) Je m'étonne de ce que ses partisans lui ont prêté gratuitement, à l'égard de ces dernières substances, une idée qui ne lui appartient point, et qu'il ne pouvait avoir, s'il voulait être conséquent. Nulle part Brown ne parle de remèdes qui enlèvent l'irritation. Ses minoratifs de l'asthénie devaient être des substances qui n'affaiblissent que par le peu d'intensité de leur excitation.

Une ou deux drogues auraient suffi, ce me semble, pour remplir la première indication. Brown, pour ne pas être en contradiction avec lui-même, n'aurait dû prendre qu'un seul des moins fixes et un seul des plus fixes excitants ; car, si tous ne peuvent faire que la même chose, à quoi bon en avoir plusieurs ?

Cependant il pourrait bien avoir soupçonné l'inconvenance de la simplification, et senti lui-même qu'un buveur ne saurait remplacer l'eau-de-vie par du musc ou du camphre. Pour achever son système, il lui aurait fallu ignorer des choses que tout le monde sait, que le bon sens nous apprend chaque jour.

Mais je n'ai point à m'occuper ici de ce que lui-même a dû sentir des contradictions de son système, et des efforts qu'il lui a fallu faire pour contredire ainsi les faits les plus patents, pour devenir chef de secte. Ce qui me suffit, c'est qu'en apparence jamais chef de secte n'a moins connu la nature, mais que nul non plus n'a mieux possédé l'art de manier la dialectique pour ériger en maximes absolues quelques propositions qui ne paraissaient nouvelles qu'à cause de la manière étrange dont elles étaient présentées, pour masquer le vide des idées à l'aide de l'obscurité du langage, et pour établir la supériorité de son génie subtil par la sécularisation de toutes les autres vérités incontestables. Peut-être aurait-il fini par avouer lui-même qu'il s'était moqué du monde, si l'abus de ses excitants diffusibles l'avait laissé vivre plus longtemps.

Il n'y a pas de sottise que quelque sophiste n'ait déjà soutenu, et, de tout temps, la manie de simplifier a été le grand cheval de bataille des fabricants de systèmes de la première volée.

Ainsi l'un fait sortir l'univers du feu, et l'autre de

l'eau. Celui-ci veut que tous les êtres vivants proviennent d'un œuf. Descartes promenait le monde dans les tourbillons qu'il avait imaginés. Ainsi l'alchimie prétendait renfermer toutes les substances chimiques dans le triangle de son soufre, de son sel et de son mercure. Que lui importait le nombre des métaux ? Elle se faisait un point d'honneur de les réduire dictatorialement à sept, qu'elle ramenait eux-mêmes à une seule substance primitive, sa semence des métaux. N'était-ce pas l'orgueilleuse manie de simplifier qui avait fait décréter jadis que la terre est le but et le centre de toute la création, et considérer à peine les trente mille soleils épars dans l'espace comme des lampes destinées à éclairer notre petit globe ?

Mais j'en reviens au sectaire qui voulait mesurer la médecine à la toise, et qui n'admettait guère d'autres maladies que la goutte (1), quelques rhumatismes, quelques catarrhes, quelques hémorrhagies, et l'angine gangréneuse.

Je quitte les péchés théoriques, dont il ne doit pas être question ici, pour arriver à ceux qui concernent le traitement des maladies.

Jamais encore il n'avait paru de doctrine qui fût plus propre à induire les praticiens en erreur et plus dangereuse pour les débutants.

D'après Brown, on ne doit rien confier aux forces de la nature ; jamais il ne faut laisser reposer les remèdes, il faut continuellement stimuler ou affaiblir. Quel blasphème et en même temps quelle insinuation dan-

(1) On est frappé de la prolixité, je dirais presque pragmatique, avec laquelle Brown (*Éléments de médecine*) traite de la goutte, tandis qu'à peine sait-il donner quelques phrases superficielles sur les plus importantes des autres maladies spéciales.

gereuse pour le demi-médecin ordinaire, qui n'est déjà que trop disposé à agir! Quel orgueil ne lui inspire-t-on pas, en lui disant qu'il domine la nature!

Donnez toujours plusieurs remèdes à la fois, disait Brown. Jamais on ne doit se borner à un seul moyen contre une maladie. C'est là le caractère de la fausse médecine. Le charlatanisme ne marche jamais sans des mélanges de médicaments, et celui qui érige un pareil précepte en règle absolue de conduite est à mille lieues des voies simples de la nature, de sa loi qui veut qu'on puisse atteindre à plusieurs buts avec un seul moyen. Ce seul axiome, si propre à bouleverser les têtes et les traitements, doit avoir déjà coûté la vie à bien des hommes.

Brown ne fait point de différence entre les palliatifs et les curatifs. Suivant l'usage des charlatans, il ne recommande jamais que les premiers (1), dont l'action, contraire à celle de la maladie, fait d'abord taire les symptômes pendant quelques heures, pour laisser ensuite un état opposé à celui qui était résulté de leur secours temporaire. Ainsi, l'opium est à ses yeux une véritable panacée dans toutes les maladies provenant et accompagnées de faiblesse. Quel excès d'empirisme que de recommander, pour opérer un effet fortifiant général, un remède qui, après le peu d'heures pendant lesquelles il stimule les forces, les laisse tomber beaucoup plus bas qu'elles n'étaient avant son emploi, effet qu'on ne peut prévenir qu'en accroissant les doses peu à peu et

(1) Je ne méconnais pas la grande utilité des palliatifs. Dans les maladies qui se développent et tendent à marcher rapidement, non-seulement ils suffisent quelquefois, mais encore ils méritent la préférence toutes les fois qu'il n'y a point une heure, une minute à perdre pour venir au secours du malade. Là, mais là seulement, ils ont de l'utilité.

sans cesse! Et quel est le médecin expérimenté qui ignore les résultats de l'usage prolongé de l'opium à hautes doses? C'est dans cette substance, qui fortifie d'une manière purement palliative, mais qui, plus qu'aucune autre, laisse à sa suite de la faiblesse et de la disposition à la douleur, que Brown recommandait sans restriction comme le plus convenable de tous les moyens dans toutes les maladies, même les plus chroniques, qui ont pour caractère la faiblesse. Celui qui ne verrait pas là un empirique achevé n'aurait plus d'yeux. Il n'y a qu'un seul cas, mais très rare, où l'opium peut ne point affaiblir, où il semble ne point débiliter quand on l'emploie palliativement à petites doses chez un sujet robuste soumis à un régime fortifiant; c'est quand le hasard fait qu'il est en même temps le remède spécifique de la maladie. Voilà ce qui a été la source de l'erreur. Mais les moyens curatifs, les véritables armes du vrai médecin, qui détruisent le mal radicalement et à tout jamais, en commençant par exciter une maladie analogue à celle qui existe, Brown n'en dit pas un mot, et ne les connaît même point de nom. Est-ce là le fait d'un restaurateur ou d'un inventeur de la médecine, titre que cependant il n'hésite point à se donner? Pour me borner à un seul exemple, il ne soupçonne même pas qu'on soit obligé de tenir longtemps une brûlure dans l'eau froide avant qu'elle cesse de causer des douleurs quand on la retire du liquide, et que le meilleur moyen de faire naître des ampoules est d'appliquer des topiques rafraîchissants à cette inflammation locale. Il ne se doute pas que le contraire précisément a lieu lorsqu'on plonge la partie brûlée dans de l'alcool. Que deviennent donc les antisthéniques et antiasthéniques palliatifs? Combien ils sont loin de la réputation qu'on a voulu leur faire!

Quel médecin expérimenté ne connaît la puissance palliativement débilitante de l'eau froide? Il n'était pas besoin que Brown nous donnât la propriété débilitante du froid comme une chose nouvelle. Mais quand il prétend que le froid est un débilitant positif, il se trompe, ce qui lui arrive si souvent. Le froid n'affaiblit qu'au moment même de son application, c'est-à-dire d'une manière palliative; mais dans ses effets consécutifs c'est un des meilleurs fortifiants que nous possédions, c'est-à-dire qu'il agit comme remède curatif, guérissant d'une manière durable. On sait que l'eau froide est le plus sûr moyen de guérir la congélation, c'est-à-dire le plus haut degré de débilitation d'un membre. Je me borne à cet exemple, entre mille que je pourrais citer des effets curativement fortifiants du froid.

Brown ne connaît pas d'autres causes de maladies qu'une excitation trop vive par les stimulants (sthénie), dont la prolongation engendre la faiblesse indirecte, ou une excitation trop faible par des stimulants trop peu énergiques (faiblesse directe). La sthénie comprend les maladies franchement inflammatoires, et l'asthénie embrasse toutes les autres maladies, qui portent le caractère de la faiblesse. Les premières sont guéries par la saignée, le froid et l'eau; les autres le sont par la chaleur, les bouillons gras, le vin, l'eau-de-vie, et surtout l'opium. Voilà comment Brown guérit sur le papier et prescrit de traiter les innombrables maladies, si infiniment variées dans leurs espèces. L'empirisme grossier et l'ignorance présomptueuse ne pourraient aller plus loin. Ainsi (1),

(1) Il ne connaît point d'épilepsie avec surabondance de bon sang, point d'hydropisies sthéniques, point d'hémorrhagies sthéniques, point de catarrhes asthéniques, quoique la nature en connaisse et en produise assez souvent.

toutes les épilepsies, toutes les hydropisies, toutes les maladies endémiques, toutes les mélancolies, seraient guéries à coup sûr par l'opium, l'eau-de-vie, la chaleur et les bouillons de viande! Qui a jamais vu un pareil traitement obtenir du succès dans ces maladies? Brown voulait-il se moquer de nous? Après avoir réduit la médecine à un petit nombre de moyens empiriques, voulait-il enfin la détruire entièrement?

Cependant, non! Il est rationaliste au suprême degré. Il recommande de ne jamais entreprendre un traitement avant d'avoir cherché toutes les circonstances antécédentes, afin de s'assurer si elles ont pu agir comme trop excitantes ou comme débilitantes, et veut qu'on ne prononce que d'après ces données sur la nature de la maladie et sur le traitement qu'elle exige. Mais, en faisant de cette recherche la seule indication qu'on ait à remplir, il prouve assez n'avoir jamais traité de malades que dans son cabinet, et raisonne comme un aveugle qui parle de couleurs. Qui oserait se flatter, dans les cas inopinés et chez les basses classes, de pouvoir toujours, avant de commencer le traitement, découvrir à quelle catégorie appartenaient les circonstances passées depuis longtemps; si le mal a été précédé d'un excès ou d'un défaut d'excitation, ou d'un concours de ces deux conditions dans telles ou telles proportions respectives; s'il y a eu transition, soit de la sthénie à la faiblesse directe ou indirecte, soit de l'un ou de l'autre de ces deux genres de faiblesse à la sthénie, ou bien si une sorte d'asthénie s'est jointe à une autre, et s'il est résulté de là un effet mixte; enfin auquel des quatre-vingts degrés, qu'une inspiration divine a révélés à Brown, l'excitabilité se trouve épuisée ou accumulée; et le tout en comparant sans cesse l'intensité de ces influences nuisibles avec la masse d'excitabilité départie au sujet depuis la création du monde, en ne négligeant jamais d'avoir égard à l'âge, au sexe, à la constitution, au climat, au sol, etc.? Quel médecin expérimenté pourrait prétendre qu'un dixième seulement des malades ou de ceux qui les approchent seraient en état de répondre catégoriquement à ces questions, les unes hyperboliques, les autres subtiles, sur toutes les émotions antécédentes, agréables ou désagréables, sur les impressions des divers degrés de chaleur et de froid depuis un laps de temps considérable, sur l'exposition à une lumière trop ou trop peu abondante, à un air plus ou moins sec ou humide, pur ou impur, sur les qualités plus ou moins nutritives ou sapides des aliments, sur la quantité et la qualité des boissons spiritueuses ou aqueuses, sur le plus ou moins de fréquence des plaisirs vénériens, sur la fréquence et le degré de l'exercice, sur la nature des occupations de l'esprit, etc.? En supposant même qu'il se trouvât une famille qui, après avoir été interrogée pendant des semaines entières, pût et voulût répondre à tout ou partie de ces questions, roulant sur des objets qu'elle aurait déjà oubliés pour la plupart, combien le pauvre docteur ne serait-il ensuite obligé de se torturer l'esprit pour comparer entre elles ces innombrables circonstances, calculer leur influence sur un sujet pourvu de telle ou telle dose d'excitabilité, balancer le résultat, et déterminer d'après cela de combien de degrés browniens les puissances surexcitantes sont dépassées par celles d'excitation insuffisante, ou celles ci par celles-là, dans tel ou tel individu, en n'oubliant aucun terme, grand ou petit, sans quoi tout le calcul serait frappé d'inexactitude!

Chacun voit que cette méthode, qu'on ne saurait pousser trop loin d'après les principes de Brown (1), puisque sur elle repose la connaissance même des maladies, est impraticable dans la pratique journalière ; qu'elle exigerait un temps et des soins infinis, avant qu'on pût commencer le moindre traitement, et que, pendant qu'on en remplirait les exigences, la maladie passerait à une autre période de son cours, si même elle ne se terminait par la mort. Un brownien consciencieux ne pourrait peut-être jamais venir à bout de réunir toutes les informations et de faire tous les calculs que son système lui prescrit avant de rien donner au malade. Et cependant, après que tout serait fini, il ne saurait encore qu'une seule chose, que la maladie dépend de la sthénie ou de la faiblesse, soit directe, soit indirecte ! Est-ce donc là le seul renseignement dont il ait besoin pour guérir ? Vous savez qu'il y a faiblesse directe dans toutes les maladies endémiques. Vite donc à l'ouvrage ! Guérissez-moi tous les pays infectés du radesyge, de la pellagre, de la plique, du sibbens, du yaws, du pian, etc. Ne vous faut-il pour cela que des excitants fixes et diffusibles ? Voilà de l'opium, de la chaleur, de l'eau-de-vie, du quinquina, du bouillon gras. Guérissez promptement.

Dieu tout-puissant, que de folies un seul écrivain sans pratique peut accumuler, à la honte de l'intelligence humaine !

Soyons justes cependant ! Si l'auréole qui devait marquer l'apothéose de cette tête originale, disparaît ; si le géant qui voulait entasser le Pélion sur l'Ossa, est descendu peu à peu du rang des héros ; si le plan colossal de tout bouleverser dans l'empire d'Esculape a échoué ;

(1) Voyez *Éléments de médecine* de J. Brown, traduits du latin par le docteur Fouquier. Paris, 1805, in-8.

si les myriades de maladies individuelles n'ont pu être ramenées à deux ou trois causes, ou, ce qui revient au même, à deux ou trois maladies différentes seulement par le degré ; s'il n'a pas été possible de les détruire avec deux ou trois stimulants ou non stimulants; si enfin tout cet étalage d'arabesques et d'excentricités s'est perdu dans le domaine de la Fable, n'oublions pas de rendre justice à Brown pour avoir renversé d'un bras vigoureux les hordes d'hématistes, d'acrimonistes et de saburralistes, qui, avec leurs lancettes, leurs boissons tièdes, leur régime exigu, leurs purgatifs, leurs vomitifs et leurs fondants, menaçaient d'anéantir notre génération, ou au moins de la faire extrêmement dégénérer ; pour avoir réduit de cent à trois les maladies qu'on doit traiter antiphlogistiquement, déterminé avec plus de précision l'influence des six choses dites non naturelles sur notre santé, et enlevé au régime végétal la prééminence qu'on lui avait accordée sur le régime animal ; enfin pour avoir réintégré l'appropriation du régime parmi les moyens curatifs, remis en honneur l'ancienne distinction des maladies en celles qui dépendent d'un défaut d'excitation et assez bien marqué la différence qui doit exister dans leur traitement en général.

Que ces services réels servent à nous réconcilier avec son nom !

Ses disciples, orgueilleusement enveloppés dans le manteau de leur Élie, ont appuyé sa doctrine de clameurs retentissantes, signe assuré d'une mauvaise cause. Ils nous ont étourdis des maximes de Brown sur les degrés de l'excitabilité, qu'ils faisaient à leur gré exalter ou diminuer par des circonstances nuisibles antécédentes. Ils nous ont rompu la tête de faiblesse simple et complexe, directe et indirecte, de diathèse et de prédispositions, comme moyens de distinguer les maladies générales des affections locales, d'excitants fixes et diffusibles. Ils traitaient leurs malades par le bouillon gras, le vin et l'opium. Mais ils avaient l'adresse d'ajouter à cela tout ce qui, dans la médecine commune, leur paraissait être nécessaire, indispensable. Ainsi, quand le bouillon, le vin et l'opium ne réussissaient pas, ils donnaient dans les fièvres intermittentes des marais le quinquina, si décrié par leur maître, mais en protestant bien qu'ils ne le donnaient qu'à titre d'excitant fixe. Ils prescrivaient aussi l'essence de térébenthine dans l'hydropisie, en ayant soin néanmoins de déclarer qu'elle possédait tout juste le degré de puissance excitante nécessaire dans cette affection. De même j'ai vu manger des poulets le vendredi dans certains couvents, après que le prieur, faisant dessus le signe de la croix, avait prononcé la formule : *Fiat piscis !*

XI.

LES OBSTACLES

A LA CERTITUDE ET A LA SIMPLICITÉ DE LA MÉDECINE PRATIQUE SONT-ILS INSURMONTABLES (1)?

Les obstacles qui s'opposent à ce qu'on acquière une notion exacte de l'effet des médicaments m'ont paru insurmontables, jusqu'au moment où le soupçon s'éleva dans mon esprit, que les médecins eux-mêmes pouvaient bien être en partie la cause du défaut de simplicité et de l'incertitude de leur art.

Docilité des malades. J'ai vu des médecins entreprendre de traiter des malades qui n'avaient qu'une demi-confiance, et dans toute la conduite desquels un esprit non prévenu pouvait voir qu'ils n'aspiraient pas réellement à guérir, qu'ils n'étaient pas fermement résolus de se délivrer de leurs maux, et qu'ils n'avaient pas une prédilection en quelque sorte enthousiaste pour l'homme aux soins duquel ils se confiaient. Quelle docilité pouvait-on attendre d'eux? Et quand ils parlaient en termes généraux de leur ponctualité à suivre la marche qui leur était tracée, pouvait-on avoir confiance en eux, pouvait-on bien mettre sur le compte des médicaments prescrits les effets qu'on voyait survenir? Assurément, non.

(1) Article publié en 1797, dans le *Journal de médecine pratique* d'Hufeland.

Régime, genre de vie. Une des choses dont les médecins se plaignent le plus, c'est que les malades n'observent pas le régime qu'ils leur prescrivent. Quelle garantie avoir à cet égard? disent-ils; n'est-il pas impossible d'apprécier les suites d'une maladie, et les effets des médicaments employés contre elle, quand on ne peut, chez ses malades, obtenir aucune certitude touchant un point de telle importance?

Ne vous en déplaise, on a cette certitude pour les malades qui s'abandonnent sans restriction, avec pleine et entière confiance, au médecin qu'eux-mêmes regardent comme un demi-dieu; pour les autres, il faut, sans nul doute, compter moins sur eux.

Mais il me semble qu'en élevant de pareilles plaintes, les médecins n'établissent pas une distinction suffisante entre les erreurs de régime qui ont déterminé et qui entretiennent la maladie, le régime ordinaire et parfaitement indifférent des hommes, et le nouveau genre de vie commandé par l'homme de l'art.

Si, quant au premier point, celui de faire renoncer à des fautes préjudiciables, le médecin ne croit pas être assez maître de son malade pour que celui-ci soumette sa volonté à la sienne, il doit le quitter. Mieux vaut n'avoir pas de malades que d'en soigner d'un caractère inconstant et versatile.

Comment se flatter de guérir une affection chronique du foie, chez un homme adonné aux boissons spiritueuses, qui ne vous consulte qu'en passant, parce qu'il vous rencontre dans un lieu public, qu'il vient d'avoir une affaire d'intérêt à discuter avec vous, que vous êtes son voisin ou son parent, en un mot qu'il a été conduit près de vous par quelque circonstance accidentelle, et non par une confiance sans bornes? Quel empire ne faut-il pas avoir sur ce vieux pécheur, pour espérer qu'il défère réellement au conseil que vous lui donnez de diminuer jour par jour la dose de son poison favori! Un malade placé dans de si fâcheuses conditions doit témoigner, par des sacrifices patents, qu'il se soumet sans réserve à la volonté du médecin. Celui-ci doit lui représenter vivement et les dangers du mal dont il est atteint, et les difficultés que sa funeste passion oppose à un traitement efficace. Le malade revient-il à la charge, accepte-t-il tous les sacrifices, oh! alors, pourquoi ne pas se fier à lui, tant qu'il donne des preuves non équivoques de persévérance? Ne supporte-t-il pas l'épreuve, il faut le laisser aller : l'art ne reçoit pas d'échec pour cela, et les calculs du médecin n'en sont pas moins justes, quoiqu'il ait été tristement déçu.

Mais ne se rencontre-t-il donc pas de malades qui suivent volontiers les conseils paternels d'un médecin généralement estimé; qui, par exemple, s'abstiennent du porc pendant la durée d'une fièvre quarte, et longtemps même encore après; qui renoncent aux pommes de terre dans l'asthme et la leucophlegmasie; qui, dans la goutte, évitent une vie sédentaire et les vins aigrelets, ou, dans le marasme juvénile, fuient des plaisirs destructeurs de leur santé?

Un bon médecin, appelé auprès d'un malade atteint d'affection nerveuse chronique, ne doit-il pas insister pour que cette personne renonce peu à peu à l'abus du café, et ne lui est-il pas facile de juger si ses recommandations sont ou non écoutées? L'expérience m'a appris que les deux cas ne sont pas rares. Et dans l'un comme dans l'autre, l'observation n'est-elle pas parfaitement sûre?

En procédant de la sorte, nous avons un grand degré

de certitude historique. N'est-ce donc pas là une espèce de certitude? L'homme d'État, l'instituteur, le marchand, le général, ont-ils d'autre certitude? Ou bien existe-t-il une autre mesure de la certitude dans toute action quelconque où la volonté libre de l'homme ne joue point un rôle?

D'un autre côté, le régime ordinaire des hommes non entièrement corrompus est-il si répréhensible qu'on doive en prescrire un nouveau dans chaque maladie? C'est là un écueil que beaucoup de médecins ne savent pas éviter. A chaque maladie, aiguë ou chronique, ils tracent largement le plan d'un régime tout artificiel, ordonnent une foule de choses, et en interdisent une multitude d'autres.

Mais, nous autres médecins, connaissons-nous donc si précisément la manière d'agir de tous les aliments et de tout ce qui entre dans le régime de la vie des hommes, que nous puissions décider si, dans un cas donné, telle ou telle chose est accordable, telle ou telle autre est nuisible? L'expérience ne montre que trop le peu de fondement de cette prétention.

Pendant combien de siècles nos pères n'ont-ils pas recommandé l'eau, le thé, etc., dans les fièvres avec diminution de la force vitale (fièvres putrides), et proscrit, comme un poison, le vin, dont cependant les malades se montrent si avides, et qui est le meilleur appui de notre pratique actuelle! Depuis combien de temps ne défend-on pas la viande dans les hémorrhagies par pléthore négative, dans les affections lentes du poumon, dans le scorbut, et dans la plupart des autres maladies chroniques non gastriques, où elle est indispensable, sinon même une vraie panacée! Et cependant un régime universel n'est pas moins chimérique qu'un remède universel. Rien de plus salutaire, dit-on, que les fruits en quantité, les herbages verts, les légumes frais, pris sans restriction, qui cependant chargent si souvent l'estomac des personnes à sang appauvri, à forces épuisées, à vie sédentaire, et augmentent la prédisposition aux coliques venteuses, à la diarrhée. Le rosbif, le saucisson cru, sont représentés comme plus difficiles à digérer pour l'estomac relâché, que le veau cuit à point. On prétend que le café facilite et fortifie la digestion, tandis qu'il ne fait qu'exciter les intestins à se débarrasser plus promptement de substances alimentaires qui ne sont pas même à moitié digérées. J'ai vu mourir de l'ictère des nouveau-nés une foule d'enfants privés du sein, qu'on nourrissait d'hosties : j'avais beau dire que cette pâte non fermentée et durcie au feu était indigeste; mes représentations ne pouvaient rien contre la décision de mes confrères, qu'il n'y a rien de plus léger (en poids), rien de plus friable (quand on le casse).

J'ai vu une primipare robuste, à la suite d'un accouchement heureux, être soumise, par un médecin ignare et surchargé d'occupations, à un régime si sévère, qu'il ne lui restait presque plus qu'à mourir de faim. Elle supporta pendant quelques jours l'eau et le gruau d'avoine (on lui avait interdit la viande, le pain, le beurre, les légumes, le vin et le café), puis elle tomba dans une faiblesse extrême, avec douleurs insupportables dans le ventre, perte de sommeil et constipation. Le médecin attribua tous ces effets à ce qu'on n'avait pas observé le régime prescrit par lui. La malade demandait un peu de café, un peu de bouillon; tout lui fut refusé impitoyablement par l'homme inébranlable dans ses principes. Cette sévérité et la faim l'exaspérèrent : elle s'abandonna donc à la voix de ses innocents désirs, et mangea, mais avec modération, ce qui lui plaisait : le médecin, à sa grande surprise, la retrouva non-seulement hors de danger, mais fraîche et bien portante, de sorte qu'il inscrivit avec joie dans son journal ce nouvel exemple des merveilleux effets de la diète aqueuse chez les femmes en couches. La femme se garda bien de lui donner le moindre soupçon du péché qu'elle avait commis en obéissant à la nature. C'est là l'histoire de plus d'une observation, même imprimée. C'est ainsi que souvent l'indocilité du malade sauve la réputation du médecin.

Mais l'erreur de calcul appartient-elle ici à l'art ou au malade? n'est-elle pas bien plutôt à la charge du médecin?

Il arrive très souvent que le régime artificiel prescrit par le médecin convient beaucoup moins que le régime ordinaire, ou du moins qu'on a grand tort de faire abandonner brusquement ce dernier.

Si déjà, pour pouvoir observer, dans toute sa pureté, la marche de la nature et l'effet des médicaments, le médecin fait bien de ne changer, autant que possible, au régime, que ce qui, dans son intime conviction, est capable de nuire, et d'ailleurs se réduit ordinairement à peu de chose, l'intérêt immédiat de son malade lui impose aussi la loi de ne pas mettre brusquement de côté un régime qu'une longue habitude a rendu indifférent ou même indispensable.

Une sage-femme de campagne avait une violente fièvre d'indigestion; je lui fis prendre un purgatif, recommandant l'eau pour boisson et beaucoup de retenue dans le manger. Les choses allèrent bien durant les premiers jours; mais bientôt la fièvre reparut, avec soif, insomnie et abattement. Les moyens ordinaires ayant été essayés sans succès, je mis tout de côté, depuis la limonade minérale jusqu'au bouillon, et manifestai mes craintes aux parents. Le lendemain, on vint me dire que la malade se portait mieux, et que mes soins ne lui étaient plus nécessaires. Effectivement, elle fut guérie en peu de jours, comme par miracle. J'appris plus tard qu'au moment où j'avais cessé de lui administrer des remèdes, elle avait appelé un charlatan, et reçu de lui une potion spiritueuse à prendre par gouttes ; à peine eut-elle goûté la liqueur, qu'elle sembla renaître à la vie ; elle se décida alors à prendre la potion non plus par gouttes, mais par cuillerées, et recouvra ainsi la santé, après un bon sommeil. J'étais au commencement de ma pratique, sans quoi je n'aurais pas négligé de me faire apprendre tout d'abord qu'en ses jours de santé, cette femme ne pouvait vivre sans boire souvent de l'eau-de-vie, et que par conséquent elle ne pouvait non plus guérir sans sa boisson favorite.

Il est plus rare que ne l'imaginent la plupart des médecins qu'on ait raison, du moins dans les cas ordinaires, d'apporter un grand changement au régime des personnes atteintes de maladies chroniques. Quant aux maladies aiguës, l'instinct des malades est souvent beaucoup plus sage que le médecin qui n'interroge pas la nature.

Je n'entends pas parler ici des traitements par le régime seul et sans médicaments, dont l'effet, pourvu qu'ils soient simples, se peut très bien calculer, et dont on doit attendre de grands résultats dans certains cas particuliers ; il s'agit seulement des modifications si fréquemment inutiles qu'on apporte au régime ordinaire, en traitant des maladies par des médicaments, et qui compliquent le traitement même le plus simple, donnant, conjointement avec ce dernier, un résultat moyen dans lequel un Œdipe ne saurait reconnaître quelle part revient aux remèdes, et quelle part au nouveau régime.

A la vérité nous devons, dans un cas donné, interdire ce que nous savons certainement être nuisible ; mais il n'est ordinairement question, dans les maladies chroniques, que de certaines particularités du régime dont la diminution graduelle (car toute suppression brusque serait dangereuse) ne cause pas de révolution dans le corps, et par conséquent ne défigure pas l'effet des remèdes auxquels on a simultanément recours.

Quand il y a de grands changements à faire dans le régime et dans le genre de vie, le mieux, pour le médecin qui aime la simplicité, c'est de voir, avant de prescrire aucun médicament, jusqu'à quel point ces changements peuvent influer d'une manière favorable sur la maladie.

Un scorbut invétéré peut souvent guérir par la seule influence de vêtements chauds, d'un air sec, d'un exercice modéré, de la viande fraîche substituée à la viande salée, de la choucroute, des plantes crucifères, et d'une bière mousseuse pour boisson. A quoi bon donner aussi des médicaments? Serait-ce pour rendre méconnaissable le bon effet de ce genre de vie? Le scorbut naît d'un régime opposé; il peut donc être guéri par un changement de régime : du moins convient-il d'attendre le résultat, avant de prescrire des médicaments.

Un ancien colonel, homme corpulent et d'une vie licencieuse, avait depuis quarante ans les membres inférieurs presque couverts d'ulcères, et portait en outre des cautères aux jambes ; il mangeait beaucoup, faisait usage d'aliments très substantiels, buvait largement des liqueurs, et depuis nombre d'années prenait tous les mois un paquet de poudre d'Ailhaud ; du reste, il se portait bien. Je fis fermer les cautères ; les jambes, enveloppées d'une bande de flanelle, furent plongées chaque jour dans l'eau froide pendant quelques minutes, et pansées avec une dissolution affaiblie de sublimé ; je ne changeai rien au genre de vie, je ne supprimai même pas la purgation mensuelle, qui était passée en habitude : les membres guérirent peu à peu dans le cours de l'année. Pendant deux ans encore j'ai connu cet homme bien portant, et depuis j'ai été informé qu'il continuait de jouir d'une bonne santé. Puis-je espérer qu'il eût été soulagé plus promptement ou plus sûrement si je l'eusse privé de ses liqueurs? Dans le cas où j'aurais changé son régime, et qu'il s'en fût mal trouvé, aurais-je su si cette aggravation provenait ou de mon traitement externe (car je ne donnai rien à l'intérieur), ou d'aliments qualifiés de salubres dans les livres de diététique, mais dont son estomac n'avait pas l'habitude? Il eût été facile de complaire à toutes les écoles, en sacrifiant méthodiquement les règles ordinaires de la diététique, mais aurais-je également satisfait à mes convictions, à ma conscience, à la loi suprême du médecin, la simplicité!

Je reconnais avoir guéri les maladies chroniques les plus graves, sans faire de changements notables au régime.

Quand je conseille la modération en toutes choses, ou quand je recommande d'employer avec plus de réserve ou d'éviter tel ou tel article du régime qui contrarie mes vues; quand, par exemple, j'interdis l'usage des acides simultanément avec celui de la pomme épineuse, de la belladone, de la digitale, et de la jusquiame, parce que les acides végétaux privent ces médicaments de toute vertu; quand je défends d'associer les aliments salés à l'oxyde de mercure, ou le café à l'opium, je crois avoir assez fait. Mon traitement échoue-t-il, j'ai la conviction de n'avoir pas nui par un régime alambiqué, je sais que c'est mon médicament qui a fait du mal, ou qui du moins n'a pas fait de bien ; si, au contraire, je soulage, je sais que j'en suis redevable aux remèdes, car l'amélioration n'a pas pu provenir d'un changement dans la manière de vivre.

Hippocrate avait déjà donné à entendre quelque chose d'analogue dans ses Prénotions coaques (1), en disant que les médicaments et les forces de la nature l'emportaient de beaucoup sur les écarts du régime, pour produire de grands et profonds changements dans les maladies. Combien ce grand homme était près du but de la sagesse médicale, la simplicité ! Et vingt siècles après lui nous n'aurions point pu faire un seul pas de plus vers le but ! Nous en serions même un peu plus éloignés qu'il ne l'était ! S'est-il contenté de faire des livres, ou a-t-il bien moins écrit que guéri ? Et quand il a guéri, l'a-t-il fait par les mêmes détours que nous ? Ce n'est que par la simplicité de sa conduite dans les maladies qu'il a pu voir tout ce qu'il a vu, et qui nous cause tant de surprise.

Climat, saison. Faut-il perdre courage parce que nous ne savons pas au juste quelle est l'influence qu'un petit changement de climat, qu'une légère modification du baromètre, du thermomètre, de l'hygromètre, de l'anémomètre, exerce sur le traitement de nos malades par des médicaments ?

Diverses observations recueillies par les meilleurs médecins attestent qu'il n'est pas difficile aujourd'hui de calculer en général les différences qu'un climat ou plus chaud ou plus froid exerce sur la nature et le traitement des maladies ordinaires. Ces différences ne con-

(1) *Œuvres d'Hippocrate*, trad. par Littré ; Paris, 1846, t. V, p. 574 et suiv.

sistent, pour la plupart, qu'en du plus ou du moins. Nous ne trouvons pas que de la diversité des climats naissent des lois opposées pour la médecine : le quinquina ne suffit-il pas pour guérir la fièvre intermittente pure, à Mexico comme en Norwége, à Batavia et au Bengale comme en Écosse? Nous avons chez nous des hépatites, comme il y en a sous la ligne; qu'elles soient vingt fois plus communes dans ce dernier climat, peu importe pour le traitement. Ce n'est pas la nature du procédé curatif, c'est seulement son degré qui varie en raison de ces circonstances, qu'on peut soumettre au calcul.

Mais la force naturelle de l'homme et l'habitude conservent leur prépondérance, eu égard à la vie et à la santé, en dépit même de toutes les variations du climat; nous avons pour preuve que notre globe est habité sur les bords du Gange comme à la terre de Feu, en Laponie comme en Éthiopie, au soixante-dixième aussi bien qu'au troisième degré de latitude.

Savons-nous donc si peu de chose des autres influences du sol et de la constitution physique des pays sur les maladies, qu'il ne soit pas facile de calculer l'empire qu'elles exercent sur notre pratique? Ne savons-nous pas quelle différence il y a, pour l'hémoptysie et la phthisie pulmonaire, entre le séjour sur de hautes montagnes et l'habitation sur les bords de la mer; quels sont les effets des effluves marécageux relativement aux fièvres intermittentes (1), et autres maladies du foie et du système lymphatique; quelle est la puissance d'un bon air dans le rachitisme et les scrofules; quels avantages le plat pays a sur les étroites vallées des montagnes, berceau du crétinisme et du goître; de l'influence

(1) Voyez *Annales d'hygiène publique et de médecine légale.* Paris, 1845, t. XXXIII.

des vents et des saisons sur l'inflammation, ou de celle du baromètre sur l'apoplexie, du rôle que l'air des hôpitaux joue dans la production de la gangrène et du typhus?

Ces grandes différences et leur puissante influence sur la santé et la vie, voilà tout ce qu'il nous était nécessaire de connaître pour le traitement des maladies. Nous les connaissons et pouvons les calculer.

Mais la portée de leurs nuances est trop insignifiante pour mettre sensiblement obstacle à la réussite de nos traitements dans les maladies ordinaires; la force vitale et des médicaments bien choisis triomphent presque toujours de l'influence qu'elles pourraient avoir.

Que ne serait-on pas en droit de dire du Créateur, s'il avait suspendu une foule de maladies sur la tête des habitants de la terre, et en même temps opposé à la guérison une infinité d'obstacles, dont l'influence déjouerait tous les efforts des médecins, et ne pourrait être calculée même par la plus forte tête?

Nous guérissons des maladies dans les cachots, bien que nous ne puissions donner aux habitants de ces infectes demeures la santé dont jouissent les peuples des Alpes. Qui exige de nous que nous fassions d'une femme délicate de nos villes une sémillante villageoise au teint largement fleuri? Cependant nous savons la délivrer de la plupart de ses maux. L'homme que ses affaires emprisonnent dans le cabinet ne nous demande qu'une santé supportable, la nature des choses ne nous permettant pas de lui procurer la vigueur d'un forgeron, ou l'appétit vorace d'un portefaix.

Mais, objectera-t-on, il arrive quelquefois qu'un léger changement dans la température ou l'état hygrométrique de l'air, dans ses proportions d'oxygène et d'azote, dans la direction des vents, dans l'état du baromètre, dans la masse d'électricité atmosphérique, ou que mille autres forces physiques à nous peut-être inconnues, et peut-être même peu importantes, exercent une influence visible sur les maladies, du moins sur les personnes nerveuses, hystériques, hypochondriaques, asthmatiques!

Faut-il dire ce que je pense? Il me paraît beaucoup moins utile de chercher à approfondir tous les degrés et toutes les différences de l'influence de ces impressions physiques, rendues insaisissables par leur petitesse, que d'endurcir contre elles les malheureux qui en ressentent les effets, en élevant leur corps à une puissance de force qui le rende capable de résister à ces influences et à tant d'autres inconnues; je crois bien plus à propos aussi de guérir le mélancolique de sa tristesse par des médicaments, que de l'arracher aux innombrables souffrances du monde physique et du monde moral, ou peut-être même de lui conseiller de s'y soustraire.

Ou bien s'imaginerait-on réussir mieux à empêcher les influences physiques et morales de l'atmosphère et de la vie humaine d'exercer leur empire sur le système nerveux d'une chlorotique, si l'on avait l'esprit assez subtil pour en apercevoir et en peser toutes les nuances de quantité et de qualité, que si l'on rétablissait le cours des règles chez l'infortunée malade?

Je crois que ce n'est pas le peu d'étendue de nos connaissances, mais uniquement le mauvais emploi qu'on en fait, qui empêche le médecin d'arriver à la certitude et à la simplicité.

Un jeune homme de vingt ans, maigre et débile, était sujet depuis son enfance à un asthme spasmodique, qui augmentait depuis le commencement de l'automne jusque fort avant dans l'hiver, et diminuait ensuite peu à peu jusqu'au printemps. Chaque année le mal s'accrut, et le malheureux espérait succomber. Toutes les fois que le baromètre baissait, que le vent du sud-ouest et surtout du nord soufflait, que le temps était à la neige ou à l'orage, il éprouvait un long accès d'asthme, pendant la durée duquel il ne respirait qu'avec les plus grands efforts, s'attendant toujours à suffoquer. Les intervalles étaient remplis par des accès moins intenses que la moindre cause, un coup d'air, une odeur forte, la poussière, la fumée suffisait pour provoquer. Je le laissai dans la maison de son père, qui était exposée à tous les vents et à toutes les intempéries du temps ; je ne changeai rien non plus à son régime, si ce n'est que je le rendis plus substantiel, et je lui recommandai les travaux de l'agriculture, autant que ses forces le lui permettraient. Mon premier moyen consista en très petites doses d'ipécacuanha, que j'élevai jusqu'à cinq grains ; il n'en résulta pas de nausées, les dernières provoquèrent une purgation ; la poudre d'Algaroth et le sulfate de cuivre, tous deux à la dose d'un quart de grain, ne réussirent pas mieux ; l'asaret montra également une tendance non favorable. Je passe sous silence d'autres remèdes célèbres contre l'asthme, qui ne produisirent rien non plus ; je dirai seulement que la scille et le quinquina, administrés seuls, firent ce qu'ils font souvent, augmentèrent l'asthme, et rendirent la toux plus fréquente, plus courte, plus sèche. J'eus enfin recours à la noix vomique : quatre grains, deux fois par jour, diminuèrent peu à peu, mais sensiblement, la constriction habituelle de la poitrine ; les accès spasmodiques d'asthme cessèrent, même pendant les plus mauvais jours de l'automne, même en hiver, quels que fussent le vent, l'état du baromètre, l'humidité de l'atmosphère, etc. Le malade dormit la nuit, ses forces revinrent, et avec elles la gaieté. Un grand refroidissement ramena quelques vestiges d'asthme, qui ne tardèrent pas à disparaître. Nul autre moyen que la noix vomique n'avait été mis en usage. Aurais-je mieux fait de calculer tous les changements possibles des météores, et leur influence sur ce sujet délicat? La chose eût-elle été praticable, serais je parvenu à modifier la pesanteur et l'électricité de l'air, à dessécher l'atmosphère, à faire changer les vents, à conjurer les orages, à détourner le cours des saisons? Et si enfin j'avais pu remplir toutes ces indications, aurais-je mieux atteint mon but?

Médicaments. Ici se présente une question. Est-il bon d'associer plusieurs médicaments dans une même formule, de prescrire à la fois, et à peu de distance les uns des autres, des bains, des lavements, des saignées, des vésicatoires, des cataplasmes, des frictions, lorsqu'on veut réellement guérir, et, dans chaque cas spécial, savoir précisément ce que les remèdes ont opéré, afin de pouvoir les employer de nouveau avec non moins, sinon même avec plus de bonheur, dans des circonstances analogues?

L'esprit humain n'embrasse presque jamais plus d'une seule chose à la fois; il ne lui arrive presque jamais de répartir proportionnellement sur les causes un résultat qui dépend de deux causes agissant ensemble sur un objet. Comment peut-il porter la médecine à un plus haut degré de certitude, lorsque, avec intention formelle, il fait agir simultanément une multitude de forces diverses contre un changement morbide du corps, sans souvent bien connaître ni la nature de ce changement, ni la manière d'agir de ces forces, prises chacune à part, ou, à plus forte raison, réunies ensemble?

Qui nous assure que l'adjuvant ou le correctif n'agit pas comme base, et que l'excipient ne donne pas une autre direction au tout? Si le principal remède est bien choisi, a-t-il besoin d'un auxiliaire? Et s'il a besoin d'un correctif, qu'il soit réellement approprié, ne lui faudrait-il pas encore quelque chose qui le dirigeât?

L'opium, associé avec l'ipécacuanha, fait-il dormir parce que le médecin lui a assigné le rang d'ingrédient principal dans le mélange? L'ipécacuanha joue-t-il dans celui-ci le rôle de base, d'adjuvant, de correctif, etc.? Fait-il vomir parce que celui qui a écrit la recette le voulait?

Je ne crains pas de soutenir que quand deux médicaments sont unis ensemble, il n'arrive presque jamais que chacun d'eux déploie sa propre action dans le corps humain, et que presque toujours, au contraire, il résulte de là une action différente de celle qui appartient en propre à chacun.

Plus nos recettes sont compliquées, plus l'obscurité devient grande en médecine. Si nos formules sont moins longues que celles d'Amatus Lusitanus, nous n'en sommes pas plus avancés que ce dernier ne l'était parce qu'Andromaque en avait fait de plus longues encore que les siennes. De ce que les formules d'Andromaque et d'Amatus étaient plus compliquées que les nôtres, s'ensuit-il que les nôtres soient simples?

Comment nous plaindre de ce que la médecine est obscure et embrouillée, quand nous faisons tout nous-mêmes pour l'obscurcir et l'embrouiller? Moi aussi, j'étais atteint autrefois de cette fièvre; la contagion de l'école m'avait gagné : ce miasme agit avec plus d'opiniâtreté sur mon cerveau que celui d'aucune autre maladie cérébrale.

Ne serait-ce pas précisément le cas de l'œuf de Colomb? Si tous les médecins s'entendaient fraternellement pour ne jamais prescrire qu'un seul médicament simple dans chaque maladie, sans provoquer d'ailleurs un changement considérable chez le malade, ils pourraient alors voir de leurs yeux ce que le remède opère, comment il fait du bien, comment il n'en fait pas.

Est-il réellement plus savant d'administrer, et souvent le même jour, plusieurs médicaments compliqués, que d'imiter Hippocrate, qui ne donnait, dans tout le cours d'une fièvre ardente, qu'un ou deux lavements, avec un peu d'oxycrat, et rien autre chose? Il me semble que le chef-d'œuvre de l'art est de prescrire les médicaments à propos, et non de les entasser pêle-mêle.

Hippocrate cherchait, dans un genre de maladies, quelles étaient les plus simples; celles-là, il les observait avec soin, il les décrivait avec précision, il ne leur opposait qu'un à un des moyens simples, puisés parmi le petit nombre de ceux qu'on possédait alors. Voilà comment il lui était possible de voir ce qu'il voyait, de faire ce qu'il faisait.

Les temps ne reviendront-ils donc plus, où le bon ton permettra de se montrer aussi simple, dans les maladies, que l'était cet homme, si véritablement grand?

Quiconque me voit prescrire aujourd'hui un médicament différent de celui de la veille, et le lendemain un autre encore, s'aperçoit que je ne marche point d'un pas sûr en médecine, et effectivement je ne suis qu'un faible homme. Mais celui qui me voit mêler ensemble deux ou trois choses dans une même recette, dit hardiment : Cet homme est embarrassé, il ne sait pas au juste ce qu'il veut, il hésite ; car s'il savait quelle est la substance qui convient réellement, il n'ajouterait pas la seconde, ni moins encore la troisième. Qu'aurais-je à répondre ?

Si l'on me demande quelle est la manière d'agir du quinquina dans toutes les maladies connues, j'avoue que j'en sais peu de chose, quoiqu'il me soit arrivé bien souvent d'administrer cette écorce sans addition aucune. Mais si l'on me demande ce qu'elle opérerait si on l'associait à du nitre ou à un troisième corps, je reconnais ma complète ignorance. J'adorerais comme un Dieu celui qui me dévoilerait ce mystère.

Dois-je dire que, depuis plusieurs années, je n'ai jamais prescrit autre chose qu'un seul moyen à la fois, sans jamais le répéter avant que l'effet de la première dose fût épuisé, sans jamais le changer avant de savoir bien à quoi m'en tenir sur son compte? Dois-je dire qu'en agissant ainsi, j'ai guéri mes malades et vu des choses qu'autrement je n'aurais jamais vues?

XII.

EXAMEN DES SOURCES DE LA MATIÈRE MÉDICALE ORDINAIRE.

Après la connaissance de l'objet de la guérison, de ce qui est à guérir dans les maladies, c'est-à-dire dans chaque cas morbide pour lequel les secours de l'art peuvent être réclamés, il ne saurait y en avoir qui soit plus nécessaire au praticien que celle des instruments de guérison, de ce que chaque médicament est apte à guérir d'une manière certaine.

Il y a vingt-trois siècles qu'on s'efforce d'acquérir cette connaissance, et qu'on cherche les moyens d'arriver sûrement au but vers lequel elle tend. Mais tous les efforts ont été inutiles, et aujourd'hui encore on n'a point fait un pas de plus que le premier jour.

Si les millions de médecins qui, durant un si long espace de temps, ont opéré dans cette direction, avaient connu seulement la marche qu'il faut suivre pour découvrir les vertus curatives de chaque médicament, le travail serait déjà fort avancé, presque entièrement achevé même. Il aurait suffi de marcher dans la même voie, et le zèle, les efforts des esprits les plus éclairés n'auraient pas tardé à nous mettre en possession d'une masse considérable de documents, en sorte que ce qui serait resté encore à étudier n'aurait pas tardé non plus à tomber en notre puissance.

Mais jamais on n'est entré dans la voie qui pouvait conduire certainement et sûrement au but. On s'est toujours engagé dans de fausses routes, comme chaque siècle le reprochait à l'autre. C'est ce que je vais examiner d'une manière sommaire.

La première source de la matière médicale actuelle, est la fiction au moyen de laquelle on a prétendu assigner des vertus thérapeutiques générales aux médicaments.

Ce qu'on lisait, il y a dix-sept siècles, dans Dioscoride, telle substance est dissolvante, incisive, diurétique, sudorifique, emménagogue, anodine, antispasmodique, laxative, etc., on le retrouve encore aujourd'hui dans les matières médicales les plus accréditées. Ce sont les mêmes attributions de vertus générales, qui n'appartiennent pas toujours aux substances qu'on en décore, les mêmes assertions générales, qui ne se justifient point au lit du malade (1). L'expérience dit qu'un médicament produit fort rarement, dans le corps humain, des effets correspondants à la vertu thérapeutique générale qui lui est attribuée par les livres, et que, quand il les détermine, le phénomène dépend d'autres circonstances, ou du moins n'est qu'un effet palliatif et passager, après lequel on voit presque toujours arriver un résultat inverse, au grand détriment du malade.

De ce que les substances qu'on décore du titre de diurétiques, sudorifiques, emménagogues, auraient paru, employées seules, produire l'effet annoncé une fois sur un grand nombre de cas, et cela au milieu de circonstances particulières, serait-on fondé à conclure de ce

(1) Comparez, Mérat et Delens, *Dictionnaire universel de matière médicale*, Paris, 1830-1846, 7 vol. in-8°, et A. Teste, *Systématisation pratique de la matière médicale homœopathique*, Paris, 1853.

cas spécial, qu'il faut leur attribuer d'une manière absolue la vertu diurétique, sudorifique, emménagogue? En raisonnant ainsi, l'homme qui ne se conduit avec probité que dans des occasions rares, serait précisément celui qu'on devrait honorer du titre d'honnête homme, et celui qui dit rarement la vérité, aurait droit à l'épithète d'homme véridique !

Se peut-il que les idées des hommes soit renversées à tel point ?

Mais ces cas peu communs ne prouvent même pas qu'on doive s'attendre à un résultat certain dans certaines circonstances rares; car, sur plusieurs milliers de fois qu'une substance a été donnée, on en citerait à peine une où elle l'ait été seule, et presque toujours elle a été administrée conjointement avec d'autres médicaments.

Combien peu de médecins s'est-il trouvé jusqu'à présent qui n'aient donné à leurs malades qu'un seul médicament, qu'une seule substance simple, et qui aient attendu jusqu'à ce que ce remède eût épuisé son effet, en évitant avec soin d'administrer toute autre substance capable d'exercer la moindre action médicinale? Ce n'est jamais qu'un mélange de plusieurs médicaments que prescrivent les médecins ordinaires. Et quand, par hasard, il leur arrive de donner une substance simple, par exemple sous forme de poudre, toujours s'empressent-ils d'y joindre une infusion de quelque autre médicament, un lavement dont une autre substance fait la base, une fomentation ou une lotion préparée avec des herbes différentes; jamais ils n'agissent autrement. Ce péché héréditaire est tellement enraciné chez eux, qu'ils ne peuvent s'empêcher d'y retomber à chaque instant. Ils ne seraient point tranquilles si, avec telle substance, leur malade n'en avait encore pris telle ou telle autre.

Ils font valoir plusieurs motifs pour justifier cette conduite.

D'abord ils prétendent que telle substance, dont cependant la vertu pure et spéciale ne leur est point connue, joue le rôle principal dans le mélange prescrit par eux, et que l'effet tout entier doit être rapporté à elle. Les autres, disent-ils, ne sont là que pour appuyer l'action du principal remède, pour la corriger, pour la diriger vers tel ou tel point du corps, comme s'il s'agissait d'êtres doués d'intelligence, de volonté, d'obéissance, devant faire dans l'intérieur du corps précisément ce qu'un docteur leur commande, et rien de plus!

Mais ces moyens accessoires cessent-ils donc à votre gré d'exercer, concurremment avec la substance principale, ou contrairement à son action, la vertu médicinale spéciale et inconnue dont ils sont doués, et de produire, d'après les lois éternelles de leur nature intime, des effets qu'on ne peut ni soupçonner ni prévoir, à moins que des expériences pures n'en aient révélé la connaissance?

N'est-il pas absurde d'attribuer un effet à une force, tandis qu'il y avait un jeu, dans le même temps, d'autres forces qui souvent ont contribué plus qu'elle à le produire?

Il ne serait pas plus ridicule de nous dire qu'on a découvert un aliment d'excellente qualité dans le sel de cuisine, qu'on l'a prescrit avec succès à un homme demi-mort de faim qui s'en est trouvé sur-le-champ restauré comme par miracle, et que la formule à suivre en pareil cas est celle-ci: Prenez une demi-once de sel marin, principale substance de votre recette analeptique ; faite dissoudre ce sel, selon les règles de l'art, dans suffisante quantité d'eau bouillante, à titre d'excipient ou de véhicule ; ajoutez, pour correctif, un bon morceau de beurre, puis, pour adjuvant, une livre de pain coupé par tranches minces, et donnez le tout à la fois, après avoir bien remué. On serait tout aussi fondé à dire que le sel fait la base de cette soupe, que le beurre et le pain n'y sont que des accessoires, et que, préparée ponctuellement d'après la formule, elle ne manque jamais son effet salutaire. Si ensuite, dans la matière médicale culinaire, à la suite de l'article consacré au sel, on inscrivait les vertus, *saturans, analepticum, restaurans, reficiens, nutriens*, tout cela ne serait certainement pas plus absurde que quand un médecin pose en première ligne, sur une feuille de papier, le nom d'une substance arbitrairement choisie, qu'il dit être la base d'un moyen destiné à pousser aux urines, par exemple, place au-dessous ceux de deux, trois ou quatre autres médicaments, dont il ignore la véritable action, mais qu'il n'en décore pas moins des titres de *correctif, adjuvant, excipient*, fait prendre cette drogue au malade en lui recommandant d'aller et venir sans cesse dans une chambre froide, lui prescrit en même temps de boire abondamment un mélange chaud et bien sucré de petit-lait et de vin blanc, et triomphe enfin du succès étonnant de sa base, qui, suivant lui, a fait rendre au malade plus d'urine qu'à l'ordinaire. A ses yeux, les moyens qui ont été joints à cette base, et le régime suivi pendant l'usage du tout, sont des choses purement accessoires, sans aucune conséquence, et qui n'ont point eu de part à l'événement, celui-ci ne pouvant être attribué qu'à la substance placée en tête de la formule, et à laquelle il porte un intérêt spécial, souvent sans trop savoir lui-même pourquoi. C'est à la faveur de pareils éloges, prodigués sans discernement à des remèdes que tel ou tel médecin a pris en affection, et auxquels il est fort aise de pouvoir attacher quelque vertu positive, que les qualités mensongères de diurétiques, emménagogues, résolutifs, sudorifiques, expectorants, antispasmodiques, s'impatronisent dans la matière médicale, et y figurent comme autant de vérités qui en imposent au peuple des imitateurs.

Ce serait donc sur le compte de tous les médicaments employés simultanément qu'il faudrait mettre le résultat obtenu ! Mais alors combien peu resterait-il à chacun de sa réputation équivoque, de sa prétendue vertu diurétique, sudorifique, emménagogue, etc. !

Il faut, par conséquent, reléguer parmi les mensonges les vertus thérapeutiques générales qui, depuis Dioscoride jusqu'à nos jours, jouent un si grand rôle dans les matières médicales, et les remplissent presque en entier (1).

La propriété d'inciser et de résoudre, celle d'exalter ou d'affaiblir la sensibilité, l'irritabilité ou la nutrition, reposent également sur des suppositions. C'était déjà une pure hypothèse qu'il fût nécessaire, dans les mala-

(1) Quand on ne savait quelle vertu attribuer aux médicaments, on les disait au moins *évacuants*. Ils devaient être évacuants d'une manière ou d'une autre, parce que, d'après les idées grossières qu'on se faisait de toutes les maladies, on ne concevait pas qu'on pût guérir celles-ci sans expulser quelque principe morbifique. Or, comme dans cette hypothèse la production et la durée des maladies dépendaient des principes morbifiques arbitrairement admis, on avait les yeux ouverts sur les émonctoires du corps par lesquels les médicaments pourraient éconduire ces derniers, et les remèdes étaient obligés de se prêter à cette manie, qui parvint enfin à les classer tous en un certain nombre de catégories. Un effet expulsif étant ce qu'on demandait surtout aux substances médicinales, elles avaient été obligées presque toutes de prendre un rôle qui s'y rapportât.

dies, de provoquer immédiatement l'effet auquel ces propriétés font allusion. Or, est-il raisonnable d'attribuer aux médicaments des vertus qui n'ont rien de réel par elles-mêmes, à part même cette circonstance que les substances auxquelles on les accordait n'étaient presque jamais prescrites qu'associées et mêlées avec d'autres? Il est facile de sentir que toutes les assertions de ce genre sont des mensonges flagrants.

Qu'a-t-on jamais vu dans l'intérieur du corps dont les médicaments aient procuré l'*incision*, la *résolution?* Par quels faits s'est-on assuré qu'il existe des substances ayant la propriété d'exercer une action dissolvante sur des parties *vivantes* dans l'organisme? Pourquoi n'allègue-t-on pas les preuves irréfragables d'une pareille propriété mise en jeu par un médicament quelconque? ou, puisqu'il est impossible d'apercevoir les effets mécaniques et chimiques d'un agent médicinal sur les parties vivantes de l'organisme, dont l'intérieur se soustrait à nos investigations, comment ne rougit-on pas au moins d'ériger de pareilles hypothèses en dogmes fondamentaux? Quand il s'agit de ce qu'un homme peut entreprendre de plus important et de plus grave au monde, la guérison de son semblable, une erreur est déplorable à cause des tristes résultats qu'elle peut entraîner, mais le mensonge devient un véritable crime?

Et où, dans l'intérieur vivant que nos regards ne peuvent sonder, y a-t-il quelque chose, soit à résoudre, soit à inciser, que l'organisme humain, ramené à la santé par un médicament bien choisi, n'ait pas le pouvoir de dissoudre lui-même au besoin?

D'ailleurs ce qu'on dit être dans l'intérieur qui réclame l'application d'une force dissolvante venue du dehors, existe-t-il réellement? Sœmmerring n'a-t-il pas prouvé que les glandes tuméfiées, qu'on regardait de temps immémorial comme obstruées, se font remarquer, au contraire, par le calibre énorme de leurs vaisseaux? Les expériences faites sur des sujets bien portants avec la méthode de Kaempf n'ont-elles pas démontré que les déjections horribles dans lesquelles ce médecin voyait la cause de presque toutes les maladies chroniques, étaient le produit même des lavements dont il administrait souvent plusieurs centaines? Cependant il fut un temps où les médecins, adoptant les idées de Kaempf, et ne voyant, dans la plupart des maladies, que des obstructions des capillaires du bas-ventre, accablaient les pauvres malades de lavements médicamenteux multipliés au point de les conduire jusque sur le bord de la tombe.

Mais, en admettant même comme une chose vraie qu'il puisse y avoir quelque chose à inciser ou à résoudre dans le corps humain malade, quel est celui qui, en cas de guérison, a vu les médicaments opérer cette incision ou résolution dans l'intérieur du corps, d'une manière immédiate, et tellement à eux seuls que la force vitale, à laquelle il appartient d'ailleurs de dominer toutes les fonctions de l'organisme, soit demeurée spectatrice oisive de l'opération, qu'elle ait laissé l'agent médicinal travailler sur la partie prétendue obstruée et indurée, comme un tanneur sur des peaux?

On lit dans un recueil périodique (1), que l'usage du calomélas fit cesser un vomissement chronique habituel après le repas. L'auteur soutient hardiment que la maladie dépendait d'une induration de l'estomac et du pylore, sans s'appuyer d'aucune preuve, uniquement dans la vue d'attribuer au calomélas une vertu dissol-

(1) *Journal de Hufeland*, 1815, décembre, p. 121.

vante absolue, et de lui faire honneur de la guérison d'un mal qui est aussi rare qu'il est incurable. Un autre (1) suppose, d'après des pesanteurs et des spasmes d'estomac, des rapports et des vomissements qui existaient chez son malade, que celui-ci était atteint d'une lésion organique, squirrhe, tumeur ou induration de l'estomac, et comme l'affection se dissipa par un long usage d'une tisane de chiendent, à laquelle fut jointe sans doute une amélioration du régime et du genre de vie, il croit avoir prouvé par là que le chiendent a la vertu de résoudre les squirrhosités de l'estomac. Mais des pesanteurs d'estomac, des rapports et des vomissements après le repas, même datant de fort loin, ne sont point une chose rare; ces symptômes, qui cèdent souvent avec promptitude à un changement de régime, ne sont pas une preuve de l'existence d'un squirrhe et d'une induration à l'estomac ou au pylore. Il en faut de bien autrement graves pour attester la présence de cette maladie.

Mais c'est l'usage consacré d'ériger un médicament en remède fondant, résolutif, etc., sans qu'il y ait le moindre droit, par pure conjecture, et en supposant hardiment l'existence d'une grave affection interne dont il n'y a jamais eu aucune trace.

La seconde source des vertus assignées aux médicaments dans les matières médicales, semblerait avoir des fondements plus solides que la précédente. Elle consiste à dériver les propriétés de ces substances des qualités physiques qui les caractérisent. Nous allons voir que cette source est également impure.

Je ne rappellerai pas la folie des anciens médecins

(1) *Journal de Hufeland*, 1813, p. 63.

qui déduisaient les vertus curatives des drogues médicinales de leur forme et de leur couleur, en un mot de la doctrine des signatures; qui croyaient l'orchis propre à ranimer les facultés viriles, parce que sa racine porte deux bulbes grossièrement semblables à des testicules, le curcuma utile dans la jaunisse, parce qu'il est jaune, les fleurs du millepertuis perforé efficaces dans les plaies et les contusions, parce qu'il en suinte un suc rouge, etc. Je laisse toutes ces futilités de côté, quoiqu'on en trouve encore des traces jusque dans les matières médicales les plus récentes.

Je veux seulement parler des tentatives presque aussi ridicules qu'ont faites même les modernes pour deviner les vertus des médicaments à l'aide de l'odorat et du goût.

On a cru en effet pouvoir juger par le palais et le nez de la manière dont les substances médicinales doivent agir sur le corps, et cette prétention a également fait créer des termes de thérapeutique générale.

Les plantes qui ont une saveur amère doivent, décréta-t-on, avoir une seule et même manière d'agir, uniquement parce qu'elles sont amères au goût.

Mais quelle infinie variété n'y a-t-il pas déjà entre les saveurs amères! Et ces nuances multipliées n'annoncent-elles pas que l'effet ne doit point non plus être le même?

Cependant, comment la saveur amère en général estelle parvenue à l'honneur que lui font les auteurs de matières médicales et les médecins praticiens, de prouver l'existence, dans les médicaments qui la possèdent, des vertus stomachique et tonique, et de démontrer qu'ils ont tous des effets uniformes et identiques, de sorte que, suivant cette assertion arbitraire, tous les amers ne doivent être que toniques et stomachiques?

Si quelques-uns d'entre eux ont la puissance spéciale d'exciter des maux de cœur, du dégoût, des pesanteurs d'estomac, des envies de vomir chez les personnes bien portantes, et par conséquent de guérir homœopathiquement les incommodités de cette espèce, chacune de ces substances n'en possède pas moins encore des vertus médicinales particulières, tout à fait différentes et inaperçues jusqu'à ce jour, qui sont souvent beaucoup plus importantes que celles en raison desquelles on les rapproche les unes des autres. Par conséquent, prescrire indistinctement les amers l'un pour l'autre, les mêler ensemble sans choix dans une seule formule, et les englober tous sous le nom collectif d'amers, comme médicaments sans nul doute identiques, c'est faire preuve de la plus aveugle et de la plus grossière routine.

Si, prenant à la lettre cette décision dictatoriale de la matière médicale et de la thérapeutique, on considérait l'amertume comme suffisant seule pour établir d'une manière absolue le pouvoir d'activer la digestion et de fortifier, alors la coloquinte, la scille, l'agaric, l'angusture, la saponaire, le galé, le lupin, l'acide hydrocyanique, l'upas, etc., auraient droit, en leur qualité d'amers, à être rangés dans la classe des toniques et des stomachiques.

On voit, d'après cela, combien les assertions de la matière médicale ordinaire sont arbitraires et peu raisonnées, combien elles se rapprochent du pur mensonge. Et quel crime que de fonder la thérapeutique sur des mensonges!

On a trouvé une saveur amère et astringente au quinquina. C'en fut assez pour faire juger des vertus inhérentes à cette écorce. Dès lors toutes les substances douées d'une saveur amère et styptique durent avoir les mêmes propriétés médicales que le quinquina. Telle est la précipitation, tels sont les préjugés avec lesquels on a, dans les matières médicales, établi le mode d'action des médicaments sur le corps humain, d'après l'impression que l'organe du goût reçoit de leur part. Cependant c'est un mensonge que l'écorce de saule, qu'un mélange d'aloès et de noix de galle, jouissent des mêmes vertus médicinales que le quinquina. Combien n'a-t-on pas déjà préconisé de ces quinquinas factices, dont la prétendue efficacité, soi-disant égale à celle de l'écorce du Pérou, n'a pas manqué de gens à foi robuste pour y croire, sur la parole de quelques médecins titrés !

Voilà comment la santé et la vie des hommes ont été livrées au caprice de quelques brouillons, dont l'imagination faisait tous les frais de ce qu'on appelait la matière médicale.

On a opéré sur les odeurs de la même manière que sur les saveurs. Une foule d'odeurs prodigieusement différentes les unes des autres ont été réunies ensemble sous l'appellation commune d'*aromatiques*, afin d'avoir la commodité de leur attribuer un même mode d'action médicinale. Tous les corps englobés dans cette vaste catégorie furent érigés d'une manière absolue et sans scrupule, en excitants, nervins, résolutifs, etc.

Ainsi le plus imparfait des sens de l'homme policé (1), celui qui occasionne le plus d'erreurs, celui pour lequel nos idiomes ont le moins de mots propres à exprimer les nuances diverses de ses impressions, est précisément celui qu'on prétend suffire pour faire apprécier l'action des substances médicinales sur le corps humain ; tan-

(1) Les médicaments les plus violents, la belladone, la digitale, le tartre stibié, l'arsenic, etc., n'ont presque pas d'odeur.

dis que tous nos sens réunis sont insuffisants, même avec l'application la mieux soutenue, pour nous révéler le plus important de tous les secrets de la nature, qu'on ne peut découvrir qu'en faisant soi-même usage de chaque substance et observant ses effets immédiats sur l'activité vitale de l'organisme.

Ou bien le muguet, la menthe crépue, l'angélique, l'arnica, le sassafras, la serpentaire, le santal blanc, la coriandre, la camomille, doivent-ils posséder les mêmes vertus médicinales, parce qu'il plaît aux auteurs des matières médicales de dire que toutes ces substances sont simplement aromatiques?

Entasser ainsi pêle-mêle des médicaments qui diffèrent tant les uns des autres, et auxquels leur différence de manière d'agir sur l'organisme donne tant d'importance, n'est-ce pas imprimer à la matière médicale le cachet d'une présomption ignorante et sans conscience?

Le dernier des ouvriers ne se donne point ainsi le ridicule de vouloir imaginer le but et la manière d'agir des matériaux et outils qu'il emploie. On commence toujours, lorsqu'on veut faire usage d'un moyen, par l'essayer sur une petite partie de l'objet à l'élaboration duquel il doit servir, afin de consulter les changements qui peuvent résulter de son action, avant de l'appliquer à des travaux en grand, où une méprise entraînerait des dommages considérables. Le blanchisseur a essayé sur quelques morceaux d'étoffe la propriété dont jouit le chlore d'anéantir toutes les couleurs végétales, avant d'exposer des magasins entiers de marchandises aux ravages qu'aurait pu y causer une substance si destructive. Avant de préférer le fil de chanvre à celui de lin, le cordonnier s'était assuré qu'il a plus de solidité, qu'il résiste mieux aux causes de destruction, et qu'il possède à un plus haut degré la propriété de se renfler par l'humidité dans les trous que l'alène a faits au cuir; et cependant ce n'est qu'un cordonnier!

Mais dans l'orgueilleuse médecine, c'est uniquement d'après de superficielles et trompeuses apparences, d'après des opinions arrêtées d'avance, d'après des jugements entachés d'illusion ou d'erreur, qu'on procède à l'action la plus grave qu'un homme puisse exercer sur son semblable, à une action de laquelle dépendent la vie et la mort d'un individu, souvent même le bonheur ou l'infortune de familles entières.

La chimie s'est arrogé aussi le droit de faire connaître les vertus thérapeutiques générales des médicaments. Nous allons voir que cette troisième source de la matière médicale ordinaire n'est pas plus pure que les deux précédentes.

Il y a un siècle, depuis Geoffroy (1), qu'on s'adresse à la chimie pour obtenir des éclaircissements auxquels on n'a pu arriver par d'autres voies.

Je ne dirai rien des hypothèses purement théoriques, dont les partisans, à l'exemple de Baumes, de Steffens et de Burdach, soutiennent que tel ou tel des principes élémentaires d'un médicament est la seule chose qu'il contienne de médicinal, et lui assignent d'après cela des vertus curatives avec une promptitude qu'on ne se lasse point d'admirer. Comme il ne faut, pour agir ainsi, ni consulter la nature, ni invoquer l'expérience, ni faire aucun essai sur l'homme vivant, et qu'il suffit de lâcher la bride à l'imagination, l'édifice est bientôt achevé.

(1) *Traité de matière médicale.* Paris, 1743-1757, 17 vol. in-12.

Je veux parler ici des efforts consciencieux que les modernes ont faits pour arriver, avec le secours de la chimie organique, à la découverte des vrais et purs effets des médicaments, dont on sentait bien que la connaissance manquait tout à fait à la matière médicale consacrée.

Faire de la chimie, cette science qui produit souvent des miracles sous nos yeux, la base ou la source des notions positives de la matière médicale, était une idée bien plus raisonnable, en apparence, que toutes celles dont nous avons parlé jusqu'ici. Aussi séduisit-elle beaucoup de personnes, principalement parmi celles qui n'avaient aucune connaissance positive, soit en chimie, à laquelle ils demandaient beaucoup plus qu'elle ne peut donner, soit en médecine, dont ils ignoraient les vrais besoins, soit même dans l'une et dans l'autre à la fois.

La chimie organique ne peut extraire des matières animales que des parties mortes, qui varient dans leur manière de se comporter à l'égard des réactifs. Mais ce ne sont pas ces principes immédiats qui, dans le désaccord de l'organisme vivant et la guérison de ses maladies, agissent tels que les chimistes nous les montrent après les avoir séparés. Les parties que la chimie retire de la chair musculaire, savoir : la fibrine, la lymphe coagulable, la gélatine, l'acide lactique et divers sels, diffèrent infiniment de ce que le muscle vivant et irritable était, chez l'homme sain ou malade, quand il jouissait de son intégrité organique. Ce que la chimie en a séparé n'a pas même l'analogie la plus éloignée avec lui. Quelle conclusion tirer de ces parties mortes, qui puisse s'appliquer à l'organisme vivant, ou à ce que les médicaments auraient été capables de produire en elles lorsqu'elles faisaient partie du cercle de la vie? La digestion, cette surprenante conversion des substances les plus hétérogènes en un liquide propre à réparer les pertes des organes si prodigieusement diversifiés du corps humain, s'expliquerait-elle par la présence d'un peu de soude et de quelques phosphates dans le suc gastrique? Ce que la chimie découvre dans ce suc rend-il raison des altérations morbides de la digestion et de la nutrition, à tel point qu'on puisse fonder là-dessus une méthode de traitement digne d'inspirer la confiance? Il n'est rien de tout cela.

De même, les principes immédiats que la chimie organique retire des plantes médicinales n'offrent rien, ni dans leur odeur, ni dans leur saveur, qui puisse exprimer et mettre au jour ces effets si différents que les remèdes végétaux produisent, et surtout cette influence qu'ils exercent sur la manière d'agir et de sentir de l'homme en santé et en maladie.

L'huile essentielle, l'eau distillée ou la résine qu'on tire d'une plante n'est pas le principe actif du végétal. Ce principe résidait seulement d'une manière invisible dans les matériaux que la chimie a isolés, et par lui-même il n'est point susceptible de frapper nos sens. Ses effets ne deviennent appréciables pour nous que quand l'eau distillée, l'huile essentielle, la résine, ou surtout la plante elle-même est prise par un homme vivant, sur l'organisme sensible duquel elle agit d'une manière dynamique et virtuelle.

Quelle importance médicale pourraient avoir les autres principes qu'on extrait des végétaux, la fibre végétale, les terres, les sels, la gomme, l'albumine, etc., qu'on rencontre à très peu de chose près les mêmes partout, même dans les plantes les plus différentes les unes des autres sous le rapport de leurs propriétés médicinales? Est-ce que la petite quantité d'oxalate calcaire, dont la chimie constate l'existence dans la rhubarbe, peut annoncer que cette substance produit chez l'homme bien portant une altération si morbide du sommeil, avec une si singulière chaleur du corps, sans soif, et qu'elle est susceptible de guérir les états maladifs analogues?

Quelles données tous ces principes immédiats, avec quelque soin qu'on procède à leur extraction chimique, peuvent-ils nous fournir touchant la vertu que chaque plante a de produire, dans le corps humain vivant, une modification virtuelle particulière qui modifie sa manière de sentir et d'agir?

Le chimiste Gren, qui ne savait pas un mot de médecine, et dont le traité de pharmacologie fourmille des assertions les plus hardies, voulait persuader aux médecins qu'on ne peut connaître la manière d'agir des médicaments qu'autant qu'on a été informé par la chimie de la nature des principes constituants qui dominent en eux.

Eh! que nous apprend la chimie à l'égard des principes immédiats morts des médicaments? Elle nous fait uniquement connaître le rôle qu'ils jouent dans ses propres opérations ; elle nous enseigne la manière dont ils se comportent avec tel ou tel réactif, et ce qui fait qu'on doit les appeler gomme, résine, albumine, mucus, terres, sels, etc., toutes choses fort indifférentes pour le médecin. Ces dénominations ne disent rien de ce que le végétal ou le minéral, chacun suivant le caractère propre de son invisible nature virtuelle, peut produire, en faits de changements, dans l'état de l'homme vivant. Et cependant c'est uniquement là-dessus que repose l'art tout entier de guérir! Il n'y a que les effets provoqués par l'esprit actif de chaque substance médicinale appliquée à l'homme, qui puisse éclairer le médecin sur la sphère d'activité des médicaments, et lui indiquer les résultats curatifs auxquels chacun d'eux peut conduire. On ne tire aucune lumière à cet égard des noms imposés aux principes immédiats que la chimie en extrait, et qui sont à peu près les mêmes dans la plupart des plantes.

Ainsi la chimie peut bien nous apprendre que le calomélas est composé de huit à dix parties de mercure et d'une de chlore réunies ensemble par la sublimation, et qu'il noircit quand on le broie avec de l'eau de chaux; mais la chimie, comme telle, ne sait et ne peut pas nous apprendre qu'il excite chez l'homme une abondante salivation, accompagnée d'une puanteur particulière de l'haleine. Cet effet dynamique du mercure doux sur le corps humain ne nous est révélé que par l'application médicinale qu'on en fait et l'observation des phénomènes qui résultent de son action sur l'organisme vivant. L'expérience peut donc seule prononcer relativement à l'influence dynamique des médicaments sur nous, c'est-à-dire à leurs vertus médicinales, et la chimie est tout à fait impuissante sous ce rapport, puisqu'elle n'opère jamais que sur des substances inorganiques en conflit les unes avec les autres.

La chimie peut bien nous apprendre une chose fort peu importante à savoir, que les feuilles de la belladone ont à peu près les mêmes principes constituants que celles du chou rouge et d'une foule d'autres plantes; qu'on en extrait de l'albumine, du gluten, de l'extractif, de la résine verte, un acide, de la potasse, de la chaux, de la silice, etc. Mais si cette connaissance des matériaux prédominants, telle que la chimie nous la procure au moyen des réactifs, pouvait servir, comme le disait Gren, à déterminer l'activité médicinale des médicaments, il s'ensuivrait qu'on pourrait manger une salade de feuilles de belladone sans plus d'inconvénient qu'une salade de chou rouge. Est-ce là ce que prétend le chimiste? Cependant si la chimie s'arroge le droit de déterminer les vertus médicinales d'un corps naturel d'après ceux des principes immédiats que l'analyse y constate, elle ne peut se dispenser, quand ses réactifs lui indiquent l'existence de principes semblables, d'admettre aussi l'identité de l'action médicinale, et elle doit, par conséquent, déclarer que le chou rouge et la belladone sont tous deux ou des plantes également innocentes, ou des végétaux également vénéneux, ce qui met en pleine évidence le ridicule de ses prétentions, et démontre, de la manière la plus claire, son incompétence à prononcer sur les propriétés médicinales des corps.

Les partisans du système de Gren ne s'aperçoivent donc pas qu'on ne peut obtenir de la chimie que des notions chimiques sur la présence de tel ou tel principe matériel dans tel ou tel corps de la nature; qu'elle ne voit par conséquent que des êtres chimiques dans tous ces principes? L'analyse indique bien la manière dont ils se comportent avec les réactifs; mais c'est là toute la portée de son cercle d'action, et quant à ce qui concerne le changement dynamique qu'une substance médicinale, mise en contact avec le corps vivant, peut apporter en lui, voilà ce qu'elle ne saurait découvrir ni dans ses cornues, ni dans ses récipients.

En général, toute science quelconque ne peut juger que des objets de son ressort. C'est folie que d'attendre d'elle des lumières sur des sujets dévolus à d'autres sciences.

Il appartient à l'hydrostatique de faire connaître exactement la différence de pesanteur spécifique qui existe entre l'or pur et l'argent fin ; mais elle ne s'arroge point le droit de déterminer la valeur respective que ces deux métaux doivent avoir dans les transactions commerciales. Elle ne peut dire si, à poids égal, la valeur conventionnelle de l'or est douze, treize ou quatorze fois supérieure à celle de l'argent, en Europe ou en Chine, la rareté de l'un ou de l'autre dans le commerce étant la seule circonstance de laquelle dépende cette proportion.

De même, quelque nécessaire qu'il soit à l'agronome de connaître exactement la forme des plantes et de savoir les distinguer les unes des autres d'après leurs parties extérieures, cependant la botanique, qui lui procure ces notions, ne lui apprendra jamais si tel végétal est propre ou non à la nourriture des brebis ou des porcs; elle ne lui fera jamais savoir quelle graine, quelle racine donne plus de force au cheval, engraisse mieux le bétail. Ni le système de Tournefort ou de Linné, ni la méthode de Haller ou de Jussieu, ne l'éclairent à cet égard. Il n'acquiert les lumières dont il a besoin que par des expériences comparatives faites avec soin sur différents animaux.

Chaque science ne peut discuter que les objets qui rentrent dans son domaine.

Que trouve la chimie dans l'aimant naturel et dans l'aimant artificiel? Elle ne rencontre dans le premier qu'un riche minerai de fer, intimement combiné avec de la silice, souvent aussi avec du manganèse, et dans le second que du fer pur. L'analyse même la plus délicate ne lui fait point découvrir la moindre trace de la vertu magnétique, qui est pourtant si puissante.

Mais une autre science, la physique, démontre, par

ses expériences, que cette force réside dans la pierre d'aimant et dans l'aimant artificiel ; elle dévoile les propriétés physiques du magnétisme ; elle montre les rapport qui existent entre lui et le monde extérieur ; elle fait connaître l'attraction qu'il exerce sur le fer, le nickel et le cobalt ; elle découvre la tendance qu'a l'une des extrémités de l'aiguille aimantée à se diriger vers le nord ; elle constate la déclinaison de cette aiguille, soit vers l'est, soit vers l'ouest, à des époques et des régions différentes ; elle signale enfin les variations de son inclinaison suivant la diversité des latitudes.

La physique sait donc dire, au sujet de l'aimant, quelque chose de plus que la chimie : elle sait parler de vertu magnétique envisagée sous le point de vue physique.

Mais ces deux sciences, la physique et la chimie, n'épuisent point encore tout ce qui mérite d'être su à l'égard de l'aimant. Ni l'une ni l'autre ne peuvent enseigner sur ce sujet que ce qui rentre dans le cercle de leurs attributions ; ni les notions que la chimie procure, ni celles que fournit la physique, n'apprennent à connaître la puissante influence spéciale et caractéristique que le magnétisme exerce sur l'homme mis en rapport avec lui, et l'énergique vertu curative qu'il déploie dans les maladies appropriées à son mode particulier d'action. La chimie et la physique sont toutes deux muettes à l'égard de ces propriétés, dont elles doivent abandonner la recherche à l'investigation et aux expériences du médecin.

Maintenant qu'il est bien établi qu'une science ne saurait, sans se rendre ridicule, afficher des prétentions sur ce qui ne peut être discuté que par une autre science, j'espère qu'on deviendra peu à peu assez raisonnable pour sentir que l'unique but de la chimie est d'isoler et de réunir les éléments chimiques des corps, et que, sous ce rapport seulement, elle peut être d'une utilité technique à la pharmacie ; j'espère qu'on commencera à entrevoir que les médicaments n'existent pas pour elle à titre de médicaments, c'est-à-dire de puissances déterminant un changement dynamique dans l'homme, mais uniquement comme substances chimiques, c'est-à-dire comme des corps dont elle a mission de mettre la composition et les éléments en évidence ; qu'en conséquence elle ne procure à leur égard que des renseignements purement chimiques, et qu'il n'est pas en son pouvoir de nous éclairer sur les modifications dynamiques de l'organisme auxquelles ils sont suceptibles de donner lieu, ni sur les vertus médicinales et curatives dont chacun d'eux peut être doué.

Une quatrième source impure des assertions dont la matière médicale fourmille est celle des indications puisées dans la clinique et la thérapeutique spéciale (*ab usu in morbis*).

Nulle autre source n'a été mise plus à contribution que celle-là pour arriver à la connaissance des propriétés médicinales des médicaments. En s'appuyant sur ce qu'on appelle la pratique, c'est-à-dire sur l'usage qu'on fait des remèdes dans les maladies elles-mêmes, on a cru pouvoir arriver sûrement à savoir quels sont les états morbides auxquels chacun d'eux porte un secours efficace.

Cette marche a été suivie dès l'origine de la médecine. On l'a bien abandonnée de temps en temps, pour en essayer d'autres dont on espérait plus de succès, mais toujours on y est revenu, parce qu'elle semblait être la plus naturelle.

Admettons pour un instant que ce soit là en effet le vrai moyen de découvrir les vertus des médicaments. On croirait qu'avec un pareil point de départ, les médecins n'ont jamais essayé au lit des malades que des médicaments simples et isolés, parce qu'en prescrivant plusieurs substances à la fois, il est impossible de jamais savoir à laquelle d'entre elles le résultat doit être attribué. Mais, en ouvrant les livres de médecine, on trouve peu de cas, on n'en trouve même point, où cette pensée toute naturelle ait réglé la conduite du praticien et où il se soit borné à l'emploi d'un seul médicament pour se convaincre de son aptitude réelle ou de son insuffisance à procurer une guérison complète.

C'était donc un usage presque exclusivement établi d'employer dans les maladies des médicaments mêlés les uns avec les autres. Or, en procédant ainsi, lorsqu'on parvenait à guérir, on ne savait jamais avec certitude auquel des ingrédients réunis ensemble appartenait l'honneur du succès. En un mot, cette méthode n'apprenait rien. Si, au contraire, le mélange médicamenteux ne produisait pas d'effet salutaire, ou même nuisait, ce qui arrivait ordinairement, on ne pouvait point non plus savoir à quelle drogue en particulier ce fâcheux résultat devait être attribué.

Que ce fût par pédantisme qu'on entassait ainsi médicaments sur médicaments dans les formules, ou par défiance du pouvoir attribué à chacun d'eux en particulier, toujours est-il que cette coutume absurde remonte aux siècles les plus reculés, aux temps qui suivirent Hippocrate. Parmi les nombreux ouvrages faussement attribués à ce médecin, dont la plupart furent écrits, soit immédiatement après sa mort, par ses deux fils, Dracon et Thessale, soit plus tard, par ses petits-fils, Hippocrate II et Hippocrate IV, tandis que les autres furent fabriqués à Alexandrie par Artémidore Capiton et son parent Dioscorides, il n'y en a pas un seul où l'on trouve ces prescriptions de plusieurs médicaments à la fois, dont l'usage est devenu ensuite universel.

Les médecins modernes seuls ont commencé à s'apercevoir que l'emploi simultané de plusieurs substances médicamenteuses ne peut fournir aucune notion sur les vertus de chacune contre les maladies, et plusieurs d'entre eux, s'écartant de la route vulgaire, ont publié le récit des cures qu'ils disent avoir été obtenues à l'aide d'un seul médicament.

Mais comment s'y est-on pris pour mettre à exécution une idée qui paraît si raisonnable en elle-même? C'est ce que nous allons examiner.

Je vais, à cet effet, parcourir trois années du *Journal de médecine pratique* de Hufeland, et je ferai voir que la faculté de guérir telle ou telle maladie a été attribuée à des médicaments sans qu'on se fût contenté de n'employer qu'eux et eux seuls (1). C'est donc là une nouvelle

(1) Il est vrai que dans l'un des volumes publiés pendant ces trois années, on trouve un médecin, Ebers, qui a fait des expériences en n'administrant qu'un seul remède dans diverses maladies (*Hufeland's Journal*, 1813, septembre et octobre). Il s'est servi de l'arsenic tout seul. Mais de quelle nature sont ses expériences? Elles sont telles qu'elles ne sauraient jeter la moindre lumière sur la vertu curative de l'arsenic. En effet, d'abord les accès de fièvre intermittente contre lesquels il employa ce remède ne sont point exactement décrits, ensuite la dose était telle qu'elle devait plutôt nuire qu'être utile; cependant la franchise avec laquelle Ebers avoue le mal qu'a causé l'arsenic est infiniment plus louable que ne le sont toutes les prétendues histoires de guérison dont nous avons été accablés par d'autres, entre les mains de qui, à les en croire, les plus fortes doses n'auraient fait que du bien, sans jamais entraîner aucun inconvénient. Ebers assure que les doses auxquelles il a eu recours étaient si faibles que, dans la plupart des cas, elles ne s'élevaient pas à un grain,

illusion, qui a pris la place de celle des anciennes formules composées.

Une suppuration des poumons fut guérie, dit-on, par le fenouil aquatique (1). Mais il résulte de l'observation même (2), que le pas-d'âne, le sénéga et le lichen d'Islande avaient été simultanément employés. De quel droit donc le rédacteur s'écrie-t-il, en terminant, qu'il est persuadé que le malade a dû sa guérison au fenouil aquatique seul? Des convictions comparables à celles-ci résulteraient aussi des effets de plusieurs médicaments prescrits à la fois dans une même formule.

Une syphilis invétérée (3), qui n'avait pas voulu céder à diverses préparations hydrargyriques (et qui n'était au fond qu'une maladie mercurielle), céda, dans l'espace d'un mois, à l'ammoniaque, avec laquelle on ne donna que du camphre et de l'opium. N'est-ce donc rien que de l'opium et du camphre?

qu'un de ses malades ne reçut même que deux neuvièmes de grain dans l'espace de vingt-quatre heures, et que cependant il fut en danger de mort; d'où il suit qu'une si faible quantité suffit pour produire les plus effroyables maux. C'est ce que savaient déjà depuis longtemps tous les médecins qui observent consciencieusement. Ebers avoue, qu'induit en erreur par la matière médicale, il a cru que deux neuvièmes de grain d'arsenic, en vingt-quatre heures, étaient une très faible dose. Or, l'expérience dit que c'est une dose énorme dans les maladies. Comment sait-on que l'arsenic puisse être employé par grains ou par dixième de grain dans les maladies? Des essais multipliés ont appris qu'une goutte contenant un décilionième de grain en dissolution est une dose trop forte encore dans beaucoup de cas, même lorsque l'arsenic est parfaitement indiqué. Si Ebers avait su tout cela, il n'aurait pas été surpris de voir les deux neuvièmes de grain compromettre la vie des malades. Ainsi, même ces expériences, qui ont été faites par un homme scrupuleux, ne peuvent rien nous apprendre, pas même quelles sont les maladies que l'arsenic saurait guérir, puisque l'énormité des doses s'est opposée à tout résultat avantageux, et l'a rendu impossible.

(1) 1813, août. — (2) Page 110. — (3) 1813, février.

Une épilepsie (1) fut guérie en quatorze mois par la valériane. Le malade ne prit rien autre chose, si ce n'est de l'huile de tartre par défaillance, de la teinture de coloquinte et des bains de calamus, de menthe et autres substances aromatiques. Est-ce que tout cet accessoire doit compter pour rien?

Dans un autre cas d'épilepsie (2), on n'eut recours non plus qu'à la valériane. Cependant on prescrivit aussi une once et demie de feuilles d'oranger. N'est-ce donc rien que cela?

Une aliénation mentale (3), avec nymphomanie, fut guérie uniquement par de l'eau froide bue en abondance. Mais, afin que l'effet de l'eau froide fût troublé au point de n'être plus reconnaissable, on administra sagement l'infusion de valériane, avec la teinture de quinquina de Whytt (4). Il en fut de même d'un autre malade qui fit moins souvent usage de ces puissants moyens accessoires (5).

Tymon (6) dit avoir constaté la spécificité contre la rage de la saignée poussée jusqu'à la syncope; mais, en même temps, on fit prendre, toutes les deux heures, trois cents gouttes de laudanum en lavement, et faire toutes les trois heures une friction avec un gros d'onguent mercuriel. Est-ce donc là démontrer que la saignée est le vrai, l'unique remède de la rage?

Une hydrophobie fut, dit-on, guérie uniquement par une saignée, à laquelle succéda une défaillance d'une heure (7). Mais on employa en même temps l'opium à fortes doses, la poudre de James, et le calomélas poussé jusqu'à la salivation. Tout cela doit-il donc être compté pour rien?

(1) 1813, mars. — (2) 1813, mars, pag. 57. — (3) 1814, janvier. — (4) Page 12. — (5) Page 16. — (6) 1814, août, page 38. — (7) 1814, avril.

Pour que la saignée, poussée jusqu'à l'évanouissement, pût être considérée comme le moyen auquel céda une hydrophobie déjà déclarée (1), il aurait fallu qu'on n'appliquât pas de vésicatoires, et surtout qu'on ne fît pas toutes les deux heures des frictions avec l'onguent mercuriel, qu'on ne donnât point de fortes doses de calomélas, avec de l'opium, jusqu'à ce qu'il survînt une abondante salivation. Il est ridicule à l'auteur de chercher à nous prouver qu'à peine avait-il eu besoin du calomélas (2).

Cette manie d'attacher la gloire d'une guérison à un remède favori, tandis que les autres moyens aussi énergiques qu'on a employés en même temps y auraient au moins autant de droit, est devenue à la mode parmi le peuple des médecins. Le lecteur est prié de fermer un œil, et de permettre à l'auteur de soutenir que tout ce qu'il a pu employer simultanément est demeuré sans effet.

Un tétanos céda, dit-on (3), à de simples affusions d'eau froide. Il est vrai, ajoute l'auteur, qu'on donna aussi de l'opium; mais comme le malade lui-même attribua la guérison aux seules affusions, on ne peut pas élever de doutes à cet égard. C'est là ce qui s'appelle puiser à une source bien pure pour établir la vertu des médicaments.

On prétend que la potasse (4) a montré une grande efficacité dans le croup (5); mais on fit en même temps usage d'autres substances très actives. Ainsi chez deux

(1) 1815, juillet. pag. 8-16. — (2) Page 20. — (3) 1814, pag. 119. — (4) 1815, septembre, pag. 128. — (5) L'un de ces cas est relatif à un enfant qui habitait la campagne; l'auteur ne put pas le voir, et ce fut seulement d'après le récit qui lui fut fait de sa maladie qu'il le jugea atteint du croup!

enfants, on administra le tartre stibié, avec l'infusion de sénéga. Quelle singulière logique que celle qui met sur le compte d'une seule substance l'effet appartenant à deux au moins !

Le graphite a guéri, prétend-on (1), une multitude d'anciens ulcères fistuleux ; mais le sublimé corrosif entrait dans le mélange. En vain l'auteur fait remarquer, dans une note, que le sublimé, dont on s'était déjà servi auparavant, n'avait rien produit : on ne l'avait pas employé seul, mais avec de l'opium, avec une foule de tisanes sudorifiques, et avec du quinquina artificiel. Il avait donc été, en grande partie ou totalement, décomposé par les principes astringents de ces remèdes accessoires, et sa vertu curative n'avait pu se déployer en pareille compagnie. En vain aussi l'auteur cherche à excuser l'adjonction au graphite du sublimé, qui, suivant lui, n'avait été mis là qu'à titre d'adjuvant. Si l'on accueillait de semblables raisonnements, il faudrait croire que les médicaments agissent en vertu des ordres du médecin, et non d'après ce que leur nature exige qu'ils opèrent. Peut-on pousser plus loin l'arbitraire et les prétentions ? Quel homme de bon sens attribuera une pareille obéissance servile aux substances médicinales, dont l'action est réglée par les lois éternelles de la nature ? L'auteur voulait-il savoir si le graphite pouvait être utile, et convaincre le lecteur de ce qu'il dirait ensuite, il devait ne donner que cette substance. Mais dès qu'il y adjoignait du sublimé, celui-ci ne pouvait manquer d'agir d'une manière conforme à sa nature, quoi qu'il eût plu au médecin de lui ordonner de faire ou de ne pas faire. Voilà donc encore une cure qui ne

(1) 1815, novembre, pag. 40.

nous apprend rien. Le graphite passe pour avoir tant opéré, et cependant on avait fait usage d'une substance médicinale aussi puissante que le sublimé !

Une prétendue guérison de phthisie pulmonaire par le charbon en poudre a moins de fondement encore, s'il est possible. Le charbon de tilleul ne fut jamais administré seul ; toujours on le donna de concert avec la digitale pourprée. Ainsi la digitale pourprée, un remède si énergique, devait être comptée pour rien dans le mélange ! Celui qui raisonnait ainsi s'est-il fait illusion à lui-même, ou bien a-t-il voulu se moquer du lecteur ?

On prétend que la racine d'angélique a guéri une hydropisie (1), ou à proprement parler une maladie inconnue, avec symptôme de tuméfaction ; car la pathologie embrasse tous les états de ce genre sous le nom d'hydropisie, pour peu qu'il y ait la moindre analogie entre eux. Mais la teinture d'opium, l'éther, et sur la fin aussi le calamus furent associés à l'angélique. Or, d'après cela, un homme de bon sens peut-il mettre le résultat sur le compte de la seule teinture d'angélique ?

Personne ne refusera de grandes vertus médicales aux eaux de Dribourg ; mais quand on attribue à elles seules la guérison de maladies dans lesquelles ont été administrés beaucoup de médicaments doués d'une grande puissance (2), on ne peut s'empêcher de croire à quelque illusion. Ainsi la cure par ces eaux d'un spasme d'estomac, accompagné de vomissements fréquents (3), d'une hypochondrie et d'une hystérie (4), ne prouve rien, tant parce que ces noms de maladies sont vagues et équivoques, que parce que toujours d'autres substances ont été simultanément administrées.

(1) 1815, avril, pag. 19, 20. — (2) 1815, avril, pag. 75, 80, 82. — (3) Pag. 85 à 93. — (4) Page 94 à 97.

C'est comme si l'on attribuait à un seul homme d'avoir soulevé un rocher, en comptant pour rien les aides et les machines qui lui auraient prêté secours. Il y aurait un grand ridicule à mettre sur le compte d'un seul ce qui serait le résultat des efforts réunis d'une association.

Ce ne sont là que quelques exemples choisis parmi la foule de ceux que je pourrais puiser dans les ouvrages des médecins modernes (1). Ils font voir comment les praticiens qui prétendaient traiter les maladies simplement, c'est-à-dire par des médicaments isolés, afin de découvrir les véritables propriétés de ces derniers, ne manquaient néanmoins jamais d'en prescrire simultanément d'autres, souvent plus énergiques encore. Quoique l'écrivain fasse sonner bien haut sa conviction, et même celle du malade, que la guérison est due au remède tout seul, et que ce qu'on a pu faire prendre en même temps, n'a été donné qu'à titre d'adjuvant, tous ces beaux discours ne parviennent pas à convaincre un homme sensé que quand plusieurs substances médicinales, ou même seulement deux, ont été données à la fois, la guérison doive être attribuée uniquement à celle que le médecin affectionne d'une manière spéciale. Il n'en demeure pas moins vrai que la cure n'appartient point à cette substance seule. La matière médicale qui, sur la foi d'une si impure observation, lui attribue la vertu curative à laquelle elle n'a pas de droits, ne fait que répandre un mensonge, dont les fâcheux résultats pour le genre humain sont incalculables.

Je ne prétends pas nier que les guérisons dont il vient d'être cité quelques exemples, ne se rapprochent de la simplicité. Assurément elles étaient bien plus près des

(1) Voyez Mérat et Delens, *Dictionnaire universel de matière médicale et de thérapeutique générale*, Paris, 1829-1846, 7 vol. in-8°.

traitements par un seul remède que ne l'est la routine vulgaire, qui semble mettre sa gloire à multiplier les médicaments dans les formules, et à changer une ou plusieurs fois par jour ces dernières. Mais s'approcher d'un but, ce n'est pas y toucher; autrement il faudrait féliciter celui qui ne manquerait le gros lot à la loterie que parce que le 3 sortirait en place du 4, sur lequel il aurait spéculé, ou le chasseur qui aurait touché le gibier au pelage, ou le pilote qui aurait échappé au naufrage si son vaisseau eût passé seulement à un pouce de l'écueil.

Quelle croyance mérite la matière médicale, quand elle assigne aux médicaments des vertus déduites de l'usage qui en a été fait dans les maladies? Que doit-on dire à la louange de substances médicinales dans telle ou telle maladie, lorsqu'elle ne s'appuie que sur des observations de ce genre, souvent même sur les seuls titres des observations publiées par des médecins, qui presque jamais n'ont guéri avec un seul remède, mais en ont, la plupart du temps, employé simultanément d'autres en plus ou moins grand nombre, de sorte qu'on n'est pas plus certain de l'effet qu'il convient de leur attribuer réellement, que si l'on avait, comme les routiniers vulgaires, prescrit un grand mélange à la fois! Que penser de ces effets curatifs si positivement attribués à des remèdes simples, qui n'ont presque jamais été administrés seuls? Rien, sinon que c'est tout au plus si, parmi un millier de ces pompeuses assertions, il s'en trouve une seule à laquelle on doive ajouter foi, et qu'il ne faut croire ni aux vertus médicinales déduites de la thérapeutique générale, ni à celles qui reposent sur les données de la clinique ou de la thérapeutique spéciale.

Toute vertu attribuée à un médicament qui n'a jamais été employé seul et sans mélange d'aucune autre substance, qu'on peut par conséquent considérer comme à peu près inconnu dans sa manière d'agir sur l'organisme vivant, est une illusion ou un mensonge.

Mais, dira-t-on, si, à dater de ce jour, les médecins, adoptant une nouvelle marche, se bornaient à ne prescrire jamais qu'un seul médicament simple dans chaque maladie, ne finirions-nous pas par savoir ce que chaque substance médicinale est apte à guérir ?

On n'en viendra jamais là tant qu'il existera des hommes qui regarderont comme autant de vérités toutes les assertions consignées dans la matière médicale, à quelque source impure qu'elles aient été puisées, et qui préconiseront sérieusement l'emploi des mélanges de drogues sous prétexte qu'un médicament seul ne saurait satisfaire aux indications multiples d'une maladie, et qu'on doit, pour les remplir toutes, en prescrire plusieurs à la fois.

Ce pernicieux axiome repose sur deux suppositions tout à fait fausses ; la première, que les vertus assignées aux médicaments, dans les traités de médecine pratique, sont fondées, et par conséquent capables de remplir les indications qui se présentent dans un cas donné ; la seconde, qu'il faut prescrire plusieurs médicaments pour satisfaire à plusieurs indications, parce qu'un seul n'en peut pas remplir plus d'une.

Mais la matière médicale ordinaire qui, puisant à des sources impures, attribue gratuitement le résultat total de l'emploi de plusieurs médicaments à celui des ingrédients que le médecin affectionne plus particulièrement, que sait-elle de l'étonnante variété des effets d'une substance médicinale isolée, elle qui n'a jamais soumis aucune drogue simple à des expériences pures, c'est-à-dire qui n'en a jamais étudié l'action sur des sujets bien portants et non en proie à des symptômes morbifiques? Le tissu de mensonges et de demi-vérités qu'elle étale, d'après l'autorité d'écrivains dont la plupart même se bornent à donner les noms pathologiques des maladies, sans les décrire, épuiserait-il donc le tableau de tous les effets que les médicaments sont aptes à produire? Non! La toute-puissance divine a voulu, dans sa sagesse et sa bonté, qu'ils en pussent produire bien d'autres encore dont la découverte n'a point été faite jusqu'ici, mais qui, une fois connus, contribueront bien plus puissamment au soulagement et au bonheur de l'homme, que les pâles et vagues aperçus de la matière médicale vulgaire.

Quelque certain qu'il soit qu'un remède donné seul suffit au traitement rationnel d'une maladie, je suis bien loin cependant de vouloir persuader aux médecins qu'il conviendrait de ne prescrire qu'un seul médicament dans chaque maladie, afin d'arriver à connaître quel est celui qui conviendrait dans tel ou tel cas donné, et d'établir ainsi une nouvelle matière médicale *ab usu in morbis*.

Loin de moi l'idée de donner un semblable conseil, quoique ce puisse paraître là, aux praticiens ordinaires, la meilleure manière d'arriver au but qu'on se propose.

Non! la matière médicale ne peut jamais tirer la moindre vérité utile des tentatives de guérison faites même avec des médicaments isolés. La méthode *ab usu in morbis* ne saurait lui être d'aucun secours.

Ce serait une source non moins impure que celle dont j'ai entretenu jusqu'ici le lecteur. Il n'en résulterait jamais rien d'utile ni de vrai à l'égard des vertus curatives de chaque substance médicinale.

Je dois m'expliquer à cet égard. Il n'y aurait que deux manières d'essayer ainsi les médicaments : l'une exigerait qu'on expérimentât chaque substance médicinale dans toutes les maladies, afin de découvrir quelle est celle dans laquelle elle exerce une action véritablement salutaire ; l'autre consisterait à essayer tous les médicaments dans un cas donné de maladie, afin de reconnaître quel serait celui qui guérirait de la manière la plus sûre et la plus complète.

Occupons-nous d'abord de cette seconde hypothèse : il s'ensuivra tout naturellement ce que nous devrons penser de la première.

Un million d'expériences sur l'effet de toutes les substances simples imaginables, faites contre une maladie bien déterminée et qui se représenterait toujours la même, pourraient assurément, quoique par l'effet du hasard, conduire à la découverte d'un remède véritable et spécifique, en raison du grand nombre de sujets qui se trouveraient atteints de la même affection.

Mais qui sait combien de siècles les habitants des vallées profondes auraient à souffrir de leurs goîtres avant que le hasard fît savoir que l'éponge brûlée est ce qu'il y a de mieux à employer contre cette maladie? Du moins est-ce au treizième siècle seulement qu'Arnauld de Villeneuve parla pour la première fois de la propriété qu'a l'éponge brûlée de guérir le goître.

On sait combien, après la première apparition de la syphilis, les médecins routiniers du temps furent d'années à la combattre inutilement par la faim, les évacuants et autres moyens usités contre la lèpre des Arabes, avant qu'on en vînt à essayer le mercure, dont la spécificité s'établit bientôt, malgré la vive opposition théorique des arabistes.

La fièvre intermittente endémique dans les contrées marécageuses de l'Amérique méridionale, qui ressemble beaucoup à notre fièvre intermittente des marais, avait déjà depuis longtemps conduit les Péruviens à lui opposer l'écorce du quinquina, comme le plus efficace et le plus puissant de tous les moyens, tandis que les Européens ne lui reconnurent cette propriété qu'en 1638.

Longtemps on eut à souffrir des maux qui succèdent à un coup, à une chute, à une contusion, avant que le hasard dévoilât au peuple la vertu spécifique dont l'arnica jouit contre cette affection. Du moins François Joel est-il le premier qui en fasse mention au seizième siècle, et c'est au dix-huitième seulement que J.-M. Fehr et J.-D. Gohl l'ont fait connaître d'une manière plus générale.

Ainsi il a fallu des milliers d'essais, répétés par des milliers d'individus peut-être, sur des substances de toute espèce, pour que le hasard fît enfin découvrir le remède convenable et spécifique dans les maladies qui viennent d'être passées en revue. L'homme ne fut pas obligé d'exercer son jugement pour cela : il n'eut qu'à essayer l'un après l'autre tous les corps qui lui tombaient sous la main. Le temps et le hasard ont été les seuls éléments de ces découvertes.

L'indication de ces spécifiques, si peu nombreux, et dont on doit la connaissance en grande partie, uniquement même, à la médecine domestique, est la seule vérité que renferment les immenses pages de la matière médicale ordinaire.

Mais pourquoi des remèdes spécifiques ne pourraient-ils point être trouvés de la même manière contre les autres maladies?

Ce qui s'y oppose, c'est que les autres maladies sont

des cas individuels tout à fait isolés, ou des épidémies qui n'ont jamais reparu exactement les mêmes. On pouvait arriver à des spécifiques contre celles dont il vient d'être parlé, parce qu'elles ont des formes constantes, et qu'elles se ressemblent toujours, soit qu'elles proviennent d'un miasme transmissible d'une génération à l'autre, comme la syphilis, soit qu'elles dépendent d'une cause occasionnelle égale pour tous, comme la fièvre intermittente due aux effluves des marécages, le goître auquel sont sujets les habitants des gorges profondes, les contusions produites par des chutes ou des coups. On ne le peut pas contre les autres, parce qu'elles ne se représentent jamais deux fois de suite exactement les mêmes.

Pour qu'il y ait une manière constante de satisfaire un besoin, il faut que ce besoin soit lui-même constant.

Toutes les écoles médicales paraissent avoir non pas seulement soupçonné, mais même profondément senti combien cette condition est indispensable à la découverte des vrais remèdes par la voie de l'empirisme. Il faudrait, disaient-elles, que toutes les maladies de l'homme se présentassent sous de certaine formes déterminées pour qu'on pût espérer de trouver un remède assuré contre chacune d'elles, en essayant successivement tous les moyens dont on pourrait disposer.

On crut d'abord qu'il serait possible d'arriver à présenter toutes les autres maladies sous des formes fixes et déterminées.

Pour parvenir à ce but, on imagina de prendre, dans le nombre immense de tous les cas divers de maladies, les formes qui avaient de la ressemblance les unes avec les autres à certains égards, d'y attacher des noms particuliers, de les impatroniser dans la pathologie comme autant d'êtres à part, et, sans s'arrêter aux continuelles aberrations qu'elles présentent quand on les rencontre réellement dans la nature, de les déclarer espèces distinctes, modèles à toujours avoir sous les yeux pour pouvoir trouver un remède spécial contre chacune.

C'est ainsi qu'on réduisit les innombrables cas de maladie à un petit nombre de formes morbides, sans réfléchir que l'homme a beau se faire telle ou telle idée fausse de la nature, celle-ci ne change jamais pour cela. De même, en plaçant devant l'œil un verre taillé de certaine façon, les objets extérieurs sont réunis et confondus par lui en une seule image; mais dès qu'on l'éloigne et qu'on regarde la nature elle-même, on aperçoit des éléments tout à fait différents et hétérogènes.

Rien n'excuse les médecins d'avoir créé ces combinaisons contre nature, ces formes morbides soi-disant fixes, afin de trouver un remède certain contre chacune d'elles, soit par l'effet du hasard, soit en essayant l'un après l'autre tous les médicaments connus. Il était tout naturel qu'on ne trouvât pas de spécifiques contre des images ainsi formées de toutes pièces, car on ne peut pas concevoir d'armes réelles contre des fantômes.

Par conséquent les vertus que la matière médicale ordinaire assigne aux médicaments, dans ces espèces factices de maladies, n'ont pas le moindre caractère de certitude.

En effet, à quel heureux résultat est-on parvenu depuis tant de siècles qu'on essaie tant de médicaments contre les maladies factices et nominales de la pathologie? Quelles méthodes assurées de traitement a-t-on trouvées! N'en sommes-nous pas encore, sous ce point de vue, précisément où en étaient déjà les anciens il y a vingt-trois siècles, c'est-à-dire à savoir que les médicaments font bien subir, par l'action violente qu'ils exercent, quelques modifications aux innombrables cas morbides qu'on rencontre dans la nature, mais qu'ordinairement leur effet se borne à nuire, et que la guérison est ce qu'ils produisent le moins souvent? Est-il possible que cet état de chose changeât, même durant une si longue période de temps, puisqu'on s'en tenait toujours à ce qui avait été établi dès l'origine, savoir, à des maladies fictives et nominales, et à des vertus imaginaires de médicaments dont on ne connaissait point la véritable et pure manière d'agir? Comment l'emploi de ceux-ci contre celles-là aurait-il pu faire jaillir des vérités thérapeutiques?

Qu'on ne m'objecte point qu'il n'est pas rare de voir des maladies graves, portant peut-être des noms pathologiques différents, céder à un moyen simple, dans la pratique domestique, ou disparaître comme par enchantement sous les soins d'un médecin qui leur oppose un médicament ou une recette qu'un hasard heureux a fait tomber entre ses mains.

Cela s'est vu quelquefois sans doute: il n'est pas d'homme tant soit peu expérimenté qui voulût le révoquer en doute. Seulement on ne doit pas conclure de là autre chose que ce que nous savons tous, savoir, que des médicaments peuvent guérir des maladies. Mais il n'y a aucune instruction à puiser dans ces cas fortuits; jusqu'à présent nous les voyons mourir isolés dans l'histoire, et n'avoir pas la moindre utilité pour la pratique.

Il ne faut féliciter que l'homme à qui un hasard heureux fait écheoir en partage de recouvrer ainsi la santé d'une manière prompte et durable. Mais sa cure miraculeuse ne nous apprend rien absolument : elle n'enrichit pas le moins du monde l'art de guérir.

Cependant ce sont précisément ceux d'entre ces cas heureux de guérison fortuite dont le spectacle rare a pu s'offrir aux médecins, qui ont le plus contribué à encombrer la matière médicale d'assertions fausses et mensongères sur les vertus curatives des médicaments.

En effet, le médecin ordinaire ne décrivant presque jamais une maladie individuelle avec exactitude, et ne croyant pas que l'énumération circonstanciée de tous les symptômes d'un cas morbide particulier puisse servir à rien s'il n'y attache un nom pathologique, s'il n'en fait une maladie nominale, il ne manque jamais non plus de rapporter le cas fortuit dont il est témoin à quelqu'une de ces maladies de convention, et le nom qu'il lui donne passe en droite ligne, à la faveur de la recette, ou du constituant de la recette auquel seul le médecin attribue la guérison, dans la matière médicale qui, d'ailleurs, ne peut se servir que des noms pathologiques des maladies quand elle énumère les vertus et qualités des substances médicamenteuses.

Celui à qui dans la suite il passe par la tête de considérer un cas morbide dont il a le tableau sous les yeux, comme étant précisément cette espèce pathologique de maladie (et qui empêcherait qu'il ne le fît, puisque l'école lui enseigne à agir ainsi ?) celui-là, dis-je, fait aussitôt usage de la merveilleuse recette, du précieux spécifique, sur la parole de l'inventeur, ou d'après l'indication de la matière médicale. Mais quoique la maladie nominale soit la même, l'ensemble des symptômes constitue un état morbide fort différent, et il arrive alors ce qui doit nécessairement avoir lieu, c'est-à-dire que le remède tant vanté ne sert à rien: il nuit, au contraire, ce qui est tout naturel.

Telle est la source impure de toutes ces indications de vertus curatives de médicaments que la matière médicale donne comme étant déduites *ab usu in morbis*, et qui fourvoient tout médecin tenté de se laisser guider par elles.

Si les soi-disant observateurs s'étaient contentés, ce qu'ils n'ont presque jamais fait, de faire connaître au monde médical les cures ainsi opérées par eux, en vertu d'un hasard heureux, par la description exacte de tous les symptômes des cas morbides et l'indication du remède mis en usage, ils auraient écrit la vérité, et la matière médicale, ne trouvant pas de noms pathologiques dans leurs ouvrages, n'aurait pu en tirer des mensonges. Ils auraient écrit la vérité, dis-je, mais cette vérité n'aurait eu d'autre utilité que de faire connaître à tous les médecins futurs le cas morbide précis hors duquel le moyen ne doit pas être employé, si l'on veut qu'il porte réellement secours. Dès lors toute imitation fausse, et par conséquent malheureuse, aurait été évitée. Une simple description exacte de ce genre aurait convaincu tous les médecins des siècles subséquents qu'un cas morbide ne se représente jamais deux fois dans la nature sous la même forme, qu'en conséquence il ne peut jamais être de nouveau guéri par l'effet d'un miracle.

De cette manière, tant de milliers d'assertions mensongères, à l'égard des effets curatifs produits par les médicaments, ne rempliraient point la matière médicale ordinaire, dont tout le mérite consiste à répéter fidèlement les propriétés thérapeutiques générales dont l'imagination des écrivains décore les agents médicinaux, et à recueillir avec non moins de soin les propriés thérapeutiques spéciales qu'ils déduisent *ab usu in morbis* dans des cas fortuits de guérison.

Voilà comme les sources de la matière médicale ordinaire sont impures! Voilà comme son contenu se réduit à rien.

Quelle médecine doit-on faire avec des médicaments méconnus à tel point?

De ce qu'on est déjà parvenu réellement à trouver des remèdes spécifiques contre quelques maladies constantes et fixes (1), il paraît découler qu'on pourrait aussi en découvrir contre toutes celles qui présentent le même caractère.

En effet, on en a trouvé plusieurs depuis que la seule manière certaine d'y parvenir, l'homœopathie, compte des partisans sincères et zélés.

C'est par la voie homœopathique, c'est-à-dire, d'après l'ensemble des symptômes de la fièvre scarlatine, autrefois contagieuse et de temps en temps épidémique en Europe, que j'ai trouvé un spécifique assuré contre cette affection dans les plus faibles doses de la belladone, qui a par elle-même la propriété d'exciter une fièvre très voisine de celle-ci, avec rougeur de la peau. De même l'ensemble des symptômes de la miliaire m'a démontré que l'aconit devait être spécifique contre cette maladie, et l'expérience a justifié mes prévisions. Les symptômes du croup se trouvent, dans la matière médicale pure, parmi ceux que l'éponge brûlée et le sulfure de chaux produisent par eux-mêmes. Aussi ces

(1) Il est vrai qu'on n'est arrivé à cette découverte qu'après les essais faits en aveugle sur tous les médicaments imaginables, parce que la médecine a totalement manqué jusqu'à ce jour de moyens rationnels pour y parvenir.

deux moyens, alternés l'un avec l'autre et donnés à très petite dose, guérissent-ils cette redoutable maladie des enfants, comme je m'en suis assuré le premier (1). Nul médicament connu ne reproduit mieux les effets particuliers de la coqueluche épidémique que la *Drosera rotundifolia*. Cette maladie qui, malgré tous les efforts des allopathistes, passe à l'état chronique ou se termine par la mort, cède à coup sûr à la plus petite parcelle d'une goutte de la décillionième dilution du suc de *Drosera*, et guérit ainsi en peu de jours.

Qui pouvait, avant moi et avant l'apparition de la Matière médicale pure, guérir radicalement la sycose, avec toutes ses excroissances extérieures? On se contentait de brûler, lier ou exciser les excroissances à mesure qu'elles pullulaient; personne ne parvenait à les guérir. Mais les symptômes du *Thuya occidentalis* m'ont appris que cette plante devait guérir la sycose; en effet, son suc étendu, donné à très petites doses, la fait disparaître, ainsi que les excroissances. L'allopathiste accable de médicaments dictés par l'empirisme les malades qui sont en proie à la dysentérie, et quel est le résultat de ses efforts! Mais les symptômes du sublimé corrosif ressemblent tellement à ceux de la dysentérie, que cette substance doit en être le spécifique, ce dont l'expérience m'a convaincu depuis longtemps : il suffit d'une seule dose d'une petite parcelle d'une goutte de la trillionième dilution d'un grain de sublimé pour produire une guérison prompte et complète.

Mais les autres cas morbides qu'on rencontre chez

(1) Voyez l'ouvrage de Fr. Hartmann, *Thérapeutique homœopathique des maladies des enfants*, trad. de l'allemand, par Léon Simon fils, Paris, 1853, in-8°.

l'homme, quelque variété qu'on observe parmi eux, et qu'ils soient aigus ou chroniques, à moins que ces derniers ne puissent être rapportés à un mal primitif fixe et constant, ne sont que des êtres isolés et à part, quand on les considère sous le point de vue de la guérison, et l'on ne peut les traiter qu'en opposant à l'ensemble de leurs symptômes un médicament qui, dans son action pure sur les personnes en santé, provoque la manifestation de symptômes semblables.

Cette médecine perfectionnée, c'est-à-dire la médecine homœopathique, ne puise pas aux sources impures de la matière médicale ordinaire. Elle ne s'engage pas dans ces vieux détours, dans ces antiques erreurs dont il a été parlé plus haut; mais elle suit la voie que lui trace la nature. Elle ne commence à mettre un médicament en usage contre l'état maladif de l'homme que quand elle a reconnu par l'expérience quels sont ses effets purs, c'est-à-dire les modifications qu'il apporte à l'état de l'homme bien portant. Sa source est donc la matière médicale pure.

On conçoit d'après cela comment elle peut agir sur l'organisme vivant. Le véritable rôle qu'elle est appelée à jouer se déroule de lui-même à nos yeux; l'action propre de chaque médicament devient claire, exempte de tout mensonge, dégagée de toute illusion; les symptômes qu'on lui a vu produire mettent au grand jour tous les éléments de ses facultés curative et annoncent clairement quels sont les cas morbides à la guérison desquels on peut l'appliquer en toute confiance.

Dans cette médecine perfectionnée, les cas morbides, à moins qu'ils ne puissent être ramenés à quelque mal fixe antérieur à eux, et plus profondément caché, sont regardés, chaque fois qu'ils se présentent, comme des événements neufs et qui n'ont point encore eu lieu, c'est-à-dire exactement tels qu'ils sont. On invoque le témoignage de tous les sens pour mettre en évidence la forme, ou, en d'autres termes, les symptômes qui les caractérisent : après quoi, comparant l'image qui résulte de là avec les ensembles de symptômes produits par les médicaments dont l'action pure a été étudiée, on choisit, parmi ces derniers, celui qui engendre la collection d'accidents le plus analogue ou le plus semblable, et on le donne à la plus petite dose possible. L'expérience constate qu'à l'aide de ces précautions, on guérit mieux et plus parfaitement que par toutes les autres méthodes suivies jusqu'à ce jour.

Une pareille doctrine des effets purs des médicaments ne promet point de secours illusoires et trompeurs contre des maladies nominales : elle n'imagine pas de vertus thérapeutiques générales, mais elle contient explicitement les éléments de guérison de tous les cas de maladies qui sont bien connus, c'est-à-dire dont on a relevé tous les symptômes, et de cette manière elle devient, entre les mains de celui qui prend la peine de choisir les médicaments pour les opposer aux maladies d'après la plus grande analogie possible de leurs symptômes avec ceux de ces dernières, une source inépuisable de secours prompts et efficaces contre les souffrances de ses semblables.

XIII.

DES FORMULES EN MÉDECINE (1).

Au texte de l'ouvrage dont j'offre la traduction j'ai ajouté des notes signées de la lettre Y, qui faciliteront le voyage d'Anticyra à une partie des lecteurs, et peut-être même le leur épargneront.

Si la préface de l'auteur nous apprend qu'à Londres même le libéralisme médical a besoin du voile de l'incognito pour ne pas être honni, cette précaution n'est pas moins nécessaire dans notre cher pays. Mais qu'importe? la vérité n'en est ni plus ni moins vraie pour avoir été dite par un anonyme ou par un homme porteur d'un nom brillant.

On verra que l'original est un recueil de recettes choisies, ou du moins élégantes, mais on s'apercevra aussi du peu de goût qu'a l'annotateur pour les mélanges de médicaments. Comment donc, demandera-t-on, lui est-il venu à l'idée de traduire un pareil livre? Je réponds que c'est précisément pour cela que je l'ai fait. J'ai voulu montrer à mes compatriotes que les meilleures formules mêmes sont boiteuses, qu'elles sont contraires à la nature, qu'elles sont en contradiction avec elles-mêmes et avec le but dans lequel on les a imaginées.

(1) Préface publiée en 1800, en tête de la traduction allemande d'un formulaire anglais qui avait paru à Londres en 1794.

C'est une vérité qu'on devrait prêcher sur les toits. Quand verrai-je le monde guéri de la manie des recettes? Quand sera-t-on convaincu que la guérison des maladies exige des médicaments moins nombreux, tout à fait simples, mais parfaitement appropriés à chaque cas? Veut-on rester toujours en butte aux sarcasmes des Arcésilas? Ne veut-on jamais cesser d'accoupler ensemble une foule de substances dont chacune n'est souvent qu'à demi-connue, ou est même totalement inconnue aux plus grands médecins? Quoique Jones, à Londres, consomme chaque année cent livres de quinquina, quelles notions certaines et complètes avons-nous sur le mode d'action particulier de ce puissant moyen? Nous en possédons bien peu! Que savons-nous de l'action pure et spéciale du mercure, dont la consommation énorme en médecine semblerait cependant devoir faire supposer que nous connaissons bien la manière dont il se comporte envers notre corps? Peu de chose également! Rien même, si ce n'est qu'il guérit la maladie vénérienne, fait établi déjà depuis trois cents ans; car tout le reste se réduit à des fragments incertains. Quelles données positives avons-nous sur le compte de l'opium, qui nous autorisent à en abuser autant que nous le faisons? Presque aucune. Que savons-nous du camphre? Rien, pour ainsi dire.

Apprenez, Arcésilas, que les opinions sont aujourd'hui partagées sur la question de savoir si le mercure peut ou non exciter un changement dans l'énergie, la mobilité et la sensibilité de la fibre, en un mot une fièvre *sui generis;* si le quinquina est antipyrétique à titre seulement de substance amère et astringente, comme le serait un composé de gentiane et de bistorte, ou s'il l'est en vertu d'un principe spécial qui lui soit inhérent; si l'opium fortifie ou débilite; si le camphre rafraîchit ou échauffe, et que ceux qui soutiennent ou le pour ou le contre oublient de nous faire connaître les motifs exacts de leurs assertions. Mais s'il règne encore tant de vague en ce qui concerne les vertus de choses dont on se sert tous les jours, combien ne doit-on pas moins connaître encore celles de substances qu'on emploie plus rarement !

Si une obscurité si singulière enveloppe encore chaque drogue en particulier, n'est-ce point au néant que doivent se réduire les phénomènes que les mélanges de ces substances inconnues produisent dans les maladies, c'est-à-dire dans des états non ordinaires du corps humain, qu'il n'est pas toujours facile de reconnaître d'une manière claire, et qui sont les plus énigmatiques de tous les êtres organisés ! Je dis que c'est prendre une poignée de billes inégales, les lancer, en fermant les yeux, sur un billard, et vouloir déterminer d'avance quel effet elles produiront ensemble, quelle direction chacune d'elles suivra, enfin quelle position toutes prendront après une foule de réflexions et de chocs incalculables. Cependant l'appréciation des résultats de toutes les puissances mécaniques est infiniment plus facile que celle des résultats des puissances dynamiques.

Ce n'est point là le cas d'une recette, entends-je dire autour de moi. Le médecin qui la formule prescrit à chaque ingrédient le rôle qu'il doit jouer dans le corps de l'homme. Celui-ci sera la base, celui-là l'adjuvant, un troisième le correctif, un quatrième l'excipient ! En vertu de ma toute-puissance, je défends à tous ces ingrédients de s'écarter du poste que je leur assigne; je veux que le correctif ne manque pas de couvrir les vices de la base et de l'adjuvant, mais je lui interdis expressément de sortir des bornes qui lui sont tracées, et de prétendre à jouer par lui-même un rôle contraire à celui de cette base. Quant à toi, adjuvant, tu seras le mentor de ma base, tu l'assisteras dans son œuvre pénible ; mais souviens-toi bien que tu dois te borner à la soutenir, et ne va pas t'aviser de faire autre chose ou de la contrarier : n'aie pas l'audace d'entreprendre quelque expédition pour ton propre compte, ou de contrecarrer les intentions de ma base ; il te faut agir de concert avec elle, quoique tu sois une autre chose, car je te le commande. Je vous confie à tous la conduite d'une affaire très importante ; expulsez du sang ce qu'il contient d'impur, sans toucher le moins du monde à ce qui s'y trouve de bon ; altérez ce que vous trouverez n'avoir pas une composition convenable, modifiez ce qui vous semblera être d'une mauvaise constitution. Songez bien que cette mission d'altérer et de modifier vous donne plein pouvoir de changer tout ce que Dieu sait et ne sait pas. Vous avez à diminuer l'irritabilité de la fibre musculaire, à calmer la sensibilité excessive des nerfs, à procurer du sommeil et du repos. Voyez-vous ces convulsions du bras, ces spasmes du col de la vessie ? je veux que vous les apaisiez ; le drôle que voilà est en proie à la jaunisse, je vous commande de lui blanchir le teint et de lui désobstruer les voies biliaires, que ce soit un spasme ou un obstacle mécanique qui les rende imperméables. Mes longs traitements et mes jus d'herbes du printemps n'ont abouti à rien chez cette matrone hystérique, dans ces anciens exanthèmes ; c'est ce qui me détermine à admettre des obstructions dans les capillaires du bas-ventre, ma ressource favorite pour sortir d'embarras. Viens ici, chère base qu'il y a quelques jours seulement un pamphlet tout récent m'a vantée comme un désopilant infaillible. Je te charge de résoudre ces indurations, quoique je ne les connaisse pas moi-même, puisqu'elles sont invisibles, et que je ne sache pas quel menstrue a le pouvoir de les dissoudre, ou de les fondre, pour employer les mots sonores de notre école. Mais tu sauras ce qu'il faudra faire quand tu seras sur les lieux. Sœmmerring dit bien que les vaisseaux des glandes tuméfiées, loin d'être obstrués, sont au contraire plus amples qu'à l'ordinaire; mais que nous importent les idées creuses de ce rêveur? N'y a-t-il pas déjà bien des siècles que nous désobstruons, nous autres médecins? Il suffit donc, chère base, que je te commande de désopiler. Vois-tu ce malade atteint de fièvre putride, chère base salpêtre? Je te prie d'aller en toute hâte arrêter la putréfaction. Ne va pas t'excuser en disant que tu as toujours été malheureuse dans tes expéditions, car je te donne pour adjuvant l'acide vitriolique, qui t'aidera dans tout ce que tu entreprendras, quoique ces fous de chimistes veuillent nous persuader que vous ne pouvez pas vous trouver ensemble sans cesser aussitôt d'être ce que vous êtes, sans vous convertir en acide nitrique et en sulfate de potasse, comme si cela pouvait avoir lieu sans la permission du médecin qui règne par des recettes! N'importe, je te commande de faire cesser la fièvre putride; tu tiens de moi pour cela ton diplôme de base, et je mets en outre à ton service toute une troupe d'adjuvants et de correctifs. Chère base opium, j'ai une toux opiniâtre et douloureuse dont je te réserve l'attaque. Je te confie ce soin, à toi pour qui les Asclépiades ont fait un devoir d'apaiser les spasmes et douleurs, quelque divers qu'ils puissent être, comme les sept planètes ont reçu l'ordre dans le calendrier séculaire, de dominer telle ou telle partie de notre corps. On m'a dit cependant qu'il t'arrivait assez souvent de resserrer le ventre. Afin que cette fantaisie ne te prenne point ici, je t'associe telle ou telle drogue laxative; c'est à toi de veiller à ce que cette substance ne détruise pas ton action, car à quoi servirait-il sans cela que tu fusses base? Il m'est revenu aussi que souvent tu causais de la chaleur et mettais la transpiration en train. Afin qu'il n'en soit point ainsi, je te donne le camphre pour correctif, pour contrôleur de ta conduite. Quelqu'un prétendait dernièrement que tu perdais toutes tes propriétés lorsque le camphre marchait à côté de toi. Mais ne va pas souffrir cela! Chacun de vous deux doit remplir l'office que lui assigne la matière médicale constitutionnelle. On me dit encore que tu affectes l'estomac; mais pour empêcher cette inconvenante sortie, je fais marcher de concert avec toi plusieurs substances cardiaques, et je prescris au malade de boire ensuite une tasse de café, qui aide à la digestion, comme l'assurent les écrits de nos praticiens, car je n'ai aucune foi dans les paroles de quelques innovateurs, au dire desquels il l'affaiblit au contraire. Au reste, tu auras soin de ne pas permettre que l'estomac soit débilité, c'est pour cela que tu es base.

Et voilà comment chaque ingrédient d'une recette composée obtient son rôle, de même que si c'était un être doué de la spontanéité et de la liberté. Il ne lui reste plus qu'à satisfaire aux indications ; trois, quatre symptômes et davantage doivent être combattus par tout autant de moyens différents. Imaginez donc, Arcésilas, combien il faut accumuler de drogues, *secundum artis leges*, pour diriger l'attaque à la fois sur tous les points. L'envie de vomir réclame une chose, la diarrhée une autre, la fièvre du soir et les sueurs de la nuit une troisième. En outre, le pauvre malade est si faible, qu'il lui faut bien encore un fortifiant ou même plusieurs, afin que ce qui ne serait point opéré par l'un, puisse être fait par l'autre.

Mais qu'arriverait-il si tous les sympômes dépendaient d'une même cause, comme c'est presque toujours le cas, et s'il existait une drogue qui satisfît à tous ces symptômes?

Ce serait autre chose. Mais il y aurait gêne pour nous à faire des recherches de ce genre; nous trouvons plus commode d'introduire dans la recette quelque chose qui réponde à chaque indication; et, en agissant ainsi, nous obéissons à toutes les exigences de l'école.

Mais la science, mais la vie si précieuse des hommes!

On ne peut servir deux maîtres à la fois.

Mais croyez-vous de bonne foi que votre mélange va produire ce que vous attribuez à chaque ingrédient, comme si les drogues dont il se compose ne devaient exercer aucune influence, aucune action, les unes sur les autres? Ne voyez-vous donc pas que deux agents dynamiques ne peuvent jamais, quand ils sont réunis, produire ce qu'aurait fait chacun d'eux isolément? que de là doit résulter un effet mitoyen qu'on ne saurait calculer d'avance? Qui aurait prévu que le résultat de l'opium donné avec le café serait presque toujours une abondante émission d'urine? Est-ce que l'opium amènera encore la stupeur, si vous l'associez à l'ipécacuanha? Alors il n'obéira point à votre volonté, à vos principes atomistiques; car l'effet de cette association est de déterminer l'anxiété et la sueur.

Cependant l'émétique excitera d'autant plus sûrement à vomir, que j'y adjoindrai du quinquina en raison de la faiblesse de l'estomac.

Point du tout, ami à courte vue!

Mais pourquoi l'ellébore blanc a-t-il produit si peu d'effet chez ce malade?

Parce que vous avez donné en même temps un lavement de camomille.

Quels effrayants effets ne doit pas, au dire des auteurs,

produire un bon extrait de pomme épineuse! Mais ils mentent tous; car dernièrement j'ai donné une forte dose de cet extrait à un malade très irritable, et il n'a rien fait, du tout!

N'entrait-il pas de l'oxymel dans la potion?

Sans doute! mais qu'importe? L'oxymel n'était là qu'à titre de véhicule. Il n'y en avait que quatre onces.

Quatre onces de cet acide végétal! Alors je ne suis plus surpris du défaut d'action de la pomme épineuse.

Mais ne vous ai-je pas vu naguère prescrire ensemble le sel de tartre et la gomme-gutte? Dans quel but donniez-vous ce mélange, et qu'a-t-il produit?

Le sel de tartre devait inciser la pituite, et la gomme-gutte expulser les vers par le bas. Mais, à ma grande surprise, il ne survint pas même une seule selle.

Je n'en suis pas étonné, moi. Sachez donc que deux, trois, quatre, etc., substances qu'on mêle ensemble ne produisent pas ce qu'on pourrait attendre d'elles, si on les donnait chacune à part, dans des temps différents, et qu'elles déterminent alors, que vous le vouliez ou non, un effet dynamique intermédiaire. En pareil cas, l'ordre de bataille que vous assignez aux ingrédients, d'après les préceptes de votre école, ne sert absolument à rien. La nature obéit à des lois éternelles, sans vous demander si elle le doit. Elle aime la simplicité, et fait beaucoup avec un seul moyen, tandis que vous faites peu avec plusieurs. Imitez donc la nature!

Prescrire des recettes composées est le comble de l'empirisme. Ne donner que des remèdes simples, et attendre, pour en prescrire un second, que le premier ait épuisé son action, voilà ce qui mène en ligne droite dans le sanctuaire de l'art. Choisissez!

XIV.

COMMENT SE PEUT-IL
QUE DES FAIBLES DOSES DE MÉDICAMENTS
AUSSI ÉTENDUS QUE CEUX DONT SE SERT L'HOMOEOPATHIE
AIENT ENCORE DE LA FORCE, BEAUCOUP DE FORCE ?

Telle est la question que font, et l'allopathiste habitué aux fortes doses de la médecine vulgaire, qui croit ne pouvoir jamais les élever assez dans ses recettes, et celui qui débute dans l'exercice de l'homœopathie.

Il me paraît fort étrange qu'on puisse douter de la force de ces doses, quand chaque jour on les voit agir si puissamment, et remplir l'objet qu'on se propose en y ayant recours, c'est-à-dire effectuer la guérison.

Car ce qui arrive réellement doit au moins être possible.

Mais ne pouvant se refuser à une évidence qui saute aux yeux, les adversaires de l'homœopathie cherchent à la tourner en ridicule.

Si, disent-ils, une goutte d'un remède étendu à un tel degré pouvait conserver encore quelque activité, il suffirait d'en laisser tomber une seule dans le lac de Genève pour qu'ensuite chacune des gouttes de l'eau du lac renfermât tout autant de vertu médicinale, et même en contînt davantage ; car la liqueur raréfiante qui sert à préparer les remèdes homœopathiques est proportionnellement bien plus exorbitante, eu égard à la quantité de substance active qu'elle renferme.

A cela je répondrai que quand on prépare un remède homœopathique, on ne se contente pas d'ajouter une petite quantité de médicament à une grande quantité de liquide non médicamenteux, ou tout au plus de les mêler légèrement. Bien au contraire, non-seulement les secousses et le frottement rendent le mélange plus intime, mais encore, ce qui est le point capital, il résulte de là un changement, surprenant, tout à fait inconnu jusqu'à ce jour, dans le développement des forces dynamiques de la substance médicinale qui a été soumise à cette élaboration.

Dans l'exemple qu'on cite, il est impossible de songer à un mélange intime, de supposer que chaque goutte du lac puisse jamais contenir une portion de médicament. Il en serait de même d'un volume bien moins considérable de liquide, par exemple, d'un muid d'eau dans lequel on instillerait une goutte de médicament : nulle machine au monde, quelque longtemps qu'elle agît, ne parviendrait à opérer un mélange uniforme, sans compter que les changements chimiques qui ont lieu continuellement dans l'eau, auraient anéanti en quelques heures toute vertu médicinale d'une goutte de teinture végétale.

On ne réussirait non plus par aucun moyen mécanique à mêler un grain de poudre médicamenteuse avec un quintal de farine prise en masse, et de faire du tout un composé si homogène, que chaque grain de farine contînt une égale quantité de médicament.

Mais le cas est bien différent par rapport à la préparation des médicaments homœopathiques, en supposant même, ce qui n'est pas vrai, qu'ils ne soient que des mélanges ordinaires. La quantité de liquide dont on se sert pour étendre la teinture (cent gouttes pour une de cette dernière) est assez petite pour permettre qu'un mélange exact et une répartition uniforme s'opèrent en quelques instants.

Ce n'est pas seulement l'égale diffusion de la goutte médicamenteuse dans une grande quantité de liquide non médicamenteux, qui rend les dilutions propres aux usages de l'homœopathie. Le frottement ou les secousses qu'on emploie en préparant des remèdes, déterminent dans le mélange un changement d'une incroyable portée, et tellement salutaire au delà de tout ce qu'on peut s'imaginer, que le développement et l'exaltation de la vertu dynamique des médicaments, qui en est la conséquence, mérite d'être mis au nombre des plus grandes découvertes de notre époque.

Jusqu'ici on n'avait fait que soupçonner, d'après quelques faits, le changement physique et le développement d'énergie que le frottement produit dans la matière; mais on ne se doutait même pas des effets surprenants qui pourraient résulter de l'application de la même méthode à l'exaltation des vertus dynamiques dont les médicaments jouissent.

Le peuple seul croit encore à l'inertie de la matière, qui peut être amenée à faire sortir de son intérieur des forces d'une énergie surprenante.

Le vulgaire, en battant le briquet, voit se former des étincelles qui allument l'amadou. Combien y a-t-il de personnes qui ont réfléchi à ce qui se passe alors? Mais qu'on batte le briquet sur une feuille de papier, on apercevra bientôt sur celle-ci des petites parcelles métalliques, qui se sont détachées de l'acier, à l'état de fusion et d'incandescence, par l'effet du choc de la pierre. Comment le frottement rapide de l'acier contre une pierre a-t-il pu produire une chaleur assez forte pour réduire cette substance métallique en globules fondus? Ne faut-il pas une température de 3000 degrés du thermomètre de Fahrenheit pour faire entrer l'acier en fusion? D'où est venue cette énorme chaleur? Ce n'est point de l'air, car le phénomène a lieu tout aussi bien dans le vide, sous le récipient de la machine pneumatique. Elle est donc sortie des deux corps frottés l'un contre l'autre.

Mais l'homme qui saisit un couteau d'acier pour allumer son amadou croit-il que ce corps froid recèle dans son intérieur un magasin inépuisable de chaleur, qui ne s'en dégage que par le frottement? Non, il ne le croit pas, et cependant la chose est vraie.

En effet le frottement exerce une influence si puissante, que non-seulement il développe les forces physiques internes des corps de la nature, comme le calorique, l'odeur (1), etc., mais encore, ce qu'on avait ignoré jusqu'à présent, il exalte à un point étonnant la puissance médicinale des substances naturelles.

Il paraît que c'est moi qui ai découvert cette dernière propriété, dont l'influence est telle, qu'à sa faveur des substances auxquelles on n'avait jamais reconnu de propriétés médicinales acquièrent une énergie surprenante.

Ainsi l'or, l'argent, le platine, le charbon de bois sont sans action sur l'homme, dans leur état ordinaire. La personne la plus sensible peut prendre plusieurs grains d'or battu, d'argent en feuilles ou de charbon, sans en éprouver le moindre effet. Mais du broiement continué pendant une heure d'un grain d'or avec cent grains de sucre de lait en poudre, résulte une préparation qui a

(1) La corne, l'ivoire, les os, le calcaire imprégné de pétrole, sont inodores par eux-mêmes; mais dès qu'on les lime ou qu'on les frotte, ils commencent à répandre de l'odeur, et finissent même par en exhaler une insupportable.

déjà beaucoup de vertu médicinale. Qu'on en prenne un grain, qu'on le broie encore pendant une heure avec cent grains de sucre de lait, et que l'on continue d'agir ainsi jusqu'à ce que chaque grain de la dernière préparation contienne un quadrillionième de grain d'or, alors on aura un médicament dans lequel la vertu médicinale de l'or sera tellement développée, qu'il suffira d'en prendre un grain, de le renfermer dans un flacon et de le faire respirer pendant quelques instants à un mélancolique, chez lequel le dégoût de la vie est poussé jusqu'au point de le conduire au suicide, pour qu'une heure après ce malheureux soit délivré de son mauvais démon et retrouve du charme à la vie.

On voit déjà, d'après cela, que les préparations des substances médicinales par le frottement exigent, pour remplir les vues de l'homœopathie, qu'on les donne à des doses d'autant plus faibles, que les vertus dont elles jouissent ont été plus amplement et plus complétement développées par ce procédé.

Les substances médicinales ne sont pas des matières mortes dans le sens vulgaire qu'on attache à ce mot. Leur véritable essence est dynamique, au contraire : c'est une force pure, que le frottement exercé à la manière homœopathique peut exalter jusqu'à l'infini.

Cela est si vrai, qu'il faut bien se garder de trop exalter les vertus des médicaments. Par ce moyen, une goutte de *drosera*, au trentième degré de dilution, à chacun desquels elle a reçu vingt secousses, met en danger la vie d'un enfant atteint de coqueluche à qui on la fait prendre, tandis que, quand on a secoué deux fois seulement chaque flacon, il suffit d'une dragée de la grosseur d'une graine de pavot qu'on en imbibe, pour procurer une guérison prompte et facile.

XV.

SUR LA RÉPÉTITION
D'UN MÉDICAMENT HOMOEOPATHIQUE.

Dans l'*Organon* (1), j'ai insisté sur la nécessité de ne jamais donner à la fois qu'une seule dose d'un médicament homœopathique bien choisi, et de lui laisser le temps d'épuiser son action. Cette doctrine était fondée sur l'expérience, car d'un côté les fortes doses d'un médicament d'ailleurs bien choisi, auxquelles, par un pas véritablement rétrogade, on a de nouveau proposé, dans ces derniers temps, d'avoir recours, et de l'autre, ce qui revient au même, plusieurs faibles doses administrées immédiatement l'une après l'autre, ne produisent presque jamais le plus grand bien possible dans le traitement des maladies, surtout chroniques, ce qui tient à ce que, quand on procède ainsi, la force vitale ne peut passer avec tranquillité du désaccord dans lequel l'avait mis la maladie naturelle à la modification que lui imprime la maladie médicamenteuse semblable, mais éprouve ordinairement une secousse et une excitation si orageuses, que dans la plupart des cas sa réaction ne saurait se manifester d'une manière salutaire, et nuit plus qu'elle n'est utile. Aussi longtemps donc

(1) Quatrième édition, Paris, 1855, pag. 269.

qu'on n'avait pas découvert de méthode meilleure que celle dont j'ai tracé les règles, la maxime philanthropique *si non juvat, modo ne noceat*, prescrivait à l'homœopathiste dont les efforts ont pour but suprême le bien de ses semblables, de n'administrer en général contre les maladies qu'une seule dose à la fois du médicament choisi avec soin, de donner toujours la plus faible, et de lui laisser le temps d'épuiser son action; je dis la plus faible, parce qu'en homœopathie c'est un principe qu'aucune expérience au monde ne saurait réfuter que la meilleure dose du médicament bien choisi est toujours la plus petite partie d'une des hautes dilutions (X), tant pour les maladies chroniques que pour les affections aiguës. Cette vérité, inappréciable propriété de l'homœopathie pure, l'éloignera des fausses doctrines médicales par un abîme à perte de vue, tant que l'allopathie et la secte électique moderne qui combine les procédés de l'allopathie avec ceux de l'homœopathie, continueront à ronger la vie des malades comme des chancres, et à la compromettre par des doses élevées de médicaments.

D'un autre côté cependant la pratique nous montre qu'une seule de ces petites doses suffit bien dans quelques cas, surtout légers, de maladie, et qu'elle est en état d'accomplir presque tout ce qu'il est donné au médicament de faire, principalement chez les jeunes enfants et chez les adultes délicats et irritables, mais que dans plusieurs cas, même dans la plupart, soit de maladies chroniques fort anciennes, déjà très développées et souvent altérées par des médicaments inconvenants qu'on leur a opposés, soit de maladies aiguës graves, une dose très faible du médicament même dont les vertus ont été le plus mises en évidence par nos modes de préparation, ne suffit point pour que la même substance médicinale produise tout l'effet curatif qu'on doit attendre d'elle, et qu'il serait incontestablement nécessaire d'en donner plusieurs pour amener la force vitale au degré de modification pathologique, et sa réaction médicatrice à celui de tension, sans lequel cette dernière ne saurait éteindre complétement toute la partie de la maladie primitive qu'il est au pouvoir du remède homœopathique bien choisi d'anéantir. En pareil cas le médicament choisi avec le plus de soin, dont on ne donnait qu'une seule petite dose à la fois, procurait bien quelque soulagement, mais l'effet ne durait point assez.

Cependant l'homœopathiste consciencieux ne se hasardait point à répéter peu de temps après la même dose du même médicament, parce qu'une observation rigoureuse lui avait appris qu'il n'en résulte aucun avantage, et que, loin de là, il avait vu le plus souvent s'ensuivre un désavantage certain; communément la maladie s'aggravait lorsque après avoir avoir administré la plus faible dose du médicament approprié, il la répétait le lendemain et le surlendemain.

Dans cette occurrence il dut naturellement lui venir souvent à l'esprit, pour procurer plus de soulagement au malade que n'en avait donné jusqu'alors une seule petite dose du remède dont le caractère parfaitement homœopathique ne lui paraissait pas douteux, de forcer cette dose, qui, d'après les principes précédents, devait toujours être unique, et par exemple au lieu d'un seul globule imbibé de la substance au plus haut degré de dilution, d'en faire prendre six, sept ou huit à la fois, d'en donner même jusqu'à des demi-gouttes et des gouttes entières. Mais presque sans exception, le résultat était moins favorable qu'il n'aurait dû l'être ; souvent il était réellement défavorable, et fréquemment même il était très fâcheux, accident auquel on ne peut que difficilement remédier chez un malade qui a été traité ainsi.

L'administration à haute dose des dilutions inférieures du médicament n'est point non plus une véritable ressource en pareil cas.

Ainsi l'expérience nous apprend qu'on n'atteint point au but en augmentant les doses des médicaments homœopathiques jusqu'à produire le degré d'excitation pathogénétique de la force vitale nécessaire pour qu'elle manifeste une réaction médicatrice suffisante. La force vitale se trouve attaquée par là d'une manière trop violente et trop subite pour qu'elle ait le temps d'exercer une réaction salutaire graduelle et uniforme, qui provoque en elle une modification, de sorte qu'elle traite en ennemi l'effet médicamenteux qui la remplit outre mesure, cherche à le repousser par le vomissement, la diarrhée, la fièvre, la sueur, etc., et anéantit ainsi en grande partie ou en totalité les espérances du médecin imprudent. En suivant cette méthode, on contribue peu ou point à la guérison de la maladie ; loin de là, le malade s'en trouve véritablement affaibli, et l'on est obligé de renoncer pendant longtemps à lui faire prendre la plus faible dose seulement de la même substance médicinale, si l'on ne veut pas agir sur lui d'une manière nuisible.

De petites doses répétées a peu de distance les unes des autres, dans la vue d'arriver au même but, s'accumulent dans l'organisme, et y produisent une sorte de dose exagérée, dont le résultat n'est pas moins fâcheux, à un petit nombre d'exceptions près, qui sont rares. En pareil cas, la force vitale, qui n'a pas le temps de se reposer dans l'intervalle des doses, d'ailleurs faibles, se trouve tendue outre mesure; ou, réduite ainsi à l'impossibilité de réagir d'une manière médicatrice, elle est forcée de suivre passivement et involontairement la maladie médicamenteuse trop forte dont on l'a pénétrée, comme nous le voyons tous les jours, au grand détriment des malades, dans l'abus que les allopathes font de doses considérables et accumulées d'un seul et même médicament.

J'ai suivi dans ces derniers temps une méthode particulière pour arriver au but plus sûrement qu'on ne le pouvait jusqu'ici, en évitant les écueils qui viennent d'être signalés, et pour administrer le médicament choisi d'une manière telle qu'il pût déployer sa plus grande activité sans nuire au malade, et faire, dans un cas donné, tout le bien qu'il est en sa puissance d'accomplir.

J'ai reconnu que, pour trouver le véritable juste milieu, il fallait se diriger, tant d'après la nature des divers médicaments que d'après la constitution du malade et le degré de sa maladie, en sorte que, pour donner un exemple tiré de l'emploi du soufre dans les maladies chroniques ou psoriques, la plus faible dose de cette substance (*Tinct. sulph. X°*) peut rarement être répétée avec avantage, même chez les personnes robustes, et dans l'affection psorique développée, plus souvent que de sept jours en sept jours, période qu'il faut d'autant plus allonger que le sujet est plus faible et plus irritable; car, en pareil cas, on fait bien de ne répéter la dose que tous les neuf, douze et quatorze jours, ce que l'on continue jusqu'à ce que le médicament cesse d'être utile. Alors on trouve (pour prendre toujours le soufre comme exemple) que, dans les maladies chroniques, il faut rarement moins de quatre, souvent de six ou huit, et même de dix doses semblables (*Tinct. sulph. X°*), prises à de pareils intervalles, pour anéantir complétement toute la partie de la maladie chronique que le soufre a la puissance de détruire, en supposant toutefois qu'il n'avait point été préalablement fait abus allopathique de cette substance. Ainsi une éruption psorique primitive, chez une personne qui n'est point trop débile, même lorsqu'elle a envahi le corps entier, peut être parfaitement guérie par le moyen d'une dose de *Tinct. sulph. X°* répétée tous les sept jours dans l'espace de dix à douze semaines (par conséquent avec dix à douze globules), de sorte qu'il est rare qu'ensuite on soit encore obligé de recourir à quelques doses de *Carb. veg. X°*, dont on donne également une chaque semaine. Cette méthode n'exige pas le moindre traitement extérieur; il faut seulement que le malade change souvent de linge, et qu'il suive un régime régulier.

Si, dans d'autres maladies chroniques, on juge, par approximation, que huit, neuf, dix doses de *Tinct. sulph. X°* soient nécessaires, il vaut mieux, en pareil cas, au lieu de les faire prendre immédiatement l'une après l'autre, les distribuer trois par trois, donner dans les intervalles une dose d'un autre médicament qui, après le soufre, soit particulièrement homœopathique dans la circonstance, et laisser également cette dose agir pendant huit, neuf, douze ou quatorze jours, avant de revenir à la série des trois doses de soufre. Le meilleur remède intercurrent alors est celui dont on jugera qu'une couple de doses l'une après l'autre, données à huit ou quinze jours d'intervalle, seront encore utiles après qu'on aura terminé celle du soufre.

Cependant il n'est pas rare, quelque nécessaires que

plusieurs doses de soufre soient pour la guérison de la maladie chronique, et avec quelque soin qu'on les sépare par les intervalles prescrits, que la force vitale se montre récalcitrante à les laisser agir tranquillement sur elle, et qu'elle exprime cette résistance de sa part par des symptômes particuliers au soufre, mais modérés, qu'elle fait naître chez le malade pendant le cours du traitement. En pareil cas il est parfois prudent de donner une petite dose de noix vomique (X°), et de la laisser agir pendant huit à douze jours, afin de disposer la nature à laisser ensuite agir les autres doses de soufre avec calme et d'une manière salutaire. Dans certaines circonstances on doit préférer la pulsatille (X°).

Mais le cas où la force vitale résiste le plus à ce que le soufre, quoique parfaitement indiqué, agisse sur elle d'une manière salutaire, et où l'on voit la maladie chronique s'agraver visiblement, même avec la plus petite dose de soufre, même après que le malade a seulement flairé un globule gros comme un grain de moutarde et imbibé de *Tinct. sulph.* X°, c'est celui où l'on a déjà, même des années auparavant, abusé allopathiquement du soufre à hautes doses ; c'est là une circonstance fâcheuse, et qui rend presque impossible le meilleur traitement des maladies chroniques, parmi toutes celles que les méthodes employées par l'ancienne école contre ces affections rendraient si déplorables s'il n'y avait pas quelques moyens d'y porter remède.

Il suffit, en pareil cas, de faire flairer avec force, une seule fois, au malade, un globule gros comme un grain de moutarde, qui ait été imbibé de *Merc. metall.* X°, et de laisser l'action se prolonger pendant neuf jours environ, pour disposer de nouveau la force vitale à laisser le soufre exercer son influence bienfaisante sur elle, du moins par l'inspiration de la *Tinct. sulph.* *X*°. Nous devons cette découverte au docteur Griesselich de Carslruhe (1).

Les autres médicaments antipsoriques (à l'exception peut-être du *Phosph. X*), n'exigent pas autant qu'on en administre les doses à de pareils intervalles (2), pour guérir ce qui est guérissable par eux dans les cas où ils sont indiqués. Le *Hep. sulph. calc.* *X*° ne peut point être pris ou flairé à des intervalles moindres de quatorze ou quinze jours.

Il va sans dire qu'avant de se permettre de répéter ainsi les doses d'un médicament, le médecin doit s'être bien convaincu qu'il était parfaitement choisi et homœopathique.

Dans les maladies aiguës, l'intervalle à laisser entre les doses du remède convenablement choisi se règle d'après la marche plus ou moins rapide de l'affection, en sorte qu'on peut, s'il est nécessaire, les répéter au bout de vingt-quatre, seize, douze, huit, quatre heures, ou même plus tôt, lorsque le médicament améliore l'état sans obstacle, sans produire de nouveaux accidents, mais ne le fait pas d'une manière assez prompte, eu égard à la rapidité et au danger de la maladie, de sorte que, dans la maladie le plus promptement mortelle qu'on connaisse, le choléra, il faut administrer au début, toutes les cinq minutes, une à deux gouttes de dissolution étendue de camphre, si l'on veut procurer des secours prompts et certains, et que dans le choléra

(1) Auteur d'un ouvrage qu'on lira avec fruit, intitulé : *Manuel pour servir à l'étude critique de l'homœopathie*, Paris, 1849.

(2) La sepia et la silice, lorsqu'elles sont indiquées homœopathiquement, se donnent à de plus longs intervalles, sans moyens intercurrents.

plus avancé on doit prescrire également des doses de cuivre, d'ellébore blanc, de phosphore, etc. (X°), souvent toutes les deux ou trois heures, même de l'arsenic, du charbon de bois, etc., à des intervalles non moins rapprochés.

Dans le traitement des fièvres dites nerveuses, et d'autres fièvres continues, on se règle également d'après les préceptes qui viennent d'être tracés, quant à la répétition du médicament homœopathique aux plus faibles doses.

J'ai reconnu également qu'une seule dose de mercure métallique (X°) suffisait dans les maladies syphilitiques pures ; cependant il n'était pas rare non plus que j'eusse besoin de deux ou trois doses, administrées à six ou huit jours d'intervalle, lorsqu'il y avait la moindre complication d'affection psorique (1).

(1) Voyez *Exposition de la doctrine médicale homœopathique*, ou *Organon de l'art de guérir*, 4e édition, avec commentaires par Léon Simon. Paris, 1855, pag. 256.

XVI.

QUELQUES EXEMPLES
DE TRAITEMENTS HOMOEOPATHIQUES.

Beaucoup de personnes qui ne s'étaient engagées qu'à demi dans les voies de l'homœopathie, m'ont invité, de temps en temps, à publier des instructions plus positives relativement à la manière dont on doit s'y prendre lorsqu'on veut pratiquer l'art de guérir d'après cette méthode. Je suis surpris de ce qu'après les détails étendus qui sont consignés dans l'*Organon*, on demande encore des règles de conduite plus claires et plus précises.

On m'a souvent aussi demandé de quelle manière on devait s'y prendre pour examiner la maladie, dans chaque cas particulier, comme si l'*Organon* ne disait pas également tout ce qu'on peut avoir besoin de savoir à cet égard.

Comme l'homœopathiste ne se règle, dans sa manière de guérir, ni d'après des causes internes gratuitement assignées à la maladie, ni d'après les noms imaginés par les nosologistes, et qui expriment des choses inconnues à la nature, comme aussi chaque cas de maladie non miasmatique est un fait isolé et à part, une collection de symptômes divers, dont l'existence ou la non-existence ne saurait jamais être supposée d'avance par hypothèse, on ne peut rien construire de fixe et de stable sur une base si mobile. Tout ce qu'il est permis de dire, c'est qu'à chaque agrégation de symptômes morbides constituant un cas de maladie, le médecin qui veut guérir doit opposer à celle-ci un groupe de symptômes médicinaux aussi semblable qu'il lui est possible d'en trouver un en parcourant l'histoire des médicaments bien connus; car la médecine homœopathique ne comporte pas l'administration de plus d'un remède à la fois.

D'après cela, il est impraticable d'imposer des noms à toutes les agrégations possibles de symptômes de tous les cas morbides qui peuvent se rencontrer, de même qu'on ne saurait indiquer d'avance les remèdes homœopathiques de ces possibilités, qui ne sont pas non plus déterminables d'avance. A chaque cas, puisque chacun est isolé et différent des autres, l'homœopathiste est obligé de chercher lui-même le remède. Pour cela, il doit avoir présents à l'esprit les symptômes de tous les médicaments dont jusqu'à ce jour l'effet positif a été étudié. Mais il ne néglige pas non plus de soumettre les médicaments inconnus au creuset de l'observation et de l'expérience, afin d'accroître peu à peu le nombre des substances médicinales bien connues, ce qui, dans l'application aux cas particuliers, rend le choix des remèdes plus facile et plus parfait.

Celui-là n'a point encore saisi le véritable esprit de l'homœopathie, et n'est pas un vrai disciple de cette salutaire doctrine, qui hésite le moins du monde à faire des essais sur sa propre personne, afin de découvrir les vertus dont jouissent des médicaments qui sont demeurés tant de siècles inconnus, puisque tout traitement entrepris sans qu'on possède cette connaissance indispensable est une action, non-seulement absurde, mais même criminelle, une atteinte dangereuse portée à la vie de son semblable.

C'est se montrer par trop exigeant que de demander la moindre sympathie pour ceux qui refusent de contribuer à l'achèvement de l'édifice, qui veulent seulement user de ce que les autres ont trouvé avec peine et travail, et dont ainsi l'unique but est de s'approprier la rente du capital de la science.

Mais celui qui se sent appelé à accroître, par tous les moyens qui sont en son pouvoir, la masse de nos connaissances, sur un sujet si négligé, et pourtant si essentiel au bien-être des hommes, que l'action pure et spéciale des médicaments, celui-là trouvera dans l'*Organon* tout ce qu'il a besoin de savoir pour faire ses expériences avec profit.

J'ajouterai seulement que la personne mise en expérience ne pouvant être absolument et parfaitement saine, puisque nul homme ne jouit d'une santé absolue, si, lorsqu'elle essaie un médicament, elle voit apparaître les petits symptômes auxquels elle était sujette auparavant, elle aura soin de les indiquer comme douteux et de les renfermer *entre deux parenthèses*. Mais ce cas n'arrivera pas souvent, parce que, quand une dose assez forte de médicament agit sur un sujet d'ailleurs bien portant, la force médicinale domine seule en lui, et qu'il est rare que, pendant les premiers jours, il puisse apparaître aucun symptôme qui ne soit pas l'effet du médicament. J'ajouterai encore que, quand on recherche les symptômes des médicaments pour les maladies chroniques (1), il ne faut pas se contenter d'une ou

(1) *Doctrine et traitement homœopathique des maladies*, 2e édition. Paris, 1846, 3 vol. in-8.

deux doses. Dans ce cas, il est nécessaire de prolonger l'expérience pendant plusieurs jours, en prenant chaque jour deux doses suffisantes, c'est-à-dire assez fortes pour que l'effet se fasse sentir. Du reste, on continuera tout ce temps-là d'observer le régime et le genre de vie que j'ai prescrits dans l'*Organon*.

Afin d'obtenir des dissolutions spiritueuses de médicaments qui soient toujours d'égale force, et susceptibles de fournir avec certitude les degrés de dilution nécessaires pour qu'on puisse les employer homœopathiquement, il faut acheter la drogue à l'état sec (1), la réduire en poudre fine, et verser sur une partie de cette poudre vingt parties d'alcool qu'on laisse agir sur elle pendant quelques jours; ensuite on remue le tout, plusieurs fois par jour, en le tenant dans un flacon bouché, et dans une chambre où la température soit modérée; au bout d'environ six jours, on sépare le liquide clair du sédiment, par la décantation.

Pour que les teintures et les sucs végétaux puissent servir longtemps, on les tient à l'abri du jour, soit en couvrant les flacons de papier noir, soit en les plaçant dans des boîtes de fer-blanc ou de bois. Sans ces précautions, même lorsque les liquides ont été préparés avec le meilleur alcool, ils passent au vinaigre en une couple d'années, et alors ils ont perdu toutes leurs vertus médicinales.

Chaque goutte d'une pareille teinture est considérée comme un vingtième de grain de vertu médicinale, et lorsqu'il s'agit de lui faire subir des dilutions pour l'approprier aux usages homœopathiques, on s'y prend à

(1) *Codex des médicaments homœopathiques*, ou *Pharmacopée pratique et raisonnée à l'usage des médecins et des pharmaciens*, par George-P.-F. Weber, pharmacien homœopathe. Paris, 1854, in-12.

peu près comme je l'ai dit à l'article ARSENIC (*Traité de matière médicale*), c'est-à-dire qu'on prend d'abord un flacon susceptible de contenir cinq cents gouttes d'alcool, on y ajoute une goutte de la forte teinture, et après avoir fortement secoué le tout, on obtient une dilution au dix millième, c'est-à-dire que chaque goutte de la liqueur contient un dix millième de grain de vertu médicinale. Chacun des flacons dont on se sert pour les dilutions suivantes renferme cent gouttes d'alcool, et atténue par conséquent d'un centième la goutte qu'on y verse du flacon précédent; ce qu'expriment les étiquettes $\frac{1}{1000000}$ ou $^{1}/I$, $\frac{1}{10000000}$ ou $\frac{1}{100}I$, etc.

Les sucs des plantes fraîches étant généralement préparés avec parties égales d'alcool, pour l'usage de la médecine homœopathique, chaque goutte de cette préparation doit être considérée comme un demi-grain de vertu médicinale; c'est pourquoi, quand il s'agit de dilutions, on commence par bien mêler deux de ces gouttes avec quatre-vingt-dix-huit gouttes d'alcool, en remuant le tout, afin que chaque goutte de mélange contienne $\frac{1}{100}$ de la vertu du végétal, fraction qu'on inscrit sur l'étiquette du flacon. Ensuite on procède comme je l'ai déjà dit pour les dilutions suivantes.

Il est difficile d'exaucer le vœu que beaucoup de personnes m'ont adressé, de mettre sous les yeux du public quelques exemples de guérisons homœopathiques, et l'on y parviendrait, que le lecteur n'en retirerait pas une grande utilité. Chaque cas de maladie qui a été guéri ne montre que la manière dont ce cas a été traité. La marche même du traitement repose sur les principes que l'on connaît déjà, et que j'ai développés dans l'*Organon*. On ne peut pas lui donner des formes réelles à chaque cas particulier qui se présente, et la relation d'une guérison isolée ne la rendrait pas plus claire qu'elle ne l'était déjà par la seule exposition des principes qui lui servent de base. Chaque cas de maladie non miasmatique étant individuel et spécial, ce qui le distingue de tout autre cas lui est également propre, n'appartient qu'à lui, et ne peut servir de modèle au traitement à suivre dans d'autres cas. S'il fallait décrire un cas complexe de maladie, comprenant des symptômes nombreux, et le faire d'une manière assez pragmatique pour que les motifs qui ont déterminé dans le choix du remède fussent d'une clarté parfaite, cette discussion fatiguerait autant l'historien que le lecteur.

Cependant, pour complaire aussi en cela à mes amis, je vais rapporter deux des plus petits cas de guérison homœopathique.

PREMIÈRE OBSERVATION. — S....., femme forte, âgée de quarante et quelques années, blanchisseuse de son métier, était déjà depuis trois semaines hors d'état de gagner sa vie, lorsqu'elle vint me demander conseil.

1° A chaque mouvement, mais surtout quand elle se levait, et plus particulièrement encore quand elle faisait un faux pas, elle éprouvait au creux de l'estomac des élancements qu'elle disait provenir du côté gauche.

2° Elle se trouvait très bien quand elle était couchée; alors elle n'éprouvait plus de douleurs nulle part, ni dans le côté, ni au creux de l'estomac.

3° Elle ne pouvait dormir que jusqu'à trois heures du matin.

4° Elle mangeait avec plaisir, mais aussitôt qu'elle avait pris quelque peu d'aliments, elle éprouvait des maux de cœur.

5° L'eau lui venait à la bouche et en ruisselait.

6° Chaque fois qu'elle mangeait, elle éprouvait ensuite des soulèvements de cœur, mais sans résultat.

7° Cette femme était d'un caractère violent, enclin à la colère. Une sueur abondante la baignait quand elle éprouvait de fortes douleurs. Quinze jours auparavant, ses règles avaient coulé d'une manière régulière.

Tout le reste était dans l'état naturel.

A l'égard du symptôme 1, la belladone, le quinquina et le sumac vénéneux occasionnent bien des picotements au creux de l'estomac; mais ni l'un ni l'autre ne les excite seulement pendant que le sujet agit, comme ici. La pulsatille en produit bien lorsqu'on fait des faux pas, mais rarement; et elle ne détermine ni le même trouble de la digestion que signalent les symptômes, 4, 5 et 6, ni la même disposition morale.

La bryone seule occasionne pendant le mouvement des douleurs surtout lancinantes. Elle cause aussi des picotements sous le sternum quand on lève le bras; mais elle en provoque également sur d'autres points à chaque faux pas.

Le symptôme 3 est fourni par plusieurs médicaments et aussi par la bryone.

Le symptôme 4, quant à ce qui concerne le mal de cœur après avoir mangé, appartient à plusieurs médicaments, la fève de Saint-Ignace, la noix vomique, le mercure, le fer, la belladone, la pulsatille, les cantharides; mais il est peu ordinaire, inconstant, et rarement accompagné de plaisir à prendre des aliments, ce qui arrive pour la bryone.

A l'égard du symptôme 5, plusieurs médicaments font bien venir l'eau à la bouche de même que la bryone, mais ils ne produisent pas les autres symptômes qui s'offraient chez la malade. La bryone leur était donc préférable sous ce rapport.

Les soulèvements de cœur sans vomissement, après avoir mangé (symptôme 6), sont produits par peu de médicaments; nul ne les détermine plus fréquemment et à un plus haut degré que la bryone.

L'état du moral est un des principaux symptômes dans les maladies, et comme la bryone produit sous ce rapport des phénomènes semblables à ceux qui existaient chez la malade, ce médicament, d'après cette circonstance et les précédentes réunies, était préférable à tout autre comme remède homœopathique.

Or, attendu que la femme était très robuste, que par conséquent la force de la maladie devait être très considérable, puisqu'elle causait des douleurs empêchant tout travail, mais que d'ailleurs les forces vitales n'avaient pas reçu d'autre atteinte, je fis prendre une des plus fortes doses homœopathiques, une goutte entière du suc de bryone non étendu, et je dis à la malade de revenir me voir au bout de quarante-huit heures. J'annonçai à un de mes amis, qui était présent, qu'elle renaîtrait à une santé parfaite durant ce laps de temps, ce qui lui parut douteux. Au bout de deux jours, cet ami revint pour connaître l'événement; mais la femme ne se présenta pas. Je ne pus le tranquilliser qu'en lui donnant l'adresse de cette malade, dont il alla sur-le-champ s'informer. Elle lui apprit que, dès le lendemain, elle avait recouvré la santé et pu reprendre ses occupations.

DEUXIÈME OBSERVATION. Un homme débile et pâle, âgé de quarante-deux ans, qui passait sa vie à écrire, vint me trouver le cinquième jour de sa maladie.

1° Le premier soir, sans cause appréciable, il avait eu des maux de cœur, des vertiges tournoyants, et de fréquents soulèvements de cœur. 2° La nuit suivante, vers deux heures, vomissement de matières aigres. 3° Les nuits d'ensuite, violents soulèvements de cœur. 4° Le jour de la visite, rapports d'une saveur fétide et désagréable. 5° Il lui semblait que les aliments fussent crus et indigérés dans son estomac. 6° Il avait la tête embarrassée; elle lui semblait vide et sensible en dedans. 7° Le moindre bruit l'importunait. 8° Caractère doux, calme et patient.

Il est à remarquer ici :

1° Que quelques médicaments occasionnent des vertiges, avec des maux de cœur, comme la pulsatille, qui détermine aussi les vertiges le soir, particularité propre à un petit nombre seulement d'autres substances.

2° Que la pomme épineuse et la noix vomique excitent des vomissements aigres et une sécrétion muqueuse d'odeur acide, mais non pendant la nuit. La valériane et la coque du Levant font vomir la nuit, mais non des matières aigres. Le fer seul cause des vomissements la nuit, et peut aussi en occasionner d'acides; mais il ne produit pas les autres symptômes qui devaient être pris ici en considération. La pulsatille, non-seulement excite des vomissements aigres le soir, et des vomissements en général pendant la nuit, mais encore les autres symptômes offerts par le malade.

3° Les soulèvements de cœur pendant la nuit sont propres à ce médicament.

4° Les rapports fétides, putrides, aigres, lui appartiennent également.

5° Bien des médicaments font naître un sentiment semblable à celui que produirait la présence de matières indigestes dans l'estomac; mais aucun ne le fait d'une manière aussi complète et aussi frappante que la pulsatille.

6° Ce symptôme est produit par la pulsatille, ainsi que par la fève de Saint-Ignace; mais celle-ci ne détermine point les autres.

7° La pulsatille occasionne quelque chose de semblable au symptôme 7, de même qu'un excès de sensibilité des autres organes sensoriels, par exemple de la vue. Quoique la difficulté de supporter le bruit résulte aussi de la noix vomique et de la fève de Saint-Ignace, ces substances la produisent à un moindre degré, et n'excitent pas les autres symptômes.

8° La pulsatille offre un état semblable du moral.

Le malade ne pouvait donc être guéri plus facilement, plus certainement et d'une manière plus durable par aucune substance autre que la pulsatille. Je la lui prescrivis sur-le-champ ; mais, à cause de sa faiblesse, je n'en donnai qu'une très petite dose, c'est-à-dire une demi goutte de la quadrillionième partie d'une forte goutte de suc exprimé. Le remède fut pris dans la soirée.

Le lendemain, l'homme n'éprouvait plus aucune incommodité, sa digestion était rétablie, et huit jours après, quand je le revis, rien n'avait encore reparu chez lui.

La recherche d'un si petit cas de maladie et le choix du moyen homœopathique qui y convient, sont bientôt faits. Il ne faut pour cela qu'un peu de pratique, et posséder les symptômes des médicaments dans sa mémoire, ou savoir les trouver aisément dans le livre. Mais en écrire le narré, avec tous les motifs pour et contre que l'esprit aperçoit et juge en un instant, c'est, comme l'on voit, un travail long et fatigant.

XVII.

LA BELLADONE

PRÉSERVATIF DE LA SCARLATINE (1).

Quelque parfait qu'ait pu être le traitement médical d'une fièvre scarlatine de mauvais caractère, le danger de la mort est tel encore, et la somme des souffrances du malade souvent si considérable, qu'un philanthrope doit désirer qu'on découvre un moyen de mettre les personnes bien portantes à l'abri de cette maladie meurtrière, d'autant plus qu'elle possède au plus haut degré la funeste propriété de se communiquer.

J'ai été assez heureux pour découvrir ce moyen de rendre les personnes qui se portent bien inattaquables par les miasmes de la fièvre scarlatine. J'ai trouvé aussi que ce moyen, mis en usage à la première apparition des symptômes, étouffe la fièvre dès sa naissance, et qu'il a plus d'efficacité qu'aucun autre pour mettre un terme à la plupart des affections secondaires qu'on voit si fréquemment se déclarer après que la maladie a suivi son cours naturel.

Voici comment je suis arrivé à la découverte de ce préservatif.

(1) Extrait d'une brochure publiée en 1801, *sur les moyens de traiter et de prévenir la fièvre scarlatine*.

Une femme, mère de nombreux enfants, s'était fait faire, pendant le cours d'une épidémie meurtrière de fièvre scarlatine, une nouvelle couverture de laine, par une voisine, dont, sans qu'elle en eût rien appris, l'enfant venait d'être guéri de la maladie. Ayant bien examiné cette couverture, pour s'assurer qu'elle ne portait aucune mauvaise odeur qui rendît nécessaire de l'exposer à l'air, elle la plaça près d'elle sur un sofa, qui lui servit, quelques heures après, à se reposer. Il n'en fallut pas davantage pour lui communiquer le germe de la maladie, car elle n'avait aucune relation avec les familles dans lesquelles l'épidémie exerçait ses ravages. Au bout de huit jours, elle fut prise tout à coup d'une grave angine, avec les douleurs piquantes caractéristiques dans la gorge, dont on ne put triompher qu'après quatre jours de symptômes menaçants. Quelques jours après, dans la soirée, sa fille, âgée de dix ans, ressentit une forte pression dans le bas-ventre, avec prurit brûlant au corps et à la tête, froid aux bras et roideur des articulations. L'enfant eut, pendant la nuit, un sommeil très agité, avec rêves effrayants, et sueur par tout le corps, la tête exceptée. Je la trouvai, le matin, se plaignant de céphalalgie : les yeux troubles, la langue chargée, une légère salivation, les glandes sous-maxillaires gonflées, dures et douloureuses au toucher, des douleurs lancinantes dans la gorge, en avalant et même sans exercer les mouvements de la déglutition. Il n'y avait pas de soif; pouls vif et petit, respiration courte et anxieuse, face très pâle, mais cependant déjà un peu chaude, quoique la malade se plaignît d'y ressentir du froid, ainsi qu'au cuir chevelu; elle était assise le corps un peu penché en avant pour éviter les élancements dans le ventre, qui devenaient très vifs lorsqu'elle étendait le tronc ou se renversait en arrière : elle accusait beaucoup de roideur dans les articulations, et d'ailleurs évitait de parler ; il lui semblait, disait-elle, qu'elle ne pût parler qu'en elle-même. Son regard était abattu, et cependant fixe : elle ouvrait largement les yeux.

Je savais trop bien que les moyens généraux, dans la fièvre scarlatine comme dans une foule de cas, ne font tout au plus que laisser les choses absolument dans le même état. C'est pourquoi je résolus de ne pas agir, dans cette fièvre qui venait précisément d'éclater, comme on a coutume de le faire, c'est-à-dire d'attaquer les symptômes chacun à part, mais de chercher s'il n'était pas possible de trouver, d'après mon nouveau principe de synthèse, un médicament qui, par son mode particulier d'action, fût capable de faire naître, chez un individu bien portant, la plupart des symptômes que je voyais réunis. Ma mémoire et mes notes ne m'en suggérèrent aucun qui remplît mieux cette indication que la belladone.

La belladone seule pouvait satisfaire à la plupart des indications de cette maladie, puisqu'elle-même détermine, parmi ses effets primitifs, un abattement morne, un regard terne et fixe, un grand écartement des paupières, l'obscurcissement de la vue, le froid et la pâleur de la face, l'absence de la soif, la petitesse extrême et la fréquence du pouls, l'impossibilité de remuer les membres, qui sont comme frappés de paralysie, la difficulté d'avaler, avec élancements dans les parotides et céphalalgie compressive, des douleurs constrictives dans le bas-ventre, qui deviennent intolérables quand on cesse de se tenir le corps ployé en deux, du froid et de la chaleur dans certaines parties, à l'exclusion des autres, par exemple, à la tête, aux bras.

S'il s'agissait réellement chez la malade, comme je le pensais, d'une fièvre scarlatine débutante, les effets consécutifs propres à la belladone (sa propriété de provoquer une synoque, avec taches érysipélateuses à la peau, chaleur et bouffissure de la face), ne pouvaient non plus être que très appropriés aux symptômes de la scarlatine en plein développement.

Je prescrivis donc $\frac{1}{432000}$ de grain d'extrait de belladone, dose qui, d'après mes observations subséquentes, paraît être trop forte. La malade resta toute la journée assise tranquillement, sans se coucher; la chaleur était moins sensible; elle buvait peu; aucun des autres symptômes ne s'accrut ce jour-là, et il n'en apparut pas de nouveaux; elle eut un sommeil assez calme pendant la nuit, et le lendemain matin, vingt heures après la prise, la plupart des accidents avaient disparu sans crise : il ne restait plus que le mal de gorge, mais moins fort, qui persista jusqu'au soir, et finit par disparaître aussi. Le jour suivant, la malade fut tout à fait remise; elle mangeait et jouait comme de coutume, et ne se plaignait plus de rien. Je lui fis prendre une seconde dose, et elle conserva une santé parfaite, pendant que deux de ses frères, ayant été atteints de la scarlatine maligne sans qu'on m'en informât, je ne pus leur administrer que des secours généraux. La malade continua tous les trois ou quatre jours de prendre uue petite dose de belladone.

Il restait dans cette famille cinq enfants que je souhaitais vivement de mettre à l'abri de l'infection.

Je conclus qu'une substance capable de faire cesser promptement une maladie qui débute, devait être le meilleur préservatif de cette maladie. Le fait suivant confirma la justesse de cette conclusion. Quelques semaines auparavant, trois enfants d'une autre famille avaient été atteints d'une fièvre scarlatine très grave; une quatrième, l'aînée, qui jusqu'alors avait fait usage de la belladone à l'intérieur pour un mal extérieur aux articulations des doigts, fut, à ma grande surprise, respectée par la maladie, quoiqu'elle fût toujours la première à ressentir les atteintes des autres épidémies.

Cet événement fut pour moi une démonstration. Je n'hésitai donc plus à faire prendre de très petites doses de belladone aux cinq enfants dont je viens de parler, et comme les effets de cette plante ne durent pas plus de trois jours pleins, je répétai la dose toutes les soixante et douze heures. Aucun symptôme n'éclata chez eux pendant tout le cours de l'épidémie, et quoiqu'ils vécussent au milieu des émanations de leur sœur encore malade.

Cependant j'avais été appelé auprès d'une autre famille où le fils aîné était malade de la fièvre scarlatine. Je le trouvai déjà en pleine chaleur, avec éruption sur la poitrine et les bras. Le temps était donc passé de lui faire prendre le préservatif; mais je voulus garantir les trois autres enfants, âgés de neuf mois, deux ans et quatre ans. Les parents m'écoutèrent: chaque enfant reçut tous les trois jours la quantité nécessaire de belladone; tous trois demeurèrent exempts de l'infection, quoique vivant librement avec leur frère malade.

Dans une foule d'autres occasions encore, les vertus préservatives de la belladone ne se sont point démenties.

Pour préparer le médicament, on prend une poignée de feuilles fraîches, à l'époque où les fleurs ne sont point encore épanouies; on les pile dans un mortier, on exprime le suc à travers un linge, on en verse la hauteur d'une demi-ligne environ sur des assiettes de porcelaine plates, et on l'expose à un courant d'air; peu d'heures suffisent pour le dessécher; on le remanie, on l'étend de nouveau avec une spatule, afin qu'il durcisse uniformément, et on le laisse sécher d'une manière assez complète pour qu'il puisse être réduit en poudre. La poudre doit être conservée dans un flacon bien bouché.

Lorsqu'on veut se servir de cette poudre pour préparer le préservatif, on en dissout un grain dans cent gouttes d'eau distillée, au moyen de la trituration dans un petit mortier; on verse la liqueur trouble dans un verre de la capacité d'une once, et on lave le mortier et le pilon avec trois cents gouttes d'un mélange de cinq parties d'eau et d'une d'alcool rectifié. C'est la dissolution *forte* de belladone. Une goutte de ce liquide, agitée pendant une minute avec trois cents gouttes d'alcool aqueux, donne la dissolution *moyenne* de belladone. Une goutte de celle-ci, traitée de même par deux cents gouttes d'alcool aqueux, produit la dissolution *faible*, celle qui sert comme préservatif de la scarlatine, et dont chaque goutte contient un vingt-quatre millionième de grain de suc de belladone.

Veut-on préserver de la scarlatine une personne qui n'en a pas encore été atteinte : on prend la dissolution faible, et on en donne : aux enfants au-dessous d'un an, une goutte; à ceux d'un an, deux gouttes; à ceux de deux ans, trois gouttes; à ceux de quatre ans, cinq ou six, suivant la force de la constitution; à un de cinq ans, six ou sept; à un de six, sept ou huit; à un de sept, neuf ou dix; à un de huit, onze à treize; à un de neuf, quatorze à seize; puis, pour chaque année de plus, jusqu'à la vingtième, on ajoute deux gouttes; de trente à quarante ans, on ne dépasse pas quarante gouttes. Cette dose doit être prise une fois toutes les soixante-douze heures, tant que dure l'épidémie, et quatre ou cinq semaines encore après. On la fera prendre dans une boisson quelconque, après avoir bien remué avec une cuiller.

Si l'épidémie est très violente, on fait bien, pour plus de sûreté, quand les enfants le supportent, d'administrer la seconde dose vingt-quatre heures après la première, la troisième, trente-six heures après la seconde, la quatrième quarante-huit heures après la troisième : alors seulement on laisse soixante-douze heures d'intervalle entre les doses, jusqu'à la fin.

Ce médicament ne trouble point la santé des enfants. Ceux-ci peuvent et doivent continuer leur genre de vie, leurs boissons ordinaires, leurs aliments d'habitude, leurs exercices accoutumés ; la seule chose à éviter, c'est l'excès en tout genre.

S'il arrivait que la belladone produisît des effets trop violents ou fâcheux, on emploierait l'antidote que l'expérience m'a appris être spécifique contre elle, l'opium, tant à l'extérieur qu'à l'intérieur.

Cependant il y a aussi des cas où l'on est obligé de laisser moins de soixante-douze heures d'intervalle entre les doses de belladone. Une petite fille de trois ans, frêle et débile, qui employait avec succès la belladone pour se préserver de la scarlatine, dont sa sœur était atteinte, se blessa un jour grièvement la main, et fut mise par cet accident dans une disposition de corps et d'esprit si favorable à l'infection, que bien qu'elle eût pris la veille son préservatif, elle montra en peu d'heures tous les signes d'une fièvre scarlatine imminente ; mais deux gouttes de dissolution faible, administrées sur-le-champ, la débarrassèrent non moins promptement de ces symptômes et de toute suite ultérieure.

On fera donc bien, dans les cas de violentes et subites commotions morales, d'administrer une ou deux gouttes d'extrait. Il se rencontrera aussi des enfants d'un caractère tellement pusillanime, que la dose précédemment indiquée pour leur âge ne suffirait point à les garantir de la fièvre scarlatine; le médecin alors devra élever un peu cette dose, et mêler les gouttes avec une quantité de liquide un peu plus considérable qu'à l'ordinaire. En général, il est incroyable combien ce médicament, de même que tout autre, perd de sa force lorsqu'on le fait prendre sur du sucre, par exemple, ou qu'après l'avoir instillé dans une liqueur, on ne remue pas celle-ci. Mais il ne faut pas non plus, après avoir remué la dose, la laisser plusieurs heures sans l'administrer: le véhicule, ainsi tranquille, subit toujours quelque peu de décomposition, ce qui affaiblit ou même détruit les médicaments végétaux mêlés avec lui.

XVIII.

DES EFFETS DU CAFÉ (1).

Pour vivre longtemps et conserver la santé, l'homme doit faire usage d'aliments qui ne soient que nourrissants et qui ne contiennent rien d'irritant, rien de médicinal. Ses boissons doivent également n'être qu'humectantes, ou humectantes et nutritives à la fois, comme l'eau de source pure et le lait.

Quant aux assaisonnements qui stimulent le palais, il n'y a que le sel, le sucre et le vinaigre, tous les trois en petite quantité, qui aient été reconnus incapables de nuire au corps de l'homme. Tous ceux que nous appelons épices et toutes les boissons spiritueuses tiennent plus ou moins de la nature des médicaments. Plus ils se rapprochent de ces derniers, plus on les introduit fréquemment et en grande quantité dans le corps, plus aussi ils nuisent à la santé et abrégent notre carrière.

Ce qu'il y a de plus dangereux, c'est d'user habituellement de substances purement médicinales qui jouissent d'une grande force.

Le vin était la seule boisson purement médicinale chez les anciens ; mais du moins les Grecs et les Romains avaient-ils la sagesse de ne jamais en boire sans l'avoir copieusement arrosé d'eau.

(1) Publié en 1803.

Les temps modernes ont vu bien d'autres substan ecs médicinales liquides et solides s'introduire dans le régime; on prise le tabac, on le fume, on en mâche les feuilles, de même que celles du chanvre, on avale de l'opium, on mange des champignons suspects, on boit de l'eau-de-vie et plusieurs sortes de bières irritantes, on prend du thé et du café (1).

Les substances médicinales sont celles qui ne nourrissent pas, mais qui portent atteinte à la santé. Or, toute atteinte à la santé est un état contraire à la nature, une sorte de maladie (2).

Le café est une substance purement médicinale.

Tout médicament donné à forte dose exerce une impression désagréable sur la sensibilité de l'homme bien portant. Personne n'a fumé du tabac sans éprouver la première fois du dégoût; personne n'a trouvé agréable le café pur et non sucré la première fois qu'il en a pris. C'est un avertissement que la nature nous donne de ne point violer les lois de la santé, de ne pas fouler inconsidérément aux pieds l'instinct conservateur de la vie.

Si, cédant à la mode et à l'exemple, on continue à faire usage de substances médicinales, l'habitude émousse peu à peu l'impression désagréable qu'elles

(1) Le chocolat est un aliment nourrissant, à moins qu'on ne le surcharge d'épices, car alors il peut devenir très nuisible.

(2) Les substances qu'on nomme médicaments ont un pouvoir d'anéantir les états contre nature et dangereux qu'on appelle maladies, proportionné à celui qu'elles possèdent de rendre malades les corps qui se portent bien. Leur unique destination est de transformer la maladie en santé. Hors du cas de maladie, les médicaments nuisent à la santé; ils n'appartiennent donc pas au régime de la vie naturelle. En faire fréquemment usage, les introduire dans le régime diététique, c'est détruire l'harmonie des organes, miner la santé et abréger la vie. Médicament salutaire pour l'homme en santé, est une proposition dont les termes impliquent contradiction.

produisaient d'abord sur nous. Elles finissent même par plaire, c'est-à-dire que l'action en apparence agréable qu'elles exercent sur nos organes devient insensiblement un besoin pour nous. Le vulgaire croit trouver le bonheur dans des besoins artificiels, à la satisfaction desquels il attache bientôt l'idée d'un plaisir sensuel.

Il se peut aussi qu'ayant été indisposés jusqu'à un certain point par ces substances médicinales, l'instinct nous porte à continuer d'en faire usage, c'est-à-dire à nous soulager, momentanément au moins, par l'influence palliative qu'elles exercent sur les incommodités dont elles-mêmes sont de temps en temps la source.

Pour comprendre ceci, il faut savoir que tout médicament produit deux effets opposés dans le corps de l'homme. Son effet primitif est précisément l'inverse de l'effet secondaire, c'est-à-dire de l'état dans lequel il laisse le corps plusieurs heures après que l'effet primitif a cessé (1).

La plupart des médicaments occasionnent chez l'homme en santé des sensations désagréables et douloureuses, qui, pendant l'effet secondaire, sont l'inverse de ce qu'elles avaient été durant l'effet primitif, et leur usage même prolongé ne produit jamais d'impressions agréables sur celui qui se porte bien.

Il n'y a qu'un petit nombre de substances médicinales, admises comme articles de régime par un monde raffiné et avide de jouissances, qui, dans leurs effets primitifs au moins, fassent exception à cette règle (2). Celles-là ont la singulière propriété, lorsqu'on en fait habituellement usage, mais avec modération, de pro-

(1) Par exemple, la poudre de jalap purge aujourd'hui ; mais le lendemain et le surlendemain, il y aura resserrement du ventre.

(2) Par exemple, le vin, l'eau-de-vie, le tabac, le thé, le café, etc.

duire, pendant leur action primitive, un accroissement artificiel de l'état ordinaire de santé, une sorte d'exaltation de la vie, et des sensations presque exclusivement agréables, parce que les effets désagréables qui sont le résultat de leur action secondaire demeurent très peu sensibles tant que la personne continue à jouir d'une santé passable, et qu'elle mène sous d'autres rapports un genre de vie conforme à la nature.

A cette classe peu nombreuse de substances médicinales qui se sont introduites parmi nos jouissances diététiques appartient le café, dont on connaît encore assez mal les effets, tant agréables que désagréables, quelque étrange que puisse paraître cette assertion.

L'emploi désordonné qu'on fait de cette boisson à presque toutes les heures du jour, les différents degrés de force qu'on lui donne, les quantités diverses qu'on en prend, et les nuances infinies dans la situation sociale, l'âge et la constitution de ceux qui en usent, font varier à chaque instant le point de vue sous lequel l'observateur doit l'envisager, et lui rendent très difficile d'arriver à des notions pures sur ses véritables effets. C'est comme un disque chargé d'écriture qui tournerait rapidement sur lui-même; quoique les caractères aient été nettement tracés, tout se confond et devient illisible, même aux meilleurs yeux.

Une seule voie nous reste pour connaître la plus importante de toutes les boissons, le café; c'est d'observer sans relâche, avec précision, avec exactitude, en éloignant autant que possible toutes les illusions, et de ramener soigneusement les phénomènes à leurs causes.

L'effet primitif du café consiste, en général, dans une exaltation plus ou moins agréable de l'activité vitale. Les fonctions animales, naturelles et vitales, comme on les nomme, sont artificiellement excitées par lui durant les premières heures. Mais l'effet secondaire qui se manifeste ensuite peu à peu amène un état précisément contraire, c'est-à-dire un sentiment désagréable de l'existence, un refoulement de la vie, une sorte de paralysie des fonctions animales, naturelles et vitales (1).

Lorsqu'une personne qui n'est point accoutumée au café en prend avec modération, ou qu'un homme habitué à cette boisson en prend avec excès (2), il éprouve pendant les premières heures un sentiment plus vif de sa propre existence. Son pouls est plus plein, plus fréquent, mais plus mou. Il lui vient aux joues une rougeur circonscrite, qui ne se fond pas par des dégradations insensibles, mais tranche comme une tache. Son front et les paumes de ses mains se couvrent d'une moiteur chaude. Il se sent plus de chaleur qu'auparavant, et cette sensation lui cause une inquiétude agréable. Son cœur est agité de palpitations voluptueuses, à peu près comme dans une grande joie. Les veines de ses mains se gonflent. En le touchant, on remarque aussi plus de chaleur à sa peau que de coutume, mais cette chaleur ne devient jamais ardente, même après une forte prise de café, et elle dégénère plutôt en une sueur générale. La présence d'esprit, l'attention, la compassion, sont

(1) Quand je m'éveille le matin, écrivait une grande dame qui prenait beaucoup de café, je ne puis pas plus penser et agir qu'une huître.

(2) Les expressions de modération et d'excès ne doivent être prises que dans une acception relative et individuelle. Un prince élevé dans le luxe avait besoin que chaque tasse de café fût une infusion de sept onces de grains brûlée, tandis qu'il est des personnes qu'une infusion d'un gros de café affecte déjà fortement. Chacun ici doit se prendre soi-même pour mesure, car l'un supporte plus que l'autre. J'ajouterai encore que tous les symptômes agréables de l'effet primitif du café n'apparaissent pas chez tous les individus, du moins à la fois : l'un éprouve ceux-ci, et l'autre ceux-là; tel en offre beaucoup, et tel autre en présente peu.

plus vives que dans l'état ordinaire. Il semble que tous les objets aient pris un aspect riant, surtout si la dose a été plus forte que de coutume (1). Pendant les premières heures, le buveur de café a le sourire sur les lèvres ; il est content de soi-même et de tout ce qui l'entoure. C'est là précisément ce qui a élevé le café au rang de boisson sociale. Tous les sentiments agréables qui se communiquent à l'âme arrivent bientôt jusqu'au degré de l'enthousiasme. Tous les souvenirs fâcheux s'effacent de la mémoire; toutes les sensations désagréables se taisent devant cette fièvre de bonheur.

Dans l'état de santé, l'homme doit éprouver alternativement des sensations agréables et des sensations désagréables. Ainsi le veut la sage organisation de notre nature. Mais, pendant l'effet primitif de cette boisson médicinale, tout n'est que bien-être ; les fonctions mêmes qui, dans l'état ordinaire de santé, sont accompagnées de sensations aigres et presque douloureuses, s'exécutent alors avec une étonnante facilité, avec une sorte de jouissance.

Il n'est personne qui, ne vivant plus dans la grossièreté de l'état de nature, n'éprouve à son réveil, ou peu de temps après, surtout s'il a dormi moins long-

(1) Cependant si la personne n'a point l'habitude du café, qu'elle en prenne avec excès, et que sa constitution soit très irritable, elle éprouve une migraine qui descend du sommet de l'os pariétal jusqu'à la base du cerveau. Les méninges de ce côté semblent aussi avoir acquis une sensibilité douloureuse. Les pieds et les mains deviennent froids, et une sueur froide inonde le front et la paume des mains. Tout alors irrite et devient insupportable ; on se fâche, on se dépite, on ne trouve rien à son goût, on éprouve de l'anxiété et un tremblement continuel ; on est inquiet, on pleure presque sans sujet, ou bien on rit presque involontairement ; au bout de quelques heures on tombe dans l'assoupissement, et de temps en temps, on se réveille en sursaut. J'ai observé deux fois cet état singulier.

temps qu'à l'ordinaire, un sentiment désagréable de retour imparfait à l'existence, d'engourdissement dans la tête, et de pesanteur dans les membres; les mouvements rapides exigent des efforts, et l'exercice de la pensée est pénible.

Mais voilà que le café dissipe presque à l'instant cette désagréable sensation naturelle, ce malaise de corps et d'esprit; il nous fait revivre tout à coup.

La nature veut encore qu'après avoir rempli nos occupations journalières, nous soyons fatigués : une sensation désagréable d'appesantissement, de fatigue des facultés du corps et de l'esprit, nous rend moroses, nous inspire de la mauvaise humeur, et nous oblige à chercher dans le sommeil un repos qui nous est nécessaire.

Nous prenons du café, et cette morosité, cette inertie, cette lassitude désagréable du corps et de l'esprit disparaissent rapidement; une vivacité factice remplace l'envie de dormir, et nous restons éveillés en dépit de la nature.

Pour vivre, nous avons besoin de nourriture, que la nature nous oblige à chercher, en nous imposant la faim, sensation rongeante dans l'estomac, qu'accompagnent un désir impérieux des aliments, une humeur querelleuse, une grande impressionnabilité au froid, une sorte d'affaissement, etc.

La soif, cette autre sage institution de la nature, est une sensation non moins pénible; car, outre l'accablant désir des liquides dont notre corps a besoin pour réparer ses pertes, nous éprouvons encore les tourments d'une sécheresse dans la gorge et la bouche, d'une chaleur sèche par tout le corps, qui gêne un peu la respiration, d'une vague inquiétude, etc.

Nous prenons du café, et les sensations pénibles de la faim et de la soif disparaissent, ou à peu près. La faim et la soif naturelles sont presque inconnues aux vrais buveurs de café, aux femmes surtout qui, ne prenant pas d'exercice en plein air, se privent du moyen d'anéantir au moins de temps en temps, les suites fâcheuses de cette boisson. Le corps se trouve donc frustré de nourriture et de boisson, et les vaisseaux cutanés sont obligés, contre le vœu de la nature, de humer dans l'air la quantité d'humidité indispensable au soutien de l'existence. De là vient que les buveurs de café rendent par les urines bien plus de liquides qu'ils n'en ont avalé. Les besoins les plus impérieux de la nature sont réduits au silence, et, grâce à la boisson divine, on se rapproche peu à peu de la condition des esprits bienheureux. C'est un vrai commencement de transfiguration dès ce bas monde !

Le conservateur infiniment bon de tous les êtres vivants a voulu qu'après nous être rassasiés de nourriture, le mouvement nous fît éprouver une sensation désagréable, afin que nous fussions par là engagés à suspendre pendant quelque temps nos occupations, à reposer notre corps et notre esprit, et à permettre que l'importante fonction de la digestion pût commencer tranquillement. Une paresse de corps et d'esprit, un resserrement au voisinage de l'estomac, une sorte de compression pénible, de plénitude et de tension dans le bas-ventre, que nous éprouvons en voulant exercer nos forces immédiatement après le repas, nous rappellent qu'alors le repos est un besoin pour nous. De même, si nous cherchons à fatiguer notre esprit, il s'ensuit aussitôt un appesantissement des facultés intellectuelles, une espèce d'engourdissement de la tête, du froid aux membres, avec chaleur au visage, et la pression incommode à l'estomac, avec tension pénible du bas-ventre, augmente encore; tant il est vrai que les efforts de tête sont encore plus contraires à la nature et plus pernicieux que ceux de corps, au commencement de la digestion.

Mais le café fait cesser cette lassitude d'esprit et de corps, avec cette sensation désagréable dans le bas-ventre. Voilà pourquoi les sybarites raffinés le prennent aussitôt après le repas, et alors ils jouissent pleinement de ses effets; ils recouvrent leur bonne humeur, et se sentent aussi dispos que si leur estomac ne contenait rien ou peu de chose.

La nature a voulu, par des sensations peu agréables, nous forcer à évacuer les résidus de la digestion. Nous éprouvons une anxiété insupportable, avec un besoin non moins pénible, qui éteint toutes les jouissances de la vie, jusqu'à ce que nous ayons obéi à la nécessité.

Mais le génie raffiné de notre siècle a pourvu à cet inconvénient, et il a cherché à éluder aussi cette loi de la nature. Le café seconde et accélère le travail de la digestion, qui, dans l'ordre des choses, exigerait plusieurs heures pour s'exécuter; son effet primitif étant d'activer le mouvement péristaltique des intestins, ces organes poussent plus rapidement leur contenu à demi digéré vers l'anus, et l'on croit ainsi avoir trouvé un précieux digestif. Mais le chyle ne pouvant être, durant un si court espace de temps, ni convenablement élaboré dans l'estomac ni absorbé en suffisante quantité dans le tube intestinal, la masse traverse les voies alimentaires sans avoir fourni au corps la moitié des parties alibiles qu'elle contient, et arrive à demi-fluide encore au terme de sa course. Il faut convenir que c'est là un excellent moyen de seconder la digestion et de corriger la nature!

De même, quand il s'agit de se débarrasser le ventre, l'anus est déterminé par les effets primitifs du café à s'ouvrir et se contracter d'une manière plus rapide, en sorte que les déjections alvines, qui n'ont point de consistance, s'opèrent presque sans efforts, et avec plus de fréquence que chez les personnes qui n'ont point l'habitude de cette boisson.

C'est ainsi que l'action primitive du café diminue et rend presque nulles les sensations désagréables que la sagesse de la nature rattache à notre organisation, sans qu'on s'aperçoive des tristes suites qui en résultent, sans même qu'on les soupçonne.

L'effet primitif de cette boisson excite aussi plus que tout autre moyen factice l'appétit vénérien, que le raffinement de notre siècle a mis au rang des principales jouissances. A la moindre ooccasion, des idées voluptueuses s'offrent à l'imagination avec la rapidité de l'éclair, et il ne faut que quelques instants pour porter l'excitation des organes presque jusqu'à l'extase. Le café éveille l'appétit vénérien dix à quinze ans trop tôt, dès l'âge le plus tendre et le plus éloigné de la puberté, ce qui exerce la plus fâcheuse influence sur la moralité et la mortalité, sans parler de l'impuissance prématurée qui en est le résultat (1).

Les effets du café dont j'ai parlé jusqu'ici se montrent sous un jour bien plus sombre encore chez les personnes d'un tempérament extrêmement irritable,

(1) Des plaisirs ! des plaisirs ! voilà ce qu'on demande aujourd'hui. On veut jouir de la vie promptement, sans interruption, au prix même de tous les autres intérêts, et l'on arrive assez bien au but par le moyen de cette boisson, qui accélère la vie, mais qui l'use.

chez celles qui sont déjà énervées par le fréquent usage de cette boisson ou par une vie sédentaire. Tout homme impartial qui observe leur état physique et moral y aperçoit des traces évidentes de surexcitation contre nature, une impressionnabilité excessive, ou un gaieté hors de proportion avec les causes qui l'excitent, un abandon de tendresse qui va presque jusqu'aux convulsions, ou une tristesse extrême, des saillies que la raison ne contient pas dans des justes limites, enfin un véritable renversement des traits, quand le visage ne devrait exprimer qu'un sourire, une légère ironie, une affection médiocre, un ressentiment modéré de mélancolie ou de compassion. Les muscles mêmes du reste du corps montrent alors une mobilité extraordinaire et contraire à la nature ; tout est vie, tout est activité, même à la moindre occasion, pendant les premières heures qui s'écoulent après avoir pris du café fort, ou, suivant l'expression reçue, de bon café. Les idées se présentent en foule à l'esprit, et s'y succèdent avec rapidité. C'est une vie facticement doublée (1) !

Dans l'état naturel, l'homme a besoin de quelques efforts pour se ressouvenir des choses qui se sont passées depuis longtemps ; mais aussitôt après avoir pris du café, la mémoire répand en quelque sorte ses trésors sur la langue, et il en résulte souvent qu'on s'abandonne à une imprudente loquacité, qu'on laisse échapper les secrets les plus importants.

Rien n'a plus ni bornes ni mesure. Le sérieux froid et réfléchi de nos ancêtres, la fermeté de la volonté, la

(1) Cabanis, après quelques autres écrivains, a appelé le café *une boisson intellectuelle* (*Rapports du physique et du moral de l'homme*, huitième édition augmentée de notes, par L. Peisse, Paris, 1844, in-8, pag. 387.)

solidité du jugement, la persévérance dans les résolutions, la facilité d'exécuter des mouvements peu rapides, mais énergiques ; toutes ces qualités qui distinguaient jadis le caractère national des Allemands, ont disparu depuis l'usage du café, pour faire place à l'imprudence dans les épanchements du cœur, à la précipitation dans les jugements, à la légèreté, à la loquacité, à la versalité d'humeur, à une mobilité fugitive et sans énergie, à une contenance théâtrale (1).

Je sais bien que l'Allemand a besoin de boire du café pour échauffer son imagination, pour inventer des romans légers, pour exhaler une poésie badine et piquante, qu'il en faut aussi à l'Allemande pour briller avec tact et esprit dans les cercles de la mode. Le danseur, l'improvisateur, le jongleur, le bateleur, l'escroc et le joueur ont besoin de café, comme aussi le musicien moderne pour soutenir l'étourdissante rapidité de ses inspirations, et le médecin en crédit pour ne pas succomber à la fatigue de cent visites qu'il fait chaque matin. Laissons à tous ces gens-là leur excitant contraire au vœu de la nature, avec toutes les suites fâcheuses qui en résultent pour leur propre santé et pour le bien des autres !

Mais ce qu'il y a de plus certain au moins, c'est que l'homme le plus jaloux de dissiper sa vie, n'aurait pu

(1) Qui sait quel énervement diététique a été cause que les prodiges du patriotisme, de l'amour filial, de la fidélité, de l'intégrité et de l'attachement à ses devoirs, attributs connus de nos pères, sont presque tous réduits aujourd'hui aux maigres proportions d'un étroit égoïsme ? Il est vrai qu'on ne voit également plus les crimes héroïques qui, au temps du moyen âge et dans l'antiquité, témoignaient de la force du corps et de l'énergie de l'esprit. Mais ils n'ont fait que se résoudre en des myriades d'intrigues, de supercheries et de tromperies, dont l'honnête homme est entouré à chaque pas. Lequel vaut donc mieux d'une seule bombe ou d'un million de piéges cachés ?

trouver au monde aucun médicament diététique plus propre que le café (1), à changer pour quelques heures ses sensations ordinaires en sensations agréables, à lui inspirer de la jovialité, même de la pétulance, à rendre son esprit fertile en saillies étincelantes, à embraser son imagination d'un feu que sa complexion lui aurait refusé, à accélérer le mouvement de ses muscles jusqu'au tremblement, à redoubler l'action de ses organes digestifs et sécrétoires, à entretenir son appétit vénérien dans un état continuel d'excitation presque involontaire, à imposer silence aux tourments salutaires de la faim et de la soif, à éloigner le sommeil de ses membres harassés, et à le tenir éveillé, lors même que tout ce qui respire sur notre hémisphère goûte les douceurs du repos à l'ombre paisible de la nuit.

C'est ainsi que nous maîtrisons les sages intentions de la nature, même à notre propre détriment.

Quand l'effet primitif du café est dissipé, au bout de quelques heures, il y succède peu à peu un état opposé, l'effet secondaire ou la réaction. Plus le premier avait été fort, plus aussi le second est prononcé et désagréable.

L'abus de cette boisson médicinale n'entraîne cependant pas autant d'inconvénients chez certaines personnes que chez d'autres.

Notre corps est organisé avec un art si admirable que les écarts de régime qui ne sont pas par trop graves nuisent à peine, lorsque d'ailleurs nous menons une vie conforme à la nature.

Ainsi, par exemple, l'ouvrier boit tous les matins de l'eau-de-vie, liqueur très nuisible par elle-même ; mais

(1) Et sous quelques rapports le thé.

quand il n'en prend que peu à la fois, elle ne l'empêche pas d'atteindre souvent un âge fort avancé. Sa santé en souffre peu, car sa bonne constitution et le genre de vie salubre qu'il mène d'ailleurs font qu'il ne ressent presque aucun mal de ce breuvage.

Qu'au lieu d'eau-de-vie, il prenne tous les jours une ou deux tasses d'un café léger, le résultat sera le même. La vigueur de son corps, l'exercice violent qu'il donne à ses membres, et le grand air que chaque jour il respire en abondance le mettent à l'abri des inconvénients de cette boisson, et sa santé n'en souffre que peu ou point.

Mais les effets nuisibles du café se prononcent bien davantage chez les personnes qui n'offrent pas une telle réunion de circonstances favorables.

L'homme qui passe sa vie renfermé dans sa maison ou dans sa chambre peut bien, même avec une complexion délicate, jouir d'une sorte de santé, quand d'ailleurs il suit un régime approprié à sa situation. S'il est sobre, s'il ne fait usage que d'aliments faciles à digérer et peu assaisonnés, s'il se borne à des boissons simples, s'il soumet ses passions au frein de la raison, et s'il renouvelle souvent l'air de son habitation, à ces conditions, de quelque sexe qu'il soit, il peut, sans prendre d'exercice, et jusque sous les verrous d'une prison, jouir d'un certain degré de santé, à laquelle la moindre cause suffit, il est vrai, pour porter atteinte, mais qui n'en est pas moins la source d'un bien-être relatif. L'action de toutes les substances morbifiques, c'est-à-dire de tous les médicaments, est bien plus évidente et plus forte chez de tels sujets que chez des hommes robustes et accoutumés au travail en plein air, qui supportent des impressions même très nuisibles, sans en éprouver un dommage considérable.

Ces êtres qui languissent au milieu de leurs habitudes casanières, et qui n'ont de santé que tout juste ce qu'il en faut pour n'être point malades, ne jouissent de la vie, pour ainsi dire, qu'à moitié. Les sensations, les fonctions vitales, rien chez eux n'a d'énergie ; aussi sont-ils avides d'une boisson qui, pour quelques heures, exalte si puissamment l'activité vitale et le sentiment de l'existence, sans s'inquiéter des suites fâcheuses qu'entraînera l'effet secondaire de ce palliatif.

Cet effet secondaire ressemble à l'état dans lequel ils se trouvaient avant d'avoir pris du café, seulement il est un peu plus fort.

Lorsqu'au bout de quelques heures l'action primitive du café, c'est-à-dire l'exaltation factice de l'activité vitale, est dissipée, il survient peu à peu des envies de dormir, accompagnées de bâillements et d'une inertie plus grande qu'à l'ordinaire. Les mouvements sont moins faciles qu'auparavant, la gaieté a disparu, pour faire place à une humeur sombre et morose. A l'accélération que la digestion et les excrétions avaient d'abord éprouvée, succèdent des douleurs causées par la rétention des vents dans les intestins, et les déjections alvines se font avec plus de lenteur et de difficulté que par le passé. La bienfaisante chaleur dont le corps avait été pénétré s'éteint peu à peu ; les moindres variations de température causent une impression désagréable, et les mains deviennent froides, ainsi que les pieds. Les objets extérieurs se présentent sous un aspect moins flatteur. La mauvaise humeur augmente, et il y a plus de propension à se fâcher. Les désirs vénériens se refroidissent en raison directe de l'excitation momentanée qu'ils ont éprouvée. Une sorte de boulimie promptement satisfaite remplace l'appétit naturel, et cependant les aliments et les boissons chargent davantage l'estomac, rendent la tête plus lourde. On a plus de peine à s'endormir, le sommeil est plus léger, et au réveil on est plus engourdi, plus morose, plus mélancolique qu'avant de connaître le café.

Mais on a de nouveau recours au nuisible palliatif, et bientôt il dissipe tous ces maux. Une nouvelle vie factice recommence, à cela près seulement qu'elle dure un peu moins longtemps que la première fois. Il faut donc incessamment rapprocher les doses du café, ou le prendre plus fort, si l'on veut qu'il continue à ranimer la vie pour quelques heures.

De là résulte que la constitution de l'homme sédentaire va toujours en se détériorant. Les maux produits par l'effet secondaire de cette boisson médicinale grandissent et poussent des racines si profondes qu'on ne peut plus parvenir à les dissiper, même pour quelques heures, en rapprochant et forçant les doses du palliatif.

La peau devient alors plus sensible, non-seulement au froid, mais en général à l'influence du grand air, quelle que soit sa température ; la digestion s'accomplit d'une manière plus laborieuse, les évacuations éprouvent des jours entiers de retard, les vents causent de l'anxiété et une foule de sensations pénibles. Le resserrement du ventre n'alterne qu'avec la diarrhée, et non avec des selles naturelles. Le sommeil ne vient qu'avec peine, et ressemble plutôt à un assoupissement qui ne restaure point. Au réveil, la tête est embarrassée, l'imagination engourdie, la mémoire lente, le mouvement difficile, et le cœur plein d'une tristesse qui rembrunit l'aspect de la belle nature. Les émotions nobles, la philanthropie, la reconnaissance, la commisération, l'héroïsme, la force et l'élévation d'âme, la sérénité et la gaieté, font place à la timidité, à l'indifférence, à la dureté, à l'apathie, à la versatilité, à la morosité.

Cependant on continue toujours à prendre du café. Il n'en résulte que des alternatives plus prononcées de sentimentalisme affecté et d'insensibilité, de précipitation, d'irrésolution, d'emportement, de lâche condescendance, d'amitié grimaçante et de jalousie secrète, de joie passagère et de tristesse, de ricanements et de pleurs, attestant que le corps et l'esprit flottent sans cesse entre l'excitation et le relâchement.

Il me serait difficile de décrire tous les maux qui assiégent les buveurs de café sous les noms de faiblesse, de maux de nerfs, ou de maladies chroniques, qui les énervent, et qui font dégénérer en eux le corps et l'esprit.

Qu'on se garde cependant bien de croire que les amateurs de café ressentent au même degré les effets nuisibles dont je viens de parler! Non sans doute : chez celui-ci, c'est tel symptôme de l'effet secondaire qui se prononce davantage, et chez celui-là c'est tel autre. Mon tableau embrasse toute la classe des buveurs de café; je rassemble ici dans un même cadre tous les maux qui dérivent de cette source, tels qu'ils sont venus peu à peu à ma connaissance.

Le sentiment palliatif de bien-être que le café répand pour quelques heures jusque dans les fibres les plus déliées, fait place, au moment de l'action secondaire, à une propension extrême aux sensations douloureuses, propension qui s'accroît d'autant plus qu'on a pris du café plus longtemps et plus souvent, qu'on l'a pris plus fort et en plus grande quantité. Il suffit déjà d'une cause légère qui ne ferait presque aucune impression sur un homme bien portant et non accoutumé au café, pour donner à celui qui a l'habitude de cette boisson, la migraine, de fréquents maux de dents, souvent insupportables, qui reviennent surtout la nuit, accompagnés de rougeur et de fluxion aux joues, et des tiraillements douloureux dans diverses parties du corps, tantôt d'un côté du visage, tantôt dans l'un ou l'autre membre (1). Le corps est très sujet à l'érysipèle, qui survient soit aux jambes, où il détermine souvent des ulcères chroniques, soit aux mamelles, chez les femmes qui allaitent, soit à l'un des côtés du visage. De l'anxiété et des bouffées de chaleur sont le tourment quotidien des buveurs de café, et la migraine nerveuse leur appartient plus spécialement qu'à personne (2).

(1) Ce tiraillement dans les membres, que produit, pendant la réaction, le café passé en habitude, ne se fait pas sentir dans les articulations mêmes, mais d'une articulation à l'autre. La douleur semble être plutôt dans les chairs ou dans le tissu cellulaire que dans l'os ; la partie n'est point tuméfiée, on n'y aperçoit à l'extérieur aucun changement, et elle ne cause presque pas de douleur quand on y touche. Les nosologistes ne connaissent point cette affection.

(2) Il ne faut pas confondre cette migraine avec celle dont j'ai parlé plus haut, qui ne se manifeste qu'à l'occasion de certaines causes, d'un chagrin, d'une surchage de l'estomac, d'un refroidissement, et qui d'ordinaire disparaît promptement, à une heure quelconque de la journée. La migraine nerveuse dont il est ici question survient le matin, peu de temps ou immédiatement après le réveil, et augmente peu à peu. La douleur est presque intolérable et souvent brûlante ; les téguments extérieurs de la tête sont extrêmement sensibles, et font mal au moindre attouchement. Le corps et l'esprit semblent doués d'une sensibilité excessive. Les malades, qui ont l'air épuisé, recherchent les lieux isolés et obscurs, ou, pour éviter la clarté du jour, ils ferment les yeux et restent assis dans un fauteuil, ou étendus sur un lit très incliné. Le moindre bruit, le moindre mouvement accroît leurs douleurs. Ils évitent de parler eux-mêmes et d'entendre parler les autres. Le corps, sans éprouver de frissons, est plus froid qu'à l'ordinaire ; les mains surtout sont très froides, ainsi que les pieds. Tout leur est odieux, principalement les aliments et

De légères infractions au régime, et des passions désagréables suscitent en eux des souffrances dans la poitrine, l'estomac et le bas-ventre, qu'on désigne improprement sous le nom de spasmes. L'écoulement périodique ne vient jamais sans douleur. Il n'observe plus aucune régularité dans ses périodes, ou bien il est moins abondant que de coutume, et finit par se réduire presque à rien. Le sang lui-même est aqueux ou mucilagineux. Un flux leucorrhoïque, ordinairement âcre et cuisant, continue presque sans interruption d'une époque à l'autre, et souvent remplace tout à fait les règles. L'acte vénérien cause parfois des douleurs. Un teint jaunâtre ou blême, des yeux languissants et cernés, des lèvres bleues, des chairs mollasses, des seins flasques et pendants, tels sont les signes extérieurs du fâcheux état de l'organisme. Quelquefois une aménorrhée presque complète alterne avec une métrorrhagie abondante. Les hommes sont tourmentés d'hémorrhoïdes douloureuses et de polutions nocturnes. La faculté d'engendrer s'éteint peu à peu chez les deux sexes : l'homme devient impuissant, la femme stérile et incapable d'allaiter un

les boissons, car des nausées continuelles les empêchent de rien prendre. Si l'accès est très fort, il survient des vomissements muqueux, qui rarement diminuent le mal de tête. Il n'y a point d'évacuations par le bas. Cette migraine ne cesse presque jamais avant le soir, et je l'ai vue durer quelquefois pendant six heures, de sorte qu'elle ne disparaissait que le lendemain soir. Si l'accès est moins violent, la substance qui en a été la source première, c'est-à-dire le café fort, en abrége la durée d'une manière palliative ; mais le corps n'en devient que plus enclin à le reproduire, après un laps de temps plus court. Les récidives du mal n'ont rien de fixe ; il reparaît tous les quinze jours, toutes les trois ou quatre semaines. C'est tout à fait à l'improviste, et sans cause appréciable, qu'on le voit se manifester ; il est rare même que, dans la nuit qui précède, le malade éprouve aucun ressentiment de la migraine qui l'attend vers le matin. Jamais je n'ai observé cet état que chez les véritables buveurs de café.

enfant. C'est derrière la tasse à café surtout que se cache l'onanisme, ce monstre aux yeux caves, exécration de la nature, que la lecture des romans, les fatigues imposées à la mémoire, la fréquentation des sociétés corrompues et l'inaction d'une vie sédentaire, contribuent cependant aussi pour leur part à engendrer (1).

L'effet secondaire de l'abus du café étant de faire naître dans le corps une éminente disposition à toutes sortes de sensations désagréables et de douleurs aiguës, on conçoit comment cette substance est plus propre qu'aucune autre à exciter une grande propension à la carie. Nul écart de régime n'occasionne plus aisément et plus certainement la carie des dents que l'abus du café. Le café est, après le chagrin et l'abus du mercure, ce qui contribue le plus à gâter les dents (2). Quoique le mauvais air des chambres et l'habitude de surcharger l'estomac d'aliments pendant la nuit, prennent part à ce résultat, le café est capable à lui tout seul de détruire, ou du moins de jaunir et noircir ces petits os, si nécessaires à l'ornement de la bouche, à la netteté du langage, à l'attrition des aliments. Ces sont principalement les incisives qu'il attaque.

Si l'on excepte le véritable spina ventosa, il ne se développe presque aucune carie chez les enfants qui ne doive naissance au café, à moins que ces petits êtres n'aient pris du mercure en excès (3). Le café engendre

(1) Voyez *de l'onanisme et des autres abus vénériens*, par le docteur L. Deslandes, Paris, 1835.

(2) Des observations incontestables m'en ont convaincu.

(3) Cette carie provenant du café engendre des ulcères à bords élevés, durs et livides, d'où suinte un pus semblable à du blanc d'œuf, et mêlé de parcelles caséiformes. L'odeur est très faible, et les douleurs locales

aussi parfois chez eux des abcès profonds, qui percent avec beaucoup de lenteur et par des ouvertures fort étroites.

En général, le café exerce la plus pernicieuse influence sur les enfants, et d'autant plus, qu'ils sont plus délicats. Quoiqu'il n'engendre pas de lui-même le véritable rachitisme, et ne fasse qu'accélérer l'action des causes particulières de cette maladie, c'est-à-dire la nourriture végétale non fermentée, et l'humidité des logements mal aérés, cependant il suffit seul pour faire tomber dans un presque aussi triste état les enfants même qui prennent des aliments sains et jouissent des bienfaits d'un air pur. Ces petits malheureux ont le teint blême et les chairs molles. Ils n'apprennent à marcher que fort tard; leur démarche est chancelante, ils se laissent tomber à chaque instant, et veulent toujours qu'on les porte. Leur voix n'est qu'un bégaiement. Ils demandent beaucoup et des choses très variées, quoiqu'ils mangent et boivent peu. La naïveté, la gaieté et l'enjouement, qui font le caractère de l'enfance, sont remplacés par l'abattement. Rien ne leur fait plaisir, rien ne leur cause de satisfaction. Tout en eux annonce seulement une sorte de demi-existence. Ils sont très craintifs, et un rien les effraie. Chez eux la diarrhée alterne avec la constipation. Leur respiration est stertoreuse, surtout pendant le sommeil, parce qu'ils ont toujours la poitrine pleine d'un mucus tenace, que la toux ne peut parvenir à détacher. Leurs dents percent avec peine, au milieu d'accidents nombreux, même de convulsions ; cependant elles ne poussent qu'à demi, et tombent avant le temps que la nature a fixé pour leur

sont très vives. Le reste du corps offre une image pure de la consomption due au café.

renouvellement. Presque tous les soirs, avant qu'on les mette au lit, ou peu après, il leur survient de la chaleur et de la rougeur à l'une ou l'autre joue ou aux deux. Pendant la nuit, ils ne dorment qu'à demi, s'agitent beaucoup, et demandent souvent à boire; ils suent non-seulement au front, mais encore au cuir chevelu et surtout au derrière de la tête; parfois aussi ils pleurent en dormant. Ce n'est qu'avec peine qu'ils échappent à toutes les maladies, et leurs convalescences sont toujours lentes et incomplètes. Ils sont sujets à une ophthalmie chronique, assez souvent accompagnée d'une éruption au visage, et dont l'un des symptômes est un singulier relâchement des paupières supérieures, qui ne leur permet pas d'ouvrir les yeux, même quand les paupières ne sont rouges et gonflées qu'à un faible degré. Cette ophthalmie, qui dure souvent des années entières, les rend continuellement chagrins et pleureurs, et les oblige à se coucher sur le visage ou à se tenir soit couchés, soit assis en deux dans quelque lieu obscur, envahit surtout la cornée, qu'elle couvre d'abord de vaisseaux rouges, puis de taches obscures, ou sur laquelle elle fait naître des ampoules et de petits ulcères qui la rongent souvent à une grande profondeur et menacent de faire perdre la vue.

Cette ophthalmie, ce râlement sur la poitrine et plusieurs autres accidents dont je viens de tracer le tableau, se manifestent même chez les enfants qui n'ont d'autre nourriture que le lait de leur mère, lorsque celle-ci prend beaucoup de café et se tient renfermée dans sa chambre. Quelle doit donc être la puissance nuisible de cette boisson médicinale, pour qu'il lui soit donné d'atteindre même l'enfant à la mamelle !

Après les enfants, c'est sur les femmes et les gens de

lettres que le café influe de la manière la plus nuisible, parce que leurs occupations les astreignent à une vie sédentaire. Il faut ajouter à cette classe les artisans renfermés dans des ateliers.

Il est certain, comme je l'ai dit plus haut, que l'activité et le mouvement au grand air sont les meilleurs moyens d'atténuer les effets nuisibles du café; mais à la longue, ils deviennent insuffisants.

Certaines personnes, poussées en quelque sorte par l'instinct, trouvent aussi dans les liqueurs spiritueuses une sorte d'antidote du café. On ne saurait nier que ces boissons n'exercent effectivement quelque action. Mais ce sont de nouveaux irritants, sans faculté nutritive, c'est-à-dire des substances médicinales qui, lorsqu'on les prend chaque jour, entraînent d'autres inconvénients, sans pouvoir empêcher ceux du café. Ce sont de nouvelles puissances accélératrices de la vie, laissant à leur suite des maux d'une nature plus différente et plus compliquée encore.

Le principal moyen de guérir les maux engendrés par le café est de renoncer à cette liqueur (1). L'exer-

(1) Il n'est pas facile de faire perdre une longue habitude du café, surtout chez les personnes délicates. Voici comment je m'y prends pour arriver au but. Je tâche d'abord de bien persuader à mes malades qu'il est urgent de renoncer à cette habitude. Or, il est rare qu'on ne parvienne pas à convaincre quand la vérité fondée sur l'expérience sort de la bouche d'un médecin convaincu lui-même de ce qu'il avance. Rien n'empêche que cette vérité ne pénètre, car celui qui sermonne n'a aucun intérêt privé à le faire, et tout le profit est pour celui qui l'écoute. Une fois la conviction établie, ce dont il est facile de juger à la mine du malade, on diminue tous les trois ou quatre jours la quantité habituelle de café, et, après l'avoir ainsi réduite à une certaine dose, qu'on laisse prendre pendant huit jours encore, on supprime cette dernière tout à fait, on ne la permet plus que tous les deux jours pendant quelque temps. Tout est fini au bout d'un mois, quand on peut compter sur le malade. Mais s'il a un caractère faible et irrésolu, ou si la privation influait trop sur sa santé

cice en plein air achève la cure. Mais si le corps et l'esprit sont par trop affaissés, il faut alors recourir à certains médicaments, salutaires en pareil cas, que je n'indiquerai point ici, parce que ce n'est pas aux médecins que je destine cet opuscule.

M'appuyant sur une longue expérience, je viens de peindre l'usage journalier du café comme une habitude funeste, comme le plus sûr moyen de flétrir et d'éteindre en nous l'énergie du corps et l'âme. Mais j'ai donné à cette liqueur le titre de boisson médicinale, et peut-être arguera-t-on de ce nom pour me faire quelques objections.

Les médicaments sont des choses salutaires, me dira-t-on ! Oui, sans doute, mais sous la condition expresse qu'ils soient appropriés aux cas dans lesquels on les emploie. Or, nul médicament ne pouvant convenir à un homme qui se porte bien, il implique contradiction, il est nuisible, que celui qui jouit d'une bonne santé fasse d'un médicament sa boisson habituelle.

J'apprécie les vertus médicinales du café tout autant que celles d'un autre médicament quelconque, pourvu qu'on l'applique à propos. Rien de ce que Dieu a créé n'est inutile : tout doit contribuer au salut des hommes, et principalement ce qui possède une action puissante,

débile, on remplacerait peu à peu le café par du thé, qui, bien que nuisible aussi, l'est cependant moins que le café. Or le thé n'étant point une habitude invétérée, il sera plus facile au malade de le quitter, et d'y substituer du lait chaud. Il est nécessaire, pour anéantir complétement les suites fâcheuses du café et soutenir le courage de celui qui y renonce, de se fortifier le corps par des promenades journalières au grand air, de s'égayer l'esprit par des amusements innocents, et de restaurer ses forces par de bons aliments. Enfin, quand on aura tont fait pour le mieux, il faudra encore de temps en temps s'assurer que la conversion est réelle, et ranimer le courage du malade si la force de l'exemple venait à ébranler ses résolutions.

comme le café. Mais qu'on veuille bien m'entendre.

Tout médicament produit dans le corps de l'homme en santé quelques changements particuliers, qui appartiennent exclusivement à lui. Si l'on connaît ces changements, et qu'on emploie la substance dans des cas de maladie ayant une ressemblance presque parfaite avec les symptômes qu'elle a par elle-même le pouvoir d'exciter dans un corps sain, il s'ensuivra une guérison radicale. C'est là ce que j'appelle l'application curative des médicaments, la seule qu'on doive admettre dans le traitement des maladies chroniques.

La faculté qu'a chaque médicament de modifier l'état du corps de l'homme d'une manière particulière, je la nomme effet primitif de ce médicament. J'ai déjà dit qu'au bout de quelques heures l'état produit par cette action primitive faisait place à un état absolument inverse, quand elle-même était épuisée. C'est là ce que j'appelle l'effet secondaire du médicament.

Si le médicament qu'on oppose à une maladie excite, pendant son action primitive, des symptômes opposés à ceux de cette maladie, l'emploi qu'on en fait n'est alors que palliatif. Il s'ensuit presque aussitôt une amélioration ; mais, au bout de quelques heures, le mal revient plus fort qu'il n'était avant l'usage du remède ; car il est renforcé par l'effet secondaire, qui lui ressemble. Il serait absurde d'appliquer une telle méthode au traitement des maladies chroniques.

Par exemple, l'effet primitif de l'opium, dans un corps sain, est un sommeil d'engourdissement, avec respiration stertoreuse et ronflante ; mais son effet secondaire est l'insomnie. Or, que le médecin soit assez maladroit pour vouloir combattre une insomnie habituelle avec de l'opium, il procède d'une manière palliative. Un sommeil pesant, ronflant et non réparateur s'établira bientôt ; mais l'effet secondaire sera une insomnie ajoutée à celle qui existait déjà. Au bout de vingt-quatre heures le malade dormira moins encore qu'il ne dormait avant d'avoir pris de l'opium, à moins qu'on ne lui en donne une dose nouvelle et plus forte. Mais l'effet secondaire de cette seconde dose sera d'aggraver encore davantage le mal, et jamais la guérison ne s'ensuivra.

De même le café n'agit jamais que comme un mauvais palliatif, quand on l'emploie, suivant la coutume presque générale, contre le resserrement habituel du ventre, si commun chez les personnes sédentaires, qui tient à l'inaction du canal intestinal ; son effet primitif est l'inverse de cet état ; par conséquent, la première fois qu'on y aura recours, ou si l'on en prend rarement, il ne manquera pas de déterminer très promptement une évacuation. Mais les jours suivants, son effet secondaire rendra le ventre plus resserré qu'il ne l'était auparavant. Veut-on alors recourir encore au palliatif du café ; il faut en prendre davantage, ou le prendre plus fort. Cependant la constipation habituelle ne sera point guérie ; car l'effet secondaire du café la fera bientôt reparaître. Et ainsi chaque dose ou plus copieuse ou plus forte n'aura pour résultat que d'aggraver le mal et de le rendre plus opiniâtre.

En y regardant de près, on pourra se convaincre que les effets soi-disant salutaires attribués au café, et par lesquels ceux qui en prennent beaucoup cherchent à justifier l'habitude qu'ils ont contractée, se réduisent presque tous à des résultats palliatifs. Or, une vérité expérimentale à l'abri de toute contestation, c'est que, si l'usage prolongé d'un médicament palliatif quelconque porte toujours atteinte à la santé, il n'y a rien de plus pernicieux que d'admettre une telle substance parmi les articles dont se compose le régime quotidien.

Si donc, en détestant l'abus du café, comme boisson habituelle, j'estime néanmoins les vertus qu'il possède, je ne le fais qu'en raison de l'emploi médical qu'on peut en faire, soit à titre de remède curatif dans les maladies chroniques dont les symptômes ont une grande ressemblance avec ses effets primitifs (1), soit à titre de palliatif dans les affections développées avec rapidité et accompagnées d'un danger imminent, dont les symptômes ressemblent beaucoup à ses effets secondaires (2). C'est là le seul usage raisonnable et sage qu'on puisse faire de cette substance médicinale, dont tant de millions d'hommes abusent à leur propre détriment, dont si peu de personnes connaissent la véritable valeur, et qui exerce une influence des plus salutaires quand on sait la donner à propos.

(1) Par exemple une personne qui n'a pas l'habitude du café éprouve des besoins fréquents d'aller par le bas, et chaque fois elle rend des matières molles, sans douleurs; elle a de l'insomnie; elle se sent une activité extraordinaire de corps et d'esprit; elle n'éprouve ni faim ni soif, quoique les aliments et les boissons ne lui semblent pas avoir moins de goût qu'à l'ordinaire. En pareil cas le café doit opérer et opérera en peu de temps une guérison radicale. De même, nul remède n'est plus certain et ne convient mieux que lui dans les accidents, souvent dangereux, qui succèdent à une joie subite et excessive, ainsi que dans certaines douleurs qu'éprouvent parfois les femmes après l'accouchement, et qui ressemblent beaucoup à ses effets primitifs.

(2) Par exemple dans le mal de mer, dans l'empoisonnement par l'opium, si la personne n'a point l'habitude du café, dans celui par l'ellébore blanc, dans l'asphyxie par submersion, par suffocation et surtout par congélation, ainsi que j'en ai fait plusieurs fois l'expérience, à ma grande satisfaction.

FIN.

www.ingramcontent.com/pod-product-compliance
Ingram Content Group UK Ltd.
Pitfield, Milton Keynes, MK11 3LW, UK
UKHW022318190726
13856UKWH00001B/75

9 782011 779366